Thieme

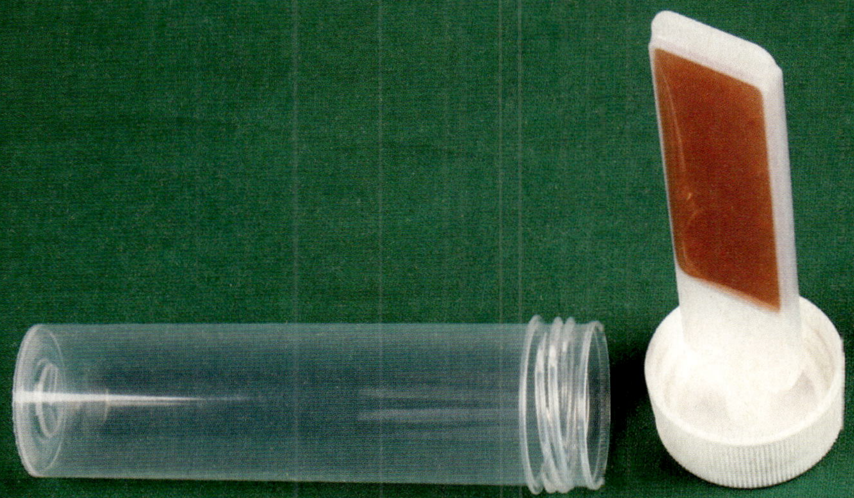

Prüfungsvorbereitung

UROLOGIE

Jürgen Keil

Georg Thieme Verlag
Stuttgart · New York

Dr. med. Jürgen Keil
Abteilung für Urologie und Kinderurologie
Krankenhaus der Barmherzigen Brüder Trier
Nordallee 1
54292 Trier

Bibliographische Information Der Deutschen Bibliothek
Die Deutsche Bibliothek verzeichnet diese Publikation in der Deutschen Nationalbibliographie; detaillierte bibliographische Daten sind im Internet über http://dnb.ddb.de abrufbar.

Wichtiger Hinweis: Wie jede Wissenschaft ist die Medizin ständigen Entwicklungen unterworfen. Forschung und klinische Erfahrung erweitern unsere Erkenntnisse, insbesondere was Behandlung und medikamentöse Therapie anbelangt. Soweit in diesem Werk eine Dosierung oder eine Applikation erwähnt wird, darf der Leser zwar darauf vertrauen, dass Autoren, Herausgeber und Verlag große Sorgfalt darauf verwandt haben, dass diese Angabe **dem Wissensstand bei Fertigstellung des Werkes** entspricht.
Für Angaben über Dosierungsanweisungen und Applikationsformen kann vom Verlag jedoch keine Gewähr übernommen werden. **Jeder Benutzer ist angehalten**, durch sorgfältige Prüfung der Beipackzettel der verwendeten Präparate und gegebenenfalls nach Konsultation eines Spezialisten festzustellen, ob die dort gegebene Empfehlung für Dosierungen oder die Beachtung von Kontraindikationen gegenüber der Angabe in diesem Buch abweicht. Eine solche Prüfung ist besonders wichtig bei selten verwendeten Präparaten oder solchen, die neu auf den Markt gebracht worden sind. **Jede Dosierung oder Applikation erfolgt auf eigene Gefahr des Benutzers.** Autoren und Verlag appellieren an jeden Benutzer, ihm etwa auffallende Ungenauigkeiten dem Verlag mitzuteilen.

Rüdigerstraße 14, D-70469 Stuttgart
Unsere Homepage:
http://www.thieme.de

Satz: primustype Hurler, Notzingen

Druck: Grafisches Centrum Cuno GmbH & Co. KG, Calbe

Printed in Germany

ISBN 978-3-13-145201-6

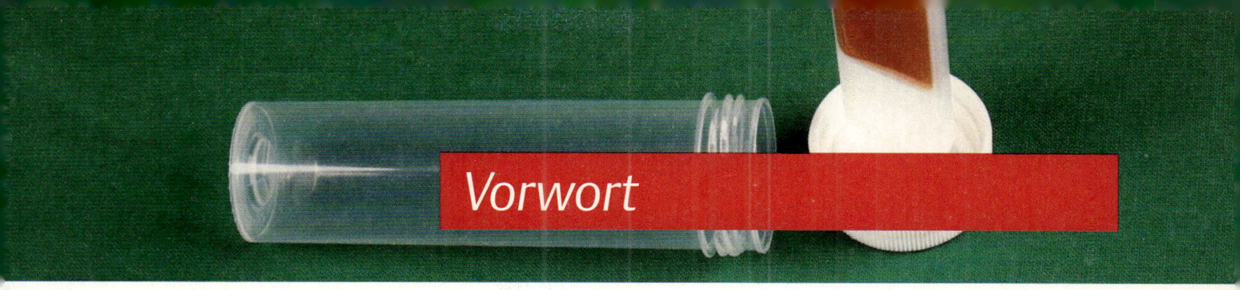

Vorwort

Ein Medizinstudent muss heute im Rahmen des klinischen Studienabschnitts allein 35 obligatorische Fächer belegen, zusätzliche fakultative Kurse nicht mitgerechnet. Dadurch wird er zwangsläufig mit einigen Fächern konfrontiert, deren Inhalte ihm nach erfolgreichem Abschluss des Studiums kaum noch begegnen werden.

Vor allem in den so genannten „kleinen Fächern" muss das erforderliche Grundwissen daher kompakt und praxisnah vermittelt werden. Die verfügbaren Basislehrbücher sind hierzu nur bedingt in der Lage, da neben der Vermittlung des „Lernstoffs" auch eine Erfolg versprechende Prüfungsvorbereitung Gegenstand und Inhalt eines guten Lehrbuchs sein sollten.

Ziel dieses Buches ist es daher dem Studenten das urologische Basiswissen zu vermitteln und ihn zu einer erfolgreichen Prüfungsteilnahme zu befähigen. Dieses soll durch einen „überschaubaren" Gesamtumfang und ein didaktisches Konzept erreicht werden, welches neben dem greifbar und praxisnah dargestellten Lehrbuchteil einen zusätzlichen Prüfungsfragen- und Antwortteil beinhaltet.Hierdurch wird es dem Leser möglich, sich auch in der knappen Zeit, die im Studium für ein „kleines Fach" zur Verfügung steht, ein solides Grundwissen anzueignen. Darüber hinaus soll das Buch dem praktisch tätigen Arzt einen zügigen Überblick über die Grundlagen der Urologie ermöglichen.

Mein Dank gilt Herrn Prof. Dr. D. A. Neisius und Herrn Prof. Dr. J. G. Moormann für die Bereitstellung einiger Abbildungen.

Ich möchte den Mitarbeiterinnen und Mitarbeitern des Georg Thieme Verlages danken, insbesondere Frau Dr. Petra Fode für die Möglichkeit dieses Buch verfassen zu können. Frau Andrea von Figura sowie Frau Dr. Lydia Bothe gilt mein besonderer Dank für die unermüdliche Betreuung und Unterstützung sowie für die hilfreichen Kommentare und Diskussionen.

Allen Lesern wünsche ich viel Spaß mit der Urologie und eine erfolgreiche Prüfung!

Trier, im November 2007 — Jürgen Keil

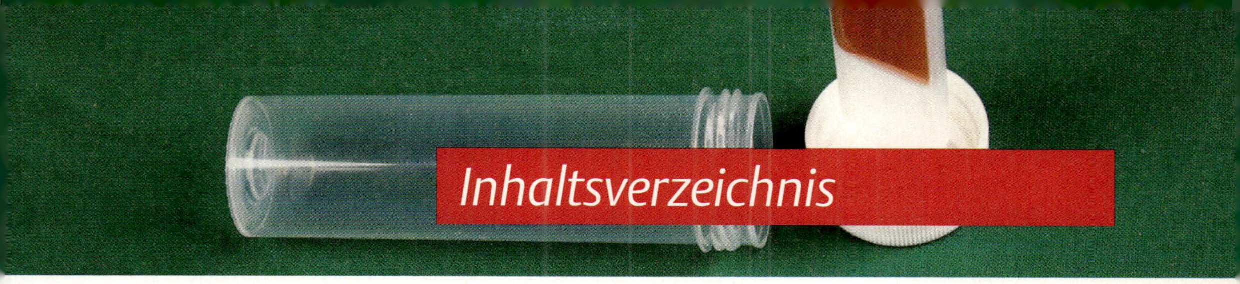

Inhaltsverzeichnis

LEHRBUCH

1 Urologische Leitsymptome 2
1.1 Miktionsstörungen 2
1.1.1 Veränderungen der Miktion 2
Veränderungen des Miktionsvolumens 2
Veränderungen von Miktionsfrequenz und -rhythmus 2
Veränderungen der Miktionsqualität . . 2
1.1.2 Veränderungen des Urins 2
Veränderungen des spezifischen Gewichts 2
Veränderungen von pH-Wert, Farbe und Geruch 3
Proteinurie, Glukosurie 3
Bakteriurie 3
Leukozyturie 3
Hämaturie 4
1.1.3 Störungen des Harntransports 4
1.1.4 Inkontinenz 5
Belastungsinkontinenz (früher „Streßinkontinenz") 5
Dranginkontinenz 6
Mischinkontinenz 6
Überlaufinkontinenz (Synonym: Ischuria paradoxa) 6
Reflexinkontinenz 6
Extraurethrale Inkontinenz 6
1.2 Viszerale Schmerzen 6
1.2.1 Kolikschmerz 6
1.2.2 Dauerschmerz 6

2 Allgemeine urologische Diagnostik 8
2.1 Anamnese 8
Allgemeine Anamnese 8
Aktuelle, symptombezogene Anamnese 8
2.2 Körperliche Untersuchung 8
2.2.1 Palpation von Nieren, Harnleitern und Blase 8
2.2.2 Untersuchung von Leisten und äußerem Genitale beim Mann 9
2.2.3 Digital-rektale Untersuchung 9
2.2.4 Spezielle Untersuchungsverfahren 11
Urogynäkologische Untersuchung 11
Neurourologische Untersuchung 11
2.3 Laboruntersuchungen 11
2.3.1 Hämatologisches Labor 11
Akute-Phase-Protein 11
Retentionswerte 11
Hormone 12
Tumormarker 12
2.3.2 Uringewinnung und -diagnostik 12
Uringewinnung 12
Urindiagnostik 13
2.3.3 Prostatasekretdiagnostik 15
2.3.4 Ejakulatdiagnostik (Spermiogramm) . . 15
2.4 Urodynamik 16
2.4.1 Uroflowmetrie 16
2.4.2 Zystometrie (Blasendruckmessung) . . . 17
2.4.3 Miktionszystometrie (Druck-Fluss-Messung) 17
2.4.4 Urethradruckprofil 19
2.5 Sonografie 19
2.5.1 Sonografie der Niere 19
2.5.2 Sonografie des Harnleiters 20
2.5.3 Sonografie der Harnblase 20
2.5.4 Sonografie von Prostata und Samenblasen, TRUS (transrektaler Ultraschall) 20
2.5.5 Sonografie der Hoden 20
2.5.6 Spezielle Techniken 21
2.6 Urologische Röntgendiagnostik und Magnetresonanztomografie 21
2.6.1 i. v.-Urografie 21
2.6.2 Zystografie, Miktionszystourethrografie (MCU) 22
2.6.3 Retrograde Urethrografie 22
2.6.4 Computertomografie (CT) 23
2.6.5 Magnetresonanztomografie (MRT) 23
2.7 Nuklearmedizinische Untersuchungsverfahren 23
2.7.1 Nierenszintigrafie 23
2.7.2 Knochenszintigrafie 24
2.8 Spezielle Verfahren 24
2.8.1 Positronenemissionstomografie (PET) . 24

2.8.2 PET-CT/PET-MRT ... 24
2.9 Invasive urologische Diagnostik – Endoskopien ... 24
2.9.1 Grundlagen ... 24
Starre Endoskopie ... 24
Flexible Endoskopie ... 24
2.9.2 Urethrozystoskopie ... 25
2.9.3 Urethrozystoskopie mit Ureteropyelografie ... 25
2.9.4 Ureterorenoskopie ... 26
2.9.5 Perkutane Nephroskopie ... 26

3 Harndrainage und Harnableitung ... 27
3.1 Harndrainage ... 27
3.1.1 Drainage des unteren Harntrakts ... 27
Harnblasenkatheter – Indikationen und Pflegehinweise ... 27
Suprapubischer Harnblasenkatheter ... 27
Transurethraler Dauerkatheter ... 28
3.1.2 Drainage des oberen Harntrakts ... 28
Perkutane Nephrostomie (Nierenfistelkatheter) ... 29
Harnleiterkatheter ... 29
3.2 Harnableitungen ... 30
3.2.1 Inkontinente Harnableitung ... 31
Ureterokutaneostomie (Harnleiterhautfistel) ... 31
Ileum-Conduit, Kolon-Conduit ... 31
3.2.2 Kontinente Harnableitung ... 32
Darmersatzblase ... 32
Kontinentes supravesikales Stoma (z. B. Mainz-Pouch I) ... 32
Kontinente Harnableitung in den Dickdarm (Ureterosigmoidostomie) ... 32
3.2.3 Sonderformen ... 33
Blasenaugmentation ... 33
Harnleiterersatz ... 33

4 Fehlbildungen ... 34
4.1 Nierenfehlbildungen ... 34
4.1.1 Anzahl- und Größenanomalien ... 34
Nierenagenesie ... 34
Nierenhypoplasie ... 34
4.1.2 Lage- und Verschmelzungsanomalien ... 34
Rotationsanomalien ... 34
Nierendystopie ... 35
Nephroptose („Senkniere") ... 35
Hufeisenniere ... 35
4.1.3 Zystische Nierenanomalien ... 36
Einfache bzw. multiple Nierenzysten ... 36
Multi- und Polyzystische Nierenerkrankungen (Einteilung nach Potter) ... 37
Markschwammniere ... 37
4.2 Fehlbildungen von Nierenbeckenkelchsystem und Harnleiter ... 38
4.2.1 Doppelanlagen ... 38
4.2.2 Kelchdivertikel ... 39
4.2.3 Megakaliose ... 39
4.2.4 Ureterozele ... 39
4.2.5 Ektoper Harnleiter ... 39
4.2.6 Retrokavaler Ureter ... 40
4.2.7 Vena-ovarica-dextra-Syndrom ... 40
4.2.8 Subpelvine Harnleiterstenose ... 40
4.2.9 Megaureter ... 41
4.2.10 Vesikoureteraler und vesikorenaler Reflux (VUR) ... 42
4.3 Fehlbildungen der Harnblase ... 44
4.3.1 Blasenekstrophie ... 44
4.3.2 Blasendivertikel ... 45
4.4 Fehlbildungen des Urachus ... 45
4.5 Fehlbildungen der Harnröhre ... 46
4.5.1 Hypospadie ... 46
4.5.2 Epispadie ... 47
4.5.3 Harnröhrenklappen ... 47
4.6 Fehlbildungen des äußeren Genitale ... 47
4.7 Komplexe Fehlbildungen ... 47
4.7.1 Prune-Belly-Syndrom („Pflaumenbauchsyndrom") ... 47
4.8 Störungen der sexuellen Differenzierung ... 48
4.8.1 Störungen der chromosomalen Geschlechtsentwicklung ... 48
Klinefelter-Syndrom ... 48
Turner-Syndrom ... 48
4.8.2 Störungen der gonadalen Geschlechtsentwicklung ... 48
Echter Hermaphroditismus ... 48
4.8.3 Störungen der phänotypischen Geschlechtsentwicklung ... 48
Pseudohermaphroditismus femininus und adrenogenitales Syndrom ... 48
Pseudohermaphroditismus masculinus ... 49

5 Entzündungen ... 50
5.1 Unspezifische Harnwegsinfektionen ... 50
5.1.1 Allgemeines ... 50
5.1.2 Sonderformen ... 50
5.1.3 Urethritis ... 51
5.1.4 Zystitis ... 51
5.1.5 Pyelonephritis ... 52
Akute Pyelonephritis ... 52
Chronische Pyelonephritis ... 53
Xanthogranulomatöse Pyelonephritis ... 53
5.1.6 Abszedierende und nekrotisierende Infektionen ... 54

	Abszedierende Pyelonephritis/paranephritischer Abszess/Nierenabszess	54
	Pyonephrose	54
	Nekrotisierende Papillitis („Papillennekrose“)	54
5.1.7	Sonderform: Urosepsis	55
5.2	Infektionen der männlichen Adnexe	55
5.2.1	Prostatitissyndrom	55
	Akute bakterielle Prostatitis	55
	Chronische bakterielle Prostatitis	56
	Chronisches Beckenschmerzsyndrom (CPPS)	56
	Asymptomatische entzündliche Prostatitis	56
5.3	Infektionen des äußeren männlichen Genitale	57
5.3.1	Akute Epididymitis	57
5.3.2	Chronische Epididymitis	58
5.3.3	Akute Orchitis	58
5.4	Sexuell übertragbare Infektionen	59
5.4.1	Gonorrhoe (Tripper)	59
5.4.2	Syphilis (Lues/harter Schanker)	59
5.5	Spezifische Harnwegsinfektionen	60
5.5.1	Urogenitaltuberkulose	60
5.6	Entzündungen des Retroperitoneums	61
5.6.1	Retroperitonealfibrose (Morbus Ormond)	61
6	**Gutartige und bösartige Tumoren**	**62**
6.1	Nierenparenchymtumoren	62
6.1.1	Gutartige Nierentumoren	62
	Onkozytom	62
	Angiomyolipom	62
6.1.2	Bösartige Nierentumoren	63
	Nierenzellkarzinom (Hypernephrom, Grawitz-Tumor)	63
6.2	Nebennierentumoren	65
6.2.1	Phäochromozytom	65
6.2.2	Nebennierenrindenkarzinom	66
6.3	Tumoren des Retroperitoneums	67
6.4	Urotheltumoren	67
6.4.1	Allgemeine Grundlagen	67
6.4.2	Urotheltumoren von Nierenbecken und Harnleiter	69
6.4.3	Urotheltumoren der Harnblase	70
6.4.4	Maligne Tumoren der Urethra	73
6.5	Prostatatumoren	74
6.5.1	Benigne Prostatahyperplasie (BPH)	74
6.5.2	Prostatakarzinom (PC)	77
6.6	Hodentumoren	80
6.7	Penistumoren	84
6.7.1	Gutartige Penistumoren	84
	Condylomata accuminata	84
6.7.2	Bösartige Penistumoren	85
	Peniskarzinom	85
7	**Steinleiden (Urolithiasis)**	**86**
7.1	Epidemiologie und Pathogenese	86
7.1.1	Epidemiologie	86
7.1.2	Allgemeine Pathogenese	86
7.1.3	Kausale Stoffwechselstörungen	86
	Hyperparathyreoidismus (HPT)	86
	Renal tubuläre Azidose (RTA)	87
	Idiopathische Hyperkalzurie	87
7.2	Steinarten und Steinlage	87
7.2.1	Kalziumoxalatsteine	87
7.2.2	Harnsäuresteine	87
7.2.3	Magnesium-Ammonium-Phosphat-Steine (Struvitsteine)	88
7.2.4	Kalziumphosphatsteine (Karbonatapatit, Brushitsteine)	88
7.2.5	Zystinsteine	88
7.2.6	Steinlage	88
7.3	Klinik und Diagnostik	89
7.3.1	Klinik	89
7.3.2	Diagnostik und Differenzialdiagnosen	89
7.4	Therapie	89
7.4.1	Symptomatische Therapie	89
7.4.2	Kausale Steintherapie	90
	Kontrolliertes Zuwarten	90
	Orale Chemolitholyse	90
	Stoßwellentherapie	90
	Operative Steintherapie	91
7.5	Metaphylaxe	92
8	**Erkrankungen der Nebenniere**	**94**
8.1	Phäochromozytom	94
8.2	Inzidentalom	94
8.3	Cushing-Syndrom (Hyperkortisolismus)	94
8.4	Conn-Syndrom (primärer Hyperaldosteronismus)	95
8.5	Adrenogenitales Syndrom (AGS)	96
9	**Blasenentleerungsstörungen des Erwachsenen**	**98**
9.1	Obstruktive Blasenentleerungsstörungen	98
9.1.1	Benigne Prostatahyperplasie	98
9.1.2	Harnröhrenstriktur	98
9.2	Neurogene Blasenentleerungsstörungen	99
9.3	Harninkontinenz	102
10	**Andrologie**	**105**
10.1	Erektile Dysfunktion (ED)	105
	Grundlagen	105
	Klinik	105
	Diagnostik	105
	Therapie	106

10.2 Infertilität des Mannes ... 108
Definition und Epidemiologie ... 108
Ätiologie der Infertilität des Mannes .. 108
Diagnostik ... 109
Therapie ... 111
10.3 Lokal-penile Erkrankungen ... 111
Induratio penis plastica, IPP (Peyronie's Disease) ... 111

11 Gynäkologische Urologie ... 113
11.1 Reizblase („overactive bladder") ... 113
11.2 Interstitielle Zystitis ... 113
11.3 Meatusstenose und distale Urethrastenose ... 114
11.4 Urethralkarunkel, Urethralpolyp und Urethralprolaps ... 114
11.5 Urethradivertikel ... 115
11.6 Urologische Komplikationen und Harnwegsinfektionen in der Schwangerschaft ... 115
11.7 Urologische Komplikationen gynäkologischer Erkrankungen ... 115
11.7.1 Endometriose ... 115
11.7.2 Fistelbildungen ... 116

12 Kinderurologie ... 117
12.1 Fehlbildungen und Erkrankungen des äußeren Genitale ... 117
12.1.1 Lageanomalien des Hodens ... 117
Maldescensus testis (Hodenhochstand) 117
Hodenektopie ... 119
12.1.2 Phimose ... 119
12.1.3 Hydrozele ... 120
12.1.4 Spermatozele ... 120
12.1.5 Varikozele ... 121
12.1.6 Akutes Skrotum ... 122
12.2 Blasenentleerungsstörungen im Kindesalter ... 122
12.2.1 Obstruktive Blasenentleerungsstörungen im Kindesalter ... 122
12.2.2 Harnröhrenklappen ... 122
12.2.3 Enuresis ... 123
12.3 Harnwegsinfektionen im Kindesalter ... 124
12.4 Tumoren im Kindesalter ... 125
12.4.1 Wilmstumor (Nephroblastom) ... 125
12.4.2 Neuroblastom ... 126
12.4.3 Rhabdomyosarkom ... 128

13 Nephrologische Erkrankungen in der Urologie ... 129
13.1 Niereninsuffizienz ... 129
13.1.1 Akute Niereninsuffizienz (akutes Nierenversagen, ANV) ... 129
13.1.2 Chronische Niereninsuffizienz ... 130
13.1.3 Dialyseverfahren ... 131
13.2 Nierentransplantation ... 132
Grundlagen ... 132
Indikationen und Kontraindikationen .. 132
Vorraussetzungen ... 132
Grundzüge der operativen Verfahren .. 133
Immunsuppression ... 134
Ergebnisse und Prognose ... 134

14 Urologische Notfälle und Traumatologie . 136
14.1 Urologische Notfälle ... 136
14.1.1 Akuter Harnverhalt ... 136
14.1.2 Nierenkolik ... 137
14.1.3 Akutes Skrotum ... 139
14.1.4 Makrohämaturie ... 141
14.1.5 Priapismus ... 142
14.1.6 Paraphimose ... 143
14.1.7 Urosepsis ... 143
14.1.8 Fournier-Gangrän ... 144
14.2 Traumatologie ... 145
14.2.1 Nierentrauma ... 145
14.2.2 Harnleiterverletzung ... 146
14.2.3 Harnblasenruptur ... 146
14.2.4 Harnröhrenverletzung ... 147
14.2.5 Penisfraktur ... 148
14.2.6 Hodentrauma ... 148

PRÜFUNGSAUFGABEN

1 Urologische Leitsymptome 150
2 Allgemeine urologische Diagnostik..... 151
3 Harndrainage und Harnableitung 154
4 Fehlbildungen....................... 155
5 Entzündungen 157
6 Gutartige und bösartige Tumoren...... 159
7 Steinleiden (Urolithiasis) 165
8 Erkrankungen der Nebenniere 167
9 Blasenentleerungsstörungen des Erwachsenen..................... 168
10 Andrologie.......................... 170
11 Gynäkologische Urologie 172
12 Kinderurologie 173
13 Nephrologische Erkrankungen in der Urologie 175
14 Urologische Notfälle und Traumatologie......................... 176

LÖSUNGEN UND KOMMENTARE

1 Urologische Leitsymptome 182
2 Allgemeine urologische Diagnostik..... 185
3 Harndrainage und Harnableitung 190
4 Fehlbildungen....................... 192
5 Entzündungen 196
6 Gutartige und bösartige Tumoren...... 200
7 Steinleiden (Urolithiasis) 210
8 Erkrankungen der Nebenniere 213
9 Blasenentleerungsstörungen des Erwachsenen..................... 215
10 Andrologie.......................... 219
11 Gynäkologische Urologie 222
12 Kinderurologie 224
13 Nephrologische Erkrankungen in der Urologie 228
14 Urologische Notfälle und Traumatologie......................... 230

ANHANG

Quellverzeichnis der Abbildungen 236
Sachverzeichnis......................... 237

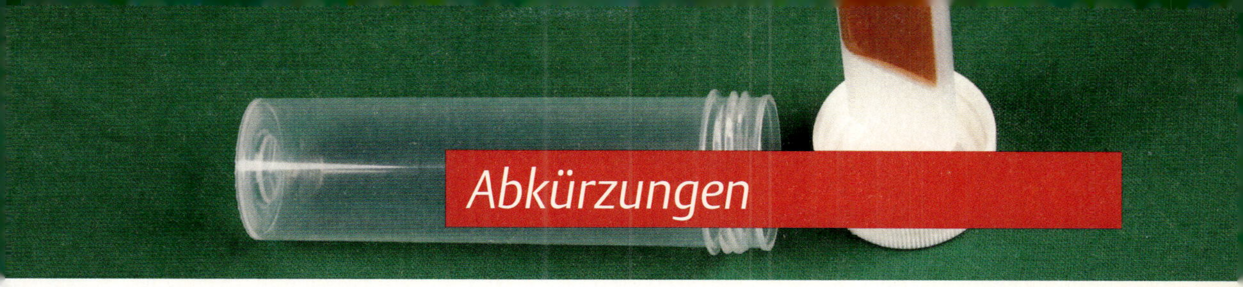

Abkürzungen

ACTH	Adrenocorticotropes Hormon
AFP	Alpha-Fetoprotein
ART	assistierte reproduktionsmedizinische Techniken
ASS	Acetylsalicylsäure
AZ	Allgemeinzustand
BCG	Bacillus Calmette-Guérin (virulenzgeschwächter Mycobacterium bovis Stamm)
BPH	Benigne Prostatahyperplasie
cGMP	zyklisches Guanosinmonophosphat
CAPD	kontinuierliche ambulante Peritonealdialyse
Cis/Tis	Carcinoma-in-situ
CPPS	Chronic Pelvic Pain Syndrome
CRP	C-reaktives Protein
DD	Differentialdiagnose
ED	Erektile Dysfunktion
EMG	Elektromyographie
EPL	extrakorporale piezoelektrische Lithotripsie
ESWL	Extrakorporale Stoßwellenlithotripsie
ESWT	extrakorporale Stoßwellentherapie
Fluor-FDG	Fluordesoxyglukose
FSH	Follikelstimulierendes Hormon
GFR	glomeruläre Filtrationsrate/Glomerulusfiltrat
GnRH	Gonadotropin-Releasing-Hormon
β-HCG	β-Humanes Choriongonadotropin
HDR	High-Dose-Rate
HIFU	High Intensity Focused Ultrasound
HPT	Hyperparathyreoidismus
HPV	Humane Papillomaviren
HSTN	Harnstauungsniere
HWI	Harnwegsinfektion
ICS	International Continence Society
ICSI	Intrazytoplasmatische Spermatozoeninjektion
IGCCCG	International-Germ-Cell-Cancer-Collaboration-Group
IHH	idiopathischer hypogonadotroper Hypogonadismus

IVF	In-vitro-Fertilisation
IPP	Induratio Penis Plastica
KM	Kontrastmittel
LA	Lokalanästhesie
LDH	Laktat-Dehydrogenase
LDR	Low-Dose-Rate
LH	Luteinisierendes Hormon
LHRH	Luteinisierendes Hormon Releasing Hormon
LUTS	Lower Urinary Tract Symptoms
MAR-Test	Mixed Agglutination Reaction-Test
MCU	Miktionscysturethrogramm
MEN	Multiple endokrine Neoplasie
MIBG-Szintigrafie	Meta-Iodo-Benzyl-Guanidin-Szintigrafie
MUSE	Medicated Urethral System for Erection
NSAR	Nichtsteroidale Antirheumatika
OAT-Syndrom	Oligo-Astheno-Teratozoospermie-Syndrom
PC	Prostatakarzinom
PDE-5-Hemmer	Phosphodiesterase-hemmer
PE	Probeexzision
PGE_1	Prostaglandin E_1
PET	Positronenemissionstomografie
PNL	perkutane Nephrolitholapaxie
PSA	Prostataspezifisches Antigen
RF	Raumforderung
RLA	retroperitoneale Lymphadenektomie
RTA	renal tubuläre Azidose
SKAT	Schwellkörperautoinjektionstherapie
TBC	Tuberkulose
Tc-DMSA	Technetium-Dimercaptobernsteinsäure
$Tc\text{-}MAG_3$	Technetium-Mercaptoacetyltriglycin
TESE	testikuläre Spermatozoenextraktion
TRUS	transrektaler Ultraschall
TUR-B	Transurethrale Resektion der Blase
TUR-P	Transurethrale Resektion der Prostata
URS	Ureterorenoskopie
WHO	World Health Organization
ZVD	zentraler Venendruck

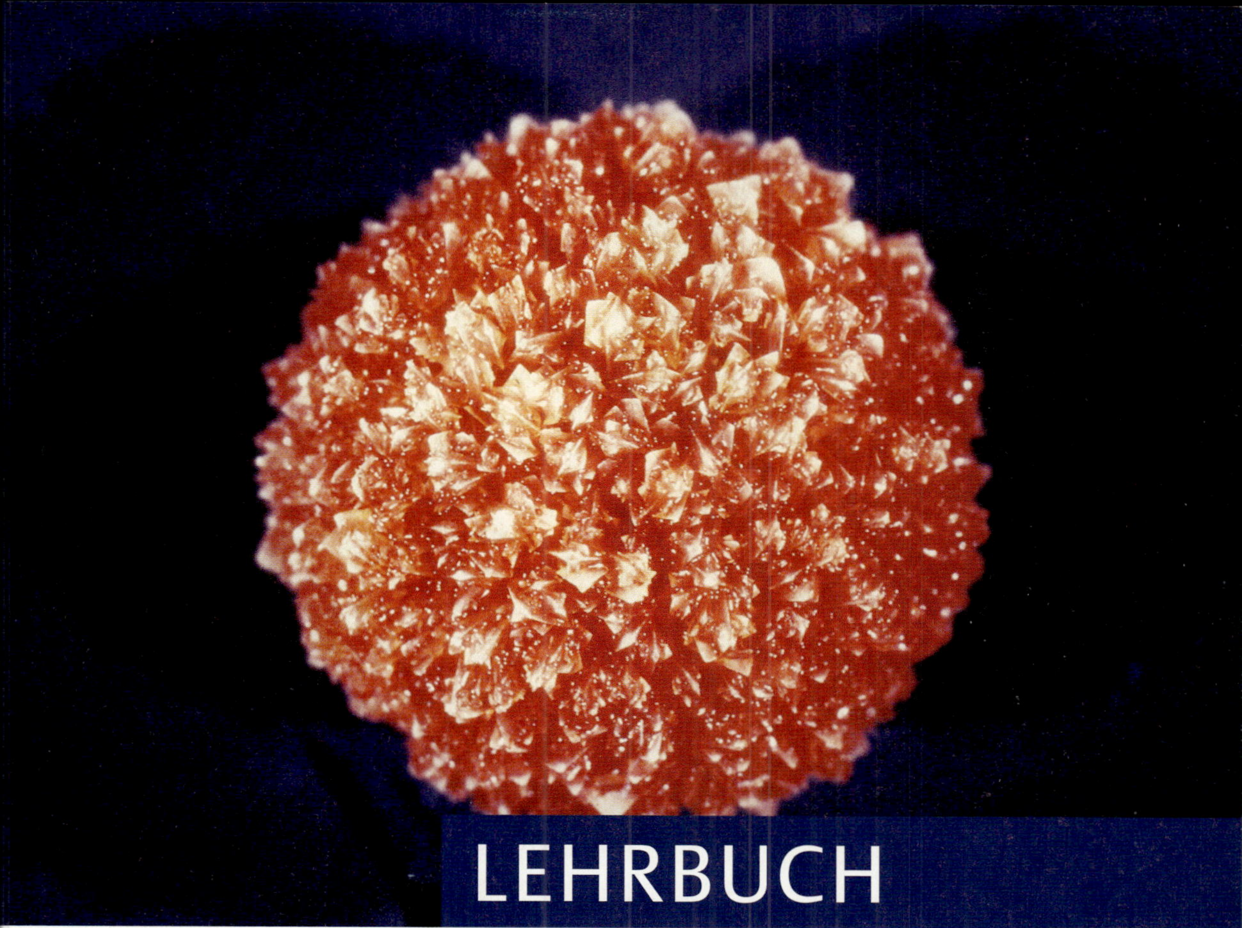

LEHRBUCH

1	Urologische Leitsymptome	2
2	Allgemeine urologische Diagnostik	8
3	Harndrainage und Harnableitung	27
4	Fehlbildungen	34
5	Entzündungen	50
6	Gutartige und bösartige Tumoren	62
7	Steinleiden (Urolithiasis)	86
8	Erkrankungen der Nebenniere	94
9	Blasenentleerungsstörungen des Erwachsenen	98
10	Andrologie	105
11	Gynäkologische Urologie	113
12	Kinderurologie	117
13	Nephrologische Erkrankungen in der Urologie	129
14	Urologische Notfälle und Traumatologie	136

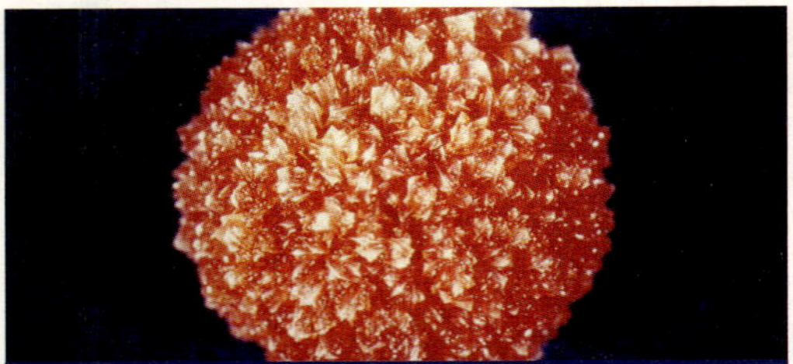

1 Urologische Leitsymptome

MERKE

In der urologischen Diagnostik spielen einige Leitsymptome eine entscheidende Rolle für die Erkennung der Krankheitsbilder und für das Grundverständnis der Urologie. Daher sollte bei der urologischen Anamnese und Untersuchung insbesondere auf die folgenden Symptome geachtet werden:

1.1 Miktionsstörungen

1.1.1 Veränderungen der Miktion

Veränderungen des Miktionsvolumens

Normwert: Das Urinvolumen eines Erwachsenen beträgt etwa **500–1.500 ml/24h**, abhängig vom Hydratationszustand und den Umgebungseinflüssen (z. B. Temperatur, körperlicher Aktivität, Kleidung etc.).

Veränderungen des Urinvolumens und deren häufigste Ursachen: s. Tab. 1.1

Tab. 1.1 Wichtigste Veränderungen des Urinvolumens und deren häufigste Ursachen

	Urinvolumen	Mögliche Ursachen
Polyurie	> 4.000 ml/ 24h	Psychogene Polydipsie, Diabetes mellitus, Diabetes insipidus, Hyperkalzämie
Oligurie	100 – 500 ml/ 24h	Dehydratation, chronische Niereninsuffizienz, akutes Nierenversagen (prärenal, renal oder postrenal)
Anurie	< 100 ml/24h	

MERKE

Eine Sonderform der Anurie ist der akute **Harnverhalt**, der einen dringenden urologischen Notfall darstellt.

Veränderungen von Miktionsfrequenz und -rhythmus

Normwert: Die Miktionsfrequenz des gesunden Erwachsenen unterliegt abhängig von Trinkgewohnheit, Blasenkapazität und äußeren Einflüssen starken Schwankungen von ein bis mehrmals täglich. Eine Nykturie (= nächtliches Wasserlassen) ist nicht physiologisch.

Pathologische Veränderungen: Zu den wichtigsten pathologischen Veränderungen von Miktionsfrequenz und -rhythmus gehören:

- **Pollakisurie:** häufiges Wasserlassen (z. B. ½-stündlich) mit mehr oder weniger stark ausgeprägter Drangsymptomatik (z. B. bei HWI).
- **Nykturie:** nächtliches Wasserlassen (z. B. bei erhöhten Restharnwerten im Rahmen einer Prostatavergrößerung, bei Herzinsuffizienz).

CAVE

Eine Nykturie muss kein urologisches Symptom sein, sie kann auch im Rahmen einer dekompensierten Linksherzinsuffizienz auftreten. Hierbei führt die erniedrigte Auswurfleistung des linken Ventrikels tagsüber zu Wassereinlagerungen im Gewebe, die dann nachts vermehrt ausgeschieden werden!

Veränderungen der Miktionsqualität

- **Dysurie:** erschwerte Miktion (z. B. bei Blasenentleerungsstörungen, HWI), Überbegriff für verschiedene Miktionsstörungen (z. B. Algurie, Pollakisurie oder imperativer Harndrang)
- **Algurie, Strangurie:** schmerzhafte, mit Blasentenesmen einhergehende Miktion (z. B. bei Zystitis, Urethritis)

1.1.2 Veränderungen des Urins

Veränderungen des spezifischen Gewichts

Normwert: Das spezifische Gewicht des Urins beträgt normalerweise **1.005–1.040 g/l**.

Bedeutung: Anhand des spezifischen Uringewichts lassen sich Rückschlüsse auf die Konzentrationsfähigkeit der Niere und den Volumenhaushalt gewinnen. Die wichtigsten Störungen der Konzentrationsfähigkeit der Nieren und deren häufigste Ursachen sind in Tab. 1.2 dargestellt:

Tab. 1.2 Veränderungen des spezifischen Uringewichts und deren wichtigste Ursachen

	Spezifisches Gewicht	Häufigste Ursachen
Eusthenurie	1.005–1.040 g/l	Normale Nierenfunktion, ausreichende Hydratation
Hypersthenurie	> 1.040 g/l	Volumenmangel, Glukosurie, Proteinurie, nach Kontrastmittelgabe
Hyposthenurie	< 1.020 g/l	Eingeschränkte Konzentrationsfähigkeit der Nieren bei Nephropathie
Isosthenurie	um 1.010 g/l	(Nahezu) aufgehobene Konzentrationsfähigkeit der Nieren mit plasmaisotonem Urin bei fortgeschrittener Nephropathie

Veränderungen von pH-Wert, Farbe und Geruch

pH-Wert:
- Der pH-Wert des frischen Urins schwankt zwischen etwa **4,5 und 8**. In der Regel findet sich ein leicht saurer pH-Wert von etwa **5,5 bis 6,5**.
- Ein anhaltend saures Milieu mit pH-Werten < 7 bis hin zur so genannten „Säurestarre" (pH-Wert ständig < 6) findet man u. a. bei Harnsäure- oder Zystinsteinen.
- Ein dauerhaft alkalisches Milieu mit pH-Werten > 7 entsteht u. a. bei HWI oder renal-tubulärer Azidose.

Geruch: Im Rahmen eines HWI zeigt der Urin häufig einen charakteristischen Ammoniakgeruch durch bakterielle Abbauprodukte.

Farbe:
- Die Farbe des frischen Urins ist klar. Abhängig von der Urinkonzentration reicht sie von dunkelgelb bis hellgelb bzw. nahezu farblos.
- Medikamente und Farbstoffe können den Urin färben: z. B. Methylenblau → blau; rote Bete → rot.

Proteinurie, Glukosurie

Proteinurie: Eine Proteinurie bis zu **120–150 mg/dl** gilt als physiologisch. Höhere Werte im Urin bedürfen der weiteren qualitativen und quantitativen Abklärung.

Glukosurie: Der Blutzuckerspiegel des Gesunden überschreitet in der Regel nicht die Rückresorptionskapazität der Niere. Erst ab Blutzuckerwerten von ca. 200 mg/dl kommt es zum Überschreiten der Nierenschwelle und zum Auftreten einer Glukosurie (= Glukosurie bei Hyperglykämie). Diese ist dann oftmals Hinweis für einen Diabetes mellitus. Seltener liegen Störungen der renalen Glukoserückresorption mit Herabsenkung der Nierenschwelle für Glucose im Rahmen tubulärer Nierenerkrankungen vor (= Glukosurie bei Normoglykämie).

Bakteriurie

Definition: Keimnachweis im Urin

Bedeutung: Prinzipiell ist der frische Urin **steril** und damit jede Kontamination mit Bakterien als pathologisch anzusehen. Die Schwellenwerte ab denen eine Bakteriurie signifikant ist, d. h. Verunreinigungen ausgeschlossen sind und damit Therapiebedarf besteht, sind allerdings vom Verfahren der Uringewinnung abhängig (s. Tab. 1.3).

Tab. 1.3 Methode der Uringewinnung und Grenze der signifikanten Bakteriurie

Methode der Uringewinnung	Grenze der signifikanten Bakteriurie
Mittelstrahlurin	10^5 Bakterien/ml Urin
Katheterurin	10^3–10^4 Bakterien/ml Urin
Suprapubischer Punktionsurin	Jeder positive Bakteriennachweis

CAVE

Eine Bakteriurie ohne gleichzeitige Leukozyturie spricht gegen einen HWI und für eine Kontamination des Urins!

Leukozyturie

Definition: > 5.000 Leukozyten/ml Urin oder > 2–3 Leukozyten/Gesichtsfeld

Ätiologie: Eine Leukozyturie spricht in der Regel für einen Harnwegsinfekt, insbesondere bei begleitender Bakteriurie. Eine so genannte **„sterile Leukozyt-**

urie" ist charakteristisch für eine Urogenitaltuberkulose, kann allerdings auch im Rahmen eines antibiotisch anbehandelten HWI sowie bei schwer kultivierbaren Erregern (Chlamydien, Ureaplasmen) oder im Rahmen einer Analgetikanephropathie vorkommen.

Hämaturie

Definition: Als Hämaturie bezeichnet man einen pathologisch erhöhten Anteil an Erythrozyten im Urin (Norm: bis 5/µl).

→ Makrohämaturie: roter Urin
→ Mikrohämaturie: klarer Urin

MERKE

Die Makrohämaturie gehört zu den urologischen Notfällen!

Ätiologie:

TIPP

Das zeitliche Auftreten der Hämaturie während der Miktion (initial, terminal, total) kann erste Hinweise auf die Ätiologie geben!

Initiale Hämaturie:
- Prozesse in der Urethra (z. B. Steine, Entzündungen, Traumata, Tumore)
- Prozesse in der Prostata (z. B. BPH, Prostatakarzinom, Entzündung)

Terminale Hämaturie: entzündliche oder maligne Prozesse im Bereich des Blasenhalses

Totale Hämaturie:
- Prozesse im Bereich Niere, Ureter, Blase (z. B. Steine, Entzündungen, Traumata, Tumore)
- Gerinnungsstörungen (z. B. Antikoagulanzientherapie, Koagulopathien, Thrombozytopenien)
- Marschhämaturie (Schädigung und Ausscheidung der Erythrozyten infolge starker körperlicher Anstrengung)

1.1.3 Störungen des Harntransports

Grundlagen: Störungen des Harntransports können auf allen Ebenen der ableitenden Harnwege vorkommen. Allen gemeinsam ist eine Abflussstörung im jeweils vorgeschalteten Segment mit Stauung und Druckerhöhung. Aus einer dauerhaften Druckerhöhung im System der ableitenden Harnwege resultiert schließlich eine Schädigung der Organfunktion.

Ätiologie und Folgen: Die Folgen einer Harntransportstörung hängen wesentlich davon ab, auf welcher Ebene die Störung lokalisiert ist (s. Tab. 1.4):

Tab. 1.4 Ebenen der Harntransportstörung und deren mögliche Ursachen und Folgen

Ebene	Mögliche Ursache	Folge
Nierenkelche	Kelchhalsstenose	Erweiterung eines einzelnen Nierenkelches
Nierenbecken	Konkrement, Tumor, subpelvine Harnleiterstenose	Harnstauungsniere
Harnleiter	Konkrement, Tumor	Harnstauungsniere mit teildilatiertem Harnleiter (vor dem Abflusshindernis)
Blase	Konkrement, Tumor, Blasenhalsenge	Harnstauungsniere mit dilatiertem Harnleiter, Blasendivertikel, großkapazitäre Harnblase
Subvesikal	Prostatavergrößerung (Adenom oder Karzinom), Harnröhrenenge oder -tumor, Meatusstenose	

Einteilung: Entscheidend bei der Beurteilung einer Harntransportstörung ist vor allem der Grad der Harnstauungsniere (s. Tab 1.5). Die Diagnose wird meist sonografisch gestellt (s. Abb. 1.1). Dabei gilt jedoch folgendes zu beachten:

MERKE

Die Sonografie kann lediglich die Weite des ableitenden Hohlsystems, nicht jedoch die herrschenden Druckverhältnisse messen. So kann z. B. eine angeborene Ektasie des oberen Hohlsystems ohne eigentliche Stauung fälschlicherweise als Harnstauungsniere missgedeutet werden. Klärung bringt hier im Zweifelsfall die Durchführung eines i. v.-Urogramms.

Tab. 1.5 Einteilung der Harnstauungsniere nach Schweregrad

Grad der Harnstauungsniere	Morphologisches Korrelat
Grad I	Erweitertes Nierenbecken
Grad II	Erweitertes Nierenbecken + erweiterte Nierenkelche
Grad III	Ausgeprägte Erweiterung des Nierenbeckens mit massiver Kelchdilatation
Grad IV	Hochgradige Nierenbecken- und Kelchdilatation mit Parenchymreduktion als Zeichen der Organschädigung
Grad V (Hydronephrose)	Funktionslose „Wassersackniere" ohne erhaltenes Restparenchym

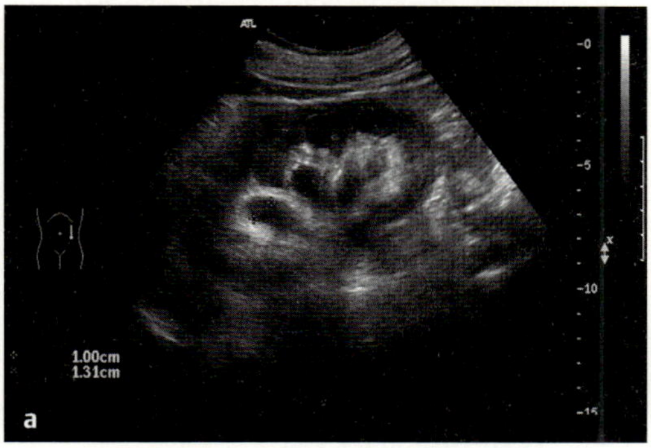

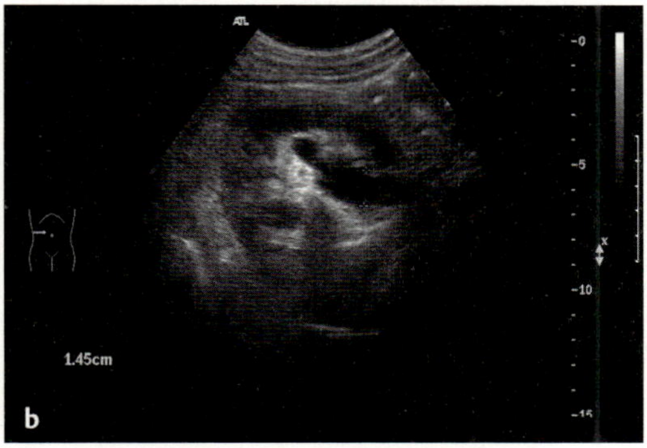

Abb. 1.1 Harnstauungsniere I° im Längs (a) – und Querschnitt (b): das zentrale reflexlose Areal entspricht dem uringefüllten Nierenbecken mit dilatiertem proximalen Harnleiter (vergleiche mit Abb. 2.8, sonografischer Normalbefund der Niere)

MERKE

Einseitige Störungen des Harntransports führen bei gesunder Gegenniere meist nicht zu einer Erhöhung der Retentionswerte!
Umgekehrt gilt: Kommt es im Rahmen einer Harntransportstörung zum Anstieg der Retentionswerte, liegt in der Regel entweder eine beidseitige Abflussstörung der Nieren vor (z. B. bei subvesikaler Obstruktion), oder die nicht gestaute Niere ist bereits vorgeschädigt.

1.1.4 Inkontinenz

Es werden verschiedene Formen der Inkontinenz unterschieden. Als wichtige Leitsymptome sollen sie kurz vorgestellt werden. Differenzialdiagnostik und Therapie der Inkontinenz finden Sie in Kap. 9.

Belastungsinkontinenz (früher „Streßinkontinenz")

Definition: Die Belastungsinkontinenz ist durch eine (partielle) Insuffizienz des Schließmuskels gekennzeichnet. Hierdurch kann der Urin bei plötzlichen intraabdominellen Druckerhöhungen nicht zurückgehalten werden (s. Tab 1.6).

Tab. 1.6 Einteilung der Belastungsinkontinenz nach Ingelmann-Sundberg

Grad der Belastungsinkontinenz	Symptom
Grad I	Urinabgang beim Husten, Niesen, Lachen, Pressen oder schwerem Heben
Grad II	Urinabgang bei Lageveränderungen des Körpers (z. B. Aufstehen, Setzen oder beim Gehen)
Grad III	Ständiger Urinabgang, Inkontinenz im Liegen

Ätiologie:

- Bei Frauen **muskuläre oder nervale Schädigung des Beckenbodens** häufig in Folge eines vaginalen Geburtstraumas
- **Erschlaffung der bindegewebigen Strukturen** des Beckenbodens im Alter
- **Iatrogen** nach operativen Eingriffen im kleinen Becken

Dranginkontinenz

Definition: Plötzlich einsetzender imperativer Harndrang mit unwillkürlichem Urinverlust. Der Sphinktermechanismus ist im Gegensatz zur Belastungsinkontinenz intakt.

Ätiologie:
- **Motorische Dranginkontinenz** mit unwillkürlichen Kontraktionen der Blasenmuskulatur während der Füllungsphase („overactive bladder") bei zerebralen Erkrankungen, z. B. bei Zerebralsklerose, M. Parkinson oder Multipler Sklerose
- **Sensorische Dranginkontinenz** mit unwillkürlicher Relaxation der Urethra ohne verfrühte Detrusorkontraktionen bei reduzierter Blasenkapazität, z. B. bei Zystitis, Blasensteinen oder Tumoren der Harnblase

Mischinkontinenz

Definition: Kombination aus Belastungs- und Dranginkontinenz

Die Differenzierung der jeweils vorliegenden bzw. vorherrschenden Inkontinenzform durch die urodynamische Untersuchungsmethoden ist entscheidend für die erfolgreiche Therapieplanung.

Überlaufinkontinenz (Synonym: Ischuria paradoxa)

Definition: Unwillkürlicher Urinverlust bei passivem Überschreiten des Urethradruckes durch den intravesikalen Druck ohne nachweisbare Detrusoraktivität.

Ätiologie:
- **Chronischer Detrusorschaden** mit Dekompensation bei subvesikaler Obstruktion (z. B. Prostatahyperplasie)
- **Neurogene Blasenfunktionsstörungen**: Areflexive, schlaffe Blase bei Läsion im Bereich des unteren motorischen Neurons (unterhalb S2)

Reflexinkontinenz

Definition: Unwillkürlicher Urinabgang bei Detrusorhyperaktivität durch gestörten spinalen Miktionsreflex („Detrusorhyperreflexie")

Ätiologie: Typischerweise bei Läsion im Bereich des oberen motorischen Neurons (oberhalb S2)

MERKE

Im Gegensatz zur Dranginkontinenz ist die Reflexinkontinenz durch eine fehlende Sensibilität für die Blasenfüllung gekennzeichnet!

Extraurethrale Inkontinenz

Definition: Seltene Form der Inkontinenz mit unwillkürlichem Urinverlust durch ektop mündende Harnleiter

Ätiologie:
- Ektop mündende Harnleiter (z. B. im Scheideneingang)
- Urinfisteln (z. B. Blasen-Scheiden- oder Blasen-Darm-Fistel) mit Pneumaturie (Gasabgang mit dem Urin)

1.2 Viszerale Schmerzen

In der Urologie ist neben dem somatischen Schmerz, der von Haut, Muskeln, Knochen, Gelenken und Bindegewebe ausgeht, v. a. der **viszerale Schmerz**, also der Organschmerz von Bedeutung. Unterschieden werden hier zwei wichtige Formen:

1.2.1 Kolikschmerz

Definition: Stärkste, krampfartige, wellenförmige Schmerzen im Bereich von Hohlorganen, die häufig von vegetativen Symptomen (z. B. Übelkeit, Erbrechen) begleitet werden.

Ätiologie und Therapie: s. Kap. 14.1.2

CAVE

Die Nierenkolik gehört zu den urologischen Notfällen (s. Kap. 14.1.2)!

1.2.2 Dauerschmerz

Definition: Im Gegensatz zum Kolikschmerz nicht wellenartig, sondern von dumpfem gleich bleibendem oder kontinuierlich ansteigendem Charakter.

Ursachen:
- **Entzündungen**: z. B. (Pyelo-)Nephritis, Zystitis, Prostatitis, Epididymitis
- **Raumfordernde Prozesse**: z. B. Zysten, Tumoren

Diagnostik: Das Symptom Schmerz entzieht sich weitestgehend der objektiven Diagnostik. Mit Schmerzanamnesebögen und visuellen und numerischen Analogskalen kann versucht werden, den subjektiv erlebten Schmerz zu klassifizieren und so bezüglich der Schmerzintensität einzustufen.

Therapie:

→ **WHO-Schema:** Grundsätzlich sollte sich eine gute Schmerztherapie nach dem WHO-Stufenplan (Tab. 1.7) richten:

Tab. 1.7 WHO-Stufenplan zur Schmerztherapie

Stufe	Schmerzmittel	Beispiele
I	Nicht-Opioid-Analgetika	NSAR (z. B. ASS, Ibuprofen), Paracetamol, Metamizol
II	Schwach wirksame Opioide ggf. in Kombination mit Nicht-Opioid-Analgetika	Tilidin, Tramadol, Codein
III	Stark wirksame Opioide ggf. in Kombination mit Nicht-Opioid-Analgetika	Morphine, Fentanyl

→ **Adjuvantien:** Sie können auf allen drei Stufen mit den Schmerzmitteln kombiniert werden.
- Antidepressiva (z. B. Imipramin, Amitryptilin, Doxepin)
- Neuroleptika (z. B. Haloperidol, Carbamazepin)
- Kortikosteroide (z. B. Dexamethason)
- Biphosphonate (z. B. Zoledronsäure)

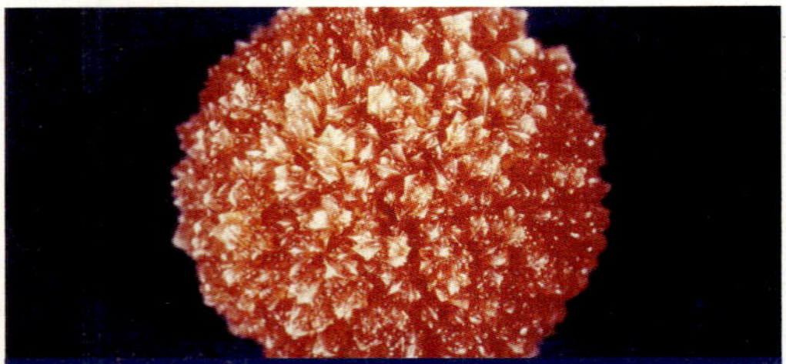

2 Allgemeine urologische Diagnostik

2.1 Anamnese

MERKE

Die Anamnese ist für die Diagnostik und Therapie von besonderer Bedeutung. Dies gilt insbesondere in der Urologie, da urologische Patienten häufig eine für das jeweilige Krankheitsbild charakteristische Beschwerdesymptomatik aufweisen (s. Leitsymptome, Kap. 1).

Allgemeine Anamnese

- **Eigenanamnese:**
  - Begleiterkrankungen: v. a. internistische (z. B. Hypertonie, Diabetes mellitus, Schilddrüsenerkrankungen, kardiologische Vorerkrankungen) und neurologische (Multiple Sklerose, M. Parkinson, Bandscheibenvorfall)
  - Voroperationen: z. B. Hysterektomie, Darmoperationen
  - Medikamenten- und Genussmittelanamnese (auch Drogen!)
  - Sexualanamnese
- **Familienanamnese:** z. B. Erbkrankheiten und familiäre Häufung von Erkrankungen
- **Sozialanamnese:** z. B. berufliche und familiäre Situation

Aktuelle, symptombezogene Anamnese

- **Miktionsstörungen:** s. Kap. 1.1
- **Schmerzen:** s. Kap. 1.2
- **Schmerzlose klinische Veränderungen:**
  - Allgemeinsymptome: z. B. Gewichtsverlust, Nachtschweiß, Abgeschlagenheit (B-Symptomatik)
  - Ejakulatveränderungen (z. B. Hämatospermie = Blutbeimengungen im Ejakulat)
  - Funktionsstörungen des Genitale (z. B. ED [s. Kap. 10])
  - Tastbare Schwellungen/Knoten des äußeren Genitale (z. B. Hodentumor [s. Kap. 6])

2.2 Körperliche Untersuchung

2.2.1 Palpation von Nieren, Harnleitern und Blase

Grundlagen: Die rechte Niere liegt durch die Lagebeziehung zur Leber etwa 2 cm tiefer als die linke Niere und ist daher leichter zu tasten. Insgesamt ist eine gesunde Niere durch die retroperitoneale Lage, vor allem bei adipösen Patienten, allerdings schwer tastbar (s. Abb. 2.1).

Untersuchungstechnik:

- Untersuchung zunächst **im Liegen von der rechten Patientenseite aus** bei entkleidetem Oberkörper
- **Palpation des unteren Nierenpols:** tiefe bimanuelle Palpation mit den mittleren drei Fingern der rechten Hand; die linke Hand liegt hinter der Flanke des Patienten; die Untersuchung erfolgt bei tiefer Inspiration
- **Prüfung auf Klopfschmerzhaftigkeit im Nierenlager** bei sitzendem, leicht nach vorne gebeugtem Patienten: Die linke Hand wird im Bereich des Nierenlagers auf den Rücken des Patienten gelegt; gleichzeitig wird mit der rechten Faust mit mittlerer Kraft auf den Handrücken der linken Hand geklopft.

Befunde:

- **Palpable Resistenzen:**
  - Nierentumor: z. B. Wilms-Tumor, Nierenzellkarzinom
  - Große Nierenzyste bzw. Zystennieren
  - Lymphknotenvergrößerung
- **Druckschmerz:**
  - Im Nierenlager bei Pyelonephritis oder Harnstauungsniere
  - Suprapubisch bei Zystitis oder Harnverhalt
  - Im Harnleiterverlauf bei Harnleiterkonkrement

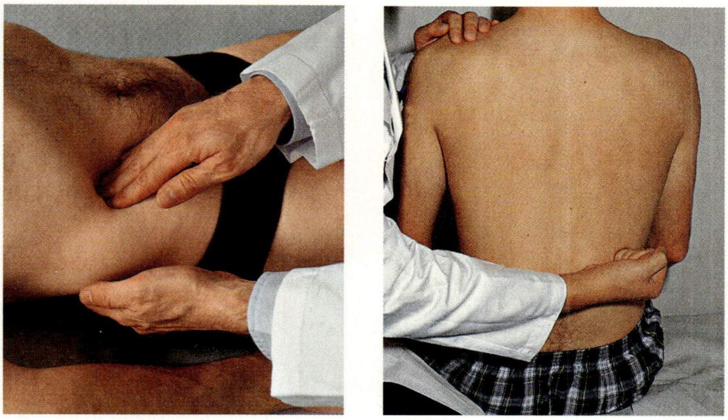

Abb. 2.1 (a) Palpation der rechten Niere; (b) Überprüfung auf Klopfschmerzhaftigkeit im Nierenlager

2.2.2 Untersuchung von Leisten und äußerem Genitale beim Mann

Untersuchungstechnik:

- ➜ Inspektion von Leiste und äußerem Genitale bei stehendem oder liegendem Patienten
- ➜ Palpation von Leistenband, Leistenkanal und äußerem Leistenring: Die Untersuchung der Leiste sollte sowohl am stehenden als auch am liegenden Patienten erfolgen. Der Zeigefinger wird in den Leistenkanal eingeführt, der Patient sollte währenddessen husten; liegt ein Bruchsack vor, kann ggf. ein Anprall gespürt werden
- ➜ Palpation von Penis, Skrotum, Hoden und Nebenhoden (s. Abb. 2.2) sowie Samenstrang

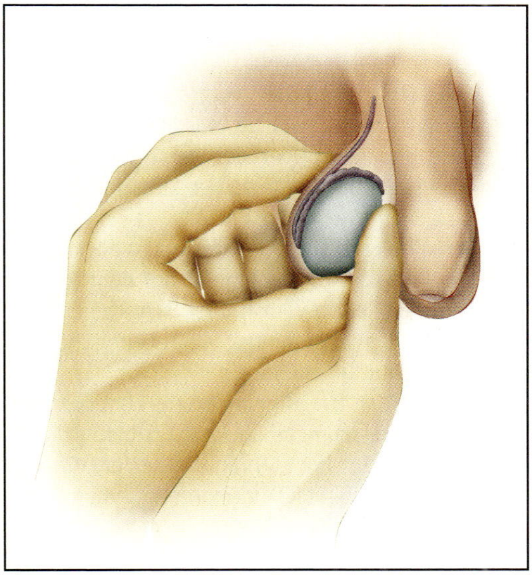

Abb. 2.2 Palpation von Hoden und Nebenhoden zwischen Daumen und den ersten beiden Fingern

Befunde:

- ➜ **Leiste:**
  - Lymphknotenvergrößerung: z. B. bei Penis- oder Hodentumor
  - Leistenhernie, Leistenhoden
- ➜ **Penis:**
  - Fehlbildungen: z. B. Hypospadie, Epispadie
  - Phimose, Meatusstenose, Warzen, Ulzerationen, Tumor
- ➜ **Skrotum:** Entzündungszeichen (z. B. Rötung, Schwellung, akutes Skrotum)
- ➜ **Hoden:** Tumor, Torsion, Orchitis

2.2.3 Digital-rektale Untersuchung

> **MERKE**
> Die digital-rektale Untersuchung der Prostata beim Mann ist die wichtigste urologische Untersuchung (s. Abb. 2.3).

Untersuchungstechnik:

- ➜ Die Untersuchung erfolgt entweder bei stehendem, nach vorne gebeugtem Patienten, in Knie-Ellenbogen-Lage, in Steinschnittlage oder in Seitenlage mit gebeugten Hüften und Knien.
- ➜ Inspektion des Anus
- ➜ Die Fingerspitze des rechten Zeigefingers wird mit reichlich Gleitgel befeuchtet und in die Analöffnung eingeführt; die Fingerbeere zeigt dabei in Richtung auf das Os sacrum.
- ➜ Der Finger folgt während der Passage des Analkanals der Krümmung des Os sacrum; dabei den Analsphinktertonus prüfen
- ➜ Palpation der dorsalen und lateralen Rektumwand; anschließend Drehung des Fingers um 180° zur Palpation der Prostata

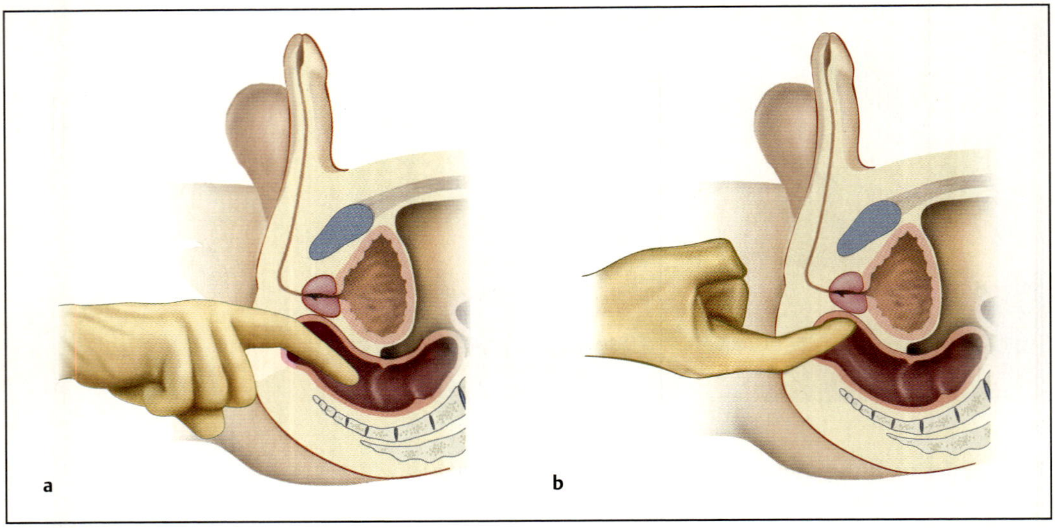

Abb. 2.3 Digital-rektale Untersuchung: (a) beim Einführen zeigt die Fingerbeere in Richtung Os sacrum; Palpation der dorsalen und lateralen Rektumwand; (b) anschließend Drehen des Fingers zur Palpation der Prostata

→ Prüfung von:
  - Analsphinktertonus (s. oben)
  - Konsistenz, Größe und Abgrenzbarkeit der Prostata
  - Verschieblichkeit und Beschaffenheit der ventralen Rektumschleimhaut auf der Prostata

MERKE

Eine schmerzhafte Palpation ist ein Hinweis auf ein entzündliches Geschehen!

→ Nach Abschluss der Untersuchung: Prüfung des Handschuhs auf Blut oder Eiterauflagerungen

Befunde:

→ **Inspektion des Anus:**
  - Prolabierte Hämorrhoiden, prolabierte Analschleimhaut
  - Fissuren, Fisteln, Warzen, Pilonidalsinus, Abszesse

→ **Analsphinkter:** Tonusprüfung

→ **Rektum:**
  - Tumoren, Polypen, Entzündungen
  - Hämorrhoiden

→ **Prostata:**
  - **Normalbefund:** Kastaniengroße (Vol. ca. 20–30 ml), durch einen Sulkus in zwei Lappen getrennte Drüse von weicher, gummiartiger Konsistenz. Die Prostata ist allseits gut abgrenzbar und gegenüber der Rektumschleimhaut verschieblich. Die Palpation kann als unangenehm empfunden werden und mit einem Miktionsdrang verbunden sein, sollte jedoch nicht schmerzhaft sein.

MERKE

Der Gewebetonus der gesunden Prostata entspricht in etwa dem des Daumenballens bei gestreckter Hohlhand.

  - **Prostatahyperplasie:** vergrößerte (ggf. auch asymmetrisch), weiche, allseits gut abgrenzbare und gegenüber der Rektumschleimhaut verschiebliche Prostata. Der Sulkus kann weitestgehend verstrichen sein.
  - **Prostatakarzinom:** Die Prostata ist höckrig und hart, sie ist ggf. nicht mehr auf dem Rektum verschieblich; bei lokal fortgeschrittenem Prozess ist keine eindeutige Abgrenzung zur Umgebung hin möglich.
  - **Prostatitis:** Die digital-rektale Untersuchung ist extrem schmerzhaft. Der Tastbefund kann, insbesondere bei granulomatöser Entzündung dem eines Prostatakarzinoms täuschend ähnlich sein.
  - **Prostataabszess:** schmerzhafte Palpation mit tastbaren Fluktuationen als Zeichen der Abszedierung

2.2.4 Spezielle Untersuchungsverfahren

Urogynäkologische Untersuchung

➔ **Untersuchungstechnik:** Untersuchung der Patientin in Steinschnittlage mit bimanueller Palpation von Blase, Uterus und Adnexe sowie vaginaler Einstellung

➔ **Abklärung von:**
- Harninkontinenz
- Vesiko-vaginalen Fisteln
- Zystozele, Rektozele
- Raumforderungen im kleinen Becken

Neurourologische Untersuchung

Die Erhebung des neurourologischen Status umfasst die Prüfung von:

➔ Analsphinktertonus

➔ Analreflex (S3-S5): Kontraktur des M. sphinkter ani externus beim Bestreichen der Dammhaut

➔ Bulbokavernosusreflex (S3-S4): Kontraktur des Beckenbodens durch Kneifen der Glans Penis

➔ Kremasterreflex (L1-L2): Kontraktur des ipsilateralen M. cremaster beim Bestreichen der Oberschenkelinnenseite

➔ Sensibilitätsprüfung im Bereich des Sakralnervengebiets

2.3 Laboruntersuchungen

2.3.1 Hämatologisches Labor

Neben den „allgemeinen“ hämatologischen Laborwerten, wie z. B. Blutbild, Blutsenkung, Elektrolyten und Gerinnungswerten sind folgende Untersuchungen besonders wichtig im urologischen Alltag:

Akute-Phase-Protein

C-reaktives Protein (CRP):

➔ Erhöht bei pathologischen Prozessen: v. a. Entzündungen, Tumoren, posttraumatisch, postoperativ

➔ Geeignet als Screening-Wert und zur Verlaufskontrolle

Retentionswerte

Kreatinin (im Serum):

➔ Dient zur näherungsweisen Abschätzung der Nierenfunktion

➔ Normwerte:
- Männer: ca. 0,6–1,3 mg/dl
- Frauen: ca. 0,5–1,2 mg/dl

MERKE

Das Serumkreatinin ist u. a. abhängig von der Muskelmasse, dem Hydratationszustand und dem Alter (GFR-Abnahme, abnehmende Muskelmasse). Das Serumkreatinin steigt erst dann über die Normgrenze an, wenn die Nierenfunktion (GFR) um > 50% vermindert ist!

Kreatininclearance:

➔ Kreatinin wird fast vollständig glomerulär filtriert; daher dient die Kreatinin-Clearance zur näherungsweisen Bestimmung der glomerulären Filtrationsrate (GFR). Im Zusammenhang mit nuklearmedizinischen Verfahren wird sie auch zur seitengetrennten Funktionsprüfung der Nieren eingesetzt (s. Nierenszintigrafie).

➔ Normwerte (bezogen auf eine Körperoberfläche von 1,73 m^2):
- Männer ca. 90–160 ml/min
- Frauen ca. 80–140 ml/min

CAVE

Die Normwerte für die Kreatininclearance sind altersabhängig und sinken ab dem 30. Lebensjahr um ca. 10 ml/min pro 10 Jahre!

MERKE

Im Gegensatz zum Serumkreatinin, das erst im Stadium der fortgeschrittenen Niereninsuffizienz (GFR < 50%) eine brauchbare Einschätzung der Nierenfunktion liefert, lassen sich anhand der Kreatininclearance bereits leichte Störungen der Nierenfunktion erkennen, da die Kreatininclearance bereits im Frühstadium einer Funktionsstörung absinkt.

Harnstoff:

➔ Auch der Serum-Harnstoffspiegel dient zur näherungsweisen Abschätzung der Nierenfunktion; da Harnstoff allerdings tubulär rückdiffundiert und neben den oben aufgeführten Störgrößen zusätzlich von der Proteinaufnahme abhängig ist, korreliert der Serum-Harnstoffspiegel etwas ungenauer mit der Nierenfunktion.

➔ Normwert: 17–48 mg/dl

Hormone

Testosteron:

- Aufgabe: Förderung von Ausbildung, Wachstum und Differenzierung der männlichen Fortpflanzungsorgane und der sekundären männlichen Geschlechtsmerkmale, Steuerung der Libido, anabole Wirkung
- Diagnostische Bedeutung: Im Rahmen der Diagnostik von Störungen des Hodens, Infertilitätsdiagnostik
- Normwerte: Unterliegen einer tageszeitlichen Schwankung; sie sind umstritten und abhängig vom Alter: Morgendliche Werte <10 mmol/l sollten weiter abgeklärt werden.

Luteinisierendes Hormon(LH)

- **Aufgabe:** Stimulation der Testosteron-Synthese beim Mann durch direkte Wirkung auf die Leydig-Zwischenzellen; bei der Frau wird die Gestagenbildung und -ausschüttung stimuliert.
- **Diagnostische Bedeutung:** V. a. in der Diagnostik der erektilen Dysfunktion (ED) und Störungen des Hodens
- **Normwerte:** Basale Serumkonzentration fertiler Männer 2–10 IU/l mit relativ ausgeprägten pulsatilen Schwankung über 24 h

Follikelstimulierendes Hormon (FSH):

- **Aufgabe:** Stimulation von Spermatogenese beim Mann und Östrogenproduktion bei der Frau
- **Diagnostische Bedeutung:** V. a. in der Diagnostik der erektilen Dysfunktion (ED) und Störungen des Hodens
- **Normwerte:** basale Serumkonzentration fertiler Männer 1–7 IU/l.

Tumormarker

Prostataspezifisches Antigen (PSA):

- Wichtigster Tumormarker zur Früherkennung und Verlaufskontrolle des **Prostatakarzinoms**
- **Organspezifische**, jedoch **nicht tumorspezifische** Protease: erhöhte Werte finden sich z. B. auch bei Entzündungen (v. a. akute Prostatitis), benigner Prostatavergrößerung oder nach digital-rektaler Untersuchung
- **Normbereich:** <4,0 ng/ml (abhängig von Alter und Prostatagröße)

β-Humanes Choriongonadotropin (β-HCG):

- Wird physiologischerweise während der Schwangerschaft in der Plazenta gebildet
- Hodentumormarker bei **Nichtseminomen** und **Seminom**
- **Normbereich:** < 5 IU/l

Alpha-Fetoprotein(AFP):

- Kommt physiologischerweise während der Fetalperiode, bei Kleinkindern und Schwangeren vor.
- Unspezifischer Hodentumormarker beim **Nichtseminom**
- AFP kann u. a. auch bei gastrointestinalen Tumoren, Leberzellkarzinomen, anderen Lebererkrankungen oder Lungenkarzinomen erhöht sein.
- **Normbereich:** < 10 µg/l

Laktat-Dehydrogenase(LDH):

- Ubiquitär vorkommendes, intrazelluläres Enzym des Kohlenhydratstoffwechsels
- Unspezifischer Tumormarker von **Seminom** und **Nichtseminom**
- **Normbereich:** ca. 120–240 U/l (u. a. abhängig von Bestimmungsmethode)

2.3.2 Uringewinnung und -diagnostik

Uringewinnung

MERKE

Allgemein gilt: Das Verfahren der Uringewinnung muss bei der Interpretation der diagnostischen Ergebnisse berücksichtigt werden!

Mittelstrahlurin:

- Nach Reinigung der Genitalregion wird die erste und letzte Portion des Miktionsvolumens verworfen. Die mittlere Portion wird aufgefangen und der Diagnostik zugeführt.
- Methode der Wahl zur **orientierenden Urinuntersuchung**; allerdings besteht immer die Gefahr der bakteriellen Kontamination (bei fehlerhafter Reinigung des Genitals).

Katheterurin:

- Uringewinnung durch sterilen Einmalkatheterismus bzw. Einlage eines transurethralen Dauerkatheters nach Reinigung des Genitals
- Die vordere Urethra ist nicht steril, so dass auch Katheterurin bakteriell kontaminiert sein kann

Punktionsurin: Uringewinnung mittels steriler Punktion von Harnblase oder Nierenbecken, mit oder ohne Kathetereinlage (z. B. suprapubische Harnblasenpunktion zur Uringewinnung beim Säugling oder Kleinkind)

MERKE

Die Gewinnung von Punktionsurin ist das einzige Verfahren, welches bei sachgerechter Durchführung immer absolut keimfreien (= sterilen) Urin liefert! Hierbei ist somit jeder Keimnachweis als pathologisch zu betrachten!

Urindiagnostik

Die Urindiagnostik umfasst im Wesentlichen den so genannten „**Urinstatus**" und die im Rahmen der Tumordiagnostik und -nachsorge eingesetzte **Urinzytologie**.

Urinstatus

- I.d.R. Durchführung aus frischem Mittelstrahlurin (ungekühlt max. 1 h nach Abnahme)
- **Makroskopische Untersuchung:**
  - Farbe, Trübung
  - Menge
- **Urin-Teststreifen** (semiquantitative Untersuchung): s. Tab. 2.1

Tab. 2.1 Urin-Teststreifen

Harnparameter	Hinweis auf
Leukozyten (Nachweis der Leukozytenesterase)	Positiver Nachweis spricht für Harnwegsinfekt, insbesondere bei begleitender Bakteriurie oder nicht-bakterieller Entzündungen (= sterile Leukozyturie, z. B. Urogenital-Tbc, Analgetika-Nephropathie, Chlamydien-Infektion)
Erythrozyten (Nachweis der Peroxidase)	Positiver Nachweis spricht für Hämaturie, Myoglobinurie oder Hämoglobinurie
Nitrit	Positiver Nachweis spricht für Harnwegsinfekt durch nitritpositive Keime (ca. 80% aller HWI)
Urobilinogen	Positiver Nachweis spricht für Hämolyse, Leberschaden
Protein	➜ bis 120–150 mg/dl: physiologisch ➜ 30–300 mg/dl: Mikroalbuminurie ➜ > 300 mg/dl: Makroproteinurie
pH-Wert	➜ pH-Werte < 7 bis hin zur so genannten „Säurestarre" (pH-Wert dauerhaft < 6) prädisponieren zur Harnsteinbildung ➜ pH-Werte dauerhaft > 7 prädisponieren zu HWI
Spezifisches Gewicht	➜ Rückschlüsse auf die Konzentrationsfähigkeit der Niere ➜ Hyposthenurie: Hinweis auf eingeschränkte Konzentrationsfähigkeit der Nieren ➜ Hypersthenurie: Hinweis auf Volumenmangel, Proteinurie, Glukosurie, Kontrastmittelexposition ➜ Isosthenurie: Hinweis auf (nahezu) aufgehobene Konzentrationsfähigkeit der Nieren mit plasmaisotonem Urin
Keton	➜ Positiver Nachweis spricht für Diabetes mellitus (→ meist gleichzeitig Glukosurie), Fasten
Bilirubin	➜ Positiver Nachweis spricht für Cholestase, Leberschaden
Glukose	➜ Positiver Nachweis spricht für Diabetes mellitus (→ überschrittene Nierenschwelle), verminderte Glukoseabsorption (→ tubuläre Nierenerkrankung)

CAVE

- **Erythrozytennachweis:** Da der Teststreifen die Peroxidaseaktivität des Hämoglobins und Myoglobins nachweist, kann er nicht zwischen einer Hämaturie, Myoglobinurie und Hämoglobinurie unterscheiden. Daher muss jeder positive Nachweis durch eine Urinsedimentuntersuchung abgeklärt werden.
  Falsch positives Testergebnis bei Menstruationsblutung!
- **Proteinurie:** Mit dem Teststreifen kann erst eine Proteinausscheidung ab etwa 150 mg/l nachgewiesen werden (→ Makroalbuminbereich). Zur Diagnose einer Mikroalbuminurie müssen daher spezielle Teststreifen mit einer niedrigeren Proteinnachweisgrenze (ca. 20 mg/l) oder quantitative Bestimmungsverfahren angewendet werden.
  Ein positives Testergebnis sollte immer durch eine 24-Stunden-Sammelurin-Analyse kontrolliert werden!

➜ **Mikroskopische Untersuchung** (= Mikroskopie des Urinsediments): s. Tab. 2.2

MERKE

Ein steriler Befund im Mittelstrahlurin ist ein eindeutiges Ergebnis; ein zweimaliger Nachweis von $\geq 10^5$ Keimen muss immer durch einen Punktionsurin abgeklärt werden!

➜ **Bakteriologisches Labor:**
- Objektträgerkultur zum Erregernachweis und zur Keimzahlbestimmung
- Resistenzbestimmung

Urinzytologie: Mikroskopie des Urinsediments zur Beurteilung der vorhandenen Urothelzellen nach zytologischen Kriterien (z. B. Kern-Plasma-Relation, Hyperchromasie oder Kernpolymorphie):
➜ Hohe Sensitivität bei Vorliegen von schlecht differenzierten Karzinomen oder Carcinoma in situ (CIS) (Nachweis von „G3-Zellen")
➜ Geringe Sensitivität bei gut differenzierten Tumoren
➜ Bei Verdacht auf ein tumoröses Geschehen im Bereich der oberen Harnwege auch als **isolierte Spülzytologie** aus einem Nierenbecken mittels Ureterkatheter zu gewinnen

Tab. 2.2 Urinsediment

Harnparameter	Hinweis auf
Erythrozyten	➜ Quantitative Bestimmung: Mikrohämaturie (> 5 Erys/µl) ➜ Morphologie: – Dysmorphe Erythrozyten (Ringform, Akanthozyten): Hinweis auf glomerulären Ursprung (→ häufig in Kombination mit Erythrozytenzylindern) – Uniforme Erythrozyten: Hinweis auf postrenalen Ursprung
Leukozyten	➜ Leukozyturie (siehe Tab. 2.1 Urin-Teststreifen)
Zylinder	➜ Hyaline Zylinder: Hinweis auf Proteinurie (auch bei Gesunden) ➜ Erythrozytenzylinder: pathognomonisch für eine Glomerulonephritis ➜ Leukozytenzylinder: häufig bei Pyelonephritis ➜ Epithelzylinder: unspezifisch, z. B. bei interstitieller Nephritis, nephrotischem Syndrom
Bakterien/Pilze	➜ Mittelstrahlurin: Der zweimalige Nachweis von $\geq 10^5$ Keimen ist ein Hinweis auf das Vorliegen eines HWI. ➜ Punktionsurin: Jeder Keimnachweis ist pathologisch.
Kristalle	Fünf- oder sechseckige Zystinkristalle: nahezu pathognomonisch für eine Zystinurie

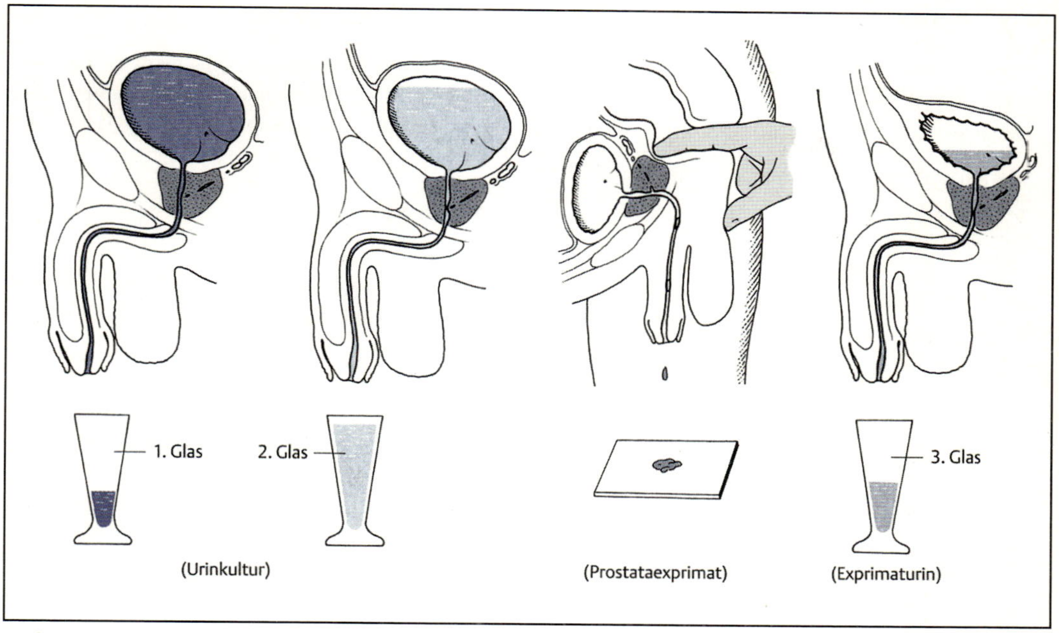

Abb. 2.4 Drei-Gläser-Probe beim Mann

2.3.3 Prostatasekretdiagnostik

Drei-Gläser-Probe: Die so genannte Drei-Gläser-Probe (s. Abb. 2.4) dient der Gewinnung von Prostataexprimat zur weiteren Diagnostik. Weiterhin kann auf die Lokalisation eines pathologischen Prozesses im Bereich der ableitenden Harnwege geschlossen werden:

- → **1. Glas:**
  - Erste Urinportion (wenige ml) aus der Harnröhre
  - Pathologischer Urinstatus der ersten Probe weist auf Geschehen im Bereich der Harnröhre hin.
- → **2. Glas:**
  - Mittelstrahlurin
  - Pathologischer Urinstatus der zweiten Probe weist auf Geschehen im Bereich der Harnblase hin.
- → **Gewinnung von Prostataexprimat** (nur beim Mann) durch digital-rektaler Prostatamassage (mikroskopische und kulturelle Untersuchung auf Objektträger)
- → **3. Glas (nur beim Mann):**
  - Resturin aus der Harnblase nach Prostatamassage
  - Pathologischer Urinstatus der dritten Probe weist auf Geschehen im Bereich der männlichen Adnexe hin.

2.3.4 Ejakulatdiagnostik (Spermiogramm)

Indikation: Infertilitätsdiagnostik

Durchführung: Nach 5-tägiger sexueller Karenz wird das Spermiogramm aus frischem Ejakulat angelegt

Parameter und Normwerte: s. Tab. 2.3

Tab. 2.3 Normales Spermiogramm nach den WHO-Richtlinien von 1999

Ejakulatvolumen	> 2 ml/Ejakulat
pH-Wert	7,2–8,0
Spermienkonzentration	> 20 Mill. Spermien/ml
Spermiengesamtzahl	> 40 Mill. Spermien/Ejakulat
Motilität (Beweglichkeit)	→ > 25% Spermien mit schneller progressiver Motilität (schneller Raumgewinn, Kategorie a[1]) → > 50% Spermien mit Raumgewinn (schneller und langsamer Raumgewinn, Kategorie a[1] und b[1])
Morphologie	> 15% normal geformte Spermien
Vitalität (Anzahl lebender Spermien)	> 50% vitale Spermien
MAR-Test (Spermien-Antikörperbestimmung)	< 50% Spermien mit anhaftenden Partikeln
Leukozyten	< 1 Mill./ml
α-Glukosidase	< 20 mU/Ejakulat
Zitrat	> 52 µmol/Ejakulat
Saure Phosphatase	> 200 U/Ejakulat
Fruktose	> 13 µmol/Ejakulat
Zink	> 2,4 µmol/Ejakulat

[1] Kategorien zur Motilität:
a: schnell, linear, großer Raumgewinn
b: langsam, linear träge oder nicht-linear, geringer Raumgewinn
c: ortsständig
d: unbeweglich

2.4 Urodynamik

Die Urodynamik umfasst verschiedene Untersuchungen zur qualitativen und quantitativen Funktionsabklärung des gesamten unteren Harntrakts. Die wichtigsten sind:

2.4.1 Uroflowmetrie

Definition:
Erfassung und (grafische) Darstellung des Miktionsvolumens in Abhängigkeit von der Zeit (Miktionsdauer), s. Abb. 2.5

Indikation:
- → Wenig invasives und wenig aufwendiges Screening-Verfahren zur Abklärung von Blasenfunktionsstörungen
- → Sie kann z. B. im Rahmen der Enuresis-Abklärung zur Ableitung der Beckenbodenpotentiale mit einem EMG des Beckenbodens zum so genannten Flow-EMG kombiniert werden.

Durchführung:
- → Vorraussetzung ist eine gefüllte Blase (eigener Urin bzw. Einmalkatheterismus und Auffüllen der Harnblase mit Kochsalzlösung); Kontrolle durch Sonografie der Blase
- → Das Volumen des in einen Trichter gelenkten Harnstrahls wird gemessen. Gleichzeitig wird die Harnflussrate mit Hilfe einer im Trichter installierten Präzisionswaage, rotierender Scheibe oder Induktionsmessung erfasst.
- → Nach der Uroflowmetrie erfolgt routinemäßig die Restharnbestimmung.

Wichtigste Parameter:
- → Maximaler Harnfluss Q_{max} (normal > 15 ml/sek.)
- → Miktionsvolumen (> 150 ml, sonst kein aussagekräftiges Ergebnis)
- → Miktionszeit
- → Kurvenverlauf

CAVE

Bei hohen Restharnwerten > 250 bis 350 ml kann trotz „guter" Uroflowmetrie mit kräftigem Strahl eine Überlaufsymptomatik vorliegen!
In diesem Fall kommt die Miktion lediglich dadurch zu Stande, dass der Füllungsdruck der Blase den Verschlussdruck des Sphinkters übersteigt. Eine kontrollierte physiologische Miktion im eigentlichen Sinne liegt dabei nicht vor!

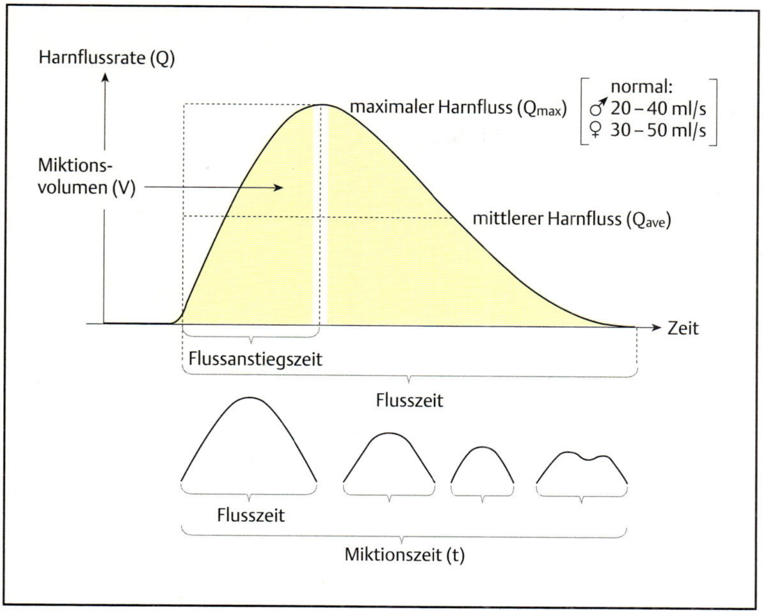

Abb. 2.5 Uroflowmetrie nach ICS-Standard

2.4.2 Zystometrie (Blasendruckmessung)

Definition: Verfahren zur qualitativen und quantitativen Erfassung der Speicherfunktion der Blase

Indikation: Gemeinsam mit der Miktionszystometrie (Druck-Fluss-Messung) ist die Zystometrie das wichtigste Instrument zur Abklärung von Blasenentleerungsstörungen unterschiedlicher Ätiologie.

Durchführung:

- Über einen in der Blase platzierten Katheter mit Druckaufnahmesonde wird diese langsam mit körperwarmer physiologischer Kochsalzlösung gefüllt
- Eine im Rektum platzierte Drucksonde dient der Messung des intraperitonealen Druckes (≙ Druck im Rektum)

Wichtigste Parameter:

- Detrusordruck = Blasendruck – intraabdominalem Druck
- Blasenkapazität
- Blasenstabilität bzw. -instabilität
- Compliance (Dehnbarkeit der Blase)

2.4.3 Miktionszystometrie (Druck-Fluss-Messung)

Definition: Verfahren zur qualitativen und quantitativen Erfassung der Entleerungsfunktion der Blase; sie schließt sich an die Zystometrie mit Messung der Blasenspeicherfunktion an

Indikation: s. Zystometrie

Durchführung: Nach erfolgter Blasenfüllung im Rahmen der Zystometrie werden während der anschließenden Miktion simultan Detrusordruck, Harnfluss und Beckenboden-EMG erfasst (hierzu werden zuvor EMG-Sonden in der Perinealregion angebracht), s. Abb. 2.6 und 2.7.

MERKE

Zystometrie und Miktionszystometrie können sowohl mit transurethraler als auch mit suprapubischer Blasendrucksonde durchgeführt werden.

Wichtigste Parameter:

- Detrusordruck = Blasendruck – intraabdominalem Druck
- Harnfluss
- Detrusor-Sphinkter-Dyssynergie

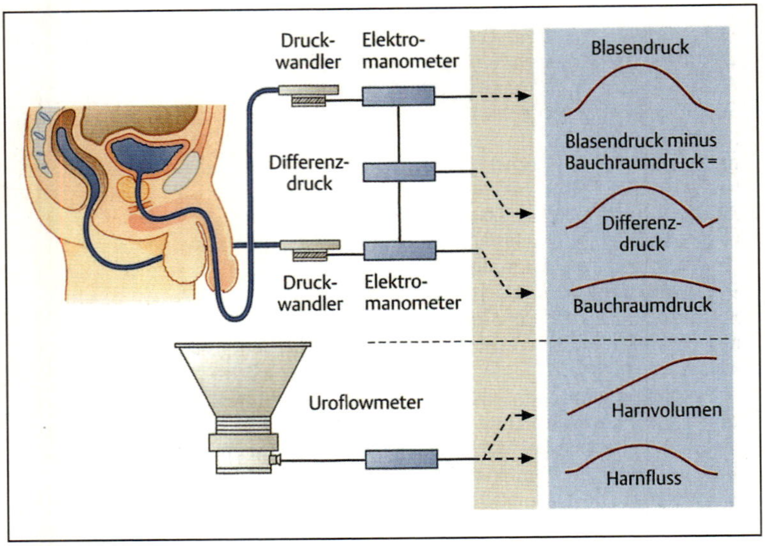

Abb. 2.6 Schematische Darstellung einer Miktionszystometrie (ohne EMG-Ableitung)

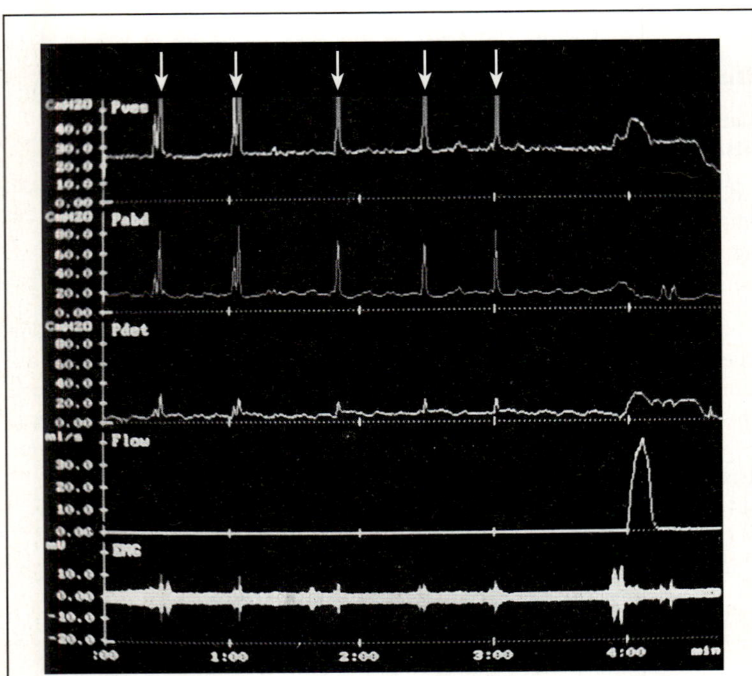

Abb. 2.7 Urodynamische Normalkurve mit unauffälliger Füllungs- und Entleerungsphase sowie regelmäßigen Hustenstoßprovokationen (Pfeil)

MERKE

- Die Durchführung von Zystometrie bzw. Miktionszystometrie sollte in jedem Falle zur besseren Reproduzierbarkeit standardisiert und in allen Einzelheiten gut dokumentiert werden (z. B. Patientenposition, Blasenfüllmedium, Temperatur des Blasenfüllmedium, Blasenfüllungsgeschwindigkeit, etc.).
- Bei Kindern wird die Urodynamik häufig als Videourodynamik durchgeführt: Mit einem röntgendichtem Kontrastmittel als Füllmedium kann gleichzeitig mit der Miktionszystometrie ein Miktionszysturethrogramm durchgeführt werden.

2.4.4 Urethradruckprofil

Definition: Messung der Druckverhältnisse im Bereich definierter Punkte im Harnröhrenverlauf

Indikation: Inkontinenzabklärungen bei Mann und Frau

Durchführung: Ein spezieller Katheter, der maschinell aus dem Blasenhals zurückgezogen wird, misst an definierten Punkten entlang der Urethra die jeweiligen Verschlussdrücke.

Wichtigste Parameter: Urethradruckprofil in Ruhe und unter Stressbedingungen (z. B. Husten)

2.5 Sonografie

MERKE

- Die Sonografie ist als nicht invasives und nahe zu überall verfügbares Verfahren ein zentrales Instrument der urologischen Diagnostik.
- Die Patienten bedürfen für den gängigen urologischen Ultraschall keiner speziellen Vorbereitung, wie z. B. Nahrungskarenz oder Darmvorbereitung.
- Es existieren keine Kontraindikationen für die Sonografie.
- Lediglich in der Reproduzierbarkeit und Dokumentation ist der Ultraschall als eher dynamisches Verfahren den klassischen bildgebenden Verfahren (z. B. Röntgen, CT) unterlegen.

2.5.1 Sonografie der Niere

Indikationen:
- ➜ Abklärung von unklaren Flankenschmerzen und Harnstauung
- ➜ Diagnostik bei Nierentraumen, Pyelonephritis und Nierenabszessen
- ➜ Screening, Diagnostik und Verlaufskontrolle bei Nephrolithiasis und Raumforderungen der Niere
- ➜ Diagnostik und Differenzialdiagnostik von zystischen und soliden Raumforderungen der Niere

Durchführung: Die Nieren werden in Bauch-, Rücken- oder Seitenlage jeweils im Längs- und Querschnitt im Bereich der mittleren bis hinteren Axillarlinie geschallt (mit 2,5 bis 5 MHz Schallkopf).

Normalbefund (s. Abb. 2.8):
- ➜ Hypodenses (= dunkles), allseits glatt begrenztes Parenchym mit „zentralem Reflexband" (= hell, entspricht dem Nierenbecken mit Gefäßen und parapelvinem Fettgewebe)
- ➜ Verhältnis dorsaler Parenchymsaum – zentrales Reflexband – ventraler Parenchymsaum = 1 : 1 :1 (beim jungen Menschen) bzw. 1 : 2:1 (beim älteren Menschen > 60 Jahre)

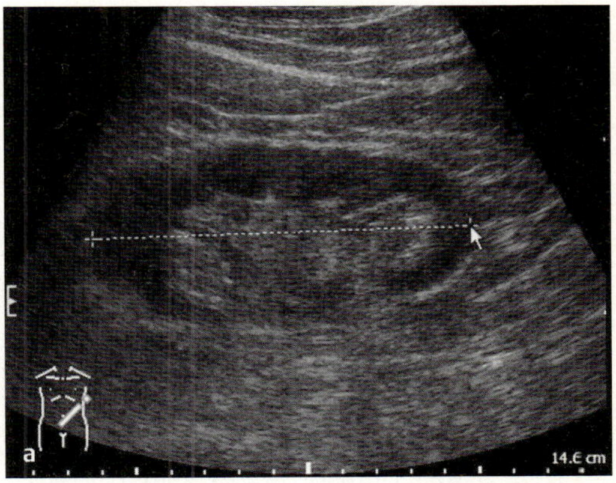

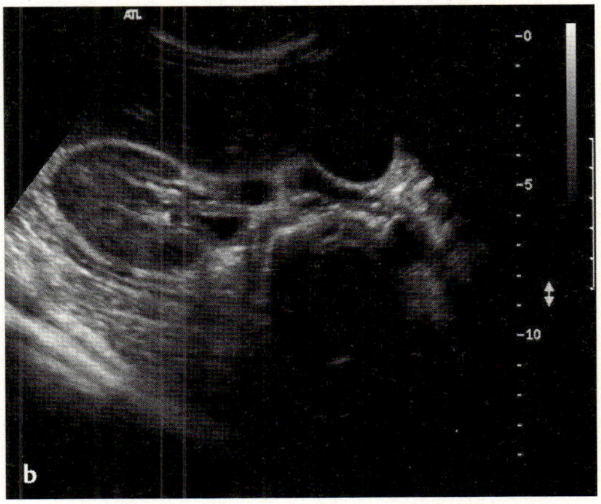

Abb. 2.8 Normalbefund von Längs (a) - und Querschnitt (b) durch die Niere

2.5.2 Sonografie des Harnleiters

MERKE

- Der ungestaute Harnleiter ist insbesondere im mittleren Drittel sonografisch nur schwer zu beurteilen. Daher spielt die Sonografie hier eine untergeordnete Rolle.
- Eine Ausnahme stellt der prävesikale Harnleiterabschnitt dar. Dieser lässt sich insbesondere bei gefüllter Blase im Ultraschall gut darstellen und spielt v. a. bei der Abklärung von prävesikalen Harnleiterkonkrementen eine Rolle.

2.5.3 Sonografie der Harnblase

Indikation: Screening und Abklärung von Raumforderungen der Harnblase, Blasensteinen und Blasenentleerungsstörungen (v. a. Restharnmessung, Blasendivertikel)

Durchführung: Blasenschall in Rückenlage im Längs- und Querschnitt suprasymphysär (mit 2,5 bis 5 MHz Schallkopf)

Normalbefund:
→ Glatt begrenzte, im Lumen echofreie Struktur
→ Blasenwanddicke abhängig vom Füllungszustand physiologisch etwa 1 bis 5 mm

2.5.4 Sonografie von Prostata und Samenblasen, TRUS (transrektaler Ultraschall)

Indikation:
→ Abklärung jeglicher Miktionsbeschwerden beim Mann („Lower Urinary Tract Symptoms" [LUTS], Prostatitis, Prostatahyperplasie)
→ Diagnostik und Staging des Prostatakarzinoms
→ Interventionelle Sonografie (ultraschallgesteuerte Prostatabiopsie, Low- und High-Dose-Rate-Brachytherapie [LDR- und HDR-Brachytherapie])

Durchführung:
→ Orientierend im Rahmen des (hausärztlichen) suprapubisch-transvesikalen Ultraschalls erfolgt die sonografische Darstellung der Prostata in Rückenlage im Längs- und im Querschnitt suprasymphysär mit dem 2,5 bis 5 MHz Schallkopf
→ Zur genauen Beurteilung (durch den Urologen) im Rahmen des TRUS mittels spezieller transrektaler Ultraschallsonde mit bis zu 7 MHz Schallkopf, s. Abb. 2.9

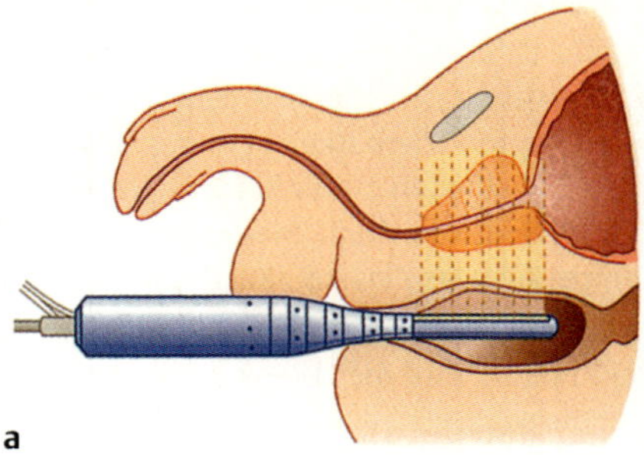
a

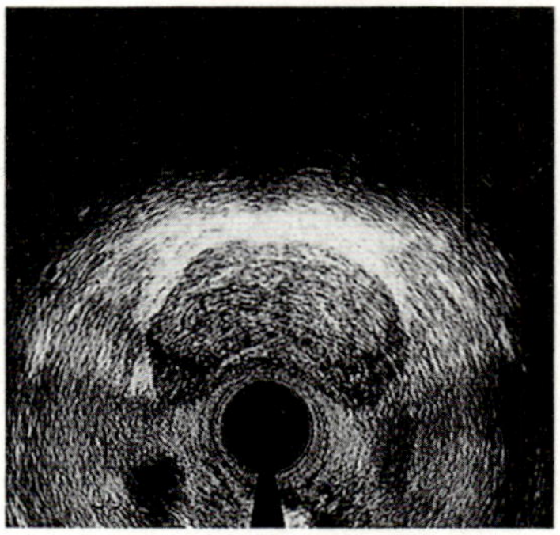
b

Abb. 2.9 Transrektaler Ultraschall (TRUS): (a) schematische Darstellung; (b) Normalbefund (Querschnitt) bei ca. 30 ml großer Prostata

Normalbefund: Glatt begrenztes Organ mit homogenem Binnenecho, dessen zonale Anatomie bei guter Bildqualität zu Darstellung kommt.

2.5.5 Sonografie der Hoden

Indikation: Abklärung von Hodenschmerzen und unklaren Raumforderungen des Hodens

Durchführung: In Rückenlage mit nach kranial weggehaltenem Penis im Längs- und Querschnitt mit 7,5 bis 10 MHz Schallkopf; besonders auf den Seitenvergleich beider Hoden achten!

Normalbefund: Homogenes Binnenecho, glatt gegrenzte Hoden, kein oder zarter Flüssigkeitssaum, zarter Nebenhoden; s. Abb. 2.10

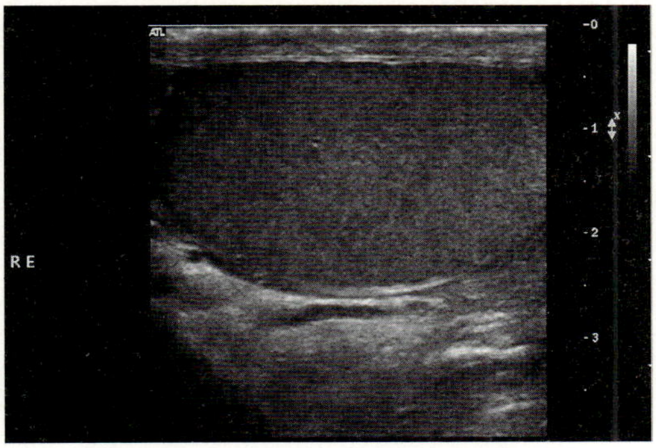

Abb. 2.10 Normalbefund des Hodens im Längsschnitt

2.5.6 Spezielle Techniken

HIFU (Hoch Intensiver Fokussierter Ultraschall)

Indikation: Minimal invasive Therapie des Prostatakarzinoms

Durchführung: Mittels spezieller transrektaler Ultraschallsonde (TRUS) erfolgt die dreidimensionale Vermessung und gleichzeitige Therapie der Prostata mit fokussiertem Ultraschall.

2.6 Urologische Röntgendiagnostik und Magnetresonanztomografie

Neben der Sonografie stellt die urologische Röntgendiagnostik die zweite wichtige Säule in der bildgebenden urologischen Diagnostik dar.

2.6.1 i. v.-Urografie

Indikation:

- Diagnostik und Verlaufskontrolle bei Nephrolithiasis und Urothelkarzinom
- Abklärung rezidivierender Infekte oder Flankenschmerzen

Durchführung:

- **Patientenvorbereitung:**
  - Idealerweise nüchterner Patient, am Abend zuvor abführende und entblähende Maßnahmen zur Verringerung der Überlagerungsartefakte durch Darmgas oder -inhalt
  - Entleerung der Blase
  - Ggf. Anlage eines Bauchgurts zur Kompression („Kompressionsurogramm"), um die Streustrahlung zu verringern und die Bildqualität zu verbessern
- **Leeraufnahme:** In Rückenlage zu Beginn jedes i. v.-Urogramm. Beurteilt werden:
  - 1. Weichteile
  - 2. Knochengerüst
  - 3. Verkalkungen
- **Kontrastmittelgabe (KM):** Anschließend i. v. Gabe eines nichtionischen, niederosmolaren KM und Anfertigung von zwei weiteren Aufnahmen:
  - **7' Aufnahme:** Beurteilung der KM-Anflutung im Nierenparenchym und im oberen Hohlsystem
  - **15' Aufnahme:** Beurteilung der KM-Anflutung im Harnleiter und in der Harnblase
- **„Spätaufnahme(n)":** Wird ggf. bei Verzögerung der KM-Ausscheidung bis zu einige Stunden nach KM-Gabe angefertigt

Normalbefund:

- Normale Weichteilverhältnisse (glatt begrenzter Psoasrand, glatter Nierenschatten), unauffällige knöcherne Strukturen (keine Missbildungen [z. B. Spina bifida], homogene Binnenstruktur des Knochens), keine Verkalkungen in Projektion auf die ableitenden Harnwege
- Zeitgerechter KM-Abfluss: Das komplette Hohlsystem sollte nach 12–15 Minuten als zartes oberes Hohlsystem und zarte Harnleiter beidseits dargestellt sein, s. Abb. 2.11.

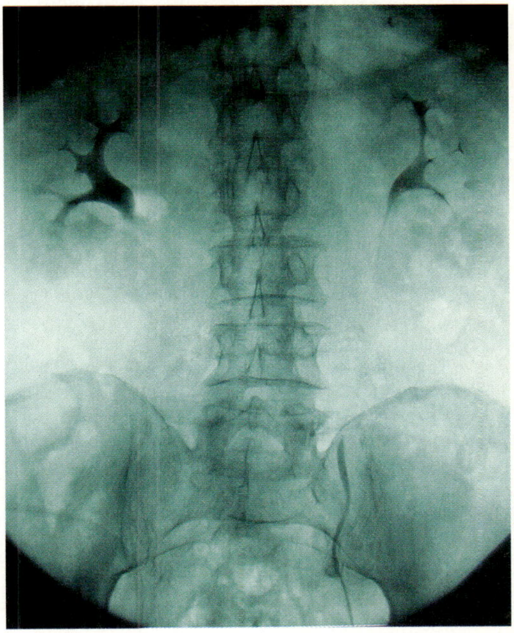

Abb. 2.11 Normalbefund eines Kontrastmittelfüllungsbilds 15 Min. p. i.

CAVE

Die beiden Harnleiter kommen im i. v.-Urogramm aufgrund Ihrer Eigenperistaltik in der Regel nur abschnittsweise zur Darstellung!

2.6.2 Zystografie, Miktionszystourethrografie (MCU)

Indikation:

- Diagnostik und Abklärung von Blasenentleerungsstörungen, vesikoureteralem bzw. vesikorenalem Reflux und Harnröhrenpathologien (Harnröhrenstenosen, -klappen)
- Anwendung vor allem in der Kinderurologie

Durchführung:

- Die Harnblase wird mit Hilfe eines dünnen transurethralen Katheters in Rückenlage auf dem Röntgentisch mit einem nichtionischen, niederosmolaren Kontrastmittel aufgefüllt.
- Erste Aufnahme zur Anfertigung der Zystografie
- Anschließend wird der Patient zum Wasserlassen aufgefordert; dabei werden in seitlichem Strahlengang weitere Aufnahmen im Rahmen des MCU angefertigt.

Normalbefund:

- **Zystografie:** Glatte nahezu kugelige Darstellung der Harnblase mit homogener KM-Füllung und glattberandeten Grenzen ohne Trabekularisierung des Blasenmuskels

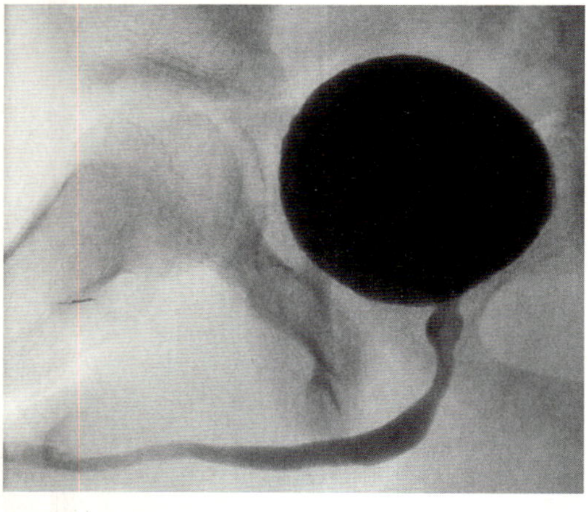

Abb. 2.12 Normales MCU eines Jungen

- **MCU** (s. Abb. 2.12):
  - Restharnfreie Entleerung der Harnblase ohne nachweisbaren Reflux in die Ureteren
  - Normkalibrige Harnröhre ohne Kalibersprünge

2.6.3 Retrograde Urethrografie

Indikation: Diagnostik und Abklärung von Blasenentleerungsstörungen, Blasenhalsenge, Prostatavergrößerung, Harnröhrendivertikel und -stenose

Durchführung:

- **Beim Mann:**
  - Patient liegt in Halbseitenlage auf dem Röntgentisch
  - Die Kontrastmittel-gefüllte Spritze mit Metallolive wird direkt auf den Meatus urethrae aufgesetzt, so dass die Urethra nach außen hin abgedichtet wird und die gesamte Harnröhre dargestellt werden kann.
  - Anschließend wird das KM in entspanntem Zustand (Beckenbodenrelaxation) bei gestreckter Harnröhre instilliert und es werden Röntgenaufnahmen angefertigt (s. Abb. 2.13).
- **Bei der Frau:**
  - Einführen eines Doppelballonkatheter (s. Abb. 11.2): Hierbei wird die Urethra zunächst durch den ersten Ballon gegen die Blase abgedichtet; ein zweiter, mobiler Ballon wird zur Abdichtung der Harnröhre nach außen direkt vor den Meatus urethrae gebracht.
  - Anschließend Kontrastierung der Harnröhre über einen Katheterkanal der hinter dem distal geblockten, zweiten Ballon mündet und damit die Harnröhre darstellt

Normalbefund:

- Glatt konturierte penile Harnröhre ohne Kalibersprünge
- Sanduhrförmige Einschnürung im Bereich der Pars membranacea am Durchtritt durch den Beckenboden (entspricht dem Sphinkter urethrae externus)
- Relativ steiler Verlauf der prostatischen Harnröhre mit KM-Umfließung des Colliculus seminalis (s. Abb. 2.13)

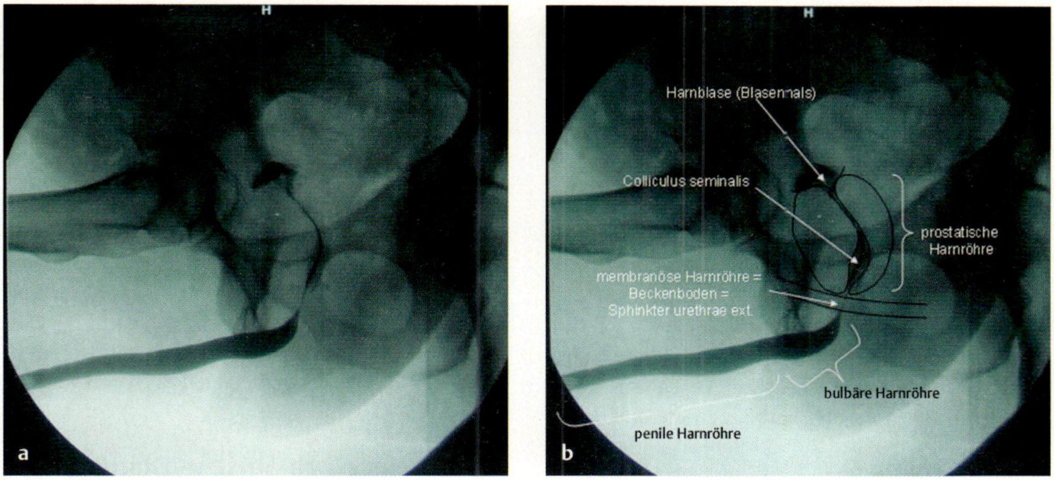

Abb. 2.13 Retrograde Urethrografie des Mannes mit schematischer Erläuterung (Befund: benigne Prostatahyperplasie)

2.6.4 Computertomografie (CT)

- Neben der Sonografie wichtigstes Verfahren zur Diagnostik und Nachsorge von **urologischen Tumoren**
- Bedeutung in der differenzialdiagnostischen Beurteilung **komplizierter Zysten** und **entzündlicher Prozesse v. a. im Bereich der Niere**
- Die CT tritt aufgrund zunehmender Verfügbarkeit und sinkender Kosten teilweise in Konkurrenz zum klassischen i. v.-Urogramm

2.6.5 Magnetresonanztomografie (MRT)

Das Indikationsspektrum ist prinzipiell ähnlich dem des CT, jedoch aufgrund der hohen Kosten eher Spezialfragestellungen vorbehalten.

MERKE

Das MRT ist das Verfahren der Wahl bei einer Allergie gegen Röntgenkontrastmittel!

2.7 Nuklearmedizinische Untersuchungsverfahren

2.7.1 Nierenszintigrafie

Definition: Verfahren zur Visualisierung der Nierenfunktion durch radioaktiv markierte Tracer und Nachweis mittels Gammakamera

Methoden:

- **Statische Nierenszintigrafie**
  - Indikation: seitengetrennte Darstellung von funktionstüchtigem Nierengewebe, z. B. zum Nachweis von Parenchymnarben nach Pyelonephritis, ektopem Nierengewebe, Nierenagenesie

MERKE

Die statische Nierenszintigrafie ist heute nur noch selten indiziert, da sie durch Sonografie, CT und MRT verdrängt worden ist. Anwendung findet sie vor allem in der Pädiatrie aufgrund der geringeren Strahlenbelastung.

  - Durchführung: Nach Gabe von z. B. ^{99m}Tc-DMSA (Dimercaptobernsteinsäure) werden Früh- und Spätaufnahmen mit der Gammakamera angefertigt.

MERKE

^{99m}Tc-DMSA wird tubulär gespeichert und kaum sezerniert, so dass es zum Nachweis von funktionsfähigem Nierenparenchym verwendet werden kann.

- **Dynamische Nierenszintigrafie (Nierensequenzszintigrafie):**
  - Indikationen: Darstellung der (seitengetrennten) Nierenclearancefunktion, die in erster Linie zur Darstellung der (seitengetrennten) Nierenfunktion sowie zur Beurteilung einer Obstruktion mit relevanter Abflussstörung genutzt wird (z. B. subpelvine Harnleiterstenose).
  - Durchführung: Gabe von ^{99m}Tc-MAG$_3$(Mercapto-Acetyltriglycin), im Anschluss Messung der Aktivität über der Niere mit der Gammaka-

mera und Berechnung der prozentualen Seitenverteilung der Nierenfunktion anhand der gemessenen Zeitaktivitätskurven; hieraus lässt sich die seitengetrennte Clearance-Leistung der Einzelniere bestimmen.

MERKE

^{99m}**Tc-MAG$_3$** wird v. a. tubulär sezerniert und stellt den Tracerabstrom bis in die Blase dar, so dass es sich gut zur Bestimmung der Clearance-Leistung der Niere eignet.
Mit dem so genannten **Lasixbelastungstest** kann eine Obstruktion im Bereich der oberen Harnwege nachgewiesen werden. Hierbei wird dem Patienten im Rahmen einer Nierensequenzszintigrafie Furosemid (0,5–10 mg/kg KG) appliziert und der Kurvenverlauf des Renogramms ausgewertet. Als Faustregel gilt:

- Eine HWZ des radioaktiven Tracers von weniger als 10 min nach Lasix-Gabe spricht gegen eine Obstruktion.
- Eine HWZ von 10–20 min bedeutet eine nicht sicher beurteilbare Grauzone.
- Eine HWZ von mehr als 20 min spricht für eine urodynamisch relevante Obstruktion des betroffenen Harntrakts.

2.7.2 Knochenszintigrafie

Definition: Verfahren zur Visualisierung des Knochenstoffwechsels durch radioaktiv markierte Tracer und Nachweis mittels Gammakamera

Indikationen:

- ➜ Hohe Sensitivität beim Nachweis osteoblastischer Knochenmetastasen (z. B. Prostata- oder Mammakarzinom)
- ➜ Einsatz bei Diagnostik und Verlaufskontrolle von Skelettmetastasen bzw. Abklärung von ossären Infektionen und Frakturen

2.8 Spezielle Verfahren

2.8.1 Positronenemissionstomografie (PET)

Definition: Verfahren zur bildlichen Darstellung von (gesteigerter) Stoffwechselaktivität durch Kopplung eines Positronenstrahlers an ein zu verstoffwechselndes Substrat (z. B. Glucosederivat)

Indikationen:

- ➜ v. a. im Rahmen des ^{18}Fluor-FDG-PET zur Messung der Glukosestoffwechselintensität
- ➜ Sensitives Verfahren zum Nachweis entzündlicher und maligner Prozesse
- ➜ Problem: Die Zuordnung zu genauen anatomischen Strukturen ist schwierig.

2.8.2 PET-CT/PET-MRT

Definition: Kopplung von PET an CT oder MRT
Dieses sehr sensitive diagnostische Verfahren zur Kombination von „Stoffwechseldiagnostik“ und klassischer Bildgebung steht noch am Beginn der Entwicklung. Der Vorteil gegenüber der einfachen PET ist eine bessere Zuordnung (pathologischer) Stoffwechselprozesse zu genauen anatomischen Strukturen.

2.9 Invasive urologische Diagnostik – Endoskopien

2.9.1 Grundlagen

MERKE

Die endoskopische Diagnostik (und Therapie) spielt in der Urologie eine sehr wichtige Rolle. Hierbei werden prinzipiell starre und flexible Verfahren unterschieden.

Starre Endoskopie

Prinzip: Starres Gerät, bestehend aus einem Schaft mit meist einem oder zwei Arbeitskanälen, Spülwasseranschluss und -abfluss sowie auswechselbarer Optik (meist 0°-, 30°- oder 70°-Optik)

Vorteile:

- ➜ Auswechselbare Optik
- ➜ Bessere Spül- und Manipulationsmöglichkeiten (mehr und größere Arbeits- und Spülkanäle bei größerem Gesamtdurchmesser)
- ➜ Leichtere Orientierung mit dem Gerät im Körper

Einsatz: v. a. im Rahmen der interventionellen Endoskopie (Therapie, diagnostische Probeentnahme)

Flexible Endoskopie

Prinzip: Flexibles Gerät, bestehend aus einem flexiblem Schaft, integriertem optischen System sowie kombiniertem Spül- und Arbeitskanal

Vorteile:

- ➜ Geringere Traumatisierung und schonenderes Verfahren bei meist kleinerem Gerätedurchmesser

→ Auch schwierig zugänglicher Regionen werden erreicht (z. B. untere Kelchgruppe der Niere).
→ Untersuchung auch in Rückenlage möglich (ideal bei eingeschränkter Lagerungsfähigkeit des Patienten).

Einsatz: V. a. im Rahmen der diagnostischen Endoskopie und der Lasertherapie (z. B. bei Nephrolithiasis)

CAVE

Die einzige Kontraindikation für die Endoskopie ist eine akute Infektion der ableitenden Harnwege (z. B. Harnwegsinfekt, Prostatitis, Urethritis, Epididymitis)!

MERKE

Die Art der „Narkose" im Rahmen der Endoskopie richtet sich nach dem durchzuführenden Eingriff sowie den individuellen Erfordernissen für den Patienten. Sie reicht von der Lokalanästhesie der Harnröhre, ggf. unter zusätzlicher Analgosedierung, über die Spinalanästhesie bis hin zur Intubationsnarkose!

2.9.2 Urethrozystoskopie

Prinzip: Spiegelung von Harnröhre und Harnblase unter sterilen Bedingungen

Indikationen:
→ **Diagnostisch:**
  - Abklärung: Hämaturie, Fisteln, Inkontinenz, obstruktive Blasenentleerungsstörung etc.
  - Tumordiagnostik und -nachsorge
  - Diagnostik bei rezidivierenden Harnwegsinfekten
  - Entnahme einer Harnblasenschleimhaut-Probe

→ **Therapeutisch:**
  - Blasensteinlithotripsie (= -zertrümmerung)
  - Transurethrale Resektion von Blase (TUR-B) und Prostata (TUR-P)
  - Urethrotomia interna

Vorgehen:
→ **Beim Mann:**
  - Steinschnitt- oder Rückenlagerung, Hautdesinfektion, steriles Abdecken des Arbeitsfeldes, Instillation von Gleitmittel (ggf. mit Lokalanästhetikum)
  - Eingehen in die distal penile Harnröhre; unter kontinuierlichem Spülwasserzufluss (→ führt zur Erweiterung der Harnröhre vor dem Endoskop) wird systematisch die gesamte Harnröhre, der Blasenhals und die Harnblase gespiegelt
  - Beurteilung von Trigonum und Harnleiterostien sowie Inspektion von Schleimhaut und Blasenwand im Bereich des Blasenbodens, linker und rechter Blasenseitenwand, Blasenhinterwand, Blasendach und Blasenvorderwand

→ **bei der Frau:**
  - Lagerung, Desinfektion und Abdeckung analog zum Vorgehen beim Mann
  - Eingehen mit dem gleitmittelbeschichteten Endoskop in die Harnblase ohne Spiegelung der (sehr kurzen) Urethra
  - Anschließend analoges Vorgehen wie beim Mann

Komplikationen:
→ Via Valsa der Harnröhre (insbesondere bei „blindem" Einführen des Gerätes bis in die Harnblase)
→ Harnwegsinfektion
→ Schleimhautläsionen mit Ausbildung einer Harnröhrenstriktur

2.9.3 Urethrozystoskopie mit Ureteropyelografie

Prinzip: Retrograde Kontrastmitteldarstellung (nichtionisches KM) des Harnleiters und des Nierenbeckens im Rahmen einer Urethrozystoskopie

Indikationen:
→ Hämaturieabklärung (insbesondere aus einem der Ostien)
→ Tumordiagnostik des oberen Harntrakts
→ Nephrolithiasis mit V.a. Harnleiterstein (besonders nicht-schattengebende Harnsäurekonkremente)
→ Weitere Abklärung unklarer Befunde im i. v.-Urogramm

Vorgehen:
→ Im Rahmen der Urethrozystoskopie wird über den Arbeitskanal des Urethrozystoskops ein dünner Kunststoffkatheter vorgeführt.
→ Abhängig von der zu untersuchenden Regionen werden unterschiedliche Katheter verwendet
  - Zur Darstellung des kompletten Harnleiters und Nierenbeckens wird ein Katheter mit einer olivenförmig konfigurierten Spitze verwendet, der auf das Harnleiterostium aufgesetzt wird.
  - Sollen ausschließlich oder vor allem weiter proximal gelegene Regionen untersucht werden, wird der Katheter unter radiologischer Sicht über den distalen Harnleiter hinaus vorgeführt

und bis in die jeweiligen Regionen (z. B. subpelviner Harnleiter oder Nierenbecken) vorgeschoben.

→ Anschließend erfolgt die KM-Gabe über den Katheter und die radiologische Dokumentation des Befundes.

CAVE

Soll eine diagnostische Spülzytologie aus dem Nierenbecken gewonnen werden, so sollte dies vor Applikation des Kontrastmittels erfolgen um eine möglichst gute zytologische Beurteilbarkeit des Aspirates zu gewährleisten!

2.9.4 Ureterorenoskopie

Prinzip: Retrograde Spiegelung des Harnleiters und des Nierenbeckens

Indikationen:

→ **Diagnostisch:**
  - Hämaturieabklärung und Tumordiagnostik des oberen Harntrakts
  - Weitere Abklärung unklarer Befunde des i. v.-Urogramms

→ **Therapeutisch:**
  - Interventionen bei Harnleiterstenosen oder -konkrementen
  - Nierenbecken- bzw. Nierenkelchkonkremente

Vorgehen:

→ Vorgehen prinzipiell analog zur Urethrozystoskopie

→ Nach Vordringen in die Harnblase wird das jeweilige Harnleiterostium mit dem Ureterorenoskop intubiert; anschließend wird unter moderater Spülwasserzufuhr in den Harnleiter vorgespiegelt und alle Anteile des Harnleiters ausgeleuchtet.

→ Je nach geplantem Vorgehen können so der komplette Harnleiter sowie große Teile des Nierenbeckens ausgeleuchtet werden.

→ Mit dem flexiblen Instrument ist prinzipiell das gesamte Hohlsystem endoskopisch erreichbar; Einschränkungen ergeben sich in der Praxis jedoch unter Umständen aus der Konfiguration des jeweiligen Hohlsystems.

Komplikationen:

→ Harnleitertraumatisierung bis hin zum Harnleiterabriss

→ Schleimhautläsionen mit Ausbildung einer Harnleiterstriktur

→ Harnwegsinfektion

CAVE

Der sehr seltene iatrogene Harnleiterabriss stellt die schwerste Komplikation der Ureterorenoskopie dar und bedarf der sofortigen offen operativen Revision!

MERKE

Bei entsprechender Traumatisierung des Harnleiters mit dem postoperativen Risiko der Schleimhautschwellung erfolgt im Anschluss an den Eingriff die temporäre Einlage eines Harnleiterkatheters („innere Harnleiterschiene“)!

2.9.5 Perkutane Nephroskopie

Prinzip:

→ Perkutane Punktion des Hohlsystems mit anschließender Aufbougierung und Spiegelung des Nierenbeckens

→ Das Nephroskop ist prinzipiell genauso aufgebaut wie ein Urethroskop.

Indikationen:

→ Große Nierensteine

→ Antegrade Erweiterung einer subpelvinen Harnleiterenge

→ Antegrade Harnleiterschienung

Vorgehen:

→ Bauchlagerung, Hautdesinfektion, steriles Abdecken des Arbeitsfeldes

→ Sonografisch gesteuerte Punktion des Nierenbeckenkelchsystems und röntgenologische Lagekontrolle durch KM-Gabe

→ Vorlegen eines Sicherungsdrahtes und anschließendes Aufbougieren des Punktionskanals und späteren Arbeitskanals auf 24–30 Charrière

→ Einführen des Nephroskops

Komplikationen:

→ Blutungen

→ Perforation des oberen Hohlsystems

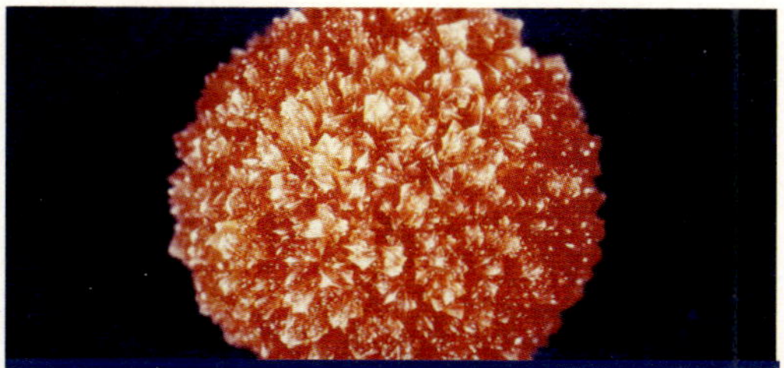

3 Harndrainage und Harnableitung

3.1 Harndrainage

3.1.1 Drainage des unteren Harntrakts

Harnblasenkatheter – Indikationen und Pflegehinweise

Indikationen: Vorübergehende oder dauerhafte Sicherstellung der Urindrainage bei:

- Blasenentleerungsstörungen oder infravesikaler Obstruktion (z. B. Prostataadenom)
- Nach Trauma im Bereich der ableitenden Harnwege oder im postoperativen Verlauf nach urologischen Operationen
- Bei akuten Entzündungen des Harntrakts und der männlichen Adnexe (z. B. hochfieberhafte Pyelonephritis, Epididymitis, Prostatitis)
- Bei intensivpflichtigen Patienten, vornehmlich zum Zwecke der Flüssigkeitsbilanzierung (v. a. transurethraler Dauerkatheter)

Pflegehinweise für Katheterdauerträger:

- Suprapubischer Katheter: tägliche Reinigung und Hautpflege an der Katheteraustrittsstelle
- Katheterwechselintervalle je nach Inkrustationsneigung und Kathetermaterial individuell festlegen; **Faustregel:**
  - alle 3–4 Wochen bei transurethralem Dauerkatheter
  - alle 5–6 Wochen bei suprapubischem Katheter
- Patienten zu ausreichender Flüssigkeitsaufnahme anhalten (Inkrustationsprophylaxe!)
- Ggf. zusätzliche Inkrustationsprophylaxe durch Harnansäuerung; dauerhafte low-dose Antibiose vermeiden!
- Kathetermaterial: Silikon wird aufgrund der geringeren Inkrustationsneigung vorgezogen.

Suprapubischer Harnblasenkatheter

Technik: Einlage eines suprapubischen Blasenkatheters (s. Abb. 3.1):

- Vor der Punktion sollte die Harnblase gefüllt sein; ggf. wird die Blase über einen transurethralen Katheter retrograd mit NaCl-Lösung gefüllt (erforderliche Blasenfüllung in der Regel mind. 300 ml)
- In Rückenlage ggf. Rasur des Unterbauches und Desinfektion der Haut
- Lokalanästhesie der Haut und des Subkutangewebes; dabei unter sterilen Bedingungen etwa 2 Querfinger über der tastbaren Symphyse mit einer langen Kanüle in leicht nach kranial gerichteter Stichrichtung einstechen, bis Urin aspiriert werden kann. Dies ist ein sicherer Hinweis für die korrekte Punktionsrichtung
- Stichinzision an der Punktionsstelle
- Punktion mit der Katheterkanüle und Vorschieben des Katheters in die Blase.
- Nachdem sich Urin über den Katheter entleert hat (→ Hinweis auf korrekte Lage), wird die Katheterkanüle rückgeführt und durch Auseinanderbrechen an der Bruchnaht entfernt.

Kontraindikationen:

- **Absolut:** Urothelkarzinom der Harnblase
- **Relativ:** Antikoagulanzientherapie oder bekannte hämorrhagische Diathese, massive Unterbauchvernarbungen (z. B. nach multiplen Voroperationen mit Wundheilungsstörungen)

Komplikationen:

- Gefahr der iatrogenen Darmperforation bei ungenügender Blasenfüllung vor Punktion
- Blutungsrisiko durch Gefäßpunktion
- Katheterinduzierter Harnwegsinfekt

CAVE

- Bei anamnestisch bekanntem Harnblasenkarzinom ist die Einlage eines suprapubischen Blasenkatheters aufgrund der Gefahr der Tumorverschleppung kontraindiziert.
- Da die Einlage eines suprapubischen Blasenkatheters ein invasives Verfahren mit entsprechendem Blutungsrisiko ist, sollte die Indikation bei Patienten unter Antikoagulantientherapie oder mit bekannter hämorrhagischer Diathese streng gestellt werden.

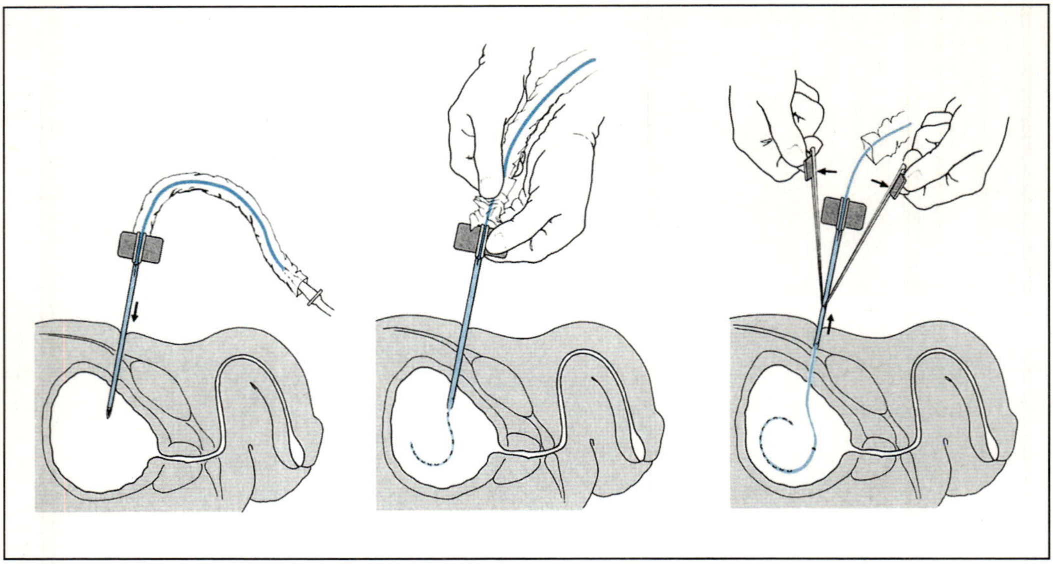

Abb. 3.1 Suprapubische Blasenpunktion mit Kathetereinlage

Transurethraler Harnblasen-Dauerkatheter

Technik:

→ **Transurethraler Katheterismus beim Mann:**
  - In Rückenlage Vorhaut mit der linken Hand (unsteril) zurückstreifen und die Glans Penis mit einem Schleimhautantiseptikum mit der rechten Hand (steril) reinigen
  - Penis am Schaft unterhalb des Sulcus coronarius fassen und mit der linken Hand (unsteril) strecken
  - Instillation eines lokal anästhesierenden Gleitgels mit der rechten Hand (steril)

MERKE

Wer gut schmiert, der gut fährt!

  - Katheter vorsichtig in die Harnröhre und in die Blase mit der rechten Hand (steril) einführen, dabei den Penis mit der linken Hand (unsteril) gestreckt halten

CAVE

Niemals forciert die Einlage eines transurethralen Katheters beim Mann erzwingen aufgrund der Gefahr einer Via Falsa der Harnröhre!

→ **Transurethraler Katheterismus bei der Frau:**
  - In Rückenlage die Beine zunächst anwinkeln und spreizen
  - Labien mit der linken Hand (unsteril) spreizen und die Harnröhrenöffnung mit einem Schleimhautantiseptikum mit der rechten Hand (steril) reinigen
  - Die Instillation eines lokal anästhesierenden Gleitgels in die Harnröhre kann bei der Frau aufgrund der kurzen Harnröhre durch reichliches Benetzen des distalen Katheterendes mit Gleitgel ersetzt werden (steril)
  - Katheter vorsichtig in die Harnröhre und in die Blase mit der rechten Hand (steril) einführen; dabei die Labien mit der linken Hand (unsteril) gespreizt halten

Kontraindikationen: Keine „blinde" Katheterisierung nach Harnröhrentrauma

Komplikationen:

→ Via Falsa („falscher Weg") mit iatrogener Harnröhrenverletzung
→ Ausbildung einer Harnröhrenstriktur
→ Katheterinduzierter Harnwegsinfekt (häufiger als beim suprapubischen Blasenkatheter)

3.1.2 Drainage des oberen Harntrakts

Indikationen:

→ Sicherung einer suffizienten Urindrainage bei Harnstrauungsniere (HSTN) unterschiedlicher Ätiologie, z. B. durch:

- Nephrolithiasis: z. B. okkludierendes Harnleiterkonkrement
- Extrinsische Harnleiterkompression: z. B. M. Ormond, retroperitoneale Raumforderung
- Intrinsische Harnabflussstörung: z. B. Harnleitertumor
- Subpelvine Harnleiterstenose
- Entzündliche Veränderungen, Harnleiterstrikturen (z. B. nach Uro-TBC, post-Radiatio)

➜ Verletzungen des oberen Hohlsystems nach Nieren- oder Harnleitertraumata (s. Kap. 14.2)

Perkutane Nephrostomie (Nierenfistelkatheter)

Technik:

➜ Bauchlagerung, Hautdesinfektion, steriles Abdecken des Arbeitsfeldes
➜ Sonografisch gesteuerte Punktion des Hohlsystems in Lokalanästhesie und röntgenologische Lagekontrolle durch KM-Gabe über die Punktionskanüle
➜ Führungsdraht vorlegen, Punktionskanüle entfernen und Nephrostomiekatheter über den Führungsdraht in Seldinger-Technik einbringen

Relative Kontraindikationen: Antikoagulanzientherapie oder bekannte hämorrhagische Diathese

Komplikationen:

➜ Blutungen
➜ Perforation des oberen Hohlsystems mit Katheterfehllage
➜ Perforation von Nachbarorganen (v. a. Pleura, Milz, Leber, Darm)

Harnleiterkatheter

Technik:

➜ Einlage entweder retrograd im Rahmen einer Urethrozystoskopie oder einer Ureteropyeloskopie oder antegrad im Rahmen einer perkutanen Nephrostomie
➜ **Prinzip der retrograden Kathetereinlage:** Der Harnleiterkatheter wird mittels Zystoskop über einen vorgelegten Führungsdraht retrograd in das Harnleiterostium eingeführt und mithilfe eines zweiten Katheters (sog. „Pusher") in den Harnleiter und schließlich ins Nierenbecken vorgeschoben.

MERKE

- In besonders schwierigen Situationen (z. B. Harnleiterkinking oder -stenose) kann ein Harnleiterkatheter mit offener Spitze verwandt werden. Über diesen kann zunächst ein hydrophiler Spezialdraht zur Passage des Kinkings oder der Stenose vorgelegt werden, bevor dann der eigentliche Harnleiterkatheter platziert wird.
- Bei Patienten, die eine dauerhafte Schienung des Harnleiters benötigen, erlaubt die Verwendung eines Harnleiterkatheters mit offener Spitze darüber hinaus den problemlosen Katheterwechsel über einen Führungsdraht, ohne das hierbei jedes Mal eine Neueinlage notwendig ist.

➜ **Prinzip der antegraden Kathetereinlage:** Nach Punktion des Nierenbeckens wird der Führungsdraht, über den anschließend der Harnleiterkatheter eingesetzt wird, über das Nierenbecken und den Harnleiter bis in die Blase vorgeschoben.

MERKE

Der Katheter behält aufgrund der beidseits eingerollten Enden seine Lage im Hohlsystem bei (so genannter „**Double-J oder DJ-Katheter**") (s. Abb. 3.2).

➜ Im Rahmen einer retrograden Harnleiterschienung kann auch die Einlage eines nach außen abgeleiteten **Mono-J Katheters** erfolgen. Dieser ist mit seinem eingerollten Ende im Nierenbecken platziert und das distale Ende wird über die Harnblase transurethral nach außen abgeleitet. Dieser Katheter ermöglicht eine genauere Bilanzierung der Fördermenge aus der entsprechenden Niere und kann auch dazu dienen, das Nierenbecken von außen anzuspülen.

Relative Kontraindikationen:

➜ Antikoagulatientherapie oder bekannte hämorrhagische Diathese vor allem für die antegraden Kathetereinlage
➜ Urothelkarzinom der Harnblase für die retrograde Kathetereinlage

Komplikationen:

➜ Perforation des Harnleiters mit Ausbildung einer Via Falsa mit Katheterfehllage
➜ Schleimhautläsionen mit Ausbildung einer Harnleiterstriktur
➜ Harnwegsinfektion
➜ Katheterinkrustation mit Steinbildung und Katheterokklusion

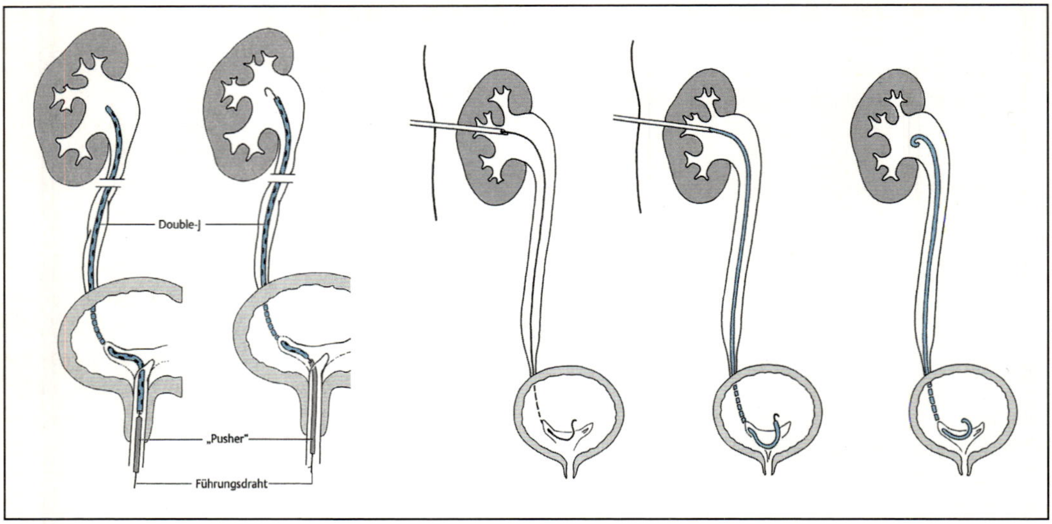

Abb. 3.2 Harnleiterkatheter: (a) retrograde und (b) antegrade Double-J Kathetereinlage

3.2 Harnableitungen

Indikationen:

- → Schaffung einer dauerhaften Urinableitung nach Zystektomie (z. B. bei Urothelkarzinom der Harnblase, schwerer Strahlenzystitis)
- → Schaffung einer dauerhaften Niederdruckableitung zur Nephroprotektion bei bestimmten Formen der Blasenentleerungsstörungen

Prinzip: Es existieren unterschiedliche Formen der Harnableitung. Die wichtigsten Prinzipien zeigt Tab. 3.1.

Tab. 3.1 Formen der Harnableitung

Inkontinente Harnableitung	**Prinzip:** Harnableitung nach außen zur Haut, der Harn wird in einem Beutel aufgefangen: → Direkt über die Harnleiter (z. B. Ureterokutaneostomie) → Über zwischengeschaltetes Reservoir (z. B. Ileum- oder Colon-Conduit)
Kontinente Harnableitung	**Prinzip:** Harnableitung nach innen → Darmersatzblase (z. B. Ileum-Neoblase) → Kontinentes supravesikales Stoma (z. B. Mainz-Pouch) → In den Dickdarm (z. B. Ureterosigmoideostomie)

Welche Form der Harnableitung für den Patienten letztlich die optimale Lösung darstellt hängt von folgenden Faktoren ab:

- → Grunderkrankung (bei Malignom vor allem Stadium, Prognose)
- → (Biologisches) Alter und Allgemeinzustand des Patienten
- → Compliance des Patienten
- → Kognitive Fähigkeiten des Patienten (v. a. im Hinblick auf das erneute „Erlernen" von Blasenentleerung und Kontinenz nach Darmersatzblase)

Allgemeines:

- → Die kompensierte Niereninsuffizienz ist eine Kontraindikation für eine kontinente Harnableitung. Hier sollte zur Nephroprotektion eine „Niederdruckableitung" in Form eines inkontinenten Stomas gewählt werden.
- → Bei Patienten mit Darmreservoiren ist auf eine ausreichende Hydratation sowie die lebenslange Stoffwechselkontrolle zu achten (v. a. Risiko der hyperchlorämischen Azidose durch die Rückresorption saurer Valenzen über das Darmreservoir).
- → Bei Darmresektion zur Bildung eines Darmreservoirs ist 2–3 Jahre postoperativ der Vit. B_{12}-Spiegel zur Verhinderung eines Mangelsyndroms zu kontrollieren (Vit. B_{12} wird ausschließlich im terminalen Ileum resorbiert).

3.2.1 Inkontinente Harnableitung

Ureterokutaneostomie (Harnleiterhautfistel)

Prinzip:

- ➔ Direktes Einpflanzen eines oder beider Harnleiter in die Haut
- ➔ Durch den Durchzug des linken Harnleiters auf die rechte Seite können beide Harnleiter gemeinsam ausgeleitet werden, so dass die Anlage von zwei Stomata vermieden werden kann.

Vorteile:

- ➔ Einfachstes und am weinigsten belastendes operatives Verfahren der supravesikalen Harnableitung
- ➔ Keine Darmbeteiligung, geringe perioperative Morbidität, keine Stoffwechselentgleisungen

Nachteile:

- ➔ Inkontinente Harnableitung mit Stoma
- ➔ In der Regel ist zur suffizienten Drainage die dauerhafte Schienung der Harnleiter mit regelmäßigen Katheterwechseln erforderlich

MERKE

Die Ureterokutaneostomie ist in der Regel nur in palliativen Situationen und/oder bei hohem perioperativem Risiko bzw. schlechtem AZ des Patienten das Verfahren der Wahl; ansonsten sollte dem Conduit der Vorzug gegeben werden!

Ileum-Conduit, Kolon-Conduit

Prinzip: Einpflanzen der oder des Harnleiters in ein ausgeschaltetes Darmreservoir (terminales Ileum oder Colon); dieses wird als inkontinentes Stoma in die Haut implantiert (s. Abb. 3.3).

Vorteile:

- ➔ Niederdruckableitung der Harnwege zur optimalen Protektion der Nieren
- ➔ Durch den Einsatz eines zwischengeschalteten Darmreservoirs ist keine Harnleiterschienung erforderlich

Nachteile: Inkontinente Harnableitung mit Stoma

MERKE

In der Regel das Verfahren der Wahl für Patienten die nicht für eine Ersatzblase in Frage kommen!

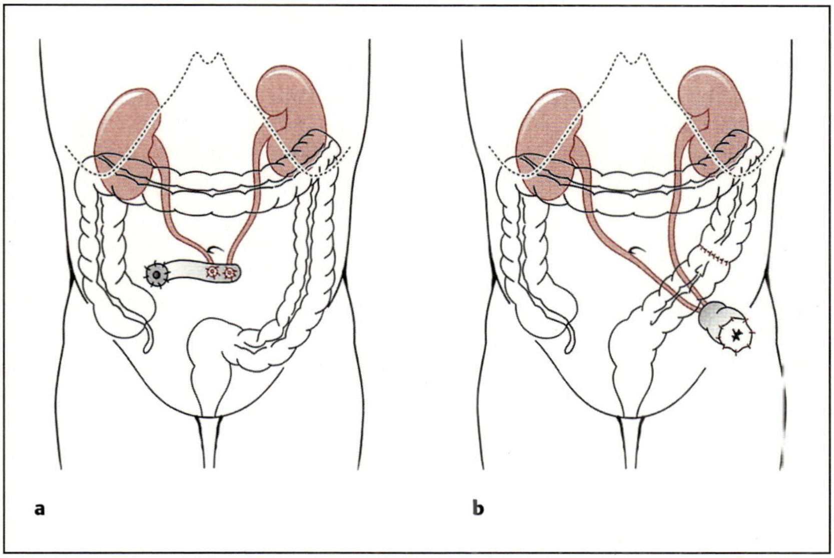

Abb. 3.3 Inkontinente Harnableitung:
(a) Ileum-Conduit;
(b) Kolon-Conduit

3.2.2 Kontinente Harnableitung

Darmersatzblase

Prinzip: Ein ausgeschaltetes Darmsegment (meist terminales Ileum) wird detubularisiert und rekonstruiert. Beide Harnleiter werden implantiert und die Neoblase anschließend mit dem Harnröhrenstumpf anastomosiert (s. Abb. 3.4).

Vorteile: Kontinentes Verfahren mit der Möglichkeit des Wasserlassens „auf natürlichem Wege"

Nachteile:
- Operativ aufwendiges Verfahren
- Erfordert ein hohes Maß an Compliance und Mitarbeit durch den Patienten zur Vermeidung von Komplikationen (z. B. Stoffwechselentgleisungen) und zum Trainieren der postoperativen Miktion und Kontinenz (für Patienten > 70 Jahre nur noch eingeschränkt zu empfehlen).

MERKE

Die Darmersatzblase ist heute der Standard in der Harnableitung!

Kontinentes supravesikales Stoma (z. B. Mainz-Pouch I)

Prinzip: Ein Darmsegment (z. B. Ileozökalregion inkl. Appendix) wird ausgeschaltet, detubularisiert und rekonstruiert. Anschließend werden die Ureteren implantiert und das Reservoir über unterschiedliche Operationstechniken kontinent in die Haut (z. B. kosmetisch günstig in den Nabel) eingepflanzt. Die Entleerung des kontinenten Reservoirs erfolgt über Einmalkatheterismus.

Vorteile: Kontinentes Stoma

Nachteile: Hohe Reoperationsrate aufgrund von Strikturen im Stomabereich

MERKE

Primäres Verfahren zur kontinenten supravesikalen Harnableitung bei Kontraindikationen gegen eine Darmersatzblase (z. B. bei Tumorbefall der Harnröhre).

Kontinente Harnableitung in den Dickdarm (Ureterosigmoidostomie)

Prinzip: Die Harnleiter werden im Sigmabereich antirefluxiv in den Dickdarm implantiert; Harn und Stuhl werden gemeinsam ausgeschieden.

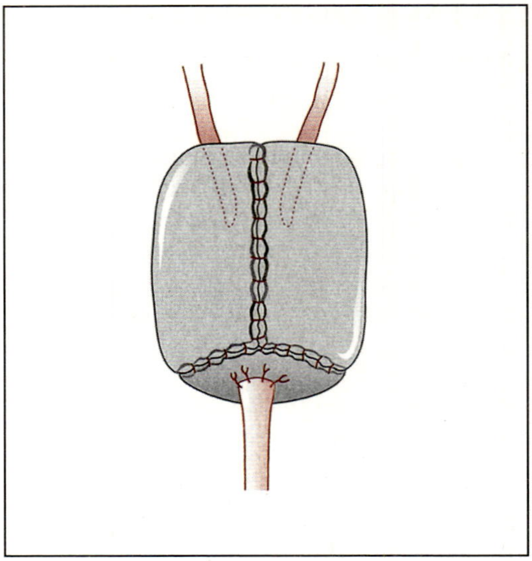

Abb. 3.4 Kontinente Harnableitung durch Ileum-Neoblase

Nachteile:
- Hohe Inzidenz an hyperchlorämischer Azidose durch Elektrolytverschiebungen und -verluste
- Aufsteigende Infektionen durch Keimbesiedlung
- Hohe Rate an Stenosen im Bereich der Harnleiterimplantationsstelle

MERKE

Dieses Verfahren kommt heute kaum mehr zum Einsatz.

3.2.3 Sonderformen

Blasenaugmentation

Prinzip: Teilweiser Ersatz der Harnblase durch Darmersatzblase; in der Regel wird die Harnblasenbasis mit der Ureterenleiste und den Harnleiterostien erhalten, die übrige Harnblase wird reseziert. Anschließend wird eine „Darmplatte" zur Bildung eines neuen Reservoirs mit der ursprünglichen Harnblasenbasis anastomosiert (s. Abb. 3.5).

Indikationen:
- Morphologischer oder funktioneller Verlust der Blasenkapazität (z. B. tuberkulöse Schrumpfblase, interstitielle Zystitis)
- Radiogene Blasenschädigung
- Neurogene Blasenentleerungsstörung

Harnleiterersatz

Prinzip: Ersatz des Harnleiters durch ein ca. 25 cm langes ausgeschaltetes Ileumsegment

Indikationen: Selten, z. B. nach traumatischer oder radiogener Harnleiterschädigung, M. Ormond oder Harnleitertumor

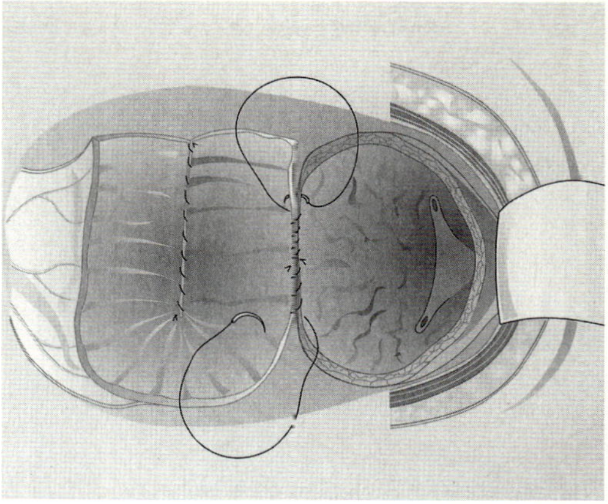

Abb. 3.5 Prinzip der Blasenaugmentation

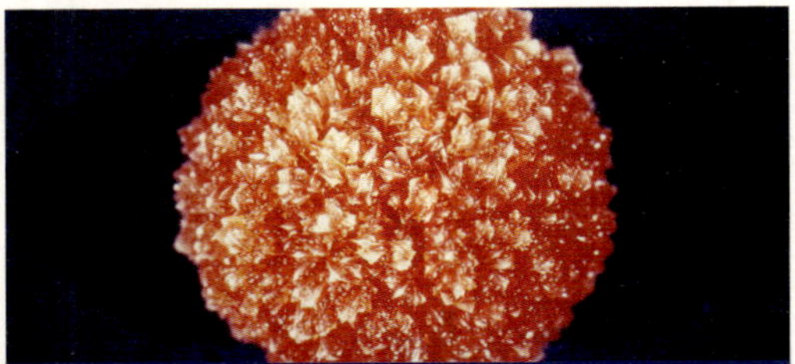

4 Fehlbildungen

MERKE

30% aller kongenitalen Fehlbildungen betreffen das Urogenitalsystem. Damit ist es das am häufigsten von Fehlbildungen betroffene Organsystem des Menschen.

4.1 Nierenfehlbildungen

4.1.1 Anzahl- und Größenanomalien

Nierenagenesie

Definition: Ein- oder beidseitiges komplettes Fehlen der Nierenanlage. Die entsprechende Nebenniere ist in der Regel normal angelegt.

Epidemiologie:
- Unilateral: Inzidenz 1 : 1.000
- Bilateral: Inzidenz 1 : 4.500
- m > w

Ätiologie: Fehlendes oder fehlerhaftes Zusammentreffen von Ureterknospe und metanephrogenem Blastem

Klinik:
- **Unilateral:** kompensatorische Hypertrophie der Gegenniere bei ansonsten völlig unauffälliger Klinik; keine Therapie erforderlich
- **Bilateral:** Oligohydramnion, Anurie, „Potter-Fazies"; mit dem Leben nicht vereinbar

MERKE

Typische Klinik der „Potter-Fazies": Epikanthus, überweiter Augenabstand, Ohrmuscheldeformität, unterentwickelter Unterkiefer

Diagnostik:
- **Unilateral:** meist Zufallsbefund (Sonografie, i. v.-Urogramm)
- **Bilateral:** Schwangerschaftsultraschall (→ pränatale Diagnostik)

Komplikationen: Gelegentlich vergesellschaftet mit weiteren Fehlbildungen (z. B. Fehlbildungen des Ei- oder Samenleiters, des Ovar oder des Hoden)

MERKE

Von Nierenaplasie spricht man bei noch rudimentär nachweisbarem Nierengewebe. Klinisch ist dieser Befund jedoch mit der Nierenagenesie gleichzusetzen.

Nierenhypoplasie

Definition: Zu kleine Niere bei strukturell und funktionell erhaltener Binnenarchitektur; meist nahezu normaler Funktion; meist einseitig

Ätiologie:
- Fehlerhaftes Zusammentreffen von Ureterknospe und metanephrogenem Blastem
- Gefäßanomalien (z. B. Nierenarterienstenose)

Komplikationen:
- Funktionsverschlechterung mit renaler Hypertonie, u. U. bereits im Kindesalter
- Nephrolithiasis

Diagnostik:
- Meist Zufallsbefund (Sonografie, i. v.-Urogramm)
- Bei Komplikationen: Funktionsabklärung der betroffenen Seite (Sonografie, Nierenszintigrafie, Ausscheidungsurografie, CT, MRT)

Therapie: Bei Komplikationen und Funktionseinschränkung ggf. Nephrektomie

MERKE

Im Gegensatz zur Nierenhypoplasie weist die Nierendysplasie eine gestörte Organbinnenarchitektur auf. Die Diagnostik und Therapie unterscheiden sich nicht von der der Nierenhypoplasie.

4.1.2 Lage- und Verschmelzungsanomalien

Rotationsanomalien

Definition: Unvollständig abgelaufener Drehungsvorgang im Rahmen der Nierenentwicklung

Klinik: Üblicherweise liegt das Nierenbecken nach Abschluss der Drehungsvorgänge im Rahmen der Nierenentwicklung so, dass es nach medial und leicht nach unten zeigt. Bei den meisten Rotationsanomalien ist das Nierenbecken um 45° bis 90° nach ventral gedreht.

Therapie: Malrotierte Nieren besitzen keinen Krankheitswert und bedürfen keiner Therapie.

Nierendystopie

Definition: Anatomisch unübliche Lokalisation der Niere. Die Nieren liegen meist aufgrund eines nicht vollständig vollzogenen Aszensus während der Entwicklung tiefer als normal.

Formen:
- **Reine Höhendystopien:** z. B. thorakale, abdominale, lumbale oder pelvine Niere (s. Abb. 4.1a)
- **Höhen- und Seitendystopien:** z. B. gekreuzte Dystopie (s. Abb. 4.1b)

Komplikationen:
- Gelegentlich vergesellschaftet mit weiteren Fehlbildungen
- Nephrolithiasis

Diagnostik: Meist Zufallsbefund (Sonografie, i. v.-Urografie)

Therapie: Dystope Nieren bedürfen bei Abwesenheit weiterer Komplikationen keiner Therapie.

Nephroptose („Senkniere")

Definition: Die betroffene Niere tritt beim Lagewechsel vom Liegen zum Stehen um mehr als zwei Wirbelkörperhöhen tiefer.

Klinik: Sehr selten rezidivierende Schmerzen durch intermittierende Minderperfusion oder Harnabflussstörung

Diagnostik:
- i. v.-Urografie mit Aufnahmen im Liegen und Stehen
- Ggf. lageabhängige Nierensequenzszintigrafie

Therapie: Bei nachgewiesener Symptomatik ist ggf. eine Nephropexie (operative Fixierung der Niere) erforderlich.

Hufeisenniere

Definition: Partielle Fusion beider Nieren (meist am Unterpol)

Epidemiologie: Häufigste Fusionsanomalie (1 : 500); w > m

Ätiologie: Kontakt und Verschmelzung der (kaudalen) Enden beider Nierenanlagen während der Embryonalentwicklung

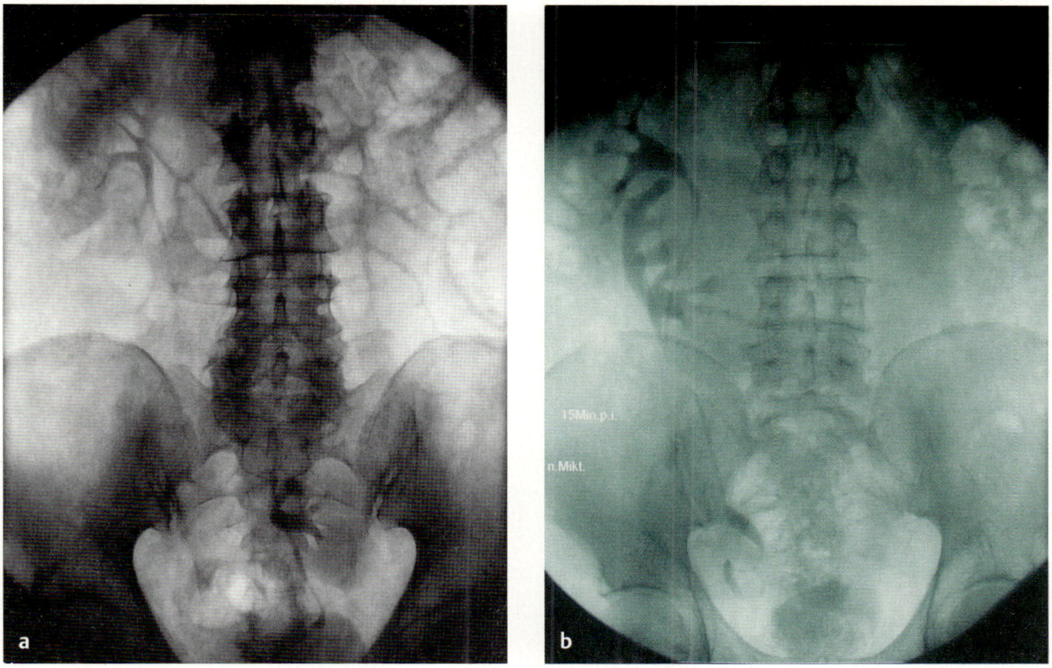

Abb. 4.1 Nierendystopie: (a) Beckenniere links in der i.v.-Urografie; (b) gekreuzte Dystopie links im i.v.-Urogramm

Komplikationen:
- Nephrolithiasis (bis zu ⅔ der Patienten)
- Subpelvine Harnleiterstenose mit Harnabflussbehinderung (etwa ⅓ der Patienten)
- In bis zu 50% der Fälle mit weiteren Fehlbildungen des Urogenitalsystems kombiniert (z. B. vesikoureteraler Reflux [VUR], Doppelnierenanlagen oder Kryptorchismus)

Diagnostik: Zufallsbefund (Sonografie, i. v.-Urografie) bzw. im Rahmen der abklärenden Diagnostik bei Komplikationen

Therapie: Die Hufeisenniere als solche bedarf keiner Therapie, die recht häufigen zusätzlichen Komplikationen dagegen schon (z. B. Nierenbeckenplastik bei subpelviner Harnleiterstenose, ggf. mit Trennung der Fusionsstelle).

4.1.3 Zystische Nierenanomalien

Einfache bzw. multiple Nierenzysten

Definition: Solitär oder multipel vorkommende, flüssigkeitsgefüllte Kammern

Epidemiologie: 50% aller 50-jährigen besitzen Nierenzysten

Klinik:
- Meist asymptomatisch
- Bei Größenprogredienz evt. Verdrängungssymptomatik

Komplikationen:
- Bei Größenprogredienz z. B. Flankenschmerzen, Harnabflussbehinderung
- Einblutung

Diagnostik: Sonografie (s. Abb. 4.2), ggf. CT

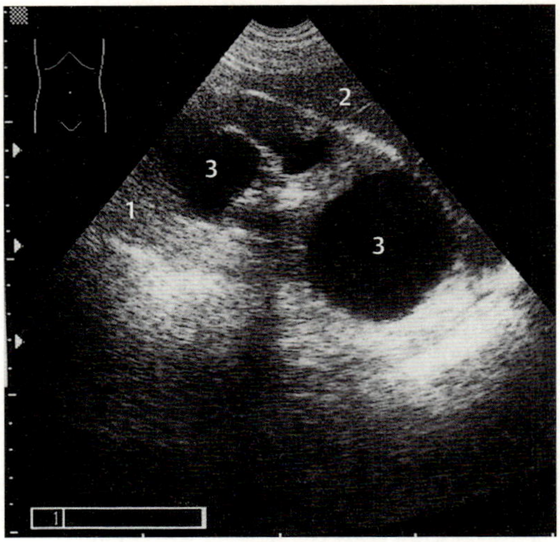

Abb. 4.2 Nierenzysten: echolose, runde bis ovaläre, glatt begrenzte und gut abgrenzbare zystische Strukturen (1 = Niere; 2 = Leber; 3= Zysten)

CAVE

Eine einfache Zyste besitzt keine soliden Anteile. Der Nachweis von soliden, perfundierten Arealen in einer Zyste oder Zystenwand in der Sonografie oder im CT ist dringend verdächtig auf das Vorliegen eines zystischen Nierentumors!

Therapie: Zunächst keine, bei Symptomatik:
- Punktion und Sklerosierung (Verödung) z. B. mit Ethanol
- Laparoskopische Zystenmarsupialisation (Abtragung des Zystendaches und Vernähung des Zystenrandes, so dass kein neuer Verhalt entstehen kann)

MERKE

Nierenzysten als solche besitzen keinen Krankheitswert. Erst Ihre Komplikationen, die meist eine Folge der Verdrängung und Verlagerung von Nachbarstrukturen aufgrund der Größenzunahme sind, macht die Zyste behandlungsbedürftig!

Multi- und Polyzystische Nierenerkrankungen (Einteilung nach Potter)

Tab. 4.1 Multi- und Polyzystische Nierenerkrankungen (Einteilung nach Potter)

Potter-Typ	Infantile polyzystische Nierendegeneration I	Adulte polyzystische Nierendegeneration „Zystennieren" III	Multizystische Nierendysplasie II
Genetik	Autosomal-rezessiv	Autosomal-dominant	Nicht erblich
Lokalisation	Beidseits	Beidseits	Meist einseitig
Manifestation	Geburt/Säuglingsalter	Erwachsenenalter	Geburt/frühe Kindheit
Assoziierte Fehlbildungen	Kongenitale Leberzirrhose, Lungenhypoplasie, Pankreaszysten	Leberzysten, Hirnbasisaneurysmata, Pankreaszysten	Fehlbildungen des kontralateralen Harntraktes, kardiale und gastrointestinale Fehlbildungen
Symptome	➜ Initial: respiratorische Komplikationen durch abdominelle Raumformderung und/oder Lungenhypoplasie (Atemnotsyndrom, ARDS) ➜ Später (falls überleben): palpabler Tumor, progrediente Niereninsuffizienz, portale Hypertension, u. U. Potter-Fazies	Palpabler Tumor, Verdrängungssymptome, Einblutungen/Makrohämaturie, Flankenschmerzen renale Hypertonie, progrediente Niereninsuffizienz im Erwachsenenalter	Asymptomatisch, ggf. palpabler Tumor/ Verdrängungssymptome
Prognose	Infaust	In der 6.-7. Dekade etwa 50% dialysepflichtig	Gut
Therapie	Keine	Symptomatisch, ggf. Dialyse ggf. Nephrektomie	Symptomatisch; bei Komplikationen je nach Befund ggf. Zystenresektion, Nierenteilresektion, Nephrektomie

Markschwammniere

Definition: Zystische Erweiterung der Sammelrohre in den Nierenpyramiden (s. Abb. 4.3)

Epidemiologie: 1 : 10.000

Klinik: Zunächst asymptomatisch, viele Patienten entwickeln im Verlauf allerdings eine Nephrolithiasis

Komplikationen: Nephrolithiasis, Makrohämaturie, Harnwegsinfekt

Diagnostik: Sonografie, i. v.-Urografie

Therapie: Symptomatisch (ggf. Therapie der Nephrolithiasis)

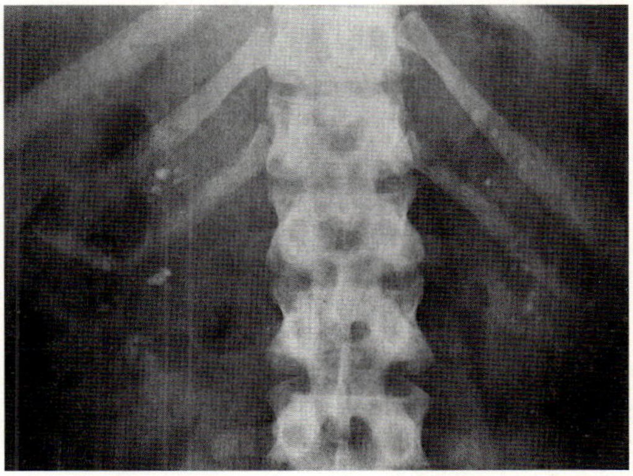

Abb. 4.3 Markschwammniere mit charakteristischen Verkalkungen (Übersichtsaufnahme, i.v.-Urogramm)

4.2 Fehlbildungen von Nierenbeckenkelchsystem und Harnleiter

4.2.1 Doppelanlagen

Definitionen: Abhängig von der Höhe der Doppelbildung unterscheidet man:

- ➜ **Doppelniere:** komplette Trennung des oberen Hohlsystems (doppelte Anlage des Nierenbeckens, s. Abb. 4.4)
- ➜ **Ureter duplex:** komplett doppelt angelegter Ureter (diese Störung geht meistens mit einem doppelt angelegtem Nierenbecken einher, s. Abb. 4.4)
- ➜ **Ureter fissus:** doppelte Anlage des Nierenbeckens mit Abgang von zwei Ureteren, die sich an beliebiger Stelle im Verlauf zwischen Pyelon und Harnblase zu einem Ureter vereinigen (Y-förmig) und in einem Ostium in die Blase münden (s. Abb. 4.4)

Epidemiologie: 1 : 100

Ätiologie: Doppelte Anlage (Ureter duplex) oder Spaltung (Ureter fissus) der Ureterknospe in der Embryonalentwicklung

Klinik: Zunächst asymptomatisch; häufig Zufallsdiagnose bzw. Diagnose im Rahmen der Abklärung nachfolgender Komplikationen

Komplikationen:

- ➜ Nephrolithiasis
- ➜ Rezidivierende Harnwegsinfekte
- ➜ Harnstauung (v. a. Harnleiter des oberen Anteils der Doppelniere)
- ➜ Vesikoureteraler- oder vesikorenaler Reflux (v. a. Harnleiter des unteren Anteils der Doppelniere)
- ➜ Ureterozele (v. a. Harnleiter des oberen Anteils der Doppelniere)
- ➜ Ektope Harnleitermündung

MERKE

Nach der Meyer-Weigertschen Regel mündet der Harnleiter der oberen Nierenanlage bei einer Doppelniere kaudal und medial der Mündung des Harnleiters der unteren Nierenanlage in die Blase!

Diagnostik: i. v.-Urografie, Sonografie

Therapie: Ggf. Therapie der Komplikationen (siehe entsprechende Kapitel)

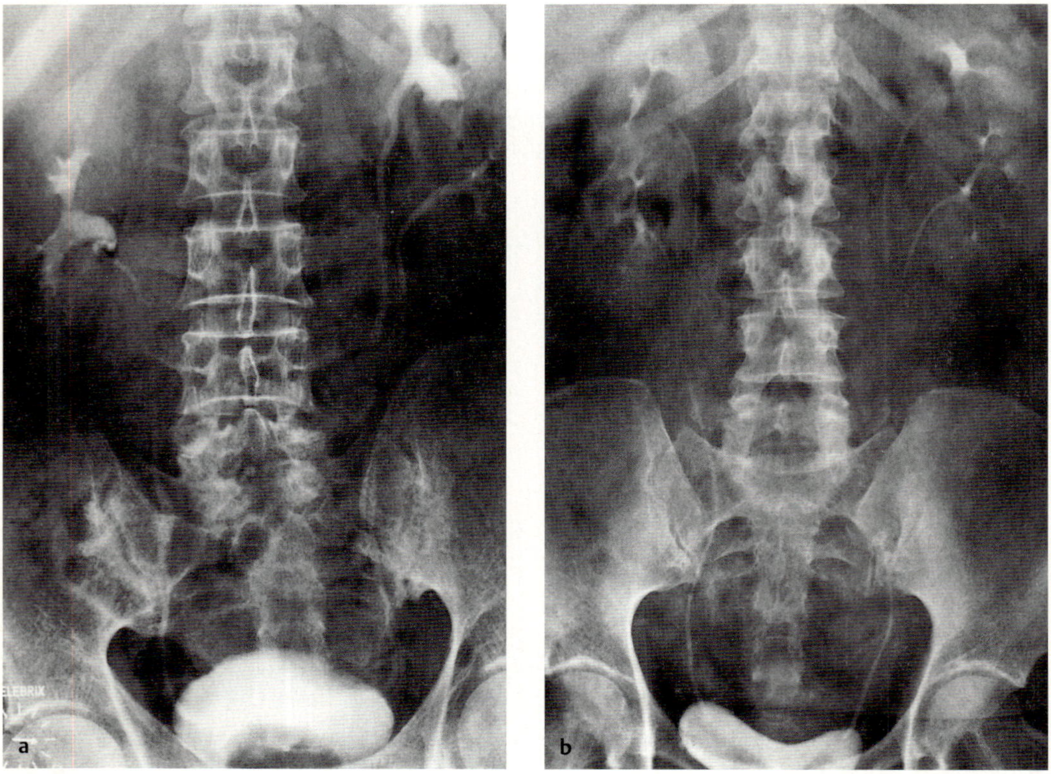

Abb. 4.4 (a) Doppelniere mit Ureter duplex links; (b) Ureter fissus beidseits

4.2.2 Kelchdivertikel

Definition: Sackartiges mit Urothel ausgekleidetes Divertikel, das sich vom Nierenkelch in das Nierenparenchym vorwölbt; es ist häufig mit einem engen Kelchhals kombiniert

Klinik: Meist asymptomatisch, besitzt keinen Krankheitswert

Komplikationen: Nephrolithiasis

Diagnostik: i. v.-Urografie, Sonografie

Therapie: Nur bei symptomatischem Steinleiden (am ehesten mit der perkutanen Nephrolitholapaxie)

4.2.3 Megakaliose

Definition: Generalisierte, kongenitale Erweiterung aller Kelche der betroffenen Niere ohne Abflusshindernis

Klinik: In der Regel asymptomatisch, besitzt keinen Krankheitswert

CAVE

Im Gegensatz zur Megakaliose bezeichnet die Hydrokaliose die sackartige Erweiterung eines Nierenkelches oder einer kompletten Kelchgruppe; sie entsteht meist in Folge einer Obstruktion des entsprechenden Kelchhalses.

Diagnostik: Sonografie, i. v.-Urografie

Therapie: Keine erforderlich

4.2.4 Ureterozele

Definition: Zystische Erweiterung des intravesikalen submukösen Harnleiteranteils; unterschieden werden:
- **Intravesikale Ureterozelen:** auf oder in der Nähe der orthotopen Harnleitermündung auf der Ureterenleiste gelegen
- **Ektope Ureterozelen:** ektop (meist nahe am Blasenhals) gelegene Ureterozelen

CAVE

- Ektope Ureterozelen sind meist mit einer Doppelfehlbildung der betroffenen Niere verbunden!
- Ektope Ureterozelen können in Kombination mit einem vesikoureteralen Reflux vorliegen oder obstruktiv sein!

Klinik/Komplikationen: Abhängig von Lage und Größe der Ureterozele von asymptomatisch bis
- Harnstauung
- Vesikoureteraler- oder vesikorenaler Reflux
- Nephrolithiasis
- Rezidivierende Harnwegsinfekte

MERKE

Die ektope Ureterozele neigt eher zu klinisch manifesten Symptomen und Komplikationen als die intravesikale Ureterozele, die häufiger asymptomatisch bleibt!

Diagnostik: i. v.-Urografie (s. Abb. 4.5), Sonografie, MCU, Urethrozystoskopie

Therapie:
- Prinzipiell keine zwingende Therapienotwendigkeit
- Bei Auftreten von typischen Komplikationen (vor allem bei ektopen Ureterozelen, s. o.) ergibt sich allerdings häufig eine Therapieindikation

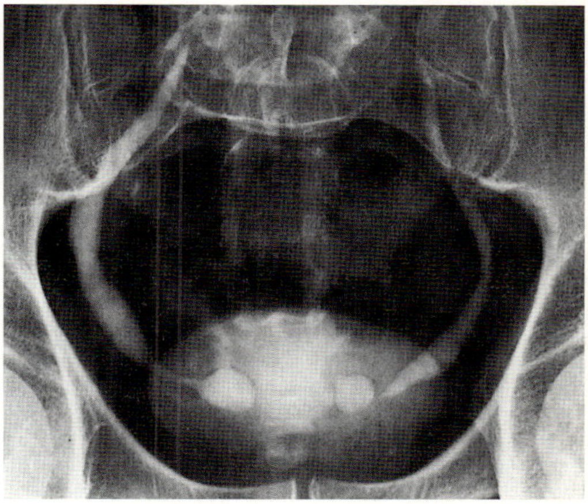

Abb. 4.5 Ureterozele beidseits

4.2.5 Ektoper Harnleiter

Definition: Unphysiologische Harnleitermündung in die Blase, meist unterhalb des Trigonum
- **Junge/Mann:** Mündung häufig in Samenblasen, Prostata/prostatische Harnröhre, Ductus deferens
- **Mädchen/Frau:** Mündung häufig in die Vagina

Epidemiologie: Ca. 80% der ektop mündenden Harnleiter stammen aus einer Doppelniere, in der Regel aus dem oberen Anteil

Klinik:
- **Knabe/Mann:**
  - Rezidivierende Harnwegsinfekte, Pyelonephritiden
  - Prostatitiden
  - Keine Inkontinenz (→ keine Mündung distal des Sphinkters)
- **Mädchen/Frauen:**
  - Leitsymptom ist die Inkontinenz (ca. 50%)
  - Rezidivierende Harnwegsinfekte, Pyelonephritiden
- **Beide Geschlechter:** Das ektope Harnleiterostium ist häufig stenotisch → Harnstauungsniere bzw. Hydronephrose des betroffenen Nierenanteils

MERKE

Während beim weiblichen Geschlecht die Harninkontinenz das Leitsymptom ist, kommt diese bei Knaben bzw. Männern nicht vor, da hier der ektope Ureter nie distal des Sphinkter urethrae externus liegt!

Diagnostik: i. v.-Urografie, Sonografie, statische Nierenfunktionsszintigrafie, ggf. Urethrozystoskopie mit Ureteropyelografie, vaginale Einstellung

Therapie: Je nach Symptomatik/Nierenfunktion des betroffenen Anteils:
- Unkomplizierter, asymptomatischer ektoper Harnleiter: keine Therapie
- Stark funktionseingeschränkter oder funktionsloser Nierenanteil: Nephrektomie mit Ureterektomie bzw. Heminephrektomie des betroffenen Anteils der Doppelniere mit Ureterektomie
- Bei guter Funktion des betroffenen Nierenanteils: Ureterozystoneostomie (Harnleiterneueinpflanzung in die Blase)

4.2.6 Retrokavaler Ureter

Definition und Ätiologie: **Fehlbildung der V. cava** (!); im Rahmen der Embryonalentwicklung entsteht die Vena cava aus einer vorderen Kardinalvene (normal: Entstehung der V. cava aus einer hinteren Kardinalvene). Hieraus resultiert der retrokavale Harnleiterverlauf von kranial lateral hinter der V. cava nach kaudal medial.

Klinik: Asymptomatisch bis hin zu rezidivierenden Flankenschmerzen und symptomatischer Harnstauungsniere

Diagnostik: i. v.-Urografie, Sonografie, dynamische Nierenfunktionsszintigrafie, ggf. Urethrozystoskopie mit Ureteropyelografie

Therapie: Bei Beschwerden und/oder relevanter Abflussstörung Durchtrennung und Ventralverlagerung des Harnleiters mit erneuter End-zu-End Anastomose.

4.2.7 Vena-ovarica-dextra-Syndrom

Definition: Seltene Ursache einer Harnleiterkompression durch eine pathologisch erweiterte V. ovarica dextra

Ätiologie:
- Gravidität, postpartale Erweiterung der V. ovarica dextra
- Varikose oder Thrombose der V. ovarica dextra

Klinik: Meist asymptomatisch

Diagnostik: i. v.-Urografie, Sonografie, ggf. Urethrozystoskopie mit Ureteropyelografie

Therapie: Meist nicht erforderlich; bei rezidivierenden Beschwerden und/oder relevanter Abflussstörung Resektion der V. ovarica dextra.

4.2.8 Subpelvine Harnleiterstenose

Definition: (Kurzstreckige) Engstelle zwischen Nierenbecken und proximalem Harnleiter. Die Folge ist eine Dilatation des Nierenbeckens bzw. Nierenbeckenkelchsystems

MERKE

Subpelvine Harnleiterstenosen gehören zu den angeborenen Fehlbildungen. Sie können jedoch in jedem Lebensalter, vom Föten bis zum Greisenalter, dekompensieren und symptomatisch werden!

Epidemiologie:
- 1 : 500 (häufigste Ursache einer Erweiterung des oberen Hohlsystems beim Neugeborenen), m : w = 2 : 1
- In 10%-40% bilateral

Ätiologie:
- **Intrinsisch:** im Rahmen der Embryonalentwicklung kommt es zu einer Fehlmigration des Ureterabgangs mit hohem Abgang aus dem Nierenbecken und histologischer Wandfehlbildung mit kollagener Bindegewebsvermehrung

➜ **Extrinsisch:**
  - Überkreuzende Unterpolarterie der Niere
  - Bindegewebsstränge

Klinik: In den meisten Fällen zeitlebens asymptomatisch, ansonsten:

➜ Rezidivierende Flankenschmerzen

➜ Relevante Harnabflussstörung (symptomatisch oder asymptomatisch)

➜ Im Kleinkindalter Gedeihstörungen, Inappetenz oder rezidivierende Pyelonephritiden

Diagnostik: Sonografie, i.v.-Urografie (s. Abb. 4.6), Urethrozystoskopie mit Ureteropyelografie, Nierenszintigrafie (MAG-3-Clearance mit Lasix-Belastungstest)

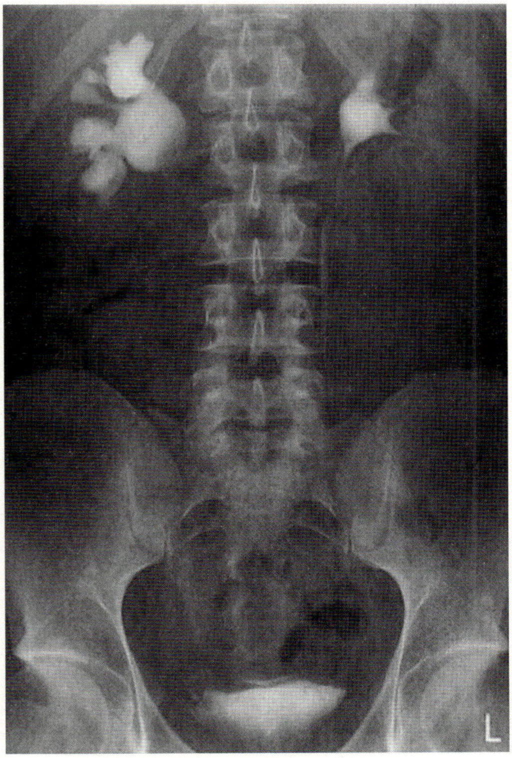

Abb. 4.6 i.v.-Urografie einer subpelvinen Harnleiterstenose rechts

Therapie:

➜ **Indikation:** rezidivierende Beschwerden und/oder relevante Abflussstörung

➜ **Verfahren:** Goldstandard ist die kontinuitätsdurchtrennende **Nierenbeckenplastik nach Anderson-Hynes** mit Beseitigung der Engstelle im Bereich des subpelvinen Harnleiters (s. Abb. 4.7).

➜ **Durchführung:**
  - Resektion des stenotischen Harnleiterabschnitts gemeinsam mit dem aufgeweiteten Anteil des Nierenbeckens
  - Reanastomosierung von Harnleiter und Nierenbecken am tiefsten Punkt des Nierenbeckens

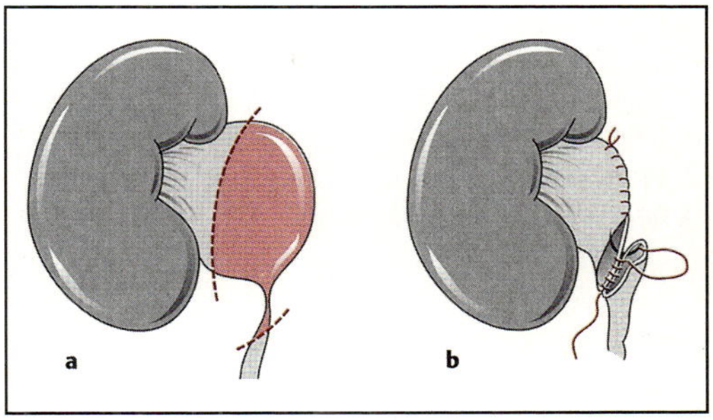

Abb. 4.7 Prinzip der kontinuitätsdurchtrennenden Nierenbeckenplastik nach Anderson-Hynes

4.2.9 Megaureter

Definition und Ätiologie: Kongenitale Harnleitererweiterung unterschiedlicher Ätiologie

➜ **Obstruktiv:**
  - Primär: Harnleitermündungsstenose, aganglionäres distales Harnleitersegment
  - Sekundär: subvesikale Obstruktion, neurogene Blasenentleerungsstörung

➜ **Refluxiv:**
  - Primär: kongenitaler vesikorenaler Reflux Grad 4–5
  - Sekundär: subvesikale Obstruktion, neurogene Blasenentleerungsstörung

➜ **Nichtobstruktiver, nichtrefluxiver Megaureter:** Erweiterung der Ureterknospe ohne urodynamisch wirksame Obstruktion oder Reflux; selten

CAVE

Ein primär obstruktiver Megaureter kann in ca. 10% der Fälle gleichzeitig refluxiv sein!

Epidemiologie: m : w = 4 : 1

Klinik: Häufig asymptomatisch

Komplikationen: Nephrolithiasis, rezidivierende (fieberhafte) HWI, progredienter Verlust der Nierenfunktion

Diagnostik: (Intrauterine) Sonografie, i.v.-Urografie, Miktionszystourethrogramm (Refluxnachweis), dynamische Nierenszintigrafie

Therapie: Differenzierte Therapie abhängig von der Symptomatik und der Nierenfunktion, generell gilt:

MERKE

Es wird zunächst nach einem abgestuften Therapiekonzept vorgegangen, da sich ein großer Anteil der kongenitalen Megaureteren zurückbildet bzw. zeitlebens asymptomatisch bleibt und die Nierenfunktion nicht beeinträchtigt.

- **Sekundärer Megaureter:** Therapie der Grunderkrankung
- **Obstruktiver Megaureter:**
  - Asymptomatischer Megaureter bei normaler Nierenfunktion: Konservatives Vorgehen (halbjährliche Kontrollen)
  - Rezidivierende Infekte bzw. beginnende Verschlechterung der Nierenfunktion: Zunächst hohe Harnableitung (z. B. Ureterokutaneostomie); nach etwa 12 Monaten Re-Evaluation. Bei persistierender Harnabflussbehinderung erfolgt die Harnleiterneueinpflanzung in die Blase.
- **Refluxiver Megaureter:** Zunächst (Re-)Infektionsprophylaxe für ca. 12 Monate; anschließend Urethrozystoskopie:
  - Unauffällige Harnleiterostienlage und -morphologie sowie Infektfreiheit: Zuwarten (Chance der Maturation)
  - Lateralisierte und weit klaffende Harnleiterostien („Golflochostium"): Harnleiterneueinpflanzung (keine Chance der Maturation)
- **Nichtobstruktive, nichtrefluxive Megaureter:** Meist asymptomatisch, in der Regel keine Therapie

CAVE

Der kongenitale primär refluxive Megaureter entspricht prinzipiell dem höhergradigen, dilatierenden vesikorenalen Reflux Grad 4–5!

4.2.10 Vesikoureteraler und vesikorenaler Reflux (VUR)

Definition: Unphysiologischer Rückfluss von Urin aus der Harnblase in den Ureter bzw. in die Niere bei fehlerhaftem Antireflux-Mechanismus der Harnblase

Epidemiologie:
- Inzidenz > 10%
- Bis zu 70% der Kinder mit fieberhaftem HWI haben einen Reflux

Ätiologie/Formen:
- **Primärer Reflux (kongenital):**
  - Ungenügende Länge des intramuralen (= in der Harnblasenwand gelegenen) Harnleiterverlaufs, kombiniert mit einer „unreifen" Ostienmorphologie. Diese geht in der Regel mit einer lateralisierten Ostienlage einher (s. Abb. 4.8). Bei Druckanstieg in der Blase kann die Harnleitermündung durch die Blasenmuskulatur nur ungenügend verschlossen werden.
  - Harnleiterfehlbildungen: z. B. Ureter duplex mit ektoper Mündung und refluxivem Ostium; Ureterozele
- **Sekundärer Reflux (erworben):** sekundärer Reflux in Folge einer Erkrankung der Harnblase (Entzündung, neurogene Schädigung), infravesikale Harnwegsobstruktion

MERKE

Bei Doppelanlagen ist meist der untere Anteil der Nierenanlage refluxiv, da hier der Harnleiter nach der Meyer-Weigertschen Regel weiter kranial und lateral in die Blase mündet und damit der intramurale Harnleiterverlauf kürzer und die Ostienmorphologie klaffender ist!

Klinik und Komplikationen:
- Häufig asymptomatisch
- Rezidivierende (fieberhafte) Harnwegsinfekte
- Entstehung von Parenchymnarben als Folge der Druckerhöhung im Hohlsystem mit dauerhafter Funktionseinschränkung bis hin zum kompletten Funktionsverlust der Niere (= Hydronephrose)
- Entwicklung einer renalen Hypertonie als Folge der Parenchymnarben
- Bei Kindern: Wachstumsretardierung, Gedeihstörungen

Diagnostik: MCU, Sonografie, Tc-DMSA-Szintigrafie

Einteilung: Je nach Ausprägung des Refluxes im MCU unterteilt man 5 Schweregrade (s. Abb. 4.9):

Konservative Therapie:

MERKE

Bei sekundärem Reflux steht die Therapie der Grunderkrankung an erster Stelle!

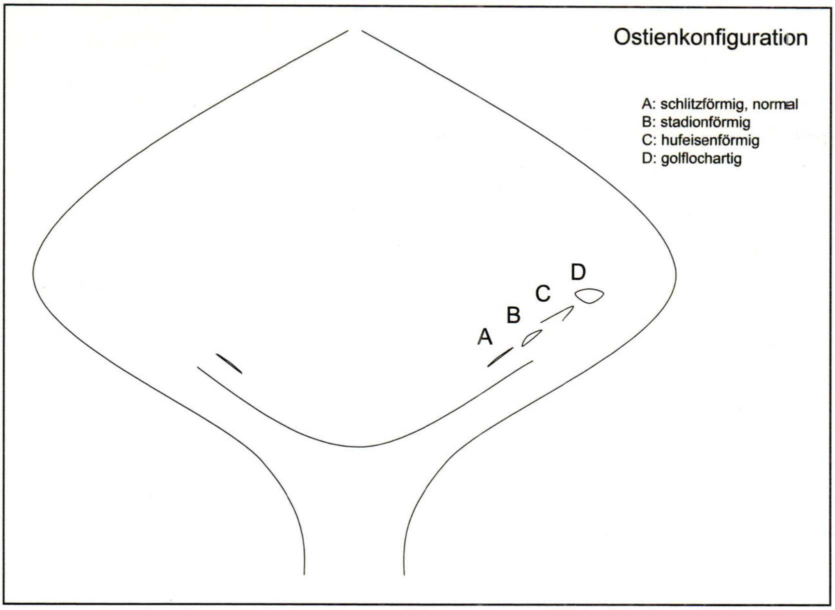

Abb. 4.8: Ostienlage und -klassifikation: je weiter lateral und je klaffender das Ostium, desto höhergradiger in der Regel der Reflux

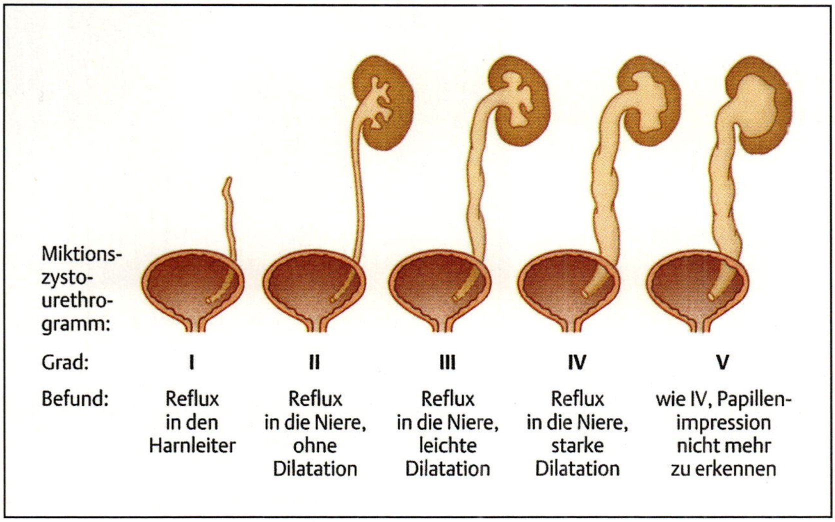

Abb. 4.9 Klassifikation des vesikoureteralen Refluxes (nach Parkkulainen)

→ **Ziel:** Spontanmaturation (bei Reflux Gad I-II etwa 80% der Fälle). Die Zeitperiode bis zur Maturation wird mit einer antibiotischen Infektionsprophylaxe (z. B. Nitrofurantoin) in halber Dosierung der Standarddosierung vorgenommen. Diese sollte bei Knaben maximal bis zum Ende des 2. Lebensjahres, und bei Mädchen maximal bis zum Ende des 4. Lebensjahres gegeben werden. Durchbruchsinfekte oder fieberhafte Infekte nach Absetzen der Antibiose stellen eine OP-Indikation dar.

→ **Indikationen:**
- Im ersten Lebensjahr unabhängig vom Grad des Reflux
- Niedergradiger Reflux (Grad I-II)

Operative Therapie:
➜ **Indikationen:**
- Durchbruchsinfekte trotz Antibiotikaprophylaxe
- Hochgradiger Reflux (Grad IV-V) mit Nierenparenchymnarben
- Mangelnde Compliance
- Neue Nierenparenchymnarben, Funktionsverschlechterung der Nieren

Operative Techniken:
➜ **Offen operativ („Antirefluxplastiken"):**

MERKE

Das Grundprinzip aller offenen Antirefluxplastiken ist die Verlängerung des intramuralen Harnleiterverlaufs zur Rekonstruktion eines suffizienten Antireflux-Mechanismus.

- Extravesikales Vorgehen nach Lich-Grégoir
- Kombiniert extra- und intravesikales Verfahren nach Psoas-Hitch
- Rein intravesikales oder kombiniert extra- und intravesikales Verfahren nach Politano-Leadbetter

➜ **Endoskopische Verfahren:**
- Laparoskopische Techniken
- Endoskopische Unterspritzung der Uretermündung (deutlich niedrigere Erfolgsquote als die offen operativen Verfahren)

4.3 Fehlbildungen der Harnblase

4.3.1 Blasenekstrophie

Definition: Schwere embryonale Missbildung, bei der die Harnblasenhinterwand mit den beiden Harnleiterostien in der offenen vorderen Bauchwand frei zu liegen kommt („offene Blase"). Die Blasenvorderwand, das Trigonum vesicae sowie der Blasenhals sind nicht angelegt.

Epidemiologie: Sehr seltene Missbildung
➜ Klassische Ekstrophie 1 : 50.000, m : w = 2 : 1
➜ Kloakale Ekstrophie 1 : 200.000

Formen und Klinik:
➜ **„Klassische" Ekstrophie:**
- Teilweise fehlende vordere Bauchwand mit freiliegender Blasenhinterwand und Harnleiterostien: Leitsymptom ist daher die totaler Inkontinenz.
- In der Regel verknüpft mit Epispadie beim Mann, („Epispadie-Ekstrophie-Komplex") bzw. offener Urethra bei der Frau
- Fehlbildung des knöchernen Beckens mit klaffender Symphyse. durch den fehlenden Symphysenschluss rotieren Hüftpfanne und Femur nach lateral; die Folge ist der typische Watschelgang der betroffenen Kinder.

➜ **Kloakale Ekstrophie:**
- Schwerste Form mit hoher Mortalität
- Einbeziehung von Darmanteilen in die Ekstrophie (meist Zäkum) mit Atresie von Rektum und Anus

Assoziierte Fehlbildungen: Epispadie (s. o.), Leistenbruch mit Hodenhochstand, Nierenfehlbildungen, Rektum- und Analatresien

Komplikationen:
➜ Harnwegsinfektionen, Hautirritationen, ggf. mit Superinfektion (z. B. Candida albincans)
➜ Schleimhautmetaplasien und -dysplasien der Harnblase mit Entwicklung eines Harnblasenkarzinoms

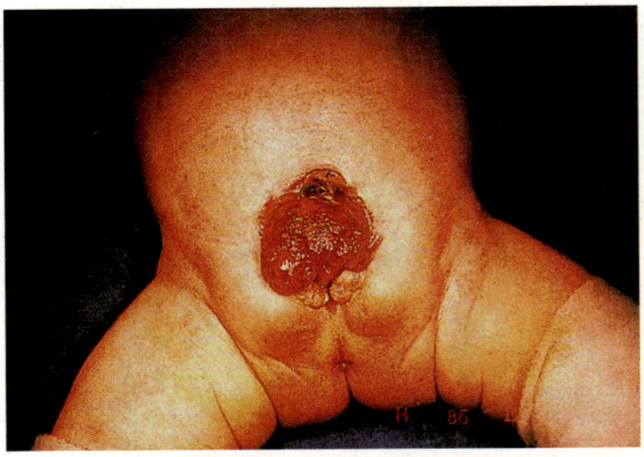

Abb. 4.10 Blasenekstrophie (offene Bauchwand mit freiliegender Blasenplatte mit Uretermündungen)

Diagnostik: Klinische Untersuchung, (intrauterine) Sonografie, i. v.-Urografie

Therapie: (Meist mehrzeitige) plastische Rekonstruktion der komplexen Fehlbildung, je nach Ausgangsbefund:
➜ Primärer Blasenverschluss in den ersten Lebenstagen mit späterer Blasenhalsrekonstruktion; je nach Befund z. B. Epispadiekorrektur oder Harnleiterneueinpflanzung nach etwa 3–5 Jahren
➜ Einzeitige Blasenaufbauplastik im frühen Säuglingsalter
➜ Primäre Harnableitung (wenn Rekonstruktion unmöglich erscheint bzw. Nierenfunktion eingeschränkt ist): Ureterosigmoidostomie supravesikale Harnableitung (Ileum- oder Colon Conduit)

4.3.2 Blasendivertikel

Definition:

- Angeborene Ausstülpung der kompletten Harnblasenwandanteile durch eine isolierte Blasenwandschwäche; am häufigsten ist das Divertikel dorsal und lateral des Ureterostiums lokalisiert (sogenanntes „Hutch-Divertikel").

CAVE

Das echte Harnblasendivertikel entsteht ohne pathologisch erhöhten Blasenbinnendruck. Es muss vom Pseudodivertikel der Harnblase unterschieden werden, bei dem sich in Folge des erhöhten Blaseninnendrucks nur die Blasenschleimhaut nach außen ausstülpt (z. B. im Rahmen einer Blasenentleerungsstörung bei obstruktiver Prostatavergrößerung)

Klinik: Häufig asymptomatisch; sonst je nach Größe und Lage:

- Restharnbildung mit rezidivierenden HWI
- Restharnbildung mit Entstehung von Blasensteinen
- Reflux bei paraurethralem Divertikel („Hutch-Divertikel")

CAVE

Eine späte Folge von chronischen Infekten oder Steinbildung in der Blase kann die Entstehung eines Divertikelkarzinoms sein. Da die Wandschichten des Divertikels im Vergleich zur gesunden Blase deutlich dünner sind, hat dieses Karzinom generell eine schlechte Prognose (frühes Überschreiten der Divertikelwand, frühe Metastasierung).

Diagnostik: Sonografie (s. Abb. 4.11), MCU, Urethrozystoskopie

Therapie:

- Kleine Divertikel ohne Reflux oder sonstige Symptomatik: Therapienotwendigkeit umstritten
- Kleine paraurethrale Divertikel mit vesikoureteralem- oder vesikorenalem Reflux: Antirefluxplastik
- Große Divertikel: häufig operative oder laparoskopische Abtragung (je nach Lage und Größe extravesikal oder transvesikal über einen hohen Blasenschnitt [sectio alta])

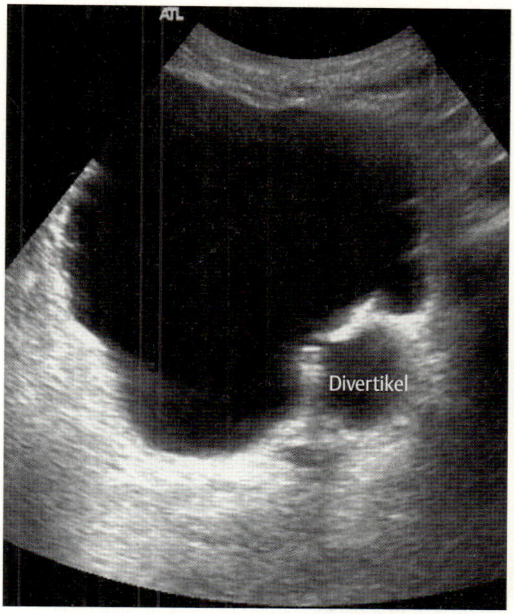

Abb. 4.11 Ultraschallbefund eines Blasendivertikels

4.4 Fehlbildungen des Urachus

Definition: Der Urachus verbindet während der Embryonalentwicklung die Allantois (aus ihr entsteht die Nabelschnur) mit der primären Harnblasenanlage. Später obliteriert er in der Regel zum Ligamentum umbilicale mediale, das zwischen Nabel und Blasendom verläuft. Bleibt diese Obliteration postnatal komplett bzw. partiell aus, entstehen Fehlbildungen des Urachus.

Formen und Klinik:

- **Persistierender Urachus:** Der Urachus ist vollständig durchgängig; es kommt zu tröpfelndem Urinabgang aus dem Bauchnabel.
- **Urachuszyste:** Obliteration des Urachus am Nabel und an der Blase, der mittlere Abschnitt persistiert; es kann zu Druckgefühl infolge Raumforderung, Infektionen und Abszedierungen kommen.
- **Urachusdivertikel:** Persistenz der Verbindung zur Blase; es kann zu Restharnbildung, Steinbildung und Infektionen im Divertikel kommen.
- **Urachuskarzinom:** entwickelt sich aus persistierenden Urachusresten.

Diagnostik: Sonografie, CT/MRT, ggf. Zystogramm, Urethrozystoskopie

Therapie: Operative Exzision des Urachus; bei Urachuskarzinom ggf. mit radikaler Zystektomie und Mitnahme des Bauchnabels

4.5 Fehlbildungen der Harnröhre

4.5.1 Hypospadie

Definition: Ventrale Spaltbildung der (distalen) Harnröhre mit proximaler Fehlmündung des Meatus urethrae externus im Bereich der ventralen Penisseite und Penisverkrümmung nach ventral

Ätiologie: Unvollständige Verschmelzung der Urethralfalten; aus dem Mesenchym der Urethralrinne entsteht ein fibröser Bindegewebsstrang, der zu einer Verkrümmung des Penis nach ventral führt.

MERKE

Schwere Formen der Hypospadie sind als gradueller Übergang in einen weiblichen Phänotypus anzusehen (Pseudohermaphroditismus masculinus).

Epidemiologie: Häufigste Fehlbildung des unteren Harntrakt (1 : 300)

Formen: Abhängig von der Harnröhrenmündung werden verschiedene Formen unterschieden (s. Abb. 4.12):

- **Distale Hypospadien:** glandulär, coronar oder subcoronar (insgesamt ca. 70%)
- **Proximale Hypospadien:** penil, penoskrotal, skrotal oder perineal (insgesamt ca. 30%)

Klinisches Bild: Harnröhrenmeatus auf der Ventralseite des Penis, Spaltbildung der Glans penis und der Vorhaut; typisch ist die dorsale Vorhautschürze und ein verkürzter und nach ventral gekrümmter Penis.

CAVE

Je weiter proximal der Meatus auf der Ventralseite des Penis gelegen ist, desto aufwendiger ist die erforderliche operative Rekonstruktion!

Komplikationen: Bei Jungen in ca. 10% mit einem Hodenhochstand kombiniert

Diagnostik:

- Klinische Untersuchung
- Erektionsprobe: Injektion von Kochsalzlösung in einen der beiden Schwellkörper unmittelbar präoperativ in Narkose zur Feststellung des Ausmaßes der Penisverkrümmung nach ventral
- Ggf. Chromosomenanalyse (im Ausnahmefall)

Therapie: Operative Therapie mit dem Ziel der Harnröhrenrekonstruktion und der Gliedaufrichtung

- **Funktionelle OP-Indikation:**
  - Massive Penisverkrümmung
  - Proximale Hypospadie
- **Kosmetische (relative) OP-Indikation:** distale Hypospadie

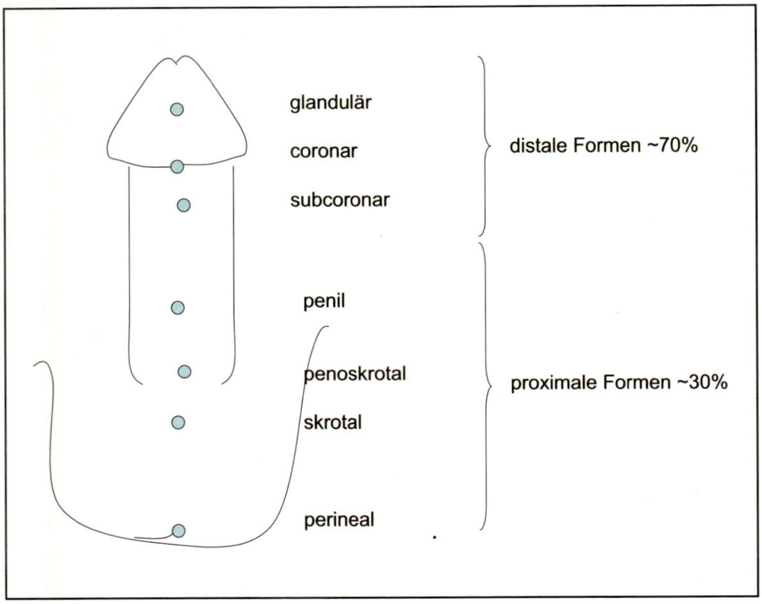

Abb. 4.12 Einteilung der Hypospadie

4.5.2 Epispadie

Definition: Dorsale Spaltbildung der Harnröhre mit proximaler Fehlmündung des Meatus urethrae externus im Bereich der dorsalen Penisseite mit Verkürzung des Penis und Verkrümmung nach dorsal

MERKE

Schwere Formen der Epispadie sind in der Regel mit einer Blasenekstrophie verknüpft („Epispadie-Ekstrophie-Komplex"); leichtere, isoliert auftretende Formen der Epispadie sind Vorstufe eines Epispadie-Ekstrophie-Komplex.

Epidemiologie: 1 : 50.000, m : w = 4 : 1

Formen: Abhängig von der Harnröhrenmündung werden verschiedene Formen unterschieden:
- **Epispadia glandis:** kontinente Form
- **Epispadia penis:** meist kontinente Form
- **Epispadia pubis:** inkontinente Form

Klinischer Befund:
- **Jungen:** komplette Spaltbildung bzw. teilweise offene Harnröhre auf der dorsalen Penisseite, verkürzter Penis, klaffende Symphyse, ventrale Vorhautschürze, Geschlechtsverkehr in der Regel nicht möglich (s. Abb. 4.13)
- **Mädchen:** Die Spaltbildung der Harnröhre ist in der Regel mit einer Klitoris- und Symphysenspalte verbunden

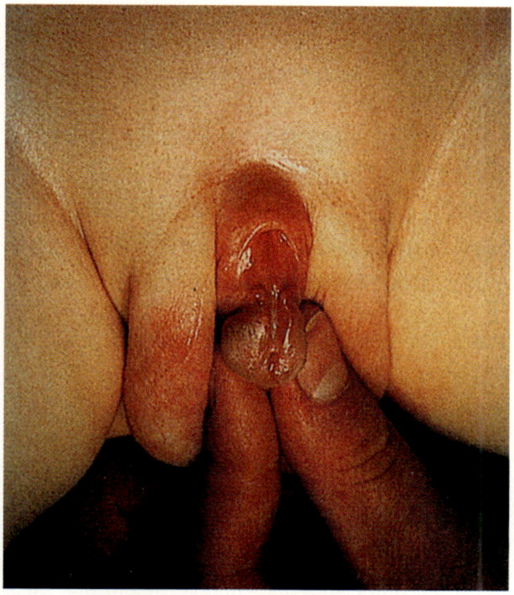

Abb. 4.13 Epispadie mit dorsaler Spaltbildung

Diagnostik:
- Klinische Untersuchung
- Ggf. Erektionsprobe

Therapie:
- Ggf. mehrzeitiges operatives Vorgehen mit dem Ziel der Harnröhrenrekonstruktion, Gliedaufrichtung und ggf. Wiederherstellen der Kontinenz
- Bei schweren Formen ggf. primäre Harnableitung, analog dem Vorgehen bei der Blasenekstrophie

4.5.3 Harnröhrenklappen (s. Kap. 12)

4.6 Fehlbildungen des äußeren Genitale (s. Kap. 12)

4.7 Komplexe Fehlbildungen

4.7.1 Prune-Belly-Syndrom („Pflaumenbauchsyndrom")

Definition: Komplexes Dysplasiesyndrom unterschiedlich starker Ausprägung

Epidemiologie: 1 : 400.000; m : w = 20 : 1

Klinik:
- Bauchwanddysplasie: die Bauchdecken sind schlaff und runzelig (ähneln einer Trockenpflaume)
- Dysplastische Veränderungen der ableitenden Harnwege, z. B.:
  - Vesikorenaler Reflux
  - Dysplastische Nieren
  - Blasenhypotonie mit übergroßer Kapazität („Megazystis")
  - Megaureteren
  - Prostata- und Harnröhrendysplasie
- Bilateraler Kryptorchismus

Komplikationen:
- Rezidivierende Harnwegsinfektionen aufgrund einer unvollständigen Blasenentleerung und eines vesikoureteralen Refluxes
- Progrediente Niereninsuffizienz

Diagnostik: Klinische Untersuchung, Sonografie, i. v.-Urografie, Nierenszintigrafie

Therapie:
- **Konservativ:** Antibiotikaprophylaxe, Blasenentleerungstraining
- **Operativ:** abhängig von Begleitfehlbildungen, Prognose und Schweregrad der Fehlbildung

4.8 Störungen der sexuellen Differenzierung

Die sexuelle Differenzierung besteht aus vier aufeinander aufbauenden Schritten im Sinne einer sequentiellen Geschlechtsentwicklung:

1. Chromosomale Geschlechtsentwicklung
2. Gonadale Differenzierung
3. Phänotypische Geschlechtsentwicklung
4. Psychisches Geschlecht

> **MERKE**
> Störungen der sexuellen Differenzierung können auf allen Stufen der Geschlechtsentwicklung auftreten.

4.8.1 Störungen der chromosomalen Geschlechtsentwicklung

Klinefelter-Syndrom

Definition: Chromosomenaberration mit dem Karyotyp 47-XXY (80%), weiteren zusätzlichen X-Chromosomen (48-XXXY, 49-XXXXY) oder einem 46-XY/47-XXY-Mosaik (20%); männlicher Phänotyp

Epidemiologie: Häufigste Form des männlichen Hypogonadismus (2 : 1.000)

Klinik/Phänotyp:

- Hochwuchs, Hypogonadismus (zu kleiner Penis, kleine Hoden → Diagnose häufig erst in der Pubertät)
- (Meist) Infertilität
- Ggf. verminderte Intelligenz
- Relativ kräftige Ausprägung weiblicher Merkmale (Gynäkomastie, weiblicher Behaarungstyp) durch erhöhte Östrogenspiegel
- Testosteronmangel

Diagnostik: Klinische Untersuchung, Hormondiagnostik (Testosteron ↓, LH, FSH, Östradiol ↑), Chromosomenanalyse

Therapie: Testosteronsubstitution

Turner-Syndrom

Definition: Chromosomenaberration mit dem Karyotyp 45-X0; weiblicher Phänotyp

Epidemiologie: 0,4 : 1.000

Klinik/Phänotyp:

- Ausbleiben der Regelblutung, fehlende Brustentwicklung (→Diagnose häufig erst in der Pubertät)
- Infertilität in Folge streifigem bindegewebigem Umbau der Ovarien („Streak-Gonaden")
- Minderwuchs

Diagnostik: Klinische Untersuchung, Hormondiagnostik (Östrogene ↓), Chromosomenanalyse

Therapie: Östrogensubstitution in der Pubertät, ggf. HCG-Substitution zur Verbesserung des Längenwachstums (Beginn in der Kindheit)

4.8.2 Störungen der gonadalen Geschlechtsentwicklung

Echter Hermaphroditismus

Definition: Störung der Gonadenentwicklung mit Vorhandensein von Testes und Ovarien oder Ovotestis (Mischorgan mit testikulärem und ovariellem Gewebe) bei einer Person trotz normalem Karyotyp

Klinik/Phänotyp:

- Die **inneren Genitalien** können als Mischorgan aus testikulärem und ovariellem Gewebe bzw. als Hoden auf der einen Seite und Ovar auf der anderen Seite angelegt sein; der Hoden ist häufig nicht deszendiert (erhöhtes Entartungsrisiko!)
- Die **äußeres Genitale** und die **sekundären Geschlechtsmerkmale** können männlich, weiblich oder intersexuell sein
- In der Pubertät Entwicklung eines maskulinen oder femininen Phänotyps möglich

Diagnostik: Diagnosesicherung mittels Gonadenbiopsie

Therapie:

- **Abhängig von der Geschlechtszuordnung und dem Phänotyp:**
  - Entfernung der Testes und ggf. Östrogensubstitution
  - Entfernung der Ovarien und ggf. Testosteronsubstitution
- **Bei intersexuellem Phänotyp:** Ggf. erforderliche plastische Korrekturen

4.8.3 Störungen der phänotypischen Geschlechtsentwicklung

Pseudohermaphroditismus femininus und adrenogenitales Syndrom

Definition: Männlicher Phänotyp bei normalem weiblichem Karyotyp (46-XX)

Ätiologie: Erhöhter Androgenspiegel, am häufigsten in Folge eines adrenogenitalen Syndroms (AGS, s. Kap. 8.5)

Diagnostik: Klinische Untersuchung, Hormon- und Stoffwechseldiagnostik, Chromosomenanalyse

Therapie:
- → Operative Korrektur mit plastischer Rekonstruktion des äußeren weiblichen Genitale
- → Lebenslange Hydrokortison- und ggf. Mineralkortikoidsubstitution

CAVE

Die Hydrokortison-Substitution muss situationsadaptiert erfolgen, d. h. in Zeiten vermehrten Stresses muss die Dosierung zur Vermeidung einer Addison-Krise erhöht werden!

Pseudohermaphroditismus masculinus

Definition: Gestörte Androgenbildung oder -wirkung aufgrund unterschiedlicher Enzym- oder Rezeptordefekte (z. B. Androgenrezeptormangel /-resistenz) mit entweder weiblichem Phänotyp oder hypoplastischem männlichen Genital bei normalem männlichem Karyotyp

Klinik:
- → Unterschiedlich stark ausgeprägtes Maß der Feminisierung abhängig von der Anwesenheit hormonproduzierenden Hodengewebes
- → Infertiliät

Diagnostik: Klinische Untersuchung, Hormon-, Stoffwechsel- und Rezeptordiagnostik, Chromosomenanalyse

MERKE

Die Diagnosestellung des Pseudohermaphroditismus masculinus ist häufig sehr schwer und Patient bzw. Eltern brauchen während der Zeit von Diagnosestellung und Therapie oft psychologische Betreuung und Unterstützung!

Therapie:
- → Operative Korrektur mit plastischer Rekonstruktion des äußeren männlichen Genitale wird angestrebt
- → Bei stark ausgeprägtem weiblichen Phänotypus ggf. auch kontrasexuelle Rekonstruktion mit Entfernung der rudimentären Hoden; v. a. kryptorche Hoden müssen aufgrund des hohen Entartungsrisikos reseziert werden.

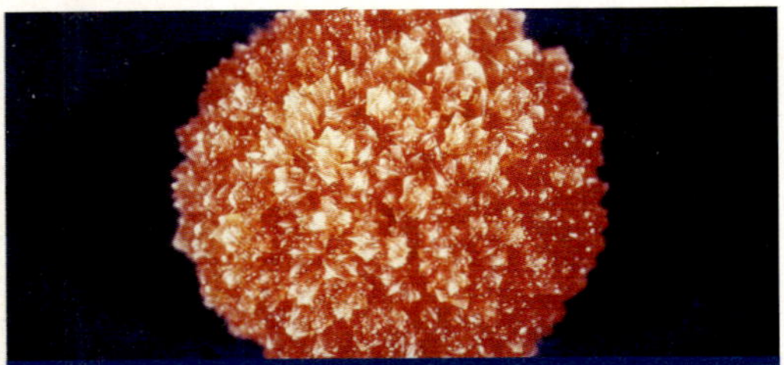

5 Entzündungen

5.1 Unspezifische Harnwegsinfektionen

5.1.1 Allgemeines

Definition:

Harnwegsinfektion (HWI): Erregerinvasion, -adhäsion und -vermehrung im Urogenitalsystem mit konsekutiver, meist symptomatischer Infektion

Unspezifische HWI: HWI mit histologisch nicht wegweisenden Befunden (Spezifische HWI: s. Kap. 5.5)

Epidemiologie: Nach den Infektionen der oberen Atemwege sind HWI die häufigste Ursache für Entzündungen; w >> m

Einteilung:

Unkomplizierter HWI: HWI in einem anatomisch und funktionell unauffälligen Urogenitalsystem

Komplizierter HWI: HWI auf dem Boden eines anatomisch oder funktionell pathologischen Urogenitalsystems (z. B. Fehlbildungen, Reflux, Nephrolithiasis)

CAVE

Die Unterscheidung zwischen unkompliziertem und kompliziertem HWI kann in Bezug auf die Therapie wichtig sein, da ein komplizierter HWI mitunter nur nach erfolgreicher Therapie des urologischen Grundleidens ausheilen kann!

Erregerspektrum:

- → E. coli (ca. 75%)
- → Proteus spp.
- → Pseudomonas aeroginosa
- → Entero- und Staphylokokken
- → Seltene Erreger (z. B. Klebsiella spp., Serratia spp.)
- → Pilze (z. B. Candida); v. a. bei immunsupprimierten Patienten
- → Bei Urethritis zusätzlich:
  - Gonokokken (Neisseria gonorrhoeae)
  - Chlamydien (C. trachomatis)
  - Mycoplasmen, Ureaplasmen und Trichomonaden

Infektionswege:

- → Aszendierend (ca. 80%)
- → Hämatogen
- → Iatrogen (z. B. nach Katheterisierungen, Endoskopien, Biopsien)
- → Direkt (z. B. vesikovaginale Fistel)

Risikofaktoren:

- → Fehlbildungen des Urogenitalsystems
- → Obstruktive Uropathie, z. B. durch Steine, Tumore, Strikturen
- → Funktionelle Störungen, z. B. Blasenentleerungsstörung, vesikoureteraler Reflux
- → Abwehrschwäche, z. B. bei Diabetes mellitus, HIV, immunsuppressiver Therapie
- → Stoffwechselstörungen, z. B. Gicht, Hyperkalziämie, Hypokaliämie
- → Katheterisierung
- → Gravidität

Besonderheiten bei Harnwegsinfektionen in der Schwangerschaft:

- → **Asymptomatische Bakteriurie:** Entgegen der „normalen“ Vorgehensweise wird in der Schwangerschaft auch die asymptomatische Bakteriurie zur Vermeidung von Komplikationen wie z. B. einer symptomatischen Infektion therapiert.
- → **Ektasie der Nierenbecken und Ureteren:** Hormonbedingt kommt es in der Schwangerschaft zur Weitstellung von Ureteren und Nierenbecken. Der große Uterus kann den Ureter komprimieren und so zu einer Harnstauungsniere führen.

MERKE

Bei einer infizierten Harnstauungsniere ist neben der antibiotischen Therapie die Ableitung der gestauten Niere mittels DJ-Katheter oder perkutaner Punktionsnephrostomie erforderlich.

5.1.2 Sonderformen

Asymptomatische Bakteriurie:

- → **Definition:** Bakteriennachweis im Urin ohne klinische Symptomatik eines HWI
- → **Therapie:**
  - Primär kontroll- aber nicht therapiebedürftig
  - Einzige Ausnahme: Die asymptomatische Bakteriurie in der Schwangerschaft sollte immer antibiotisch behandelt werden!

Rezidivierende HWI:
- **Definition:** mehr als vier Neuinfektionen/Jahr nach zwischenzeitlich ausgeheiltem HWI
- Der **Ausschluss von auslösenden Faktoren** (z. B. Nephrolithiasis, Reflux, Harnröhrenenge, Blasenentleerungsstörung etc.) ist von zentraler Bedeutung
- **Therapie:** ggf. Langzeitprophylaxe mit Cotrimoxazol oder Nitrofurantoin; Gabe der viertel bis halben therapeutische Dosierung 1 ×tgl. abends; bei zeitlicher Korrelation zum Geschlechtsverkehr Prophylaxe wie oben vor oder nach dem GV

Persistierende HWI:
- **Definition:** ausbleibender Therapieerfolg der antibiotischen Behandlung aufgrund eines dauerhaften und sanierungsbedürftigen Keimherds im Bereich der Harnwege (z. B. Nephrolithiasis [„Infektstein"], chronisch bakterielle Prostatitis, infiziertes Divertikel, Blasenscheidenfistel)
- **Therapie:** Die Herdsanierung ist Vorraussetzung für einen dauerhaften Therapieerfolg
- **Wichtigste Differenzialdiagnose:** interstitielle Zystitis

MERKE

Rezidivierende HWI sind Neuinfektionen und damit auch immer mit einem neuen Erreger verbunden. Persistierende HWI sind Folge eines nicht sanierten Erregerherdes im Bereich des Harntrakts und damit immer wieder durch denselben Erreger ausgelöst.

5.1.3 Urethritis

Definition: Entzündung der Harnröhre

Ätiologie:
- **Infektiös:**
  - Gonokokken (Neisseria gonorrhoeae)
  - Chlamydien (C. trachomatis)
  - Mycoplasmen, Ureaplasmen, Trichomonaden
- Mechanisch (z. B. Katheterfolge)
- Im Rahmen von Allgemeinerkrankungen (z. B. M. Reiter: Konjunktivitis, Urethritis, Arthritis)

Klinik:
- Urethralfluor (Ausfluss aus der Harnröhre)
- Brennen in der Harnröhre, Dysurie

Komplikationen: Postinfektiöse Harnröhrenstrikturen

Diagnostik:
- (Sexual-) Anamnese
- Körperliche Untersuchung (z. B. Ausfluss, geröteter Meatus)
- Zytologie des Urethralausflusses/ -abstriches zum Erregernachweis

TIPP

Eitriges Sekret deutet auf eine Infektion mit Gonokokken oder Chlamydien hin; weißes, dünnflüssiges Sekret weist eher auf Mykoplasmen hin!

Therapie:
- Doxycyclin-Monotherapie (2 × 100 mg tgl. oral für 7 Tage)
- Kombinationstherapie aus Doxycyclin (wie oben) und Ceftriaxon (250 mg i. m. als Einmaldosis)
- Eingeschränkt zu empfehlen auch Gyrasehemmer (Fluorchinolone), z. B. Ofloxacin 200 mg oder Ciprofloxacin 500 mg, je 2 × tgl. für 7 Tage

TIPP

Vor allem bei Chlamydien und Mykoplasmen kommt es ohne Mitbehandlung des Sexualpartners häufig zu Reinfektionen im Sinne eines „Ping-Pong-Effekts"!

5.1.4 Zystitis

Definition: Lokal auf die Harnblase begrenzter HWI

Ätiologie:
- Meist aszendierende Infektion, betroffen sind v. a. Frauen
- Oft nach dem Geschlechtsverkehr („Honeymoon-Zystitis")

Klinik:
- Dysurie, Pollakisurie, Drangsymptomatik
- In der Regel kein Fieber, allenfalls moderate Einschränkung des Allgemeinzustands z. B. mit retropubischer Schmerzsymptomatik
- Oft verbunden mit einer Makrohämaturie („hämorrhagische Zystitis")

Komplikationen: Pyelonephritis

Diagnostik:
- **Klinische Untersuchung:** retropubischer Druckschmerz, die Nierenlager sind in der Regel nicht druckschmerzhaft
- **Urinstatus:** Mikrohämaturie, Leukozyturie, Nitritnachweis, Bakteriurie
- **Urinkultur:** Erregernachweis (meist E. coli)

- **Hämatologisches Labor:** leichte bis moderate Entzündungszeichen ohne Erhöhung der Retentionswerte
- **Sonografie:**
  - Evt. gestörte Blasenentleerung mit Restharnbildung
  - Im hochauflösenden Ultraschall evt. Schleimhautschwellung der Harnblase erkennbar
  - Unauffällige Sonomorphologie der oberen Harnwege

Differenzialdiagnosen:
- Reizblase
- Interstitielle Zystitis (s. Kap. 11.2)
- Entzündungen der weiblichen oder männlichen Adnexe (Adnexitis, Prostatitis)
- Radiogene Zystitis
- Medikamentös induzierte Zystitis (Cyclophosphamid)
- Parasitäre Zystitis (Schistosomiasis oder Bilharziose)

Therapie:
- Empirische **Antibiotikatherapie** als Kurzzeittherapie für 3 Tage: Mittel der Wahl ist Cotrimoxazol (Trimethoprim und Sulfamethoxazol)
- Ggf. zusätzliche symptomatische Therapie (NSAR, Spasmolytika)
- **Allgemeinmaßnahmen:** reichliche Flüssigkeitszufuhr, häufige Blasenentleerung (→ Ausschwemmung der Bakterien), feuchte, warme Umschläge (→ zur Schmerzlinderung)

5.1.5 Pyelonephritis

Definition: Interstitielle Entzündung von Nierenbecken und -parenchym; nach ihrem Verlauf unterscheidet man die **akute** Pyelonephritis (unkompliziert/kompliziert) von der **chronischen** Pyelonephritis.

Akute Pyelonephritis

Ätiologie: Meist aufsteigende Infektion durch gramnegative Bakterien (v. a. E. coli)

Klinik:
- Relativ plötzlich einsetzend mit starken Krankheitsgefühl, Abgeschlagenheit, Fieber, Schüttelfrost und Flankenschmerzen
- Häufig vorausgehend bzw. begleitend: Symptome einer Zystitis

CAVE

V.a. Kinder und ältere Menschen zeigen nicht immer die typische Symptomatik einer Pyelonephritis; daher sollte insbesondere bei diesen Patienten bei unklarem Fieber (v. a. bei gleichzeitig liegendem Harnblasenkatheter oder bekanntem urologischen Grundleiden) an eine Pyelonephritis gedacht werden!

Komplikationen:
- Abszedierung
- Übergang in eine chronische Pyelonephritis
- Urosepsis

MERKE

Komplikationen entwickeln sich v. a. im Rahmen einer komplizierten Pyelonephritis auf dem Boden eines urologischen Grundleidens!

Diagnostik:
- **Klinische Untersuchung:** druck- und klopfschmerzhafte Nierenlager (ein- oder beidseits)
- **Urinstatus:** Mikrohämaturie, Leukozyturie, meist Nitritnachweis, Bakteriurie
- **Urinkultur:** Erregernachweis (meist E. coli)
- **Hämatologisches Labor:**
  - Moderat bis stark erhöhte Entzündungswerte (Leukozyten, CRP)
  - Ggf. Erhöhung der Retentionswerte (v. a. bei beidseitiger akuter Pyelonephritis)
- Sonografie:
  - Nieren voluminös und Nierenparenchym aufgelockert („Nierenschwellung")
  - Im hochauflösenden Ultraschall evt. Schleimhautschwellung des Nierenbeckens erkennbar
  - Verlaufskontrollen zum Ausschluss einer Abszedierung erforderlich

CAVE

Anamnestisch sind Symptome einer vorausgegangenen Zystitis (z. B. Pollakisurie, Dysurie) oft richtungsweisend in der Diagnostik einer Pyelonephritis!

Therapie:
- Sofortiges Einleiten (nach Abnahme der Urinkultur!) einer **antibiotischen Therapie** über mindestens 14 Tage; initial meist parenteral, später Umstellung auf oral:
  - Gyrasehemmer (Fluorchinolone): z. B. Ciprofloxacin 250–500 mg 2 × tgl. oral

- Cephalosporin (III. Generation): z. B. Ceftriaxon 2g 1 × tgl. i. v., ggf. in Kombination mit einem Aminoglykosid, z. B. Gentamicin 3–6 mg/kg KG/d i. v. in 3 Einzeldosen
- Breitspektrumpenicillin: z. B. Amoxicillin 500–1.000 mg 3 × tgl. oral

MERKE

Mit der antibiotischen Therapie muss sofort begonnen werden, d. h. vor Erhalt des Antibiogramms (= „blinde", kalkulierte Antibiotikatherapie). Nach Erhalt des Antibiogramms kann dann ggf. umgestellt und gezielt weiter therapiert werden!

- **Allgemeinmaßnahmen:** Bettruhe, körperliche Schonung, reichlich Flüssigkeitszufuhr
- **Begleittherapie:** ggf. antiemetische, antipyretische oder analgetische Therapie
- **Bei komplizierter Pyelonephritis:** Beseitigung des urologischen Grundleidens

Chronische Pyelonephritis

Definition: Chronisch interstitielle Nephritis mit und ohne persistierende bakterielle Infektion

Ätiologie: Eine chronische Pyelonephritis entsteht in der Regel als Folge eines initialen bakteriellen HWI (z. B. Zystitis, Pyelonephritis), bei dem zusätzlich prädisponierende Faktoren vorliegen, z. B.:
- Vesikorenaler Reflux
- Obstruktive Uropathie (z. B. Harnröhrenstriktur, Prostatavergrößerung)
- Nephrolithiasis
- Diabetes mellitus

Klinik: Uncharakteristisch, z. B.:
- Abgeschlagenheit, Schwäche
- Dumpfe Rückenschmerzen

Komplikationen: Entwicklung einer chronischen Niereninsuffizienz mit Leistungsverlust, Polyurie, Anämie, Hypertonie

Diagnostik:
- **Klinische Untersuchung:** evt. druck- und klopfschmerzhafte Nierenlager (ein- oder beidseits)
- **Urinstatus:**
  - Mikrohämaturie, Leukozyturie, Nitritnachweis, Bakteriurie nur gelegentlich
  - Oft Proteinurie als Zeichen der glomerulären Schädigung
- **Urinkultur:** meist kein Erregernachweis, außer im akuten Schub einer chronisch bakteriellen Pyelonephritis

MERKE

Bakterien sind für die Entstehung, nicht aber für die Aufrechterhaltung einer chronischen Pyelonephritis verantwortlich. Da eine chronische Pyelonephritis in der Regel lange Zeit asymptomatisch verläuft, sind Bakterien zum Zeitpunkt der Diagnosestellung in der Regel nicht mehr nachweisbar.

- Hämatologisches Labor:
  - Moderat bis stark erhöhte Entzündungswerte (Leukozyten, CRP)
  - Bei beginnender Niereninsuffizienz: Erhöhung der Retentionswerte, Hb-Abfall (renale Anämie)
- Sonografie/i. v.-Urografie:
  - Typischer Befund von entzündlich-narbigen Nierenveränderungen mit Kelchdeformationen und -verplumpungen
  - Evt. funktionslose pyelonephritische Schrumpfniere im Endstadium
- **MCU** zum Refluxausschluss
- **Nierenszintigrafie** zur Funktionsprüfung

Therapie:
- Im akuten Schub mit Erregernachweis gezielte antibiotische Therapie
- Ggf. Therapie der zugrunde liegenden Ursache
- Operative Entfernung einer funktionslosen pyelonephritischen Schrumpfniere

MERKE

- Der Nutzen einer prophylaktische Langzeitantibiose bei chronischer Pyelonephritis des Erwachsenen ist fraglich.
- Die beste Therapie der chronischen Pyelonephritis ist deren Prävention!

Xanthogranulomatöse Pyelonephritis

Definition: Sonderform der interstitiellen Entzündung von Nierenbecken und -parenchym mit Infiltration durch Pseudoxanthomzellen und Nachweis lymphoplasmazellulärer Infiltrationen unklarer Ätiologie

Klinik: Eher uncharakteristisch, z. B.:
- Fieberschübe und dysurische Beschwerden
- Rückenschmerzen
- Ggf. Steinanamnese und Harnabflussstörung

Diagnostik:
- Siehe akute Pyelonephritis
- Zusätzlich: Bildgebung (z. B. CT)

CAVE

Der Befund in der Bildgebung kann oftmals nicht sicher von einem Nierentumor differenziert werden!

Differenzialdiagnosen:
- Nierentumor
- Urogenital-Tbc

Therapie: Nephrektomie

5.1.6 Abszedierende und nekrotisierende Infektionen

Abszedierende Pyelonephritis/paranephritischer Abszess/Nierenabszess/Pyonephrose

Definition: Unterschiedliche Formen der Abszessbildung im Bereich der Niere, die mit einem schweren septischen Krankheitsbild einhergehen; das Therapieschema der einzelnen Formen ist prinzipiell gleich bzw. sehr ähnlich.
- **Abszedierende Pyelonephritis:** Komplikation der akuten Pyelonephritis mit Abszedierung und Einschmelzung
- **Paranephritischer Abszess:** Abszedierung und Einschmelzung im Bereich der Nierenfettkapsel
- **Nierenabszess:** konfluierende Abszedierung und Einschmelzung im Bereich der Nierenrinde
- **Pyonephrose** („Eitersackniere"): Abszediertes Nierenbecken bei aufgebrauchtem oder entzündlich destruiertem Parenchymmantel der Niere

Ätiologie:
- **Hämatogen Streuung** (Furunkel, Endokarditis, Mastoiditis)
- **Komplikation der akuten Pyelonephritis:** Eine akute Pyelonephritis kann zu einer Abszedierung des Nierenparenchyms führen (**abszedierende Pyelonephritis/Nierenabszess**), die sich auf das Nierenbecken (**Pyonephrose**) oder auf das umgebende Gewebe ausdehnen kann (**paranephritischer Abszess**).

Klinik:
- Hohes Fieber, Flankenschmerzen
- Durch die Abszedierung kann es zu einer dolenten Vorwölbung im Flankenbereich und Schonhaltung der Wirbelsäule (konkav zur erkrankten Seite hin) kommen.
- Bei Senkungsabszess entlang des M. Psoas (Oberschenkelflexor!) wird das Bein in Schonstellung gebeugt gehalten
- Bei paranephritischem Abszess kann es zur peritonealen Reizung mit Abwehrspannung und gastrointestinalen Symptomen (Übelkeit, Erbrechen) kommen

Diagnostik:
- Wie bei akuter Pyelonephritis
- Zusätzlich:
  - Bildgebende Verfahren zur Diagnostik des Ausmaß der Abszedierung: Sonografie, Abdomenleeraufnahme, CT (verwaschener Psoasrand, Zwerchfellhochstand, Wirbelsäulenverkrümmung).
  - Bei V.a. hämatogene Streuung: Suche nach dem Ursprungsherd

Therapie:
- **Drainage des Eiterherdes**; abhängig vom Ausmaß der Abszedierung durch:
  - Sonografie- oder CT-gesteuerte Einlage eines Pigtail-Katheters
  - Operative Freilegung und Wunddrainage
  - Nephrektomie bei ausgedehntem Befund mit Organdestruktion
- **Antibiotische und supportive Therapie** wie bei akuter Pyelonephritis bzw. Urosepsis

Nekrotisierende Papillitis („Papillennekrose")

Definition: Interstitielle Nephritis mit Nekrose der Papillen

Ätiologie:
- Chronischer Analgetikaabusus
- Diabetes mellitus, Leberzirrhose
- Renal-vaskuläre Erkrankungen (Glomerulonephritiden, Vaskulitiden)
- Ischämische Nekrosen im Rahmen einer akuten Nephritis

Klinik:
- Relativ moderate Klinik, ähnlich einer leichten Pyelonephritis
- Ggf. schubartige heftige kolikartige Schmerzen bei Abgang von nekrotischem Papillenmaterial

Diagnostik:
- **Urinstatus:**
  - Abgang nekrotischer Papillenspitzen
  - Ggf. Mikro- oder Makrohämaturie, Leukozyturie (Nitritnachweis und Bakteriurie nur gelegentlich)
- **Urinkultur:** Ggf. therapiebedürftige bakterielle Superinfektion

- **Hämatologisches Labor:** Leichte bis moderate Entzündungszeichen, evt. Erhöhung der Retentionswerte
- **Sonografie:** Typischerweise Harnstauung und Nachweis von okkludierendem Papillenmaterial in den Harnleitern
- **i. v.-Urografie:** Plumpe Nierenkelche, ggf. Umfließungsfiguren im oberen Hohlsystem durch frei flottierendes Nekrosematerial

Therapie:
- Bei nachgewiesener bakterieller Infektion antibiotische Therapie
- Bei (infizierter) Harnstauungsniere obligate Harnableitung erforderlich (z. B. DJ-Harnleiterkatheter)
- Bei fulminant septischem Verlauf ggf. Nephrektomie

5.1.7 Sonderform: Urosepsis (s. Kap 14.1.7)

5.2 Infektionen der männlichen Adnexe

5.2.1 Prostatitissyndrom

Definition: Symptomenkomplex unterschiedlicher Ätiologie mit Beschwerden und Schmerzen im Beckenbereich

Einteilung:
- Akute bakterielle Prostatitis
- Chronische bakterielle Prostatitis
- Chronisches Beckenschmerzsyndrom (CPPS)
  - Entzündliches CPPS
  - Nichtentzündliches CPPS
- Asymptomatische entzündliche Prostatitis

Akute bakterielle Prostatitis

Ätiologie:
- **Infektionsweg:** meist aszendierende Infektion mit gramnegativen Stäbchen (v. a. E. coli, P. aeroginosa); selten hämatogene Infektion
- **Begünstigende Faktoren:**
  - Obstruktive Uropathie (z. B. BPH, Harnröhrenstriktur → Reflux von infiziertem Urin in die Prostata)
  - Diabetes mellitus, Immunsuppression

Klinik:
- Dysurie, Pollakisurie, Algurie, Drangsymptomatik
- Perineale Schmerzen, Schmerzen beim Stuhlgang
- Hohes Fieber und Schüttelfrost als Zeichen der systemischen Infektion

Komplikationen:
- Akuter Harnverhalt
- Epididymitis
- Urosepsis
- Übergang in eine chronisch bakterielle Prostatitis
- Sonderform: **Prostataabszess**
  - Klinik: wie bei der schweren akuten bakteriellen Prostatitis
  - Diagnostik: ggf. tastbare Fluktuation im Rahmen der digital rektalen Untersuchung als Zeichen der Abszedierung der Prostata, transrektaler Ultraschall zum Nachweis der Abszedierung
  - Therapie analog zur akuten bakteriellen Prostatitis; zusätzlich Abszessdrainage mittels Pigtail-Katheter oder TUR-P

Diagnostik:
- **Digitale rektale Untersuchung:** vergrößerte, gespannte, extrem druckschmerzhafte Prostata

CAVE

Eine für den Patienten extrem schmerzhafte digital-rektale Untersuchung ist hochgradig verdächtig auf das Vorliegen einer akuten Prostatitis!

- **Urinstatus:** Mikrohämaturie, Leukozyturie, Nitritnachweis, Bakteriurie
- **Urinkultur:** ein Erregernachweis ist mittels Kultur meist möglich
- **Hämatologisches Labor:** moderat bis stark erhöhte Entzündungswerte (CRP), reversible Erhöhung des PSA-Wertes
- **Transrektaler Ultraschall (TRUS):** Nachweis eines Prostataabszesses

CAVE

Der transrektale Ultraschall gehört bei einer akuten bakteriellen Prostatitis zur obligaten Diagnostik zum Ausschluss eines Prostataabszesses!

MERKE

Die akute bakterielle Prostatitis ist vor allem eine klinische Diagnose. Die Prostatamassage zur 3-Gläser-Probe ist aufgrund der Gefahr einer bakteriellen Einschwemmung und Streuung kontraindiziert!

Therapie:
- **Antibiotische Therapie** für 2 bis 4 Wochen mit (zunächst kalkuliert, später nach Antibiogramm):
  - Gyrasehemmer (Fluorchinolone): z. B. Ciprofloxacin 250–500 mg 2 × tgl. oral
  - Cephalosporin (III. Generation): z. B. Ceftriaxon 2 g 1 × tgl. i. v., ggf. in Kombination mit einem Aminoglykosid: z. B. Gentamicin 3–6 mg/kg KG/d i. v. in 3 Einzeldosen
  - Breitspektrumpenicillinz. B. Amoxicillin 500–1.000 mg 3 × tgl. oral
- Ggf. Therapie der gestörten Blasenentleerung
  - Bei Restharn < 100 ml: α-Blocker (z. B. Tamsulosin 0,4 mg/d)
  - Bei Restharn > 100 ml: suprapubischer Blasenkatheter
- Ggf. **Drainage** eines Prostataabszesses
- Ggf. **stuhlregulierende Maßnahmen** zur Vermeidung einer sekundären Obstipation bei schmerzhaftem Stuhlgang

Chronische bakterielle Prostatitis

Ätiologie: Prostatitissymptomatik auf dem Boden eines rezidivierenden bakteriellen HWI

Klinik:
- Uncharakteristische Becken- und Miktionsbeschwerden
- Beschwerden beim Geschlechtsverkehr und beim Stuhlgang
- Uncharakteristische Schmerzen und Beschwerden im Bereich des äußeren Genitale

Diagnostik:
- **Klinische Untersuchung:** druckschmerzhafte digital rektale Untersuchung
- 3-Gläser-Probe:
  - Eine 10-fach höhere Keimzahl des Prostataexprimates im Vergleich zum Mittelstrahlurin spricht für das Vorliegen einer chronisch bakteriellen Prostatitis
  - Leukozytennachweis im Prostatasekret
- **Hämatologisches Labor:** moderat erhöhte Entzündungswerte (CRP); reversibler Erhöhung des PSA-Wertes

Therapie:
- **Antibiotische Therapie** für 4 bis 6 Wochen mit Gyrasehemmern (Fluorchinolone) z. B. Ciprofloxacin 500 mg 2 × tgl. oral oder Moxifloxacin 400 mg 1 × tgl. oral
- **Operative Therapie** mittels TUR-P bei nicht sanierbarem Befund

Chronisches Beckenschmerzsyndrom (CPPS)

Ätiologie: Unbekannt

Formen:
- Chronisch entzündliches CPPS
- Chronisch nicht-entzündliches CPPS („Prostatodynie")

Klinik: Siehe chronisch, bakterielle Prostatitis

Diagnostik:
- Standardisierte Fragebögen zur Erfassung der Symptome und deren Ausprägung (v. a. bezüglich Schmerzen, Miktionsqualität und Lebensqualität)
- Nachweis von Leukozyten im Urin, Exprimat oder Ejakulat dient der Differenzierung zwischen entzündlichem und nicht-entzündlichem CPPS

MERKE

Im Vergleich zur chronisch bakteriellen Prostatitis lassen sich hier keine Bakterien nachweisen!

Therapie:
- Multimodale symptomatische Therapie:
  - α-Blocker (z. B. Tamsulosin 0,4 mg/d)
  - Anticholinergika bei starker Drangsymptomatik (z. B. Trospiumchlorid 15–30 mg 1–2 × tgl.)
  - Analgetika
  - Muskelrelaxantien
- **Bei entzündlicher Form des CPPS:** NSAR (z. B. Diclofenac 75 mg 2 × tgl.)

Asymptomatische entzündliche Prostatitis

Ätiologie: Unbekannt

Diagnostik:
- Histologische Diagnose (meist Zufallsdiagnose bei beschwerdefreien Patienten im Rahmen einer Prostatastanzbiopsie) mit entzündlicher Infiltration des Prostataparenchyms
- Leukozytennachweis im Prostataexprimat

Therapie: Keine

5.3 Infektionen des äußeren männlichen Genitale

5.3.1 Akute Epididymitis

Definition: Akute Entzündung des Nebenhodens

Ätiologie:

➔ Meist aszendierende Erregerinvasion über den Ductus deferens
➔ Die Ursachen sind altersabhängig:
 - Bei Kindern v. a. obstruktive Uropathie (z. B. Harnröhrenstriktur)
 - Bei jungen Männern v. a. sexuelle Übertragungswege (Erreger: meist C. trachomatis, N. gonorrhoeae)
 - Bei älteren Männern v. a. obstruktive Uropathie (meist Prostatahyperplasie) oder iatrogene Ursachen (Katheterisierung, Endoskopie)

Klinik:

➔ Relativ plötzlich einsetzende schmerzhafte Schwellung, Rötung und Überwärmung des Nebenhodens

MERKE

Die akute Epididymitis äußert sich klinisch meist als „akutes Skrotum" (s. Kap. 14.1.3)!

➔ Anamnestisch gelegentlich Symptome eines HWI (Zystitis, Urethritis) in den Tagen zuvor
➔ Häufig Allgemeinsymptome wie Fieber und Abgeschlagenheit

Komplikationen:

➔ Einschmelzung und Abszedierung
➔ Übergang in eine chronische Epididymitis

Diagnostik:

➔ Klinische Untersuchung:
 - Massiv druckschmerzhafter Nebenhoden, der ggf. nicht mehr vom Hoden abgrenzbar ist
 - Bei jungen Männern häufig Urethralfluor als Zeichen der zugrunde liegenden Urethritis
➔ **Urinstatus/Urinkultur:** Mikrohämaturie, Leukozyturie, ggf. Nitrit- und Erregernachweis

MERKE

- Bei Kindern und älteren Männern lassen sich in der Regel eine Bakteriurie, ein positiver Nitritbefund und die Erreger nachweisen.
- Bei jüngeren, sexuell aktiven Männern wird die akute Epididymitis häufig durch Chlamydien oder Gonokokken übertragen, ein direkter Erregernachweis gelingt hier meist nicht; die Urinkultur ist negativ.

➔ **Hämatologisches Labor:** moderat bis stark erhöhte Entzündungszeichen (CRP)
➔ **Sonografie:**
 - Typischerweise aufgetriebener, hypervaskularisierter Nebenhoden mit Begleithydrozele
 - Sonografische Restharnkontrolle, ggf. suprapubischer Blasenkatheter bei hohen Restharnwerten > 100 ml

CAVE

Der sonografische Ausschluss einer Abszedierung ist obligat!

Differenzialdiagnosen (s. Abb. 5.1):

➔ **Hodentorsion**, wichtigste Differenzialdiagnose
➔ Hodentumor
➔ Hydrozele
➔ Spermatozele
➔ Varikozele

Therapie:

➔ **Sofortige kalkulierte Antibiotikatherapie** (später ggf. Umstellung gemäß Antibiogramm)
 - **Kinder:** Breitspektrumpenicillin, z. B. Piperacillin 100 mg/kg KG 3 × tgl. i. v., bei schweren Infektionen ggf. in Kombination mit einem Aminoglykosid, z. B. Gentamicin 5 mg/kg KG/d i. v. in 2–3 Einzeldosen oder mittels Cephalosporin (III. Generation), z. B. Ceftriaxon 50 mg/kg KG 1 × tgl. i. v.
 - **Junge Männer:** Doxycyclin-Monotherapie (2 × 100 mg tgl. oral für 7 Tage) oder Kombinationstherapie aus Doxycyclin (s. oben) und Ceftriaxon (250 mg i. m. als Einmaldosis)
 - **Ältere Männer:** Gyrasehemmer (Fluorchinolone), z. B. Ciprofloxacin 250–500 mg 2 × tgl. oral, Cephalosporin (III. Generation), z. B. Ceftriaxon 2 g 1 × tgl. i. v., ggf. in Kombination mit einem Aminoglykosid, z. B. Gentamicin 3–6 mg/kg KG/d i. v. in 3 Einzeldosen oder Breitspektrumpenicillin, z. B. Amoxicillin 500–1.000 mg 3 × tgl. oral

CAVE

Aminoglykoside (z. B. Gentamicin) sind stark oto- und nephrotoxisch. Die Behandlungsdauer sollte daher insbesondere beim Kind auf 5–7 Tage begrenzt bleiben.

➔ **Hodenhochlagerung und -kühlung** (hängt der Hoden nach unten, verstärkt der Zug am Samenstrang den Schmerz)

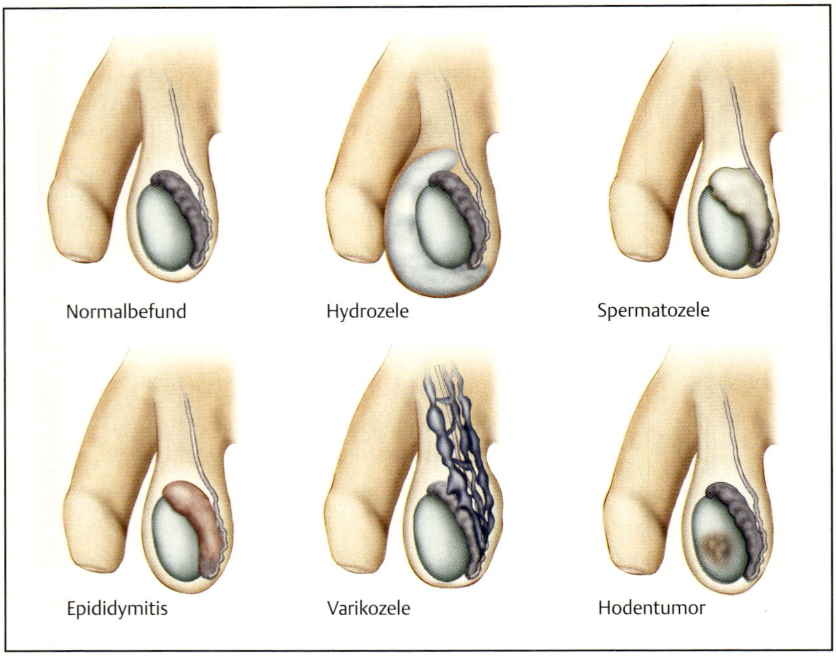

Abb. 5.1 Differenzialdiagnosen der Epididymitis

- → **Symptomatische Begleittherapie** mit NSAR (beim Erwachsenen)
- → Bei gestörter Blasenentleerung mit Restharnbildung erfolgt die Einlage eines **suprapubischen Blasenkatheters**
- → **Abszedierung:** skrotale Epididymektomie

CAVE

Ist im Rahmen einer Hodenfreilegung ein malignes Geschehen im Bereich des Hodens nicht sicher auszuschließen, sollte im Zweifelsfall immer die inguinale Freilegung erfolgen!

5.3.2 Chronische Epididymitis

Definition: Chronische Entzündung des Nebenhodens

Ätiologie: Nicht ausgeheilte akute Epididymitis

Klinik:
- → Meist moderate Beschwerden mit Druckgefühl und Missempfindungen im Nebenhodenbereich
- → Chronische Schwellung des Nebenhodens ohne Zeichen einer akuten Entzündung (Rötung, Überwärmung)

Diagnostik:
- → Siehe akute Epididymitis
- → Zusätzlich: Sonografie zum Tumorausschluss

Differenzialdiagnose: Urogenitaltuberkulose

Therapie:
- → Verlängerte, intensivierte antibiotische Therapie
- → Bei Beschwerdepersistenz operative Epididymektomie

5.3.3 Akute Orchitis

Definition: Hodenentzündung

Ätiologie:
- → Hämatogen, z. B. „Mumpsorchitis“; mit einer Latenz von ein bis zwei Wochen nach der Parotitis auftretende virale Orchitis
- → Als Epididymorchitis in Begleitung einer Epididymitis

Klinik:
- → Schmerzhafte Schwellung und Rötung des Hodens
- → Gelegentlich Allgemeinsymptome wie Fieber und Abgeschlagenheit

MERKE

Klinisch kann die akute Orchitis evt. als „akutes Skrotum“ imponieren (s. Kap. 14.1.3); sie ist häufig schwer von einer Epididymitis zu differenzieren!

Komplikationen:
- → Einschmelzung und Abszedierung
- → Fertilitätsverlust

Diagnostik:
- **Anamnestisch** ggf. Hinweise für eine vorausgegangene Parotitis oder Epididymitis
- **Klinische Untersuchung:** Druckschmerzhafter Hoden
- **Hämatologisches Labor:**
  - Moderat erhöhte Entzündungswerte (CRP)
  - Evt. Titer spezifischer Antikörper nach Parotitis nachweisbar
- **Sonografie:** typischerweise aufgetriebener, hypervaskularisierter Hoden

CAVE

Differenzialdiagnostisch muss auch bei Orchitisverdacht immer die Hodentorsion ausgeschlossen werden!

Therapie:
- Symptomatische Therapie mit NSAR, Hodenhochlagerung und -kühlung
- Bei ausgeprägten Befunden ggf. Gabe von α-Interferon oder Kortikosteroiden
- **Bei Abszedierung:** skrotale Orchiektomie

5.4 Sexuell übertragbare Infektionen

CAVE

Bei allen sexuell übertragbaren Krankheiten ist die Mitbehandlung des Sexualpartners zur Erzielung des Behandlungserfolgs unbedingt erforderlich!

5.4.1 Gonorrhoe (Tripper)

Erreger: Neisseria gonorrhoeae (gramnegative Diplokokken)

Epidemiologie: häufigste sexuell übertragbare Infektion der westlichen Welt, ca. 200–300/100.000/Jahr

MERKE

Die Gonorrhoe muss ohne Angabe von Name an das zuständige Gesundheitsamt gemeldet werden! Bei Therapieverweigerung erfolgt eine namentliche Meldung!

Klinik:
- Urethritis gonorrhoica (Urethritis mit weißlichem Ausfluss in dem der Erreger nachweisbar ist)
- Beim Mann Übergreifen auf Prostata und Nebenhoden möglich
- Bei der Frau u. a. Befall von Zervix und Adnexe

Komplikationen: Postinfektiöse Harnröhrenstrikturen, Sterilität (bei Frauen)

Diagnostik: Kultureller (*cave:* Verwendung eines besonderen Transportmediums) und mikroskopischer Nachweis des Erregers aus dem Urethralfluor- /Zervixabstrich

Therapie:
- Cephalosporin der III. Generation: Ceftriaxon 250 mg i. m. als Einmaldosis
- Alternativ: Gyrasehemmer (Fluorchinolon), z. B. Ofloxacin 200 mg 2 × tgl. oral für 7 Tage; allerdings werden hierbei zunehmend Resistenzen beobachtet

CAVE

Die Penicillinbehandlung der Gonorrhoe ist aufgrund vieler resistenter Keime obsolet!

5.4.2 Syphilis (Lues/harter Schanker)

Erreger: Treponema pallidum

Epidemiologie: In Deutschland ca. 1–5/100.000/Jahr

MERKE

Die Syphilis ist eine meldepflichtige Erkrankung mit namenloser Meldepflicht für Erkrankte und namentlicher Meldepflicht für Therapieverweigerer!

Stadieneinteilung und Klinik:
- Primärstadium:
  - Syphilitischer Primäraffekt nach 2–3 Wochen am Genitale (scharf begrenztes, flaches, schmerzloses Ulcus [„harter Schanker"])
  - In den darauf folgenden Wochen Lymphangitis mit regionalen Lymphknotenschwellungen
- **Sekundärstadium:** 2–3 Monate post-infectionem kommt es zur hämatogenen und lymphogenen Streuung mit Auftreten verschiedener Symptome:
  - Roseola: kleinfleckiges, zunächst makulöses, später papulöses generalisiertes Exanthem
  - Condylomata lata (breite Kondylome)
  - Plaques an der Mundschleimhaut
  - Generalisierte Lymphknotenschwellung

MERKE

Die Symptome im Sekundärstadium der Lues (Dauer: bis zu 5 Jahre) wechseln stark und können zeitweise ganz verschwinden; in ca. 30% der Fälle kommt es zur spontanen Ausheilung.

- **Tertiärstadium** (Latenzzeit: Monate bis Jahre)
  - Lokalisierte ulzeröse Veränderungen („Gummen") in verschiedenen Organen
  - Lokalisierte Exantheme am Stamm
  - Syphilitische Aortitis (Mesaortitis luica)
  - Syphilitische Arthritis
  - Infiltrierend-destruierende Entzündungen des ZNS bis hin zur Tabes dorsalis mit progressiver Paralyse

Diagnostik:

- **Erregernachweis** in den ersten 3 Wochen („seronegatives Stadium") mithilfe der Dunkelfeld-Mikroskopie
- **Serologische Diagnostik:**
  - TPHA (Treponema-pallidum-Hämagglutinations-Test)
  - FTA-ABS (Fluoreszenz-Treponemen-Antikörper-Absorptionstest)
- **Aktivitätsbeurteilung:** VDRL (Venereal Disease Research Laboratory Test), Nachweis von Kardiolipin-Antikörpern, die während der Infektion im Serum ansteigen

MERKE

Der TPHA und FTA sind Lues-spezifisch und bleiben lebenslang positiv! Der VDRL ist nicht spezifisch für die Lues und wird nach deren Abheilung wieder negativ, so dass er zur Beurteilung der Aktivität herangezogen werden kann.

CAVE

Bis heute gibt es kein sicheres Kulturmedium zum Anzüchten von T. pallidum!

Therapie:

- Depot-Penizillin, z. B. Clemizolpenizillin 1 Mio. IE/ tgl. i. m. für 14 Tage
- Bei Penizillinallergie: z. B. Doxycyclin 100 mg 2 × tgl. p.o. für 14 Tage

CAVE

Wichtig ist die Aufrechterhaltung des therapeutischen Spiegels des Antibiotikums über den gesamten Teilungszyklus von T. pallidum hinaus (ca. 33 h); daher empfiehlt sich die parenterale Gabe eines Depot-Präparates!

5.5 Spezifische Harnwegsinfektionen

Definition: Von spezifischen HWI spricht man bei Infektionen mit histologisch charakteristischen Veränderungen der Gewebsarchitektur, die auch ohne Erregernachweis oftmals eine Diagnose zulassen. (Unspezifische HWI: s. Kap. 5.1)

5.5.1 Urogenitaltuberkulose

Erreger: Mycobacterium tuberculosis, M. bovis

Epidemiologie: Inzidenz in Deutschland: 1/100.000 (Ausländer doppelt so häufig betroffen)

MERKE

Die Urogenital-Tbc ist nach der peripheren Lymphknoten-Tbc die zweithäufigste extrapulmonale Manifestation der Tuberkulose.

Ätiologie: Hämatogene Streuung einer primär pulmonalen Manifestation; in der Regel kommt es zunächst zu einem Befall der Nieren, von wo sich der Erreger deszendierend in Richtung Harnwege, Prostata und Nebenhoden ausbreitet.

Formen der Urogenitaltuberkulose:

- Nierenbeckentuberkulose mit tuberkulöser Pyonephrose und „Kittniere" (Endstadium der Nierentuberkulose mit völlig destruiertem und aufgebrauchtem Organ)
- Harnleitertuberkulose
- Tuberkulöse ulzerierende Zystitis mit Entwicklung einer Schrumpfblase
- Tuberkulöse Urethritis
- Prostata- und Samenblasentuberkulose
- Hoden- und Nebenhodentuberkulose

Klinik: Die klinische Symptomatik ist uncharakteristisch, zu den Symptomen zählen

- Uncharakteristische Miktionsbeschwerden
- Rezidivierende Hämaturien
- Uncharakteristische Flanken- und Beckenschmerzen

Diagnostik:

- **Allgemeinzustand:** oft massiver Gewichtsverlust wie bei maligner Grunderkrankung im fortgeschrittenen Stadium
- **Urinstatus:** Mikrohämaturie, sterile Leukozyturie
- **Urinkultur:** Erregernachweis in Spezialnährböden aus Punktat, Eiter oder konzentriertem Morgenurin an drei aufeinander folgenden Tagen
- **Hämatologisches Labor:** hohe bis stark erhöhte Entzündungszeichen (CRP)

- **Histologie:** Tuberkulosegranulom mit käsiger Nekrose im Zentrum
- **Bildgebung:** Sonografie, i. v.-Urografie, CT/MRT

Konservative Therapie:

- **Initialphase** (2 Monate):
  - Isoniazid (INH)
  - Rifampicin (RMP)
  - Pyrazinamid (PZA)
  - Ethambutol (EMB)
- **Stabilisierungsphase** (4 Monate):
  - Isoniazid (INH)
  - Rifampicin (RMP)

Operative Therapie (nach tuberkulostatischer Vorbehandlung):

- Nephrektomie bei funktionsloser „Kittniere“
- Rekonstruktive Eingriffe, z. B. bei Harnleiterstrikturen in Folge der Tuberkulose

5.6 Entzündungen des Retroperitoneums

5.6.1 Retroperitonealfibrose (Morbus Ormond)

Definition: Zunehmende Fibrosierung und fibrotischer Umbau des Retroperitonealraumes mit Ummauerung und Stenosierung von Ureteren, Nerven und Gefäßen

Ätiologie:

- Idiopathisch (Ormond-Syndrom)
- Sekundär nach Bestrahlung des Retroperitonealraumes oder bei benachbarten entzündlichen Prozessen (z. B. inflammatorisches Aortenaneurysma)

Klinik:

- In der Regel asymptomatisch; evt. moderater dumpfer Flanken- oder Rückenschmerz
- Im fortgeschrittenen Stadium Medialverlagerung und Stenosierung der Ureteren mit Harnstauungsniere

Diagnostik: Sonografie, i. v.-Urografie, CT

Therapie:

- **Konservativ:** Therapieversuch mit Glucokortikoiden oder Tamoxifen
- **Operativ:**
  - Verlagerung der Ureteren nach lateral und intraperitoneal
  - Selten Autotransplantation der Niere ins kleine Becken oder Anlage eines Harnleiterileuminterponats bei ausgeprägter Fibrose oder Rezidiv

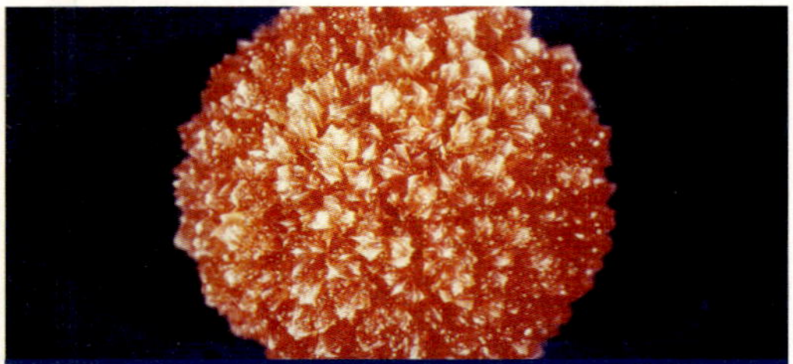

6 Gutartige und bösartige Tumoren

Allgemeines:

→ **TNM-System:** Klassifikation des Tumors nach lokalem Tumorstadium, Lymphknoten- und Metastasenstatus („Staging"); diese Einteilung ist tumorspezifisch
→ **Grading (nach WHO):** Beurteilung der malignen Zellen eines Tumors bezüglich ihres Differenzierungsgrades. Zu den zytologischen Malignitätskriteriengehören z. B. Hyperzellularität, Zellpleomorphismus, ein verschobenes Kern-Plasma-Verhältnis zugunsten des Kerns, Kernatypien, große Nukleolen und eine erhöhte Mitoserate. Das „Grading" besitzt weitestgehend allgemeingültigen Charakter für alle malignen Tumoren, s. Tab. 6.1.

Tab. 6.1 Tumordifferenzierungsgrade (Grading)

Tumordifferenzierungsgrad	Zellcharakteristika
G1	Gut differenziert
G2	Mäßig differenziert
G3	Schlecht differenziert
G4	Undifferenziert

MERKE

Prinzipiell gilt: Je schlechter differenziert ein Tumor ist, desto größer ist seine Wachstumsgeschwindigkeit, Strahlenempfindlichkeit und Bösartigkeit!

6.1 Nierenparenchymtumoren

6.1.1 Gutartige Nierentumoren

Onkozytom

Definition: Benigner parenchymatöser Tumor der Niere

Epidemiologie: Häufigster benigner Tumor der Niere (ca. 5% aller soliden Nierentumoren)

Klinik:

→ In der Regel asymptomatischer Zufallsbefund (meist Sonografie)
→ Im weit fortgeschrittenen Stadium palpabler Tumor, evt. Verdrängungssymptomatik (Flankenschmerzen, Harnstauung)

Diagnostik:

→ **Sonografie:** perfundierte Raumforderung unterschiedlicher Echogenität
→ **i. v.-Urografie:**
  – Das Hohlsystem selbst ist in der Regel nicht tangiert und glatt abgrenzbar
  – Bei größeren Befunden evt. Auseinanderspreizung und Verdrängung der Kelchgruppen oder Vorbuckelung der Nierenkontur
→ **CT, MRT:** uncharakteristische Raumforderung

CAVE

Das Onkozytom lässt sich mit bildgebenden Verfahren nicht sicher vom Nierenzellkarzinom differenzieren!

Differenzialdiagnosen: Nierenzellkarzinom, Angiomyolipom

Therapie: Operative Freilegung (offen oder laparoskopisch) mit Nierenteilresektion oder Tumornephrektomie

MERKE

Da keine sichere diagnostische Abgrenzung des gutartigen Onkozytoms vom bösartigen Nierenzellkarzinom möglich ist, wird es wie dieses mittels Nierenteilresektion oder Tumornephrektomie behandelt!

Angiomyolipom

Definition: Benigner Tumor der Niere, der sich histologisch durch viel Fett, Anteile von glatten Muskelzellen und Gefäßreichtum auszeichnet

Ätiologie/Risikofaktoren: Gehäuftes Auftreten im Rahmen einer tuberösen Sklerose (Erbkrankheit mit mentaler Retardierung, Epilepsie und Fettgewebstumoren)

Klinik:

→ Oft asymptomatischer Zufallsbefund (meist Sonografie)
→ Im fortgeschrittenen Stadium gelegentlich Hämaturie oder Verdrängungssymptomatik (Flankenschmerzen, Harnstauung)

Diagnostik:
- **Sonografie:** Sehr echodichter, hyperreflexiver Tumor
- **i. v.-Urografie:**
  - Das Hohlsystem selbst ist in der Regel nicht tangiert und glatt abgrenzbar.
  - Bei größeren Befunden evt. Auseinanderspreizung und Verdrängung der Kelchgruppen oder Vorbuckelung der Nierenkontur
- **CT:** Aufgrund des hohen Fettanteils hypodens imponierende Raumforderung
- **MRT** (T1-gewichtetes Bild): Hyperintense Raumforderung

Differenzialdiagnosen: Nierenzellkarzinom, Onkozytom

Therapie:
- Da der Tumor in der Regel durch bildgebende Verfahren ausreichend sicher vom Nierenzellkarzinom abgegrenzt werden kann, ist bei kleinen Befunden die Verlaufskontrolle vertretbar.
- Größere Angiomyolipome werden u. a. aufgrund ihrer Spontanruptur- und Blutungsgefahr operativ (möglichst nierenerhaltend) reseziert.

6.1.2 Bösartige Nierentumoren

Nierenzellkarzinom (Hypernephrom, Grawitz-Tumor)

Definition: Maligner epithelialer Tumor des Nierenparenchyms, meist Adenokarzinom

Epidemiologie:
- Ca. 10/100.000/Jahr in Deutschland
- m : w = 2,5 : 1
- Der Altersgipfel liegt jenseits des 50. Lebensalters, meist in der 6. bis 7. Lebensdekade.

MERKE

Das Nierenzellkarzinom ist mit großem Abstand das häufigste Malignom im Bereich der Nieren.

Risikofaktoren:
- Morbus von Hippel-Lindau
- Tuberöse Sklerose
- Analgetikaabusus
- Familiäre Häufung von Nierenzellkarzinomen
- Rauchen, arterielle Hypertonie, Diabetes mellitus, Übergewicht

Stadieneinteilung (TNM-System, UICC 2002): siehe Tab. 6.2

Tab. 6.2 TNM-Klassifikation des Nierenzellkarzinoms

T-Kategorie	
T1	Tumor ≤ 7 cm → T1a: ≤ 4 cm → T1b: > 4 cm, ≤ 7 cm
T2	Tumor > 7 cm, auf Niere begrenzt
T3	→ T3a: Infiltration von Nebenniere oder perirenalem Fett innerhalb der Gerota-Faszie → T3b: Tumorzapfen in Nierenvene/ V. cava unterhalb des Zwerchfells → T3c: Tumorzapfen in V. cava oberhalb des Zwerchfells
T4	Tumorinfiltration jenseits der Gerota-Faszie
N-Kategorie	
N0	Keine Lymphknotenmetastasen
N1	Solitäre Lymphknotenmetastasen
N2	Mehrere Lymphknotenmetastasen
M-Kategorie	
→ M0	→ Keine Fernmetastasen
→ M1	→ Fernmetastasen

Metastasierung:
- Retroperitoneal lymphogen
- Hämatogen, v. a. in Lunge, Knochen, Leber, Nebenniere und Gehirn

Klinik:
- **Frühstadium:** in der Regel **asymptomatischer Zufallsbefund** (meist Sonografie)
- **Spätstadium:** palpabler Tumor, evt. Verdrängungssymptomatik (Flankenschmerzen, Harnstauung), Hämaturie, B-Symptomatik

MERKE

Die Hämaturie entsteht aufgrund eines Tumoreinbruches in das Nierenbecken und ist eher als Spätsymptom anzusehen!

- Ggf. symptomatische **Varikozele links** durch Einflussstau der linken V. spermatica in eine thrombosierte V. renalis links
- **Paraneoplastische Syndrome** (im fortgeschrittenen Stadium):
  - Leberwerterhöhung (v. a. alkalische Phosphatase) und Gerinnungsstörung („Stauffer-Syndrom“)

- Hyperkalzämie (Sekretion von PTHrp, Parathormon-related-protein)
- Hypertonie (Reninsekretion)
- Polyglobulie (Erythropoetin-Sekretion)

MERKE

Das fortgeschrittene, symptomatische Nierenzellkarzinom ist heute aufgrund der weit verbreiteten Ultraschall-Diagnostik gegenüber dem Zufallsbefund des frühen, asymptomatischen Nierenzellkarzinoms bei weitem in den Hintergrund getreten!

Primärdiagnostik:

➜ **Sonografie** (s. Abb. 6.1):
- Sehr inhomogene Darstellung mit teilweise hyper- und hypovaskularisierten Arealen
- Teilweise fast echofreie Nekrosezonen zentral
- Diagnostisch hilfreich: Ggf. Infiltration von Nachbarstrukturen oder Darstellung von Tumorthromben in der V. renalis oder der V. cava

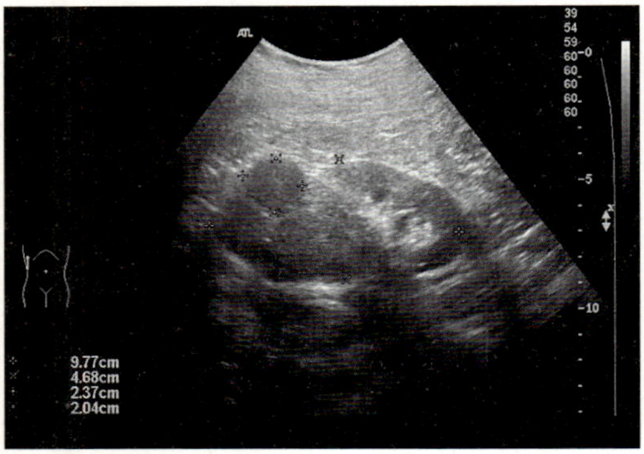

Abb. 6.1 Sonografischer Befund eines kleinen Nierentumors (2,37 × 2,04 cm)

➜ **i. v.-Urografie:**
- Die Nierenkontur ist evt. vorgebuckelt oder der Nierenschatten vergrößert, evt. nachweisbare Verkalkungsherde in Projektion auf die Raumforderung
- Nierenbeckenkelchsystem verdrängt, auseinandergespreizt, komprimiert oder teilweise amputiert
- Bei fortgeschrittenen Befunden unregelmäßige zentrale Kontrastmitteldefekte als Zeichen der Infiltration des Nierenbeckenkelchsystems

➜ **CT:**
- Isodense bis hypodense Raumforderung in der Nativaufnahme mit Signalanreicherung nach KM-Gabe (s. Abb. 6.2)
- Evt. hypodense zentrale Nekrosezone

➜ **MRT:** in der Regel nur in unklaren Fällen oder bei speziellen Fragestellungen (z. B. Tumorthrombusausdehnung) indiziert

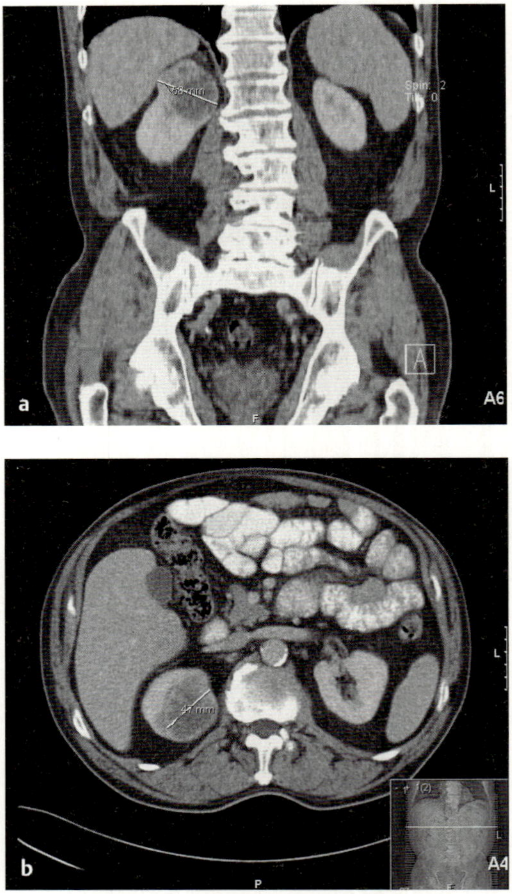

Abb. 6.2: CT-Abdomen Aufnahmen mit Längs- (a) und Querschnittdarstellungen (b) eines Nierenzellkarzinoms im Bereich des rechten Nierenoberpols

Ausbreitungsdiagnostik:

➜ **CT-Thorax:** obligat zur Beurteilung der Lymphknoten und eventueller Fernmetastasen

➜ **Ggf. Skelettszintigramm, Schädel-CT:** fakultativ, je nach Situation und Symptomatik

Differenzialdiagnosen: Benigne Nierentumoren, komplizierte Nierenzysten

MERKE

Zystische Nierenzellkarzinome sind allein aufgrund der Bildgebung nicht sicher von komplizierten Zysten (Zysten mit soliden und durchbluteten Anteilen in der Wand) abzugrenzen!

Operative Therapie (offen oder laparoskopisch):

MERKE

Die operative Therapie ist Basis und Grundlage jeder kurativen Therapie! Chemo- und Strahlentherapie sind als adjuvante bzw. palliative Maßnahmen anzusehen!

- **Tumoren bis etwa 3–5 cm Größe:** Nierenteilresektion; die Indikation ist auch von der Tumorlage, operativen Zugänglichkeit und Gesamtsituation des Patienten abhängig (z. B. großzügige Indikation zur Nierenteilresektion bei funktioneller Einzelniere oder Einnierigkeit)
- **Tumoren >5 cm:** radikale Tumornephrektomie mit En-bloc-Entnahme von Nieren und Fettkapsel; bei Befall der Nebenniere zusätzlich Adrenalektomie; die regionären Lymphknoten werden zur histologischen Beurteilung mitentfernt („Staging").

MERKE

Bei einseitiger Nephrektomie bleiben die Retentionswerte bei gesunder kontralateraler Niere im Normalbereich!

- **Primäre (operable) Solitärmetastasen:** Entfernung des Primärtumors inkl. Metastasen
- **Tumorthrombus in der V. cava:** je nach Ausdehnung evt. interdisziplinäres Vorgehen (Chirurgen und Herzchirurgen) mit ausgedehnter Lebermobilisation und Cavotomie bzw. Atriotomie
- **Zweizeitig aufgetretene solitäre Tumormetastasen:** Metastasenresektion
- **Ausgedehnte Metastasierung:** ggf. palliative Nephrektomie zur Tumorreduktion oder symptomatischen Therapie (z. B. bei Verdrängungssymptomatik, starker Beeinträchtigung durch paraneoplastische Symptome)

Chemotherapie: Palliative Maßnahme bei metastasiertem Grundleiden

- Immunchemotherapie mit Interleukin/Interferon-Kombinationstherapie
- Orale Chemotherapie mit Tyrosinkinasehemmern (z. B. Sorafenib, Sunitinib)

Radiotherapie: Ggf. palliative Radiatio von symptomatischen Knochenmetastasen im Rahmen der Schmerztherapie

MERKE

Das Nierenzellkarzinom ist nicht strahlensensibel!

Alternative palliative Maßnahmen: Tumorembolisation im Rahmen einer Angiografie der Arteria renalis (z. B. bei rezidivierenden Blutungen und inoperablem Zustand)

Prognose:

- Nur die lokal begrenzten und nicht metastasierten Nierenzellkarzinome besitzen eine gute Prognose.
- Die mittlere Überlebenszeit nach Diagnosestellung eines metastasierten Nierenzellkarzinoms beträgt ca. 1 Jahr.

6.2 Nebennierentumoren

6.2.1 Phäochromozytom

Definition: Neuroendokriner, katecholaminproduzierender Tumor, der seinen Ursprung im neuroektodermalen Gewebe hat. In 90% ist er im Nebennierenmark lokalisiert, 10% der Phäochromozytome entstehen in den Ganglien des sympathischen Grenzstrangs.

Epidemiologie:

- Ca. 0,5/100.000/Jahr in Deutschland, m : w = 1 : 1
- Der Altersgipfel liegt in der 4. und 5. Lebensdekade.

Charakterisierung: Das Phäochromozytom wird auch als sog. **„10%-Tumor"** bezeichnet, für den die **„10%-Regel"** gilt:

- **10%** der Phäochromozytome sind maligne (generell gilt: mit der Größe steigt die Malignitätswahrscheinlichkeit).
- **10%** der Phäochromozytome treten familiär gehäuft auf.
- **10%** der Phäochromozytome sind primär extraadrenal gelegen (z. B. thorakal).
- **10%** der Phäochromozytome treten bilateral auf.

Klinik: Die charakteristische Symptomatik wird durch die Hormonproduktion hervorgerufen. Leitsymptom ist die **arterielle Hypertonie** (konstant oder paroxysmal im Rahmen von hypertensiven Krisen); außerdem kann sie zu Kopfschmerzen, Hyperhidrosis und Tachykardie führen.

CAVE

Viele Phäochromozytome sind jedoch symptomarm bis asymptomatisch, so dass das klinische Bild nicht richtungsweisend sein muss!

Assoziierte Syndrome:
- **MEN IIa** (M. Sipple):
  - Medulläres Schilddrüsenkarzinom
  - (Meist bilaterale) Phäochromozytome
  - Nebenschilddrüsenhyperplasie
- **MEN IIb:** wie MEN IIa + Schleimhautneurome
- M. von Hippel-Lindau
- M. Recklinghausen (Neurofibromatose)

Diagnostik:
- Labordiagnostik:
  - Adrenalin- und Noradrenalin-Bestimmung im 24h-Urin (Screening)
  - Clonidinsuppressionstest: Bei grenzwertigen Befunden bzw. als Bestätigungstest bei deutlich erhöhter Adrenalin- und Noradrenalin-Konzentration

MERKE

Die Vanillinmandelsäurebestimmung im Urin bringt keinen zusätzlichen diagnostischen Nutzen!

- **CT, MRT:** Lokalisationsdiagnostik, Bestimmung der genauen Größe und Konfiguration
- **MIBG-Szintigrafie:** Lokalisationsdiagnostik extraadrenaler Phäochromozytome

Differenzialdiagnosen:
- Nebennierenkarzinom
- Neuroblastom (v. a. bei Kleinkindern)

Therapie:
- **Adrenaler Lokalisation:** endoskopische (extra- oder transperitoneale) Adrenalektomie
- **Extraadrenale Lokalisation:** Phäochromozytom-Resektion

CAVE

Vor der Operation muss ein vorhandener Hypertonus mit einem α-Blocker medikamentös eingestellt werden (z. B. Phenoxybenzamin) um eine intraoperative hypertensive Krise zu vermeiden!

MERKE

Bei bilateralem Phäochromozytom muss schon intraoperativ bzw. unmittelbar postoperativ eine hochdosierte Glukokortikoid-Substitution erfolgen, um postoperativ eine Addison-Krise zu vermeiden!

- **Bei Inoperabilität:** medikamentöse Dauertherapie der arteriellen Hypertonie

6.2.2 Nebennierenrindenkarzinom

Definition: Seltener maligner Nebennierenrindentumor

Epidemiologie: Insgesamt selten; allerdings häufigste Ursache des Cushing-Syndroms bei Kindern

Metastasierung: Lymphogen und hämatogen in Leber und Lunge

Klinik:
- Über die Hälfte der Tumoren sind hormonaktiv; die Hormonproduktion bestimmt die Symptomatik:
  - Cortisolproduzierender Tumor: Cushing-Syndrom
  - Androgenproduzierender Tumor: Virilisierung
  - Aldosteronproduzierender Tumor: primärer Hyperaldosteronismus
- Die Symptomatik der übrigen Tumoren wird durch deren Größe (Verdrängung, Schmerzen) und eventuelle Metastasen bestimmt.

Diagnostik:
- Endokrinologische Basisdiagnostik mit Hormonbestimmung, evt. ergänzt durch selektive Nebennierenrindenarterio- und -venografie
- Bildgebende Diagnostik mit CT, evt. MRT und Sonografie
- In Einzelfällen nuklearmedizinische Diagnostik (Szintigrafie)

Differenzialdiagnosen:
- Phäochromozytom
- Nebennierenmetastasen anderer Tumoren (z. B. Nierenzellkarzinom, Mammakarzinom, Bronchialkarzinom oder malignes Melanom)

Therapie: Komplette operative Resektion des Tumors, ggf. mit regionärer Lymphadenektomie

Prognose: Eher schlecht, da etwa die Hälfte der Tumoren zum Diagnosezeitpunkt bereits metastasiert sind

MERKE

Jeder Patient mit einer Raumforderung in der Nebenniere sollte prä- und postoperativ bei einem Endokrinologen vorgestellt werden!

6.3 Tumoren des Retroperitoneums

Die wichtigsten (seltenen) weiteren Tumoren des Retroperitoneums sind gelegentlich von differenzialdiagnostischer Bedeutung und sollen daher kurz erwähnt werden: s. Tab. 6.3

Tab. 6.3 Retroperitoneale Tumoren

	Sarkom	Fibrom	Lipom
Definition	Maligner mesenchymaler Tumor mit früher hämatogener Metastasierung; hierzu zählen z. B.: ➔ Fibrosarkom ➔ Liposarkom ➔ Osteosarkom ➔ Rhabdomyosarkom ➔ undifferenziertes Sarkom	Gutartige, mesenchymale Tumoren, die auch vom Nierenparenchym ihren Ausgang nehmen können	Gutartiger, mesenchymaler Tumor
Epidemiologie	Selten		
Klinik	Die Symptomatik wird im fortgeschrittenen Stadium durch die Tumorgröße (Verdrängung, Schmerzen) und eventuelle Metastasen bestimmt	In der Regel sonografische Zufallsdiagnose	
Diagnose	Sonografie, CT, MRT		
Differenzialdiagnosen	Alle anderen Weichteiltumoren (Fibrom, Angiomyolipom etc.)	Malignes Fibrosarkom Nierenzellkarzinom	Angiomyolipom Liposarkom (eine sichere Abgrenzung ist teilweise nicht einmal durch den Pathologen möglich)
Therapie	Radikale chirurgische Tumorresektion (Sarkome sind in der Regel nicht strahlen- und chemosensibel)	Operative Tumorresektion, da die definitive Diagnose oftmals erst postoperativ durch den Pathologen gestellt werden kann	
Prognose	➔ Abhängig von Differenzierung und Subtyp ➔ Im metastasierten Stadium schlecht	Gute Prognose	

6.4 Urotheltumoren

6.4.1 Allgemeine Grundlagen

MERKE

Das Urothelkarzinom ist eine panurotheliale Erkrankung, daher gelten für alle Urothelkarzinome im Bereich der Niere und ableitenden Harnwege dieselben Kriterien zur Diagnostik!

Histologie:
- ➔ 90% Urothelkarzinome
- ➔ 10% Plattenepithelkarzinome, Adenokarzinome und Sarkome

Risikofaktoren:
- ➔ Nikotinabusus
- ➔ (Berufliche) Exposition mit aromatischen Aminen (Farb- und Kunststoffindustrie), u. U. Anerkennung als Berufskrankheit!

- Fremdkörper (Blasendauerkatheter, Blasenstein), insbesondere für Plattenepithelkarzinom
- Bilharziose als Risikofaktor für das Plattenepithelkarzinom der Harnblase

Klinik:

- Leitsymptom: **schmerzlose Makrohämaturie**!
- Flankenschmerzen durch Nierenbeckentamponade bzw. Koliken bei Koagelabgang
- Unterbauch- und Miktionsbeschwerden oder dysurische Beschwerden z. B. bei Blasentamponade, blasenhalsnah gelegenem Urothelkarzinom oder Carcinoma in situ der Harnblase

CAVE

Jede schmerzlose Makrohämaturie ist bis zum Beweis des Gegenteils verdächtig auf das Vorliegen eines Urothelkarzinoms im Bereich der ableitenden Harnwege!

Primärdiagnostik:

- **Urindiagnostik:** Urinzytologie, auch als so genannte „Spülzytologie" aus dem Nierenbecken
- **Röntgendiagnostik:**
  - i. v.-Urografie/retrograde Ureteropyelografie: Unregelmäßige, teils mottenfraßähnliche Füllungsdefekte im Hohlsystem (s. Abb. 6.3, 6.4)
  - CT, MRT: zur Darstellung der Raumforderung mit eventueller Infiltration von Nachbarstrukturen
- **Sonografie:** Zur Darstellung einer Raumforderung im Bereich des Harnleiters/Nierenbeckens nur eingeschränkt geeignet
- **Endoskopische Diagnostik:**
  - Urethrozystoskopie: Beurteilung von Urethra und Harnblase; ggf. kombiniert mit photodynamischen Methoden (Instillation von fluoreszierenden Farbstoffen in die Blase; dies ist insbesondere bei der Diagnostik eines Carcinoma-in-situ u. U. von Vorteil); bei auffälliger Schleimhaut Biopsieentnahme
  - Ureterorenoskopie, evt. mit PE-Entnahme: Beurteilung von Ureteren und Nierenbecken

Ausbreitungsdiagnostik:

- **Sonografie und Abdomen-CT:** Diagnostik von abdominellen und retroperitonealen Lymphomen und Filiae
- **CT-Thorax:** Beurteilung der thorakalen Lymphknoten und eventueller Lungenmetastasen
- **Skelettszintigramm:** fakultativ, je nach Situation und Symptomatik zur Abklärung eventueller Knochenmetastasen

Nachsorge: Urotheltumoren, insbesondere die oberflächlichen, nicht invasiven Formen rezidivieren häufig. Die engmaschige Nachsorge umfasst je nach Tumorlokalisation folgende Maßnahmen:

- Urethrozystoskopie, Urinzytologie, Sonografie: 3–6 monatlich
- i. v.-Urogramm: Jährlich

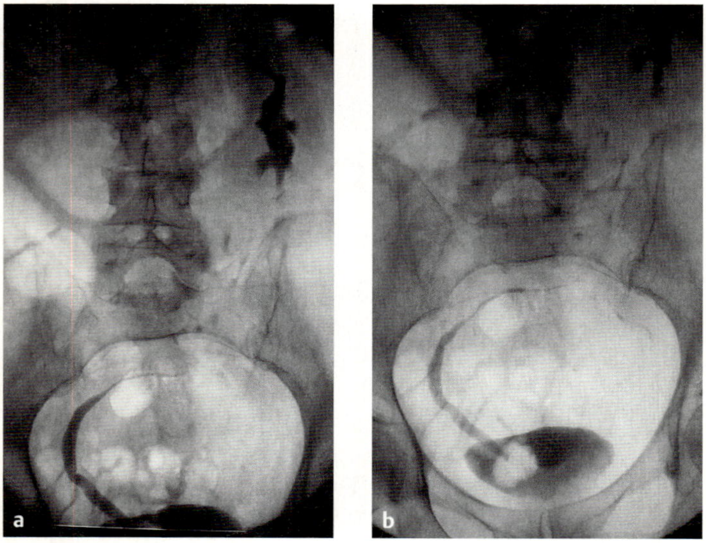

Abb. 6.3: i.v.-Urografie mit KM-Aussparung im Bereich des rechten Harnleiterostiums durch Urothelkarzinom der Harnblase (Beachte: Nebenbefundlich gekreuzte Dystopie rechts!)

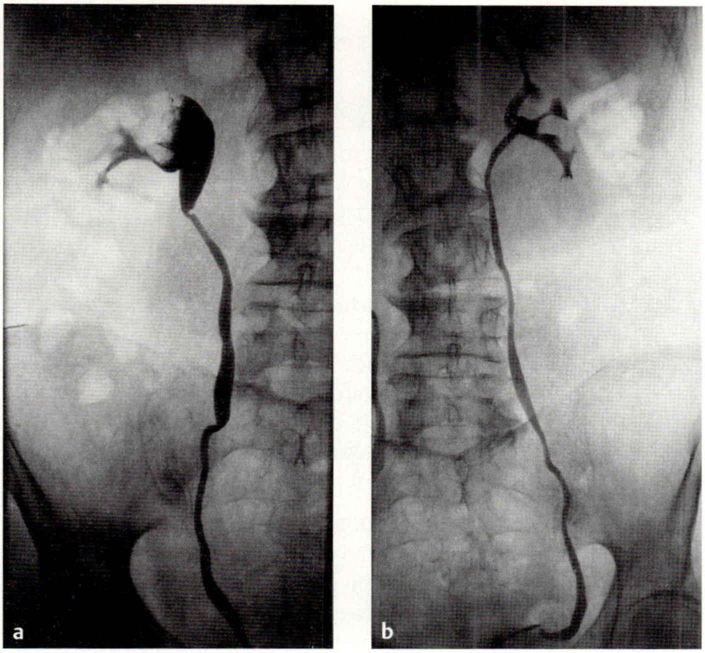

Abb. 6.4 (a) retrograde Ureteropyelografie eines Urothelkarzinoms des rechten Nierenbeckens; (b) unauffällige Ureteropyelografie links

6.4.2 Urotheltumoren von Nierenbecken und Harnleiter

Epidemiologie:

- 1 : 100.000/Jahr; m : w = 2,5 : 1
- Altersgipfel 6. bis 7. Lebensdekade

Stadieneinteilung (TNM-System, UICC 2002): s. Tab. 6.4

Tab. 6.4 TNM-Klassifikation des Nierenbecken- und Harnleiterkarzinoms

T-Kategorie	
Tis/Cis	Carcinoma in situ
Ta	Papilläres, nicht invasives Karzinom
T1	Infiltration von subepithelialem Bindegewebe
T2	Infiltration der Tunica muscularis
T3	Infiltration des peripelvinen/periureteralen Fettgewebes oder des Nierenparenchyms jenseits der Tunica muscularis
T4	Infiltration von Nachbarorganen/perirenales Fettgewebe
N-Kategorie	
N0	Keine Lymphknotenmetastasen
N1	Solitäre, regionäre Lymphknotenmetastase ≤ 2cm
N2	Eine oder mehrere Lymphknotenmetastasen > 2cm und ≤ 5cm
N3	Eine oder mehrere Lymphknotenmetastasen > 5cm
M-Kategorie	
M0	Keine Fernmetastasen
M1	Fernmetastasen

Metastasierung:

- Regionäre, retroperitoneale Lymphknoten
- Lunge, Leber
- Knochen

Differenzialdiagnosen:

- Nierenzellkarzinom, extrarenale Tumoren
- Nephrolithiasis
- Blutkoagel, Papillennekrose
- Tuberkulose

Operative Therapie:

MERKE

Prinzipiell wird jedes Nierenbecken- und Harnleiterkarzinom, unabhängig vom Tumorstadium (Ta über Cis bis hin zu den invasiven Tumoren) operiert (Ausnahme: Inoperabilität, Einnierigkeit und hohes Alter)!

- **Radikale Nephroureterektomie** (Standardverfahren): Totalentfernung der Niere und des Harnleiters bis zu dessen Übertritt in die Harnblase
  - **Offen operatives Vorgehen:** Auslösung der Niere in Seitenlagerung über einen retroperitonealen Flankenschnitt. Anschließend Umlagerung des Patienten in Rückenlagerung und Präparation des distalen Harnleiters mitsamt der so genannten „Blasenmanschette" (= intramuraler Harnleiteranteil mit Harnleiterostium) über einen Pararektalschnitt (= im Unterbauch lateral des M. rectus abdominis). Das Präparat bestehend aus Niere und komplettem Harnleiter kann dann über den pararektalen Zugang geborgen werden.
  - **Kombiniert offen-laparoskopisches Vorgehen:** Zunächst laparoskopisches Auslösen der Niere in Seitenlagerung über einen minimal invasiven Zugang. Anschließend offene Präparation des distalen Harnleiters mitsamt der Blasenmanschette über einen Pararektalschnitt. Das Präparat wird über den pararektalen Zugang geborgen und dem Patienten bleibt der Flankenschnitt erspart.
- Kleine, distale Harnleitertumoren: **Harnleiterteilresektion mit Ureterozystoneostomie** (Neueinpflanzung des Harnleiters in die Blase)
- In Ausnahmesituationen (Inoperabilität, Einnierigkeit und hohes Alter): **Laserung** von kleineren Tumoren

Chemotherapie: Bei metastasierten und inoperablen Tumoren palliative Kombinations-Chemotherapie, z. B. mit Cisplatin und Gemcitabine

CAVE

Da das Urothelkarzinom eine so genannte panurotheliale Erkrankung ist, besteht prinzipiell die Indikation zur operativen Therapie mit Durchführung einer radikalen Nephroureterektomie unter Mitnahme einer Blasenmanschette auf der betroffenen Seite, unabhängig davon wo genau im Hohlsystem sich ein Tumor befindet!

Prognose:

- Im frühen Tumorstadium relativ gut (Ta bis T1)

MERKE

Da die Tunica muscularis von Nierenbecken und Harnleiter nur wenige Millimeter dick ist, kann allerdings auch ein frühes Tumorstadium mit einer schlechten Prognose verbunden sein.

- Im fortgeschrittenen Tumorstadium schlecht (metastasierte Tumoren oder Tumorrezidive haben praktisch kaum eine oder keine 5-Jahres-Überlebensrate!)

6.4.3 Urotheltumoren der Harnblase

Epidemiologie:

- 20–30/100.000/Jahr
- m : w = 2,5 : 1
- Altersgipfel in der 6. und 7. Lebensdekade
- Das Harnblasenkarzinom ist der vierthäufigste bösartige Tumor des Mannes (nach Prostata-, Darm- und Lungenkrebs).

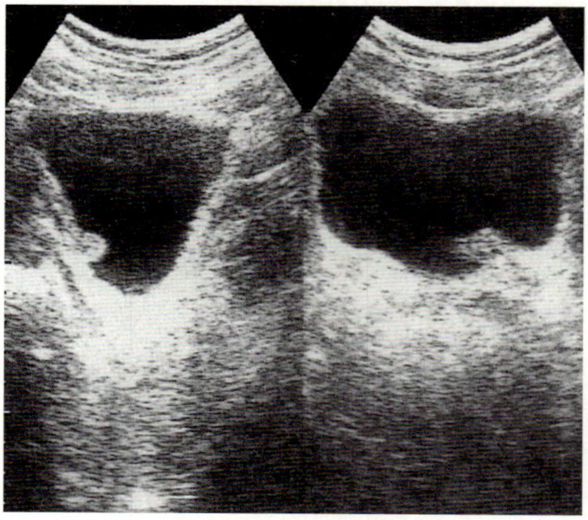

Abb. 6.5 Ultraschalldarstellung eines kleinen, soliden, der Blasenwand aufsitzenden Tumors der Harnblase im Längs- und Querschnitt (Histologie: Urothelkarzinom, T2)

Metastasierung:

- Regionäre, pelvine und retroperitoneale Lymphknoten
- Lunge, Leber
- Knochen, s. Abb. 6.6

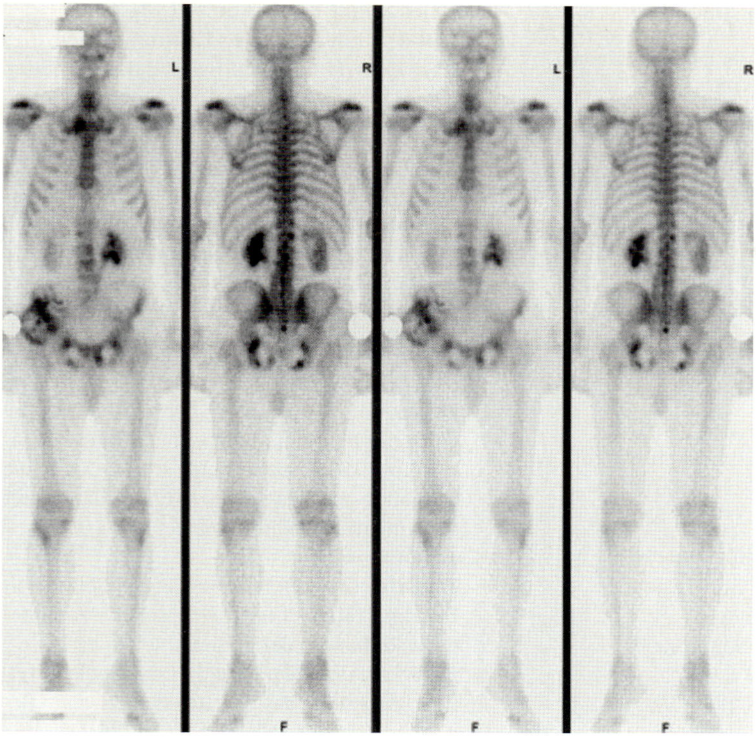

Abb. 6.6: Knochenszintigramm eines pelvin ossär metastasierten Urothelkarzinoms der Harnblase

Differenzialdiagnosen:
- ➔ Blasenpapillom (seltener benigner Blasentumor)
- ➔ Endometriose der Blase
- ➔ Entzündliche Veränderungen der Blase

Stadieneinteilung:
- ➔ Die **Stadieneinteilung der oberflächlichen Urothelkarzinome** der Harnblase ist von der WHO 2004 neu geregelt worden (s. Abb. 6.7). Dabei ist die TNM-Einteilung (Ta G1–Ta G3) verlassen worden. Da diese im Sprachgebrauch jedoch immer noch dominierend ist und auch in den IMPP-Fragestellungen weiter verwandt wird, stellt Abb. 6.7 beide Einteilungen zur besseren Orientierung gegenüber
- ➔ **Die Stadieneinteilung der fortgeschrittenen, invasiven Urothelkarzinome** der Harnblase (T1–T4) ähnelt derjenigen der Urothelkarzinome des oberen Harntrakts, ist jedoch etwas differenzierter (s. Tab. 6.5).

normales Urothel	Präkanzerose	benigne			maligne	
• Hyperplasie • Atypie	• Dysplasie	Papillom	PUN-LMP	LG-PUC	HG-PUC (inkl. CIS)	→ **invasiver Tumor**
			TaG1	TaG2	TaG3	→
	Rezidivrate	1%	35%	50–70%	70–75%	
	Progressrate	selten	4%	10%	15–40%	
	Mortalität		<1%	5%	20%	

Abb. 6.7 Harnblasentumorklassifikation oberflächlicher Urothelkarzinome WHO 2004

Lehrbuch

Stadieneinteilung (TNM-System, UICC 2003):

Tab. 6.5 TNM-Klassifikation des Harnblasenkarzinoms

T-Kategorie	
Tis/Cis	Carcinoma in situ
T1	Infiltration von subepithelialem Bindegewebe
T2	Infiltration der Tunica muscularis: ➔ T2a: Infiltration der inneren, oberflächlichen Hälfte der Muskulatur ➔ T2b: Infiltration der äußeren Hälfte der Muskulatur
T3	Infiltration des perivesikalen Fettgewebes jenseits der Tunica muscularis: ➔ T3a: mikroskopische Infiltration ➔ T3b: makroskopische Infiltration
T4	Infiltration von Nachbarorganen: ➔ T4a: Infiltration von Prostata, Uterus oder Vagina ➔ T4b: Infiltration von Becken- oder Bauchwand
N-Kategorie	
N0	Keine Lymphknotenmetastasen
N1	Solitäre, regionäre Lymphknotenmetastase ≤ 2cm
N2	Solitäre, regionäre Lymphknotenmetastase > 2cm oder mehrere Lymphknotenmetastasen
N3	Eine oder mehrere Lymphknotenmetastasen > 5cm
M-Kategorie	
M0	Keine Fernmetastasen
M1	Fernmetastasen

MERKE

Bei Erstdiagnose sind 80% der Harnblasenkarzinome oberflächlich und 20% invasiv.

Therapie des nichtinvasiven Blasenkarzinoms

CAVE

Die Initialtherapie (TUR-B) des Harnblasenkarzinoms ist gleichzeitig auch der letzte Schritt der Diagnostik, da erst durch die histopathologische Aufarbeitung des Resektates das genaue Tumorstadium ermittelt werden kann. Erst danach ist die definitive Behandlung planbar!

➔ **Tumorstadium Ta G1–3 und T1 G1–2:**
- **TUR-B**: transurethrale Elektroresektion der Blase bis tief in die T. muscularis der Harnblase hinein zur vollständigen Tumorentfernung

MERKE

Bei T1-G1–2 Histologie, bei sehr ausgedehntem Lokalbefund oder Resttumor bzw. bei multilokulärem Tumorbefall und unsicherer Tumorfreiheit sollte ggf. eine planmäßige Nachresektion (erneute Elektroresektion der vorresezierten Areale in der Tiefe) nach 4–6 Wochen erfolgen!

- Adjuvante Maßnahmen: Beim Tumorrezidiv ggf. topische Chemotherapie mittels postoperativer Instillation von Mitomycin oder BCG in die Harnblase im Sinne einer Frühinstillation zur Senkung des Rezidivrisikos

➔ **Carcinoma-in-situ:**
- **Topische Immuntherapie** der Harnblase mit BCG-Instillationen über 3–6 Monate, anschließend Re-Biopsie der Blasenschleimhaut
- Bei persistierendem Cis ggf. Therapiewiederholung; persistiert das Cis nach dem zweiten Behandlungszyklus ist die radikale Zystektomie indiziert!

TIPP

Bei **BCG** handelt es sich um ein attenuiertes Mykobakterium (Bacillus Calmette-Guérin), das von Makrophagen und Blasenkarzinomzellen aufgenommen wird. Nach der Aufnahme präsentieren Makrophagen das Fremdantigen BCG auf ihrer Oberfläche und aktivieren auf diese Weise zytotoxische T-Zellen. Diese sind hierdurch in der Lage, Blasenkarzinomzellen gezielt zu bekämpfen.
Nebenwirkungen einer BCG-Therapie: 80% der Patienten entwickeln eine Zystitis; auch weitere schwere Infektionen wie eine Pneumonie oder Sepsis werden beobachtet.

CAVE

- Das Carcinoma-in-situ tritt meistens in Begleitung von exophytischen Tumoren unterschiedlichen Stadiums auf.
- Es ist hochagressiv und stellt bei frustraner topischer Immuntherapie eine absolute Indikation zur zügigen Zystektomie dar!

- Das **Tumorstadium T1-G3** ist ein Sonderfall. Hier findet sich eine Grenzsituation zwischen transurethralem (→ blasenerhaltendes) Vorgehen (TUR-B) mit anschließender BCG-Therapie und Indikation zur radikalen Zystektomie.

TIPP

In ausgesuchten Fällen (z. B. hohes Patientenalter, gravierende Begleitmorbiditäten, hohes Narkoserisiko etc.) kann ein kleiner Befund eines Blasentumors auch im Rahmen der diagnostischen Urethrozystoskopie einer Laserkoagulation zugeführt werden!

Therapie des muskelinvasiven Blasenkarzinoms (≥ T2):

- **Radikale Zystektomie:** Beim Mann werden die Harnblase inkl. Prostata und Samenbläschen entfernt; bei der Frau erfolgt neben der eigentlichen Zystektomie ggf. auch eine Hysterektomie, falls der Uterus noch vorhanden ist; je nach Lokalbefund wird darüber hinaus die vordere Scheidenwand mitreseziert. Zusätzlich werden in der Regel die regionären, pelvinen Lymphknoten ausgeräumt. Anschließend erfolgt eine entsprechende Harnableitung.

MERKE

Ob der Stellenwert der pelvinen (obturatorischen und iliakalen) Lymphadenektomie lediglich diagnostischen Charakter („Staging") besitzt oder auch kurativ wirkt, ist derzeit nicht eindeutig geklärt.

- **Kombinierte Chemo-** (Cisplatin und Gemcitabine) und **Strahlentherapie:** Alternativ bei multimorbiden Patienten oder inoperablem Lokalbefund

CAVE

Zur Vermeidung der Kloakenbildung (= Vermischung von Urin und Stuhl im Bereich des kleinen Beckens durch Fistelbildung zwischen Blase und Rektum) kann in einem relativ wenig belastenden Eingriff die ein- oder beidseitige Ureterokutaneostomie zur Ausschaltung der Harnblase vor der geplanten Radiochemotherapie erfolgen.

Therapie des metastasierten Blasenkarzinom (M1):

- **Palliative Chemotherapie:** Lymphknotenpositive Befunde nach Zystektomie
- Ggf. **palliative Zystektomie** (z. B. bei rezidivierenden Blutungen und Blasentamponaden): Primär weit fortgeschrittenes, metastasiertes Blasenkarzinom

Prognose:

- Oberflächliches Urothelkarzinom der Blase: 5-Jahres Überlebensrate ca. 90 %
- Muskelinvasives Urothelkarzinom der Blase: 5-Jahres Überlebensrate ca. 55 %
- Metastasiertes Urothelkarzinom der Blase: 5-Jahres Überlebensrate < 20 %

6.4.4 Maligne Tumoren der Urethra

Epidemiologie: Selten, w : m = 2 : 1, Tumor der zweiten Lebenshälfte

Histologie:

- Meist Karzinome (Plattenepithel-, Urothel- und Adenokarziome)
- Seltener Sarkome, Melanome oder Plasmozytome

Metastasierung: Erfolgt v. a. lymphogen

- Tumor der distalen Harnröhre: Oberflächliche und tiefe inguinale Lymphknoten
- Tumor der proximalen Harnröhre: Pelvine (obturatorische und iliakale) Lymphknoten

MERKE

Der maligne Urethratumor metastasiert frühzeitig lymphogen und nur selten hämatogen.

Klinik:

- Obstruktive Blasenentleerungsstörungen
- Mikro- und Makrohämaturie, Dysurie
- Abszedierungen und Fistelungen

Diagnostik:

- **Endoskopie und PE** (wichtigstes diagnostisches Mittel)

CAVE

Bei der Frau ist aufgrund der kurzen Harnröhre die zusätzliche palpatorische Untersuchung der Urethra (evt. gegen das liegende Endoskop) erforderlich um ggf. klinisch sicher einen Tumor ausschließen zu können.

- Zusätzliche Verfahren:
  - Urin- und Urethralsekretzytologie
  - Retrograde Urethrografie (beim Mann)
  - CT/MRT des Beckens: bei lokal fortgeschrittenen Befunden, zur Beurteilung der primären Lymphknotenstationen

Therapie:

- **Tumoren der vorderen Harnröhre:**
  - Beim Mann: Penisteilresektion
  - Bei der Frau: evt. Teilresektion der Urethra
- **Tumoren der hinteren Harnröhre:** Urethrektomie, pelvine Lymphadenektomie und radikale Zystektomie mit supravesikaler Harnableitung
- **Alternativen:**
  - Sehr frühes Tumorstadium und kleiner Lokalbefund: Lasertherapie
  - Inoperabilität: Radiotherapie

MERKE

- Der Sonderfall der urothelialen Metastase eines Blasenkarzinoms im Bereich der Harnröhre kann je nach Befund durch Laserung, Resektion oder Urethrektomie therapiert werden.
- Bei der primären Infiltration der Urethra durch ein Blasenkarzinom ist die Urethrektomie indiziert (entweder im Rahmen der radikalen Zystektomie oder als Zweiteingriff im Intervall).

6.5 Prostatatumoren

Zonale Anatomie der Prostata (s. Abb. 6.8):

- Zentrale Zone
- Übergangszone: Entstehungsort der benignen Prostatahyperplasie (BPH)
- Periphere Zone: in 70–90% der Fälle Ausgangsort des Prostatakarzinoms

CAVE

Durch die unterschiedlichen Entstehungsorte der benignen Prostatahyperplasie (Übergangszone) und des Prostatakarzinoms (periphere Zone) kann auch nach operativer Therapie einer BPH mit Elektroresektion noch ein Prostatakarzinom auftreten!

6.5.1 Benigne Prostatahyperplasie (BPH)

Definition: Gutartige Vergrößerung der Prostata über das normale Volumen von 20–30 ml, die mit einer obstruktiven Blasenentleerungsstörung einhergeht

Ätiologie: Für die Entstehung der BPH gibt es unterschiedliche Hypothesen. Als gesichert gilt eine **Verschiebung des Testosteron/Östrogen-Verhältnisses zugunsten des Östrogens** beim Mann in der zweiten Lebenshälfte. Während Östrogen ein Wachstumsstimulus für die Übergangszone ist, zeigt die periphere Zone z. B. ein testosteronabhängiges Wachstumsmuster.

Epidemiologie:

- In den westlichen Industrienationen lassen sich beim Mann bereits im 40. Lebensjahr erste hyperplastische Veränderungen in der Prostata histologisch nachweisen.
- Ab dem 50. Lebensjahr korreliert die Inzidenz der klinisch manifesten BPH in etwa mit dem Lebensalter.

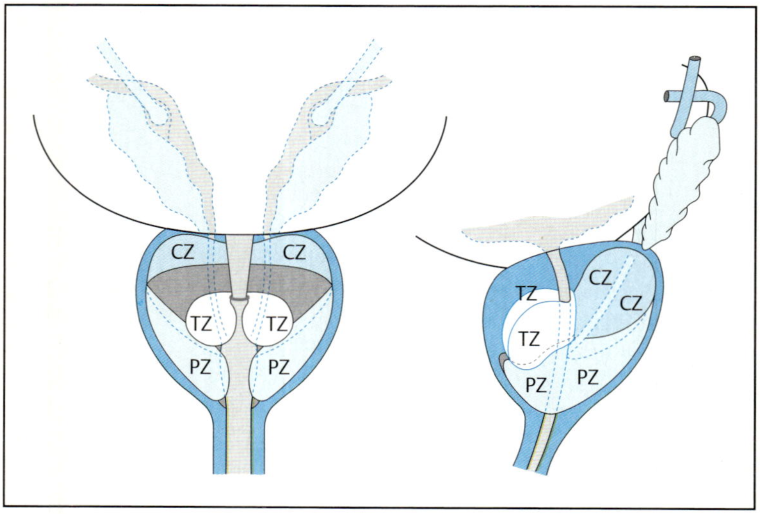

Abb. 6.8: Zonale Anatomie der Prostata (CZ = zentrale Zone, PZ = periphere Zone, TZ = transitionale Zone)

MERKE

Unter den 60-jährigen Männern weisen etwa 60% eine klinisch manifeste BPH auf. Unter den über 80-Jährigen sind es bereits über 80–90%!

Klinik:

- Obstruktive Miktionsstörungen: Abgeschwächter Harnstrahl, Restharnbildung
- Irritative Miktionsstörungen: Pollakisurie, Nykturie, Dysurie, Drangsymptomatik

Komplikationen:

- Mikro- und Makrohämaturien (z. B. aus so genannten Blasenhalsvarizen = kräftigen oberflächlichen Prostatavenen im Blasenhalsbereich)
- Akuter Harnverhalt
- Harnblasentrabekulierung (durch kompensatorische Detrusorhypertrophie) und Ausbildung von Pseudodivertikeln der Harnblase (Ausstülpungen der Schleimhaut durch den pathologisch erhöhten Blasenbinnendruck bei der [obstruktiven] Miktion)
- Rezidivierende Harnwegsinfekte
- Blasenssteinbildung
- Sekundäre Harnstauungsnieren mit progredienter Niereninsuffizienz
- Ischuria paradoxa (Überlaufinkontinenz)

Stadieneinteilung:

- Stadieneinteilung nach Alken: s. Tab. 6.6

Tab. 6.6 Stadieneinteilung der benigen Prostatahyperplasie nach Alken

Stadium	Symptome
Stadium I	Beginnende obstruktive oder irritative Symptome ohne Restharnbildung
Stadium II	Obstruktive oder irritative Symptome Symptomatik mit Restharnbildung
Stadium III	Harnverhalt, Überlaufinkontinenz oder Harnstauungsnieren mit resultierender Niereninsuffizienz

- Seit einigen Jahren sind die Nomenklatur und Einteilung der BPH-Symptomatik einem grundlegenden Wandel unterzogen. Ziel ist eine differenzierte Beschreibung und Einteilung der BPH und ihrer Symptome zur besseren Bewertung und angepassten Therapieplanung. Die wichtigsten Begriffe zeigt Tab. 6.7. Die Symptome lassen sich mit einem standardisierten Fragebogen (IPSS-Fragebogen, „International Prostatic Symptom Score") erfassen.

Tab. 6.7 Beschreibung der benignen Prostatahyperplasie anhand der vorherrschenden Symptomatik

Begriffe	Symptome
LUTS („Lower Urinary Tract Symptoms")	Obstruktive oder irritative Miktionsbeschwerden
BOO („Bladder Outlet Obstruction")	Urodynamisch nachgewiesene Blasenentleerungsstörung
BPE („Benign Prostatic Enlargement")	Prostatavergrößerung >30 ml

Diagnostik:

- **Anamnese:** standardisiert über IPSS (enthält Fragen zu Blasenentleerung, Miktionsfrequenz und -qualität); Einteilung der Patienten anhand des erzielten Punktewertes in 3 Gruppen (gering-, mäßig- oder ausgeprägt symptomatisch)
- Körperliche Untersuchung inkl. **rektal-digitaler Untersuchung**
- **Laboruntersuchungen:**
  - Blutbild, Gerinnung, Serumelektrolyte, Retentionswerte, PSA-Wert
  - Urinstatus, Urinkultur
- **Sonografie:**
  - Nieren, Harnblase (Restharn?)
  - Transabdomineller oder transrektaler Ultraschall der Prostata
- **Fakultative zusätzliche Untersuchungen:**
  - Urethrozystoskopie
  - i. v.-Urogramm
  - Urodynamische Untersuchungen
  - CT/MRT

Differenzialdiagnosen:

- Chronische Prostatitis
- Neurogene Blasenentleerungsstörungen
- Prostatakarzinom
- Harnröhrenstriktur

Konservative Therapie: s. Tab. 6.8

MERKE

Die Stufentherapie richtet sich nach der Symptomatik des Patienten, die sich aus dem individuellem Leidensdruck und den quantitativ erfassbaren Parametern (z. B. IPSS-Wert, maximale Harnflussrate, Restharnbildung) zusammensetzt!

Tab. 6.8 Medikamentöse Therapie der benignen Prostatahyperplasie

	Phytotherapeutika	selektive α-1-Rezeptorblocker	5-α-Reduktasehemmer
Beispiel-präparate	Sägepalmenxtrakt, Brennnesselwurzel, Kürbissamen	Alfuzosin, Tamsulosin	Finasterid
Wirkungs-mechanismus	Nicht bekannt	Tonussenkung der glatten Muskulatur am Blasenausgang	Blockade der 5-α-Reduktase → verminderte intrazelluläre Umwandlung des pro-Hormons Testosteron in die Wirkform Dihydrotestosteron (DHT) → Verkleinerung der Prostata
Nebenwirkungen	Leichte Magen-Darm-Beschwerden	Retrograde Ejakulation, orthostatische Hypotonie	Erektile Dysfunktion, Libidoverlust
Einsatz	Umstritten, da keine eindeutig nachgewiesene Wirksamkeit	Relativ kleinvolumige Prostata (< 40–50 ml)	Großvolumige Prostata (> 40–50 ml)

Operative Therapie:

MERKE

Absolute OP-Indikationen sind:
- Rezidivierende Harnverhalte
- Chronisch erhöhte Restharnwerte
- Sekundäre Harnstauungsnieren
- Individuell starker Leidensdruck

➜ **TUR-P** (Goldstandard): Transurethrale Elektroresektion der Prostata, die mit Hilfe eines Resektoskops in kleinen Portionen abgetragen und durch den Schaft des Instruments aus der Blase herausgespült wird
  - Indikation: im allgemeinen bis zu einer Prostatagröße von etwa 80–100 ml
  - Vorteil: optimale Gewebeabtragung mit dauerhaftem Behandlungserfolg
  - Nachteil: Gefahr des TUR-Syndroms bei großen Prostataadenomen, unter Antikoagulantientherapie nicht möglich

CAVE

TUR-Syndrom: Nach einer TUR-P kann aufgrund intravasaler Einschwemmung von Spülflüssigkeit in das venöse System das sogenannte TUR-Syndrom („Wasservergiftung") auftreten. Typische Symptome sind Müdigkeit, Hyperhydratation und Hyponatriämie mit der Gefahr der Entstehung eines Lungenödems.
Therapie der Wahl ist die Ausschwemmung der Spülflüssigkeit durch Diuretika (z. B. Furosemid) mit gleichzeitiger Gabe von NaCl.

➜ **Offene Prostataadenomenukleation**:
  - Indikation: großes Prostataadenom (> 100 ml)
  - Retropubische extravesikale Adenomenukleation nach Millin (s. Abb. 6.9b): Retropubische Eröffnung der Prostatakapsel mit anschließender digitaler Enukleation des Adenoms und erneutem Kapselverschluss
  - Retropubische transvesikale Adenomenukleation nach Freyer (s. Abb. 6.9a): Retropubische, transvesikales Vorgehen mir Eröffnung der Harnblase (sectio alta), Umschneidung des Blasenhalses und digitaler Enukleation des Adenomgewebes; erneuter Harnblasenverschluss

MERKE

Die OP nach Freyer bietet sich an bei zusätzlicher Pathologie im Bereich der Harnblase (z. B. zur gleichzeitigen Entfernung eines Blasensteines oder Blasendivertikels).

➜ **Laserverfahren:** die folgenden etablierten Laserverfahren sind in bestimmten Situationen als Alternative zur TUR-P zu sehen (z. B. Antikoagulantientherapie, multimorbider Patient)
  - **Farbstofflaser** (z. B. Greenlight-Laser): Der Vorteil des Farbstofflasers ist, dass es praktisch nie zu einer Blutung kommt, so dass diese Methode auch unter Marcumar-Einnahme eingesetzt werden; durch die Gewebeverdampfung erhält man allerdings keine Histologie; außerdem ist im Vergleich zur TUR-P nur eine geringere Gewebeabtragung möglich.

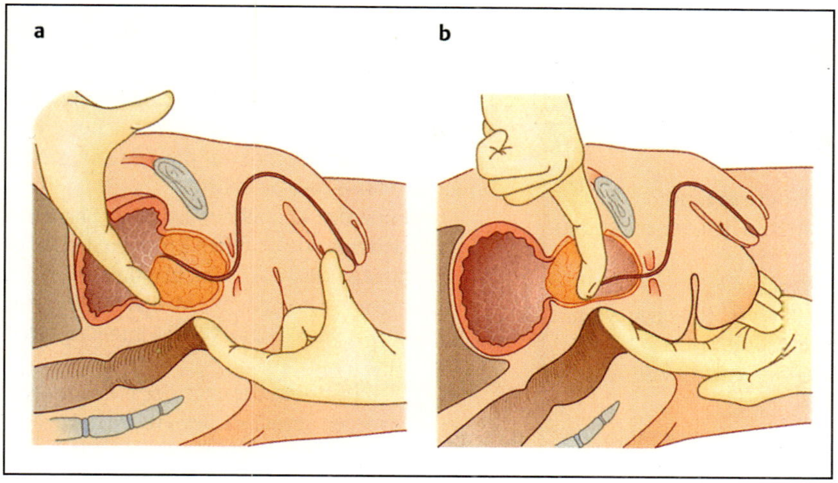

Abb. 6.9 Adenomenukleation: (a) OP n. Freyer; (b) OP n. Millin

- **Holmium-Laser:** Bei der Verwendung des Holium-Lasers kommt es nicht zur Einschwemmung von Spülflüssigkeit; die Blutungsgefahr ist im Vergleich zur TUR-P gering. Allerdings ist das Verfahren zeitaufwendig und das abgetragene Prostatagewebe muss zerkleinert und aus der Blase geborgen werden.

Alternative Verfahren:
- HIFU (HochIntensiver Fokussierter Ultraschall): ablatives Verfahren, allerdings mit geringer Gewebeabtragung
- Stentung der prostatischen Harnröhre zur Überwindung der Obstruktion
- Thermoverfahren (z.B. Mikrowellen, Wärmeapplikation über Nadelablation der Prostata)
- TUVP: transurethrale Vaporisation („Verdampfung") der Prostata

6.5.2 Prostatakarzinom (PC)

Epidemiologie: Die Inzidenz steigt mit dem Lebensalter
- Unterhalb des 40. Lebensjahres kommt es praktisch nicht vor
- Beim 55-jährigen Mann: 20/100.000/Jahr
- Beim 80-jährigen Mann: 70–80%ige Wahrscheinlichkeit für das Vorliegen eines Prostatakarzinoms

MERKE

Das Prostatakarzinom ist der häufigste maligne Tumor des Mannes!

Manifestationsformen des Prostatakarzinoms:
- **Manifestes Prostatakarzinom:** signifikantes, ggf. symptomatisches PC
- **Inzidentelles Prostatakarzinom:** zufällig im Rahmen einer TUR-P entdecktes PC
- **Latentes Prostatakarzinom:** nicht-signifikantes, nicht-behandlungsbedürftiges PC (des alten Mannes); es wird in der Regel im Rahmen einer Obduktion entdeckt
- **Okkultes Prostatakarzinom:** symptomatische Tumormetastasen bei unauffälligem Tastbefund der Prostata

CAVE

Schwierig bei der Diagnostik und Therapie des Prostatakarzinoms ist der teilweise fließende Übergang vom manifesten, behandlungsbedürftigen Karzinom des jüngeren Mannes zum „unbedeutenden", latenten Karzinom des 85-jährigen, asymptomatischen Patienten!

Histologie:
- Meist Adenokarzinom (95%)
- Selten andere Entitäten, z.B. kleinzellige oder neuroendokrin differenzierte Karzinome oder Sarkome

Metastasierung:
- **Lymphogen:** obturatorisch (meist erste Lymphknotenstation), iliakal sowie retroperitoneal paraaortal und paracaval
- **Hämatogen:** ossär (vorwiegend osteplastisch) v.a. in Becken, Wirbelsäule, Rippen

Klinik:

CAVE

Das Prostatakarzinom ist im Frühstadium, in dem eine kurativen Therapie möglich ist, in der Regel asymptomatisch!

- Bei **lokal fortgeschrittenem Befund:**
  - Obstruktive oder irritative Blasenentleerungsstörungen
  - Mikro- oder Makrohämaturie
- **Allgemeinsymptomatik** z. B. Gewichtsverlust, Abgeschlagenheit, Anämie
- **Lymphödem** der unteren Extremitäten und des äußeren Genitale
- **Harnstauungsniere** bei Blasenbodeninfiltration
- **Lumbago** bei symptomatischer ossärer Metastasierung

CAVE

Bei uncharakteristischen „Kreuzschmerzen" des über 50-jährigen Mannes muss ein ossär metastasiertes PC ausgeschlossen werden!

Tab. 6.9 TNM-Klassifikation des Prostatakarzinoms

T-Kategorie	
T1	Klinisch nicht erkennbarer Tumor: → T1a: inzidentelles PC in weniger als 5% des Resektates → T1b: inzidentelles PC in mehr als 5% des Resektates → T1c: Tumordiagnose durch Nadelbiopsie
T2	Tumor auf die Prostata begrenzt: → T2a: Infiltration von weniger als der Hälfte eines Prostataseitenlappens → T2b: Infiltration von mehr als der Hälfte eines Prostataseitenlappens → T2c: Infiltration beider Prostataseitenlappen
T3	Tumor überschreitet die Organgrenze: → T3a: extrakapsuläre Ausbreitung → T3b: Infiltration der Samenblasen
T4	Infiltration von Nachbarorganen
N-Kategorie	
N0	Keine Lymphknotenmetastasen
N1	Regionäre Lymphknotenmetastasen
M-Kategorie	
M0	Keine Fernmetastasen
M1	Fernmetastasen

Stadieneinteilung:

- Stadieneinteilung nach TNM (UICC 2002): s. Tab. 6.9
- **Grading-Einteilung der WHO** (s. Tab. 6.1)
- Neben dem Grading nach den WHO-Kriterien hat sich beim Prostatakarzinom die Einteilung nach dem **Gleason-Score** bewährt:
  - Einteilung des Karzinoms auf einer Skala von 1–5 nach rein strukturellen Kriterien des Karzinomaufbaus und nach der glandulären Differenzierung; zytologische Malignitätskriterien im engeren Sinne (siehe WHO-Einteilung) werden nicht bewertet.
  - Aufgrund der Heterogenität der Prostatakarzinome werden jeweils 2 Bewertungen abgegeben: Die erste Ziffer steht für den am häufigsten anzutreffenden Differenzierungsgrad, die zweite Ziffer für das am schlechtesten, bzw. abweichend differenzierte Baumuster des Karzinoms. Demnach variiert der Gleason-Score eines PC zwischen 1 + 1 = 2 und 5 + 5 = 10.
- Gleason-Score in Relation zum WHO-Grading:
  - Gleason 2–4 ~ G 1
  - Gleason 5–7 ~ G 2
  - Gleason 8–10 ~ G 3

MERKE

Der Vorteil der Einteilung nach Gleason ist die differenziertere Bewertung und damit bessere Prognoseabschätzung. So besteht z. B. zwischen einem PC Gleason 6 und einem PC Gleason 7 ein erheblicher prognostischer Unterschied, während beide nach WHO-Kriterien einem G2 Karzinom zuzuordnen wären!

Früherkennung:

CAVE

Da viele Prostatakarzinome zum Zeitpunkt der ersten subjektiven Krankheitssymptome bereits lokal weit fortgeschritten bzw. metastasiert sind, ist die Früherkennung von besonderer Wichtigkeit!

- Die Früherkennung wird ab dem 45. Lebensjahr empfohlen.
- Früherkennung sollte beinhalten:
  - Digital-rektale Untersuchung
  - PSA-Wert Bestimmung
  - Ggf. transrektaler Ultraschall

Primärdiagnostik:

- **Digital-rektale Untersuchung**

MERKE

Faustregel: Die Konsistenz des Prostatakarzinoms ist etwa knöchern, die Konsistenz der Prostatahyperplasie entspricht etwa der des gespannten Daumenballens!

- **PSA-Wert Bestimmung**, vereinfacht gilt:
  - PSA < 4 ng/ml: normal
  - PSA > 4 ng/ml und < 10 ng/ml: „Grauzone"
  - PSA > 10 ng/ml: dringender Verdacht auf PC

CAVE

Einschränkungen bei der PSA-Wert-Bestimmung:
- PSA-Wert-Erhöhung auch bei Entzündungen (DD: Prostatitis)
- PSA-Wert abhängig von der Prostatagröße

- **Transrektaler Ultraschall:** fakultativ zur Beurteilung des sonografischen Musters der Prostata
- Perineale- oder transrektale ultraschallgesteuerte Prostatastanzbiopsie: obligat zur Diagnosesicherung

MERKE

Die Indikation zur Prostata-PE ist gegeben bei tumorsuspektem digital-rektalen Tastbefund der Prostata oder bei nicht erklärbarer Erhöhung des PSA-Wertes > 4 ng/ml!

CAVE

Bei Patienten mit einer Lebenserwartung < 10 Jahren und solchen die eine Biopsie bzw. Therapie prinzipiell ablehnen sollte mangels resultierender Konsequenz kein Prostatakarzinom-Screening erfolgen!

Ausbreitungsdiagnostik („Staging"):
- **Skelettszintigramm:** präoperativ bei PSA > 10 ng/ml obligat zum Ausschluss eventueller Knochenmetastasen
- **Fakulativ:**
  - Sonografie oder CT/MRT: Beurteilung der pelvinen und retroperitonealen Lymphknoten
  - Urethrozystoskopie: Beurteilung einer eventuellen Beckenboden bzw. Schließmuskel- oder Blasenbodeninfiltration
  - i. v.-Urogramm: Beurteilung der Harnleiterverläufe und einer eventuellen Harnstauung

Therapie des lokal begrenzten, nicht metastasierten PC:
- **Radikale Prostatektomie** (offen chirurgisch oder laparoskopisch): Totalentfernung von Prostata, Kapsel und Samenbläschen mit anschließender Anastomosierung von Harnblase und Harnröhrenstumpf
- **Kurative Strahlentherapie** (perkutan oder interstitiell), ggf. in Kombination mit **Hormontherapie**: alternativ bei Inoperabilität oder Patientenwunsch

Therapie des metastasierten PC:
- **Antiandrogene Hormontherapie:** s. Tab. 6.10

Tab. 6.10 Hormontherapie beim metastasierten Prostatakarzinom

Verfahren	Anmerkung
Subkapsuläre bilaterale Orchiektomie	Operative Kastration; wird immer mehr verlassen zugunsten medikamentöser Verfahren
Gabe von LHRH-Analoga (z. B. Goserelin, Buserelin) als subkutane Depotinjektion	Medikamentöse Kastration durch Dauerblockade der Rezeptoren in der Hypophyse; die Wirkung entspricht der Orchiektomie; um den Testosteronanstieg zu Therapiebeginn abzufangen, sollte anfänglich mit Antiandrogenen kombiniert werden
Antiandrogene (z. B. Bicalutamid, Flutamid)	Hemmung der Testosteronaufnahme durch Androgenrezeptorblockade; durch den bestehenden extrazellulären Testosteronspiegel weniger erektile Dysfunktion

CAVE

Nach durchschnittlich etwa 18–24 Monaten entwickelt ein PC hormonrefraktäre Anteile, die nicht mehr auf die Hormontherapie ansprechen.

- **Chemotherapie** (z. B. Docetaxel): in bestimmten Situationen beim hormonrefraktären PC

Sonderfall - „watchful-waiting" (= „kontrolliertes Zuwarten"); Indikationen:
- Hohes Alter (z. B. über 80-jähriger Patient mit inzidentellem PC in der Histologie nach TUR-P)
- Ausgeprägte Komorbidität bzw. Multimorbidität des Patienten mit inzidentellem Karzinom

- Niedriger Gleason-Score des PC (z. B. Gleason 2–4)
- Inzidentelles PC mit minimaler Tumorlast

Adjuvante Hormontherapie: Im Stadium T3b (Befall der Samenblasen) nach radikaler Prostatektomie (→ senkt Rezidivrisiko)

Therapeutisches Vorgehen bei Rezidiv:
- Ein Lokalrezidiv nach Strahlentherapie kann ggf. einer radikalen Prostatektomie zugeführt werden, umgekehrt kann das Lokalrezidiv nach radikaler Prostatektomie in bestimmten Situationen bestrahlt werden.
- Voraussetzung ist jeweils ein lokal begrenzter Befund ohne Lymphknoten- oder Knochenmetastasen.

Alternative Therapieverfahren (s. Kap. 6.5.1):
- HIFU
- Thermotherapie (lokale Hyperthermie der Prostata)

Nachsorge: Basis der Nachsorge bildet die digital-rektale Untersuchung sowie die PSA-Wert-Bestimmung:
- Der PSA-Wert fällt in der Regel etwa 3 Monate nach radikaler Prostatektomie unter die Nachweisgrenze; 3 Monate nach Strahlentherapie pendelt er sich auf einen noch nachweisbaren individuell unterschiedlichen niedrigen Wert ein.
- Ein Tumorrezidiv gilt als gesichert wenn nach erreichtem PSA-Tiefstand drei PSA-Werte in Folge ansteigend sind.

6.6 Hodentumoren

Epidemiologie:
- Inzidenz steigend, zur Zeit in Deutschland ca. 8/100.000/Jahr
- Altersgipfel bei Nichtseminom ca. 26 Jahre, bei Seminom ca. 36 Jahre

MERKE

Hodentumore sind die häufigsten Tumore des jungen Mannes!

Histologische Einteilung:
- **Keimzelltumoren (>90–95%):** Seminome (ca. 55–60% aller Keimzelltumoren) und Nichtseminome (Dottersacktumoren, Embryonalzell-Karzinome, Teratokarzinome, Chorionkarzinom; insgesamt ca. 40–45% aller Keimzelltumoren)
- **Nicht-germinale Tumoren** (selten): Leydig-Zell-Tumoren (meist benigne), Sertoli-Zell-Tumoren, Lymphome, Metastasen anderer Tumoren (z. B. Lungen-Ca)

Makroskopisches Erscheinungsbild:
- **Seminom:** blass, farblos, homogen, „fischfleischartig" (s. Abb. 6.10)
- **Nichtseminom:** Gruppe teils buntfleckiger, teilnekrotischer Tumoren, welche ein heterogenes Erscheinungsbild liefern

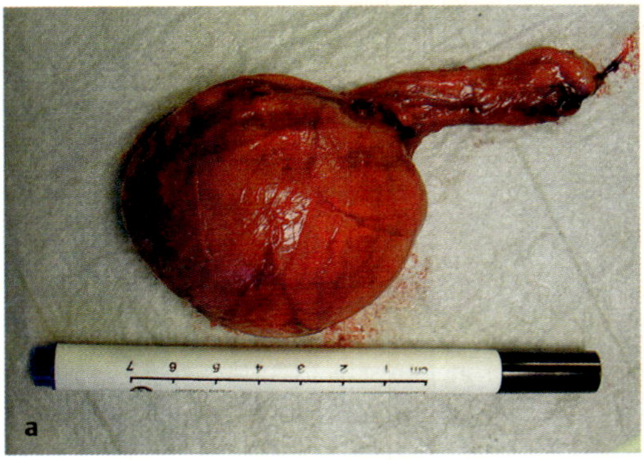

a

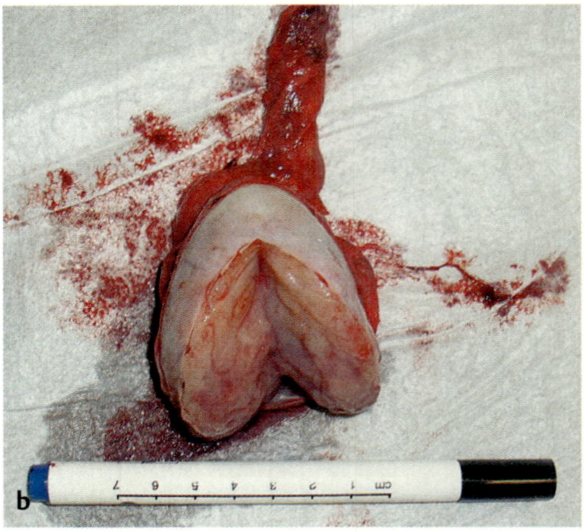

b

Abb. 6.10: Seminon des Hodens: (a) Tumor vor der Eröffnung; (b) gleicher Tumor nach Eröffnung, der Hoden ist durch den Tumor komplett aufgebraucht

Risikofaktoren:
- Kontralateraler Hodentumor
- Maldeszensus, Kryptorchismus, angeborene Leistenhernie
- Hodentumor bei erstgradig Verwandten (Vater, Brüder)

Metastasierung:

- Primär **lymphogen**: paraaortal, paracaval später mediastinal
- Später **hämatogen**: v. a. bronchial, aber auch hepatisch, ossär und zerebral

Klinik:

- **Frühstadium:** Schmerzlose Induration, Schwellung des Hodens, ggf. entzündliche Veränderungen (→ dann häufig als Epididymitis verkannt)
- **Fortgeschrittenes Stadium:** ziehende Schmerzen im Samenstrang durch Zug am Hoden, Gynäkomastie (v. a. bei β-HCG-produzierenden Hodentumoren) sowie Symptome der Metastasierung (z. B. Harnstauungsniere, Dyspnoe bei pulmonaler Filiarisierung)

Primärdiagnostik:

- **Klinische Untersuchung** (insb. Hodenpalpation)
- **Sonografie** (s. Abb. 6.11)
- **Tumormarker** (s. Tab. 6.11): Abnahme präoperativ im Rahmen der Diagnostik sowie zur Verlaufkontrolle; postoperativ abfallende Werte zeigen einen Therapieerfolg an, persistierend hohe Werte geben Hinweis auf ein Fortbestehen des Tumorleidens bzw. auf eine Metastasierung; ein erneuter Anstieg der Tumormarker weist auf ein Rezidiv hin.

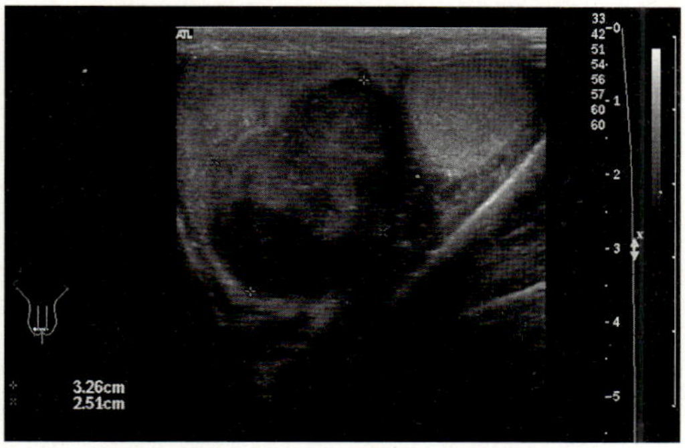

Abb. 6.11: Sonografischer Befund eines Hodentumors

Tab. 6.11 Tumormarker bei Keimzelltumoren

Tumormarker	Bemerkungen
Onkofetale Tumormarker	
AFP (α-Fetoprotein)	→ HWZ ca. 6 Tage → Nur erhöht bei nichtseminomatösen Hodentumoren (v. a. Dottersachtumore, embryonales Karzinom) → AFP auch erhöht bei Lebererkrankungen (Zirrhose, Hepatitis, primäres Leberzell-Ca), Tumoren von Pankreas, Magen, Kolon
β-HCG (β-humanes Choriogonadotropin)	→ HWZ ca. 2 Tage → Vorkommen v. a. bei Nichtseminomen (v. a. Chorionkarzinome) → In 15% Auftreten bei Seminomen
Tumorsekretorische Tumormarker	
LDH (Lactatdehydrogenase)	→ Keine Spezifität für Keimzelltumoren → Werden erst im fortgeschrittenen Stadium positiv

CAVE

Ein erhöhter AFP-Wert im Serum ist nicht mit der Diagnose eines Seminoms vereinbar, unabhängig von der ermittelten Histologie!

Ausbreitungsdiagnostik („Staging"):

- **CT-Thorax und Abdomen:** Lymphknotenmetastasen?, Fernmetastasen?
- **Fakultativ** bei speziellen Fragestellungen:
  - Sonografie des Retroperitoneums
  - MRT
  - Skelettszintigrafie: Knochenmetastasen?
  - Schädel-CT: Hirnmetastasen?

Stadieneinteilung:

- Allgemein gilt:
  - Die reine TNM-Klassifikation allein spielt im Bezug auf die Therapie eine untergeordnete Rolle.
  - Neben der TNM-Klassifikation existieren weitere Stadieneinteilungen, die je nach Tumor und Stadium mehr oder weniger gut zur Einteilung geeignet sind. Für fortgeschrittene Hodentumore hat sich z. B. die **IGCCCG**-(International-Germ-Cell-Cancer-Collaboration-Group)

Klassifikation etabliert, in der die Lokalisation des Primärtumors, die Art der Fernmetastasierung und die Tumormarkerhöhe (s. Tab. 6.13) eingehen. Bei fehlender oder geringgradiger Metastasierung erfolgt die Stadieneinteilung nach der **Lugano-Klassifikation.**

- Für alle Stadien gleichermaßen gültig und daher aussagekräftiger ist die **AJCC-** (American Joint Committee on Cancer) bzw. **UICC-** (Union internationale contre le cancer) **Klassifikation** (s. Tab. 6.14). Sie basiert auf der TNM-Einteilung und auf einer Einteilung der Tumormarkerhöhe.

→ **TNM-Klassifikation** (UICC 1987): s. Tab. 6.12

Tab. 6.12 TNM-Klassifikation der Hodentumore (UICC 1987)

T-Kategorie	
Tis	Intratubulärer Tumor = TIN (Testikuläre Intraepitheliale Neoplasie) = Cis (Carcinoma in situ)
T1	Tumor auf Hoden und Nebenhoden begrenzt, ggf. Infiltration in die Tunica albuginea ohne Gefäß- oder Lymphgefäßinfiltration
T2	Wie T1, aber mit Gefäß- oder Lymphgefäßinfiltration oder Penetration durch die Tunica albuginea mit Beteiligung der Tunica vaginalis
T3	Tumor infiltriert Samenstrang
T4	Tumor infiltriert Skrotum
N-Kategorie	
N0	Keine Lymphknotenmetastasen
N1	Lymphknoten ≤ 2 cm, auch multiple
N2	Lymphknoten > 2 cm aber ≤ 5 cm, auch multiple
N3	Lymphknoten > 5 cm
M-Kategorie	
M0	Keine Fernmetastasen
M1	Fernmetastasen → M1a: pulmonale Metastasen oder nicht regionäre Lymphknoten → M1b: andere Fernmetastasen

Tab. 6.13 Einteilung der Tumormarker

S-Kategorie	Tumormarker
S0	Tumormarker normal: → AFP: < 10 ng/ml → β-HCG: < 1 ng/ml oder < 5 IU/l → LDH: 120–240 U/l
S1	„Günstige" Tumormarker: → AFP: < 1.000 ng/ml → β-HCG: < 1.000 ng/ml oder < 5.000 IU/l → LDH: < 1,5 x Norm
S2	„Intermediäre" Tumormarker[1]: → AFP: 1.000–10.000 ng/ml → β-HCG: 1.000–10.000 ng/ml oder 5.000–50.000 IU/l → LDH: 1,5–10 × Norm
S3	„Ungünstige" Tumormarker[1]: → AFP: > 10.000 ng/ml → β-HCG: > 10.000 ng/ml oder > 50.000 IU/l → LDH: > 10 × Norm

[1] mindestens ein Laborparameter muss die Bedingung erfüllen

Tab. 6.14 UICC- bzw. AJCC-Klassifikation der Hodentumore (1998)

Stadium	T-Stadium	N-Stadium	M-Stadium	S-Stadium
I A	T 1	N 0	M 0	S 0
I B	T 2–4	N 0	M 0	S 0
I C	Alle T	N 0	M 0	S 1–3
II A	Alle T	N 1	M 0	S 0–1
II B	Alle T	N 2	M 0	S 0–1
II C	Alle T	N 3	M 0	S 0–1
III A	Alle T	Alle N	M 1a	S 0–1
III B	Alle T	N 1–3 Alle N	M 0 M 1a	S 2 S 2
III C	Alle T	N 1–3 Alle N Alle N	M 0 M 1a M 1b	S 3 S 3 Alle S

Differenzialdiagnosen:

- Entzündliche Hoden-/Nebenhodenerkrankungen (Epididymitis, Orchitis, Hodentuberkulose)
- Hydrozele, Spermatozele
- Hodentorsion

Primärtherapie:

- **Standard:**
  - Hohe **inguinale Ablatio testis** und **kontralaterale Hodenbiopsie** zum Ausschluss einer TIN

MERKE

In 5% der Fälle findet sich ein TIN des kontralateralen Hodens!

  - **TIN-Therapie:** Strahlentherapie (bei Patienten mit Kinderwunsch auch abwartende Haltung gerechtfertigt, bei ohnehin geplanter Chemotherapie zunächst keine Radiatio und Kontrollbiopsie 6 Monate nach Chemotherapie)
- **Alternativen:**
  - **Organerhaltende Operation:** in seltenen Ausnahmefällen gerechtfertigt (bei synchronen bilateralen Tumoren, metachronem kontralateralem Tumor oder Solitärhoden mit präoperativ normalem Testosteronspiegel)
  - **Primäre Chemotherapie:** bei weit fortgeschrittenem Tumorstadium (z. B. pulmonale Insuffizienz durch Metastasierung) primäre Chemotherapie nach Diagnose durch klinische Untersuchung, Labor, Sonografie und bildgebende Verfahren

MERKE

Vor einer Hodentumortherapie sollte dem Patienten immer die Möglichkeit einer Kryokonservierung von Spermatozoen angeboten werden!

Fortführende Therapie:

TIPP

Die an die Primärtherapie (Semikastration und Probeexzision) anschließende Therapie richtet sich nach Histologie und Tumorstadium (s. Tab. 6.15 und 6.16).

Tab. 6.15 Seminombehandlung nach Abschluss der Primärtherapie

UICC/AJCC-Stadium	I A–C			II A	II B		II C/III A–C
Therapieverfahren	Adjuvante Radiatio	Carboplatin-Monochemotherapie (1–2 Zyklen)	„Wait-and-see"	Adjuvante Radiatio	Adjuvante Radiatio	3 Zyklen PEB[1]	PEB[1] 3–4 Zyklen (stadienabhängig)
Rezidivrate	3–4%		20%	5%	11%		10–40%
Heilungsrate			ca. 100%				40–80% (befundabhängig)

[1] Polychemotherapie mit Cisplatin, Etoposid, Bleomycin

Tab. 6.16 Nichtseminombehandlung nach Abschluss der Primärtherapie

UICC/AJCC-Stadium	I A–C			II A–B			II C/III A–C
Therapieverfahren	RLA[1]	2 Zyklen PEB[2]	„Wait-and-see"	3 Zyklen PEB[2]	RLA[1]	RLA[1] + 2 Zyklen PEB[2]	PEB[2] 3–4 Zyklen (stadienabhängig)
Rezidivrate	8–10%	3%	14–22%	ca. 10%	ca. 40%	ca. 5%	10–40%
Heilungsrate		ca. 99%			ca. 98%		40–80% (befundabhängig)

[1] retroperitoneale Lymphadenektomie [2] Polychemotherapie mit Cisplatin, Etoposid, Bleomycin

MERKE

Seminombehandlung:
Die Methode der Wahl im Frühstadium ist die **adjuvante Strahlentherapie**; in Einzelfällen besteht die Möglichkeit einer **adjuvanten Carboplatinmonochemotherapie** (1–2 Zyklen). Für „low risk" Patienten (Primärtumor ≤ 4cm und fehlende Rete-testis-Invasion) ist die **„wait-and-see"-Strategie** eine therapeutische Alternativoption.
Im **Stadium II B** kann die **PEB-Polychemotherapie** (Cisplatin, Etoposid, Bleomycin) alternativ zur Radiatio eingesetzt werden.
Ab **Stadium II C** ist die **PEB-Polychemotherapie** Standard.

MERKE

Nichtseminombehandlung:
Die Nichtseminombehandlung nach Abschluss der Primärtherapie ist eine Domäne der **PEB-Polychemotherapie**.
Im Stadium I kommt als Alternative die nervschonende (zur Protektion der antegraden Ejakulation) **retroperitoneale Lymphadenektomie** in Frage. In ausgewählten Situationen („low-risk"-Patienten ohne vaskuläre Invasion des Tumors in der Histologie) ist die **„wait-and-see"-Strategie** eine Alternativoption.
Im **Stadium II A-B** sind 3 Zyklen PEB-Chemotherapie Standardtherapie. Alternativ in Kenntnis der entsprechenden Vor- und Nachteile ist auch die RLA oder die Kombination aus RLA und 2 Zyklen PEB eine Therapiealternative.
Ab **Stadium II C** ist die PEB-Polychemotherapie Standard (stadienabhängig 3–4 Zyklen)

→ **Rezidiv- bzw. Salvagetherapie:** Sie umfasst komplexe Behandlungsstrategien in Abhängigkeit von Tumorprogress, Markerverlauf und klinischer Situation; hierzu gehören die Tumorresektion, die Radiatio und die (Hochdosis-)Chemotherapie.

Langzeitfolgen:

→ **Infertilität:**
  - 75–95% der Patienten sind nach Abschluss der Behandlung potenziell fertil bei ausschließlicher Semikastratio mit ggf. (nervenschonender) RLA (trotzdem sollten alle Patienten auf die Möglichkeit der präoperativen Kryokonservierung hingewiesen werden).
  - Nach Chemotherapie kommt es noch nach bis zu 2–5 Jahren zu einer Erholung der Fertilität, ein gewisser Prozentsatz der Patienten bleibt allerdings auch irreversibel infertil.
  - Die alleinige paraaortale Radiatio bleibt bzgl. der Fertilität in der Regel folgenlos.

→ **Folgen der Toxizität der Chemotherapie:**
  - Vaskulär: Raynaud-Symptomatik (meist reversibel); thrombembolische Ereignisse und Myokardinfarkte durch Endothelschäden; die Langzeitfolgen diesbezüglich sind unklar
  - Polyneuropathie, z.T. irreversibel bis hin zur dauerhaften wesentlichen Behinderung.
  - Ototoxizität (v.a. nach Hochdosischemotherapie), z.T. mit Langzeitfolgen (Presbyakusis, Tinnitus)
  - Nephrotoxizität, pulmonale Toxizität (v.a. Bleomycin), sekundäre Malignome

6.7 Penistumoren

6.7.1 Gutartige Penistumoren

Condylomata accuminata

Definition: Meist durch sexuellen Kontakt übertragene Erkrankung die durch humane Papillomaviren (HPV) verursacht wird

Klinik:

→ Exophytisch wachsende, papillomatöse Wucherungen

→ v.a. im Bereich der Glans Penis, aber auch disseminiert genital, perineal und im Meatusbereich bzw. in der Harnröhre; extrem selten mit Befall der Harnblase

MERKE

Bei der Frau manifestiert sich die Erkrankung unter demselben Erscheinungsbild isoliert im Bereich der Vulva oder auch disseminiert genital, perineal und im Meatusbereich bzw. in der Harnröhre; auch hier kann extrem selten die Harnblase mitbefallen sein.

Diagnostik: Klinisches Erscheinungsbild; im Zweifelsfall bioptische Sicherung

Differenzialdiagnosen:

→ Leukoplakie (epitheliale Dysplasie, Präkanzerose!)

→ Buschke-Löwenstein-Tumor („Riesencondylome", Präkanzerose!)

→ Bowenoide Papulose

Therapie:
- **Lokal, konservativ:**
  - Imiquimod (Immunmodulator)
  - Podophyllin
- **Operativ:**
  - Laserkoagulation (v.a. bei größeren Herden), evt. in Kombination mit Imiquimod Therapie
  - Elektrokoagulation

6.7.2 Bösartige Penistumoren

Peniskarzinom

Definition: Seltenes plattenepitheliales Karzinom des meist älteren Mannes

Epidemiologie:
- 1 : 100.000/Jahr
- Altersgipfel 6. bis 7. Lebensdekade

Metastasierung:
- **Lymphogen:** inguinal und iliakal

MERKE

Die erste Lymphknotenstation des Peniskarzinoms ist der „Sentinel"-Lymphknoten an der Einmündungsstelle der V. epigastrica superficialis in die V. saphena magna.

- **Hämatogen:** v.a. hepatisch, pulmonal

Klinik: Von leichten Hautveränderungen im Frühstadium, über knotige oder ulzeröse Läsionen an der Glans bzw. Vorhaut bis hin zu stinkenden, nekrotisch zerfallenden und destruierenden Tumoren, ggf. inguinale Lymphadenopathie

Diagnostik: Klinische Untersuchung, PE

Differenzialdiagnosen:
- Präkanzerosen des Penis: z.B. Leukoplakie, Buschke-Löwenstein-Tumor, Bowenoide Papulose
- Venerische Erkrankungen: z.B. Syphilis (Ulcus durum), Ulcus molle, Lymphogranuloma inguinale
- Entzündliche Veränderungen: z.B. chronische Balanitis

Therapie:
- **Operativ:**
  - Teilresektion des Penis oder totale Penektomie mit perinealer Harnableitung
  - Der Stellenwert der Lymphknotenchirurgie, insbesondere der „sentinel-node" Resektion ist nicht eindeutig geklärt
- **Chemotherapie:** ggf. adjuvante, palliative Chemotherapie (z.B. Methotrexat, Bleomycin, Cisplatin, 5-Fluorouracil)

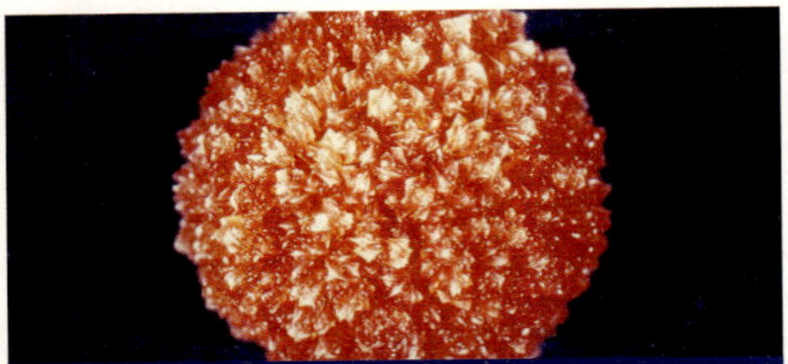

7 Steinleiden (Urolithiasis)

7.1 Epidemiologie und Pathogenese

7.1.1 Epidemiologie

Inzidenz: 500/100.000/Jahr

MERKE

Die Wahrscheinlichkeit im Laufe seines Lebens in Deutschland an einem Steinleiden zu erkranken beträgt ca. 4%.

Geschlechtsverteilung: m : w = 3 : 1

Altersgipfel: Zwischen 30 und 50 Jahren

7.1.2 Allgemeine Pathogenese

- Bis auf wenige Ausnahmen (Harnsäure- und Zystinsteine) handelt es sich bei der Urolithiasis um ein **multifaktorielles** Geschehen.
- Vorraussetzung für die Harnsteinentstehung ist die Kristallisation des steinbildenden Salzes. Salze kristallisieren, wenn ihr Löslichkeitsprodukt überschritten ist, d. h. wenn eine **übersättigte Lösung** vorliegt.

MERKE

Die übersättigte Lösung ist Vorraussetzung für die Harnsteinentstehung!

- Dabei entscheiden eine Vielzahl von **kristallisationshemmenden** und **-fördernden** Einflüssen und Substanzen im Einzelfall über die Entstehung eines Harnsteins.

Kristallisationsfördernde Einflüsse (Risikofaktoren):

- **Vermehrte renale Eliminierung lithogener Substanzen:**
  - Hyperkalziurie: prim. Hyperparathyreodismus, idiopathische Hyperkalziurie, Vitamin-D-Überdosierung, Immobilisation, eiweißreiche Ernährung
  - Hyperoxalurie: eiweißreiche Ernährung, Kurzdarmsyndrom, M. Crohn
  - Hyperphosphaturie: prim. Hyperparathyreodismus, Immobilisation
  - Hyperurikosurie: Hyperurikämie bei Gicht, Zytostatikatherapie, maligne Erkrankungen
  - Zystinurie: Erbkrankheit (autosomal-rezessiv)
- **Abweichungen des Urin-pH:**
  - Urin-pH $\geq$ 5,8: z. B. renal tubuläre Azidose
  - Urin-pH $\geq$ 7,0: z. B. Harnwegsinfektion
- **Verminderte Harndilution** (spezifisches Gewicht $\geq$ 1015 g/l)
- **Harnstau** bei Störungen des Harnabflusses
- **Verminderte renale Elimination antilithogener Substanzen** (z. B. Hypomagnesiurie, Hypozitraturie)

MERKE

Die Entstehung einiger Steinarten (z. B. Infekt-, Zystin- und Harnsäuresteine) ist fast ausschließlich an das Vorhandensein einer übersättigten Lösung gebunden, kristallisationsfördernde oder-hemmende Faktoren haben keinen wesentlichen Einfluss. Bei anderen Steinarten (z. B. kalziumhaltige Steine) ist die Steinbildung ein multifaktorieller Prozess, der durch das Zusammenspiel vieler Faktoren (kristallisationsfördernde und -hemmende) bestimmt wird!

Allgemeine Risikofaktoren für die Harnsteinentstehung:

- Männliches Geschlecht
- Genetische Determination

7.1.3 Kausale Stoffwechselstörungen

Hyperparathyreoidismus (HPT)

Definition: Erhöhte Produktion von Parathormon (PTH) aufgrund eines Nebenschilddrüsenadenoms oder einer Hyperplasie der Epithelkörperchen

Epidemiologie: Der HPT ist für etwa 5% der kalziumhaltigen Harnsteine verantwortlich

Pathophysiologie:

- Verstärkte Mobilisierung von Kalzium aus dem Knochen und Erhöhung der Kalziumaufnahme aus dem Darm
- Steigerung der Phosphatausscheidung im Urin

Klinik:

TIPP

Die typische Klinik des primären Hyperparathyreodismus lässt sich mit dem Merksatz „Stein-, Bein-, Magenpein" gut einprägen!

- **Niere:** Nephrolithiasis, Nephrokalzinose, verminderte Konzentrationsfähigkeit der Niere mit Polyurie und Polydipsie
- **Knochen:** Wirbelsäulen- und Gliederschmerzen
- **Gastrointestinaltrakt:** Appetitlosigkeit, Übelkeit, Meteorismus, Obstipation und Magenulzera
- **Kardiovaskuläres System:** QT-Verkürzung, Herzrhythmusstörungen
- **Neuromuskuläres System:** Ermüdbarkeit, Hyporeflexie, Myopathie

Therapie: Chirurgische Epithelkörperchenresektion

Renal tubuläre Azidose (RTA)

Definition: Defekt im Nierentubulussystem, der mit einem Unvermögen der Niere, einen ausreichend sauren Urin auszuscheiden (Urin-pH-Werten dauerhaft > 5,8) und einer systemischen Azidose einhergeht

Formen:

- Typ I (distale RTA): Ursache ist eine Störung der renalen Säureausscheidung im Sammelrohrsystem
- Typ II (proximale RTA): Ursache ist eine Rückresorptionsschwäche für Bikarbonat

Klinik:

- **Typ I (distale RTA):**
  - Plasma: Hypokaliämie, hyperchlorämische Azidose
  - Urin: Hyperkalzurie, Hypozitraturie, pH dauerhaft > 5,8: Das alkalische Urinmilieu, die Hyperkaliurie und Hypozitraturie begünstigen die Entstehung von Kalziumphosphatsteinen, die zur Nephrokalzinose führen; außerdem kommt es zur Osteomalazie
- **Typ II (proximale RTA):** Hypokaliämie, Hyponatriämie, metabolische Azidose. Klinisch weniger ausgeprägt als die Typ-I-RTA

MERKE

Unter einer Nephrokalzinose und Osteomalazie leiden v. a. Patienten mit einer distalen RTA!

Diagnostik:

- **Urin-pH-Tagesprofil:** Urin-pH über 24 h nie < 5,8 → Verdacht auf RTA
- **Ammoniumchloridbelastungstest:** Kommt es nach Gabe von Ammoniumchlorid (0,1 g/Kg KG) nicht zum Absinken des Urin-pH-Wertes < 5,5, ist die RTA bewiesen.

Therapie:

- Gabe von Alkalizitraten zum Azidoseausgleich und zur Steigerung der Zitratausscheidung
- Ggf. zusätzliche Gabe von Natriumbikarbonat zum Azidoseausgleich
- Ggf. Gabe von Benzothiaziddiuretika zur Therapie der Hyperkalziurie

Idiopathische Hyperkalzurie

Definition: Syndrom mit vermehrter Kalziumausscheidung bei normwertigem Serumkalzium mit der Folge der Harnsteinbildung

Therapie:

- Eiweißreduzierte- und ballaststoffreiche Diät
- Alkalizitrate zur Steigerung der Zitratausscheidung
- Ggf. Gabe von Benzothiaziddiuretika zur Senkung der renalen Kalziumexkretion und zur Minderung der intestinalen Kalziumaufnahme

7.2 Steinarten und Steinlage

7.2.1 Kalziumoxalatsteine

Häufigkeit: Ca. 75% aller Harnsteine

Unterteilung:

- ⅔ Kalziumoxalat-Monohydrat- oder Whewellit-Steine (härtere Struktur, schwierigere Desintegration im Rahmen der Lithotripsie)
- ⅓ Kalziumoxalat-Dihydrat- oder Weddelit-Steine (höheres Rezidivrisiko)

Spezifische Risikofaktoren:

- Hohe Konzentration von Kalzium, Oxalat, Harnsäure und Phosphat im Urin
- Niedriger Zitratgehalt im Urin

Eigenschaften: Kalziumoxalatsteine sind nicht röntgendicht

7.2.2 Harnsäuresteine

Häufigkeit: Ca. 10–15% aller Harnsteine

Pathophysiologie: Harnsäure ist Endprodukt des Purinstoffwechsels und wird überwiegend über die

Nieren ausgeschieden. Zu einem erhöhten Anfall von Harnsäure kommt es durch starke Zufuhr purin- und proteinreicher Ernährung (vermehrte Bildung von Harnsäure), v. a. im Zusammenhang mit metabolischen Störungen (Gicht). Auch beim Fasten, im Rahmen von Tumorerkrankungen (Zellzerfall) oder nach Einnahme einiger Pharmaka (z. B. Probenecid, Thiaziddiuretika, NSAR, Zytostatika) kann eine Hyperurikämie auftreten. Voraussetzung für die Kristallisation der Harnsäure ist ein saurer Urin-pH-Wert („Säurestarre").

MERKE

Die überwiegende Anzahl der Harnsäuresteine wird diätetisch durch eine übermäßige Purin- und Eiweißzufuhr mit der Nahrung verursacht!

Eigenschaften: Harnsäuresteine sind nicht röntgendicht

CAVE

Harnsäuresteine sind nicht röntgendicht und entziehen sich daher der Darstellung auf einer Röntgenleeraufnahme. Typischerweise sind sie in der Kontrastmitteldarstellung als Umfließungsfiguren sichtbar!

7.2.3 Magnesium-Ammonium-Phosphat-Steine (Struvitsteine)

Häufigkeit: Ca. 5 % aller Harnsteine

Spezifische Risikofaktoren:
- Hohe Ammoniumkonzentration im Urin
- Niedriger Zitratgehalt im Urin
- Alkalischer Urin-pH-Wert

MERKE

Struvitsteine entstehen im Rahmen von Infektionen mit ureasebildenden (harnstoffspaltenden) Bakterien (z. B. Proteus, Klebsiella, Pseudomonas). Aus diesem Grund werden Struvitsteine auch als „Infektsteine" bezeichnet.

Eigenschaften:
- Röntgendicht
- Gelegentlich als subtotaler- oder totaler Ausgussstein ein chronisch infiziertes oberes Hohlsystem ausfüllend

7.2.4 Kalziumphosphatsteine (Karbonatapatit, Brushitsteine)

Häufigkeit: Ca. 5 % aller Harnsteine

Spezifische Risikofaktoren:
- Hyperkalziurie
- Hyperphosphaturie
- Hypozitraturie
- Urin-pH-Wert meist 6,5–6,8

Eigenschaften:
- Kommen oft als Mischstein mit Kalziumoxalat- und Struvitsteinen vor.
- Kalziumphosphatsteine sind röntgendicht.
- Schnell wachsend, sehr kompakt, hohe Rezidivgefahr

7.2.5 Zystinsteine

Häufigkeit: Ca. 2 % aller Harnsteine

Pathophysiologie:
- Genetisch bedingte, verminderte Rückresorption von **Zystin**, Arginin, Ornithin und Lysin
- Da lediglich Zystin im Urin schwer löslich ist, kommt es allein zur Entstehung von Zystinsteinen.

Eigenschaften: Zystinsteine sind schwach röntgendicht.

MERKE

Diagnostisch wegweisend sind typische sechseckige Kristalle im Urin!

7.2.6 Steinlage (s. Abb. 7.1)

MERKE

Die Steinlage bestimmt die Lokalisation und Ausstrahlung der Schmerzen (s. Tab. 14.1).

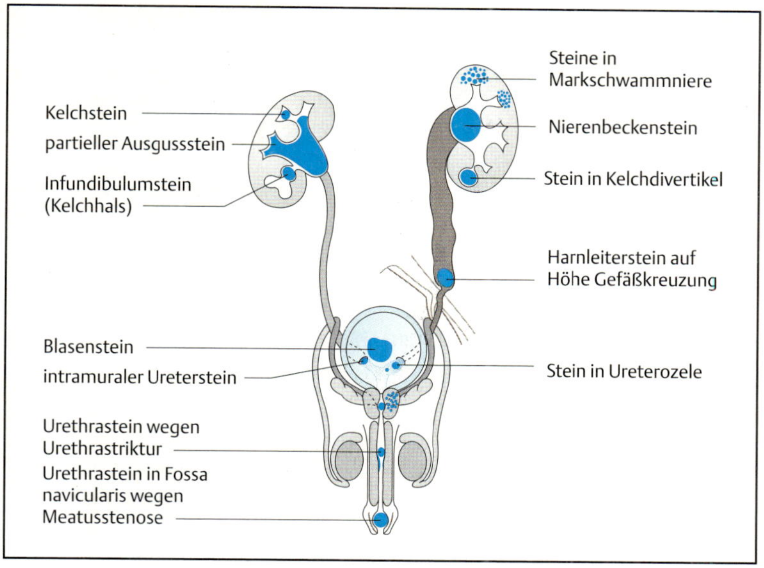

Abb. 7.1 Häufige Lokalisationen von Harnsteinen

7.3 Klinik und Diagnostik

7.3.1 Klinik

Nierenkolik und ihre Begleitsymptome: s. Kap. 14.1.2

MERKE

Die Nierenkolik ist das wichtigste Symptom der Urolithiasis!

Weitere Symptome:
- Chronisch rezidivierende Harnwegsinfektionen, v. a. bei Infektsteinen

CAVE

Harnwegsinfektionen und Harnsteine fördern sich gegenseitig!

- Mikro- oder Makrohämaturie durch Läsion des Urothels
- Diskrete, dumpfe Flankenschmerzen
- Rezidivierender Harnverhalt bei okkludierendem Blasenstein

MERKE

Ein Steinleiden kann selbst bei signifikanter Obstruktion eines Hohlsystems in seltenen Fällen (z. B. langsames Steinwachstum im Harnleiter) asymptomatisch verlaufen und damit zur unbemerkten Schädigung der Nierenfunktion führen!

Besonderheiten:
- Ein frei flottierender Stein (z. B. im Nierenbecken) verursacht keine Schmerzen; kommt es allerdings zur Einklemmung im pyeloureteralen Übergang mit Störung des Harnabflusses kann eine Kolik entstehen.
- Prädilektionsstellen für die „Steineinklemmung" mit folgender Kolik sind die physiologischen relativen Engen der ableitenden Harnwege (s. Abb. 7.1):
  - 1. Kelchhals
  - 2. Pyeloureteraler Übergang
  - 3. Kreuzung des Harnleiters mit den Iliakalgefäßen
  - 4. Intramuraler Harnleiteranteil

7.3.2 Diagnostik und Differenzialdiagnosen (s. Kap. 14.1.2)

7.4 Therapie

7.4.1 Symptomatische Therapie

Therapie der Steinkolik (s. Kap. 14.1.2)

CAVE

Vor jeder kausalen Steintherapie steht die symptomatische Therapie bis zur Beschwerdefreiheit. Einzige zwingende Ausnahme ist die fieberhafte Harnstauungsniere, welche der unmittelbaren Entlastung bedarf, s. Kap. 14.1.2 und 14.1.7!

7.4.2 Kausale Steintherapie

Kontrolliertes Zuwarten

Indikation: Konkremente bis etwa ≤ 5 mm Durchmesser

MERKE

Kleine Konkremente gehen zu etwa 80% spontan ab!

Unterstützende Maßnahmen:
- ➜ Ggf. z. B. Goldrutenkraut zur Steigerung der Harnleiterperistaltik oder Bromelain zur Schleimhautabschwellung
- ➜ Auf ausreichende Flüssigkeitsaufnahme und ausreichend Bewegung achten

CAVE

- Nicht empfohlen ist das kontrollierte Zuwarten bei größeren Konkrementen, rezidivierenden Koliken oder Harnstauung.
- Kontraindiziert ist das kontrollierte Zuwarten bei medikamentös nicht beherrschbaren Koliken oder fieberhafter Harnstauungsniere!

Orale Chemolitholyse

Indikationen: Harnsäuresteine

Durchführung:
- ➜ Harnalkalisierung mit Alkalizitraten auf pH-Werte zwischen 6,2 und 6,8 (Kalziumzitrat)

MERKE

Die medikamentöse Harnalkalisierung ist der zentrale Punkt in der Therapie der Harnsäuresteine!

- ➜ Steigerung der Diurese
- ➜ Gabe von Allopurinol zur Senkung der Harnsäurekonzentration im Urin

Stoßwellentherapie

MERKE

Die Verbreitung der Anwendung therapeutischer Stoßwellen in der Urologie hat zusammen mit den endourologischen Verfahren in der Steinbehandlung dafür gesorgt, dass offen chirurgische Operationen zur Therapie von Nieren- und Harnleitersteinen praktisch obsolet sind.

Stoßwellen werden auf unterschiedliche Weise generiert:
- ➜ Elektrohydraulisch: Stoßwellenzertrümmerung bei direktem Kontakt der Sonde mit dem Stein
- ➜ Elektromagnetisch
- ➜ Piezoelektrisch (EPL)
- ➜ Per Ultraschall (Ultraschalllithotripsie: Steinzertrümmerung mittels Ultraschallwellenapplikation bei direktem Sondenkontakt)
- ➜ Per Laser (Laserlithotripsie)
- ➜ Lithoklastlithotripsie: Sonde mit pneumatisch gesteuertem Metallprojektil zur Steinlithotripsie („pneumatischer Hammer")

Extrakorporale Stoßwellenlithotripsie (ESWL) und extrakorporale piezoeletrische Lithotrispie (EPL):
- ➜ **Indikation:** Verfahren der Wahl bei Nierenbeckensteinen bis 2–3 cm Größe oder hohen Harnleitersteinen
- ➜ **Kontraindikationen:** Gerinnungsstörungen (auch Antikoagulanzientherapie), Schwangerschaft sowie unbehandelte HWI
- ➜ **Prinzip/Durchführung:**
  - Minimal invasives Verfahren; beim Erwachsenen in leichter Analgosedierung (ESWL) oder ohne analgetische Medikation durchführbar (EPL); bei Kindern in der Regel in Narkose durchgeführt
  - Unter sonografischer oder röntgenologischer Ortung der Konkremente werden die Stoßwellen mithilfe eines Ellipsoid oder einer akustischen Linse auf den Stein fokussiert, so dass sich im Bereich des Konkrements die höchste Stoßwellenenergie konzentriert.
- ➜ **Komplikationen:** Hämaturie (häufig), Hämatome (selten)
- ➜ **Auxiliäre Maßnahmen:** Ggf. Einlage einer DJ-Harnleiterschiene präinterventionell bei hoher Steinlast (z. B. Konkrementgröße > 2 cm) zur Vermeidung einer desintegratbedingten postinterventionellen Steinstrasse mit Harnstauung und/oder Koliken oder präinterventionelle DJ-Einlage bei hohem Harnleiterstein zum „push-back" des Konkrementes in das Nierenbecken, da es dort der ESWL besser zugänglich ist

MERKE

Die ESWL ist das am Häufigsten durchgeführte Verfahren zur Steintherapie. Komplikationen, wie z. B. Nierenhämatome sind selten!

CAVE

Bei symptomatischer Harnstauung nach ESWL durch Desintegrate sollte die Harnableitung via Nephrostomie oder DJ-Harnleiterschiene erfolgen!

Intrakorporale Lithotripsie- und Steinextraktionsmethoden:

→ **Perkutane Nephrolitholapaxie (PNL, s. Abb. 7.2):**
  - **Prinzip/Durchführung:** perkutane Nephrostomie (in der Regel in Vollnarkose) mit Aufbougierung und Dilatation des Arbeitskanals und perkutanem Einführen eines Nephroskops bis vor den im Nierenkelch oder im Nierenbecken gelegenen Stein; anschließend Lithotripsie (z. B. mittels elektrohydraulischer- oder Ultraschalllithotripsie bzw. Lithoklastlithotripsie) und Bergung der Fragmente
  - **Indikation:** Nierenbeckensteine/Kelchsteine > 2,5–3 cm

→ **Ureterorenoskopische Steintherapie (URS, s. Abb. 7.3):**
  - **Prinzip/Durchführung:** Ureterorenoskopie und anschließende Lithotripsie (z. B. elektrohydraulisch oder per Ultraschall bzw. als Lithoklastlithotripsie) und Bergung der Fragmente (meist mittels Drahtkörbchen)
  - **Indikation:** v. a. mittlere und distale Harnleitersteine (hohe Harnleitersteine sind eher noch der ESWL zugänglich), „verstopfter Ureter" nach ESWL („Steinstrasse")

→ **Blasensteinlithotripsie:**
  - **Prinzip/Durchführung:** Urethrozystoskopie mit anschließender Desintegration (z. B. mittels elektrohydraulischer-, Ultraschall-, Lithoklast- bzw. Punchlithotripsie) und Bergung der Fragmente (z. B. Ausspülen, Absaugen)
  - **Indikation:** Blasensteine (fast) jeder Größe

Operative Steintherapie

→ **Offene** Operationen

CAVE

Offen chirurgische Schnittoperationen zur Steintherapie sind heute bis auf ganz wenige Ausnahmen obsolet! Indikationen sind z. B. Ausgusssteine bei Kindern, Nierenbeckenkonkremente bei gleichzeitig bestehender subpelviner Harnleiterenge (OP nach Anderson-Hynes mit gleichzeitiger Steinsanierung) oder große, die Blase komplett ausfüllende Blasensteine.

→ **Laparoskopische** Operationen (z. B. großes, frei flottierendes Nierenbeckenkonkrement bei komplett extrarenal gelegenem Nierenbecken)

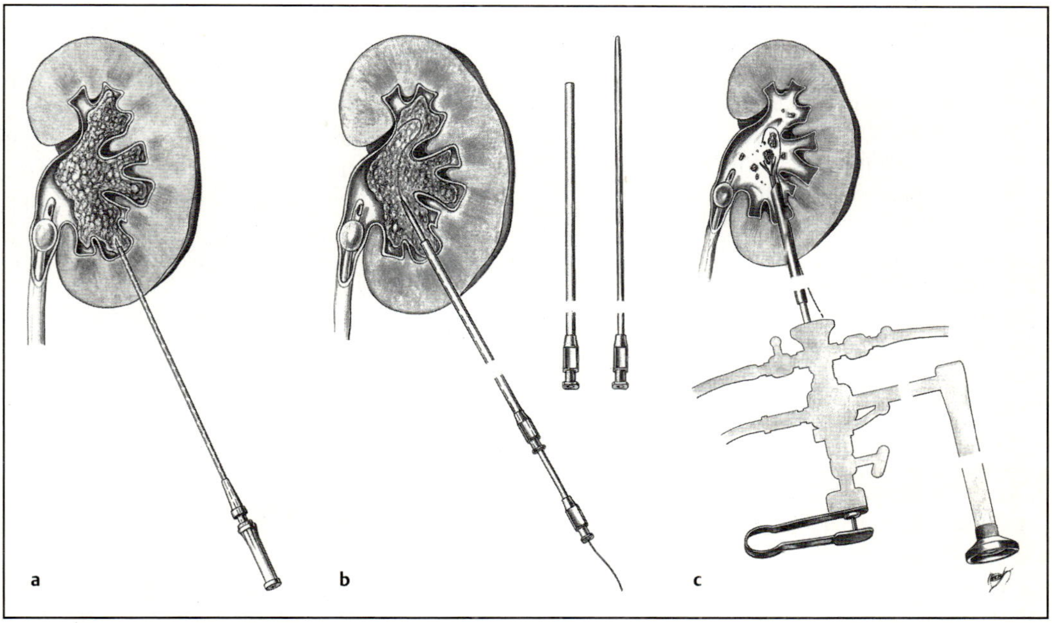

Abb. 7.2 Prinzip der perkutanen Nephrolitholapaxie (PNL): (a) Punktion des Hohlsystems; (b) Aufbougierung und Dilatation des Arbeitskanals; (c) Einführen des Nephroskops, Lithotripsie (hier: Ultraschall-Lithotripsie) und Bergung der Fragmente

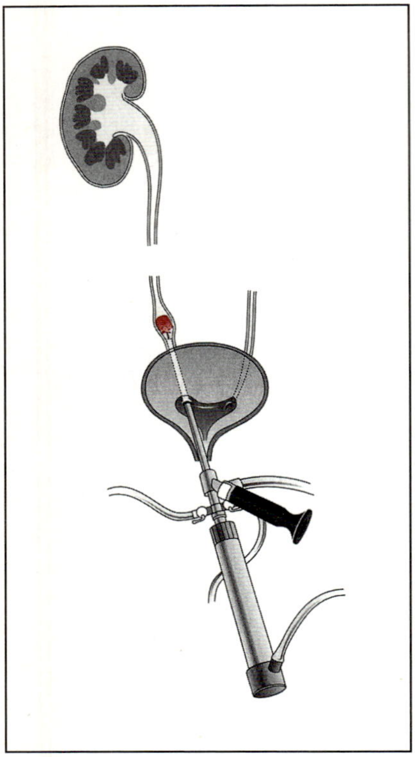

Abb. 7.3 Prinzip der ureterorenoskopischen Steintherapie (URS)

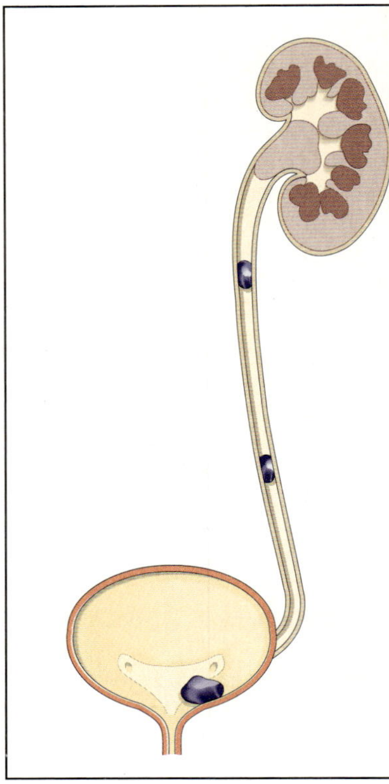

Abb. 7.4 Wahl des Therapieverfahrens in Abhängigkeit von der Steinlokalisation

7.5 Metaphylaxe

Allgemeines:

→ Ausreichende Flüssigkeitszufuhr:
  - Diurese ≥ 2 Liter/d
  - Kaffee, Cola, Tee oder Fruchtsäfte in Maßen

→ Gesunde, ausgewogene, ballaststoff- und vitaminreiche Ernährung ohne übermäßige Eiweißzufuhr

CAVE

Grundlage und wichtigster Punkt jeder erfolgreichen Rezidivprophylaxe ist die ausreichende Flüssigkeitszufuhr!

Steinspezifische Metaphylaxe:

CAVE

Neben den allgemeinen Empfehlungen sollte bei jeder Erstmanifestation einer Nephrolithiasis mit geborgenem Stein eine Steinanalyse durchgeführt werden, um ggf. spezielle Maßnahmen der Metaphylaxe einzuleiten!

→ **Kalziumoxalat- und Kalziumphosphatsteine** (Karbonatapatit, Brushitsteine):
  - Ausschluss eines HPT, RTA und einer idiopathischen Hyperkalzurie
  - Bei Rezidiven mit Hypozitraturie: evt. Therapie mit Alkalizitraten
  - Bei Rezidiven mit Hyperkalzurie: evt. Therapie mit Chlortalidon
  - Bei Rezidiven mit Hyperurikosurie: evt. Therapie mit Allopurinol

→ **Magnesium-Ammonium-Phosphat-Steine** (Struvitsteine):
  - Harnansäuerung mit L-Methionin (Urin-pH 5,6–6,2)
  - Ggf. medikamentöse Therapie, je nach Befund wie bei Kalziummischsteinen

MERKE

Vorraussetzungen für eine erfolgreiche Metaphylaxe bei Infektsteinen sind: Steinfreiheit, Infektfreiheit, freier Harnabfluss.

➜ **Harnsäuresteine:**
- Diätetische Maßnahmen: ausgewogene Ernährung mit Vermeidung von purinreichen (Fleisch, Innereien, Fisch, Haferflocken, Soja-Produkte) und harnansäuernden (Proteine, Alkoholika, Limonaden) Nahrungsmitteln, Reduzierung von Kaffee und schwarzem Tee
- Die medikamentöse Metaphylaxe (z. B. bei Hyperurikämie) entspricht prinzipiell der oralen Chemolitholyse.

CAVE

Bei konsequenter Lebensführung mit Einhaltung der diätetischen Ratschläge und ausreichender sportlicher Betätigung müssten alle Harnsäurepatienten rezidivfrei bleiben!

➜ **Zystinsteine:**
- Relativ proteinarme Mischkost bzw. Reduktion der methioninreichen Kost (Reduktion von tierischem Eiweiß)
- Alkalisierung des Harns auf pH-Werte zwischen 7,5–8 (Kalziumnitrat); überführt Zystin in das leichter lösbare Zystein
- Steigerung der Diurese
- Gabe von α-Mercaptopropionglycin (Captimer); erhöht die Löslichkeit von Zystin
- Vitamin-C-Brausetabletten; spaltet das schlecht lösliche Zystin in das besser lösliche Zystein

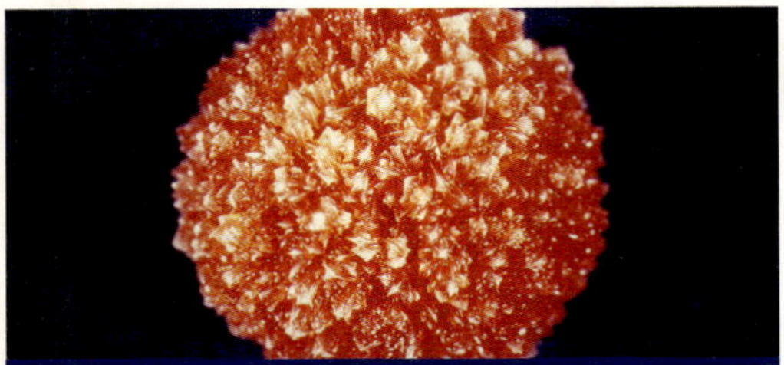

8 Erkrankungen der Nebenniere

8.1 Phäochromozytom, s. Kap. 6.2.1

8.2 Inzidentalom

Definition: Zufallsbefund einer asymptomatischen Raumforderung der Nebenniere

MERKE

Im Zeitalter hochauflösender Ultraschallgeräte mit weiter Verbreitung und Nutzung sowie ubiquitär verfügbarer komplexer Bildgebungsdiagnostik (CT/MRT) wird die Diagnose eines Inzidentaloms der Nebenniere immer häufiger gestellt.

Prozedere:
- Durchmesser ≤ 4cm und fehlende Hormonaktivität: regelmäßige Verlaufskontrollen
- Indikationen zur Adrenalektomie (meist laparoskopisch):
  - Größe > 4cm
  - Endokrine Aktivität

8.3 Cushing-Syndrom (Hyperkortisolismus)

Definition: Klinische Manifestationen eines chronischen Hyperkortisolismus

Ätiologie/Formen: s. Tab. 8.1

Tab. 8.1 Formen und Ätiologie des Cushing-Syndroms

Form	Syndrom	Ätiologie
Endogene Formen	**Zentrales Cushing-Syndrom (Morbus Cushing):** → ACTH-abhängig → Sekundäre bilaterale Nebenierenhyperplasie → Ca. 70%	Hypophysenadenom mit ACTH-Überproduktion
	Adrenales Cushing-Syndrom → ACTH-unabhängig → Unilaterale Nebennierenhyperplasie → Ca. 20%	Nebennierenadenom (i. d. R. Adenome, bei Kindern häufig Karzinome) mit Kortisol-Überproduktion
	Paraneoplastisches Cushing-Syndrom → ACTH-abhängig → Sekundäre bilaterale Nebenierenhyperplasie → Ca. 10%	Paraneoplastisch erhöhte ACTH-Konzentration z. B. Lungen-, Pankreas- oder Nierenzellkarzinome
Exogene Form	**(Exogenes) iatrogenes Cushing-Syndrom**	Langzeittherapie mit Glukokortikoiden oder ACTH

Klinik:
- Fettstoffwechselstörung mit Vollmondgesicht, Stammfettsucht, Stiernacken
- Hypertonie
- Kohlenhydratstoffwechselstörung mit diabetogener Stoffwechsellage
- Eiweißstoffwechselstörung mit Osteoporose, Myopathie, Muskelschwund und Adynamie
- Hautveränderungen mit Akneneigung und Hautatrophie („Pergamenthaut"), Striae
- Psychische Veränderungen (Depression, Psychosen)
- Labor: Hypokaliämie, Leukozytose, Thrombozytose, Erthrozytose, Lymphopenie, Eosinophilie

Diagnostik:
- **Anamnese und Klinik**
- **Labordiagnostik:**
  - Screening: Dexamethason-Kurztest

TIPP

Dexamethason-Kurztest:
- **Durchführung:** Der Patient erhält um 23 Uhr 2 mg Dexamethason per os. Am nächsten Morgen erfolgt um 8.00 Uhr die Kortisolbestimmung im Serum.
- **Bewertung:** Unter normalen Bedingungen führt die nächtliche Gabe von Dexamethason zu einer Suppression der morgendlichen Kortisolsekretion (Serumkortisol < 3µg/dl). Bei Patienten mit Cushing-Syndrom ist diese Suppression durch die gestörte negative Rückkopplung zwischen Kortisolspiegel im Blut und Hypothalamus-Hypophysen-Achse unzureichend.

- Diagnosesicherung: Bestimmung von freiem Kortisol im 24-Stunden-Urin und Serum-ACTH

MERKE

Die Kortisolbildung unterliegt einem zirkadianen Rhythmus mit einem peak in den frühen Morgenstunden. Bei Patienten mit Cushing-Syndrom ist diese physiologische Tagesschwankung nicht mehr vorhanden.

➜ **Bildgebung:**
- Sonografie
- CT/MRT von Abdomen und Schädel
- Nebennierenszintigrafie

Therapie:

➜ **ACTH-unabhängige Form:** operative Therapie mit Adrenalektomie (meist laparoskopisch)

➜ **Bei exzessiver ACTH-Produktion der Hypophyse:** mikrochirurgische Resektion des ACTH-produzierenden Tumors (meist Hypophysenvorderlappenadenom)

CAVE

Es muss bereits intraoperativ mit einer Glukokortikoidsubstitution begonnen werden, um eine postoperative **Addison-Krise** zu vermeiden; außerdem muss vor der Operation zur Vermeidung von Komplikationen die Hypokaliämie ausgeglichen werden.
Nach einer Adrenalektomie muss eine postoperative, ggf. lebenslange **Substitutionstherapie** mit Glukokortikoiden und ggf. Mineralkortikoiden erfolgen:
- **Akut:** Nach bilateraler bzw. unilateraler Adrenalektomie bei supprimierter kontralateraler Nebenniere (z. B. adrenales Cushing-Syndrom) wird sofort postoperativ hochdosiert Hydrokortison substituiert (100–200 mg i. v. für 2 Tage). Anschließend erfolgt eine Reduktion bis zur normalen Substitutionsdosis von 37,5 mg bzw. bis zur Erholung der kontralateralen Nebenniere.
- **Dauereinstellung:** Nach unilateraler Adrenalektomie wird vorübergehend Hydrokortison (37,5 mg) substituiert. Nach bilateraler Adrenalektomie muss die Substitution lebenslang erfolgen, die Dosis ist abhängig von der Klinik. Die Patienten sollten einen Ausweis tragen.

MERKE

Bei Infektionen, Stress und anhaltender Hypotonie muss die Hydrocortisondosis erhöht werden, da ansonsten die Gefahr einer Addison-Krise (akute Nebenniereninsuffizienz) besteht!

8.4 Conn-Syndrom (primärer Hyperaldosteronismus)

Definition: Autonome, gesteigerte Aldosteronproduktion der Nebenniere

Ätiologie:

➜ Aldosteronproduzierendes Nebennierenrindenadenom der Zona glomerulosa (80%)

➜ Nebennierenrindenhyperplasie (knapp 20%), meistens bilateral

➜ Aldosteronproduzierende Karzinome (sehr selten)

Klinik:

➜ **Hypertonie**

➜ **Hypokaliämiesymptome:**
- Muskelschwäche
- Obstipation
- Verminderte Konzentrationsfähigkeit der Nieren mit Polyurie und Polydipsie
- EKG-Veränderungen (ST-Senkung)

Diagnostik:

➜ **Anamnese und Klinik**

➜ **Labordiagnostik:**
- Serum- und Urinelektrolyte (Hypokaliämie, Hyperkaliurie, Hypernatriämie)
- Aldosteron im Serum/Urin (erhöhtes Plasmaaldosteron, erhöhtes Aldosteron im 24-Stunden-Urin)
- Plasma-Renin-Aktivität (erniedrigtes Plasmarenin)
- Metabolische Alkalose, erniedrigter Urin-pH-Wert

- **Bildgebung und Lokalisationsdiagnostik:**
  - Sonografie
  - Abdomen CT/MRT
  - Nebennierenszintigrafie
  - Seitengetrennte Aldosteron-Bestimmung mittels V. Cava-Etagenkatheter

Differenzialdiagnosen: Sekundärer Hyperaldosteronismus durch

- Überfunktion des Renin-Angiotensin-Aldosteron-Systems bei Nierenarterienstenose, maligner Hypertonie, Hyponatriämie, Hypovolämie, Herzinsuffizienz, Diuretikatherapie
- Verminderter Aldosteronmetabolismus, z. B. bei Leberschäden

TIPP

Beim sekundären Hyperaldosteronismus findet sich im Labor sowohl ein erhöhter Plamareninspiegel als auch ein erhöhter Plasmaaldosteronspiegel.

Therapie:

- **Konservativ:** bei bilateraler Nebennierenrindenhyperplasie Therapie mit Antihypertensiva und Aldosteronantagonisten (z. B. Spironolacton)

CAVE

Bei beidseitiger Hyperplasie der Nebennierenrinde ist die operative Therapie eher nicht indiziert, da die Symptome (z. B. Hypertonie) meist postoperativ persistieren!

- **Operativ:** bei einseitiger Nebennierenrindenhyperplasie (meist laparoskopische) Adrenalektomie (s. Kap. 8.3)

CAVE

- 1–2 Wochen vor der Operation sollten die Patienten mit einem Aldosteronantagonisten vorbehandelt werden (z.B: Spironolacton).
- Vor der Operation muss unbedingt die Hypokaliämie ausgeglichen werden!

MERKE

Zur Erinnerung: Keine Operation an Nebennierentumoren ohne vorherige endokrinologische Abklärung!

8.5 Adrenogenitales Syndrom (AGS)

Definition: Angeborener Enzymdefekt mit gestörter Kortisolsynthese in der Nebennierenrinde

Epidemiologie:

- Das AGS gehört zu den häufigsten angeborenen Stoffwechseldefekten
- Prävalenz der Merkmalsträger: 0,01/100 (homozygot); 2/100 (heterozygot)

MERKE

Je nach Ausprägung des Enzymdefekts ist die Symptomatik mehr oder weniger ausgeprägt. Etwa die Hälfte der Merkmalsträger bleibt bei milder Symptomatik zeitlebens unentdeckt!

Pathophysiologie des AGS:

- **Verminderte Kortisolsynthese** durch verschiedene Enzymdefekte (in 95% 21-Hydroxylasedefekt): Die Folgen sind eine erhöhte ACTH-Konzentration, die zu einer Hyperplasie der Nebennierenrinde führt sowie eine vermehrte Produktion von Kortisol- und Aldosteronvorstufen mit androgener Wirkung verursacht. Letztere führen über den negativen Rückkopplungsmechanismus zwischen Hormonkonzentration im Blut und Hypothalamus-Hypophysen-Achse zu einer verminderten Gonadotropinfreisetzung.
- In schweren Fällen zusätzlicher **Aldosteronmangel**

Klinik:

- **Auswirkungen des erhöhten Androgenspiegels:**
  - **Mädchen/Frauen** (Virilisierung): Hirsutismus, Akne, tiefe Stimme, Klitorishypertrophie, Amenorrhoe

MERKE

Das Ausmaß der Virilisierung ist abhängig von der Höhe des Androgenspiegels.

  - **Jungen/Männer:** Pseudopubertas praecox, Hodenatrophie, Infertilität
  - **Beide Geschlechter:** beschleunigte Knochenreifung (Testosteron ↑) → Großwuchs im Kindesalter → Kleinwuchs im Erwachsenenalter durch vorzeitigen Epiphysenschluss
- Bei **Aldosteronmangel** unter Umständen Salzverlustkrise mit Exsikkose und Erbrechen

MERKE

Pseudopubertas praecox: Hodenatrophie (sekundärer Hypogonadismus durch Hemmung der Gonatropinfreisetzung) trotz verstärkter Entwicklung der sekundären Geschlechtsmerkmale.

Diagnostik:
- ➜ Klinische Untersuchung
- ➜ Hormon- und Stoffwechseldiagnostik (ACTH ↑, Kortisol ↓, Dehydroepiandrosteron ↑)

Therapie:
- ➜ Operative Korrektur mit plastischer Rekonstruktion des äußeren weiblichen Genitale
- ➜ Lebenslange Hydrokortison- und ggf. Mineralkortikoidsubstitution

CAVE

Bei Erwachsenen entspricht die AGS-Krise der Addison-Krise; zur Vorbeugung sollte in speziellen Stresssituationen die Hydrocortisondosis erhöht werden!

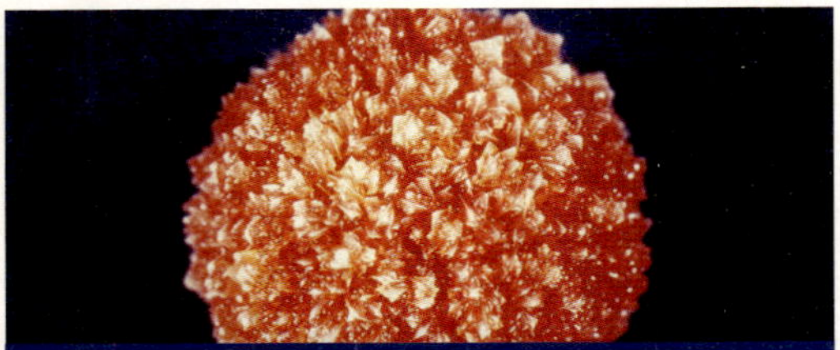

9 Blasenentleerungsstörungen des Erwachsenen

9.1 Obstruktive Blasenentleerungsstörungen

9.1.1 Benigne Prostatahyperplasie (BPH, s. Kap. 6.5.1)

9.1.2 Harnröhrenstriktur

Ätiologie:
- → Meist posttraumatisch oder iatrogen (als Folge von Endoskopien, Katheterisierungen)
- → Seltener:
  - Postinfektiös (z. B. nach Gonokokken-Urethritis)
  - Kongenital

Klinik:
- → Abgeschwächter Harnstrahl bis hin zum Harnverhalt
- → Restharnbildung mit rezidivierenden Harnwegsinfektionen
- → Irritative Miktionsbeschwerden (z. B. Dysurie, Pollakisurie)
- → Mikrohämaturie
- → Sekundäre Harnstauungsnieren mit resultierender Niereninsuffizienz

Diagnostik:
- → Anamnese
- → Uroflowmetrie (s. Abb. 9.1)
- → Sonografie (Harnstauung, Restharn?), Harnröhrensonografie
- → Retrogrades Urethrogramm (s. Abb. 9.2) oder Miktionszystourethrogramm
- → Ggf. Urethrozystoskopie

Operative Therapie:
- → **Urethrotomia interna:**
  - Definition: endoskopisches Verfahren mit transurethraler Inzision kurzstreckiger Harnröhrenengen, entweder unter Sicht (Sachse-Urethrotomie) oder „blind“ (Otis-Urethrotomie)
  - Indikation: v. a. bei kurzstreckigen Strikturen und Erstbefunden
- → **Offen operative Verfahren:**
  - Indikation: v. a. bei Rezidiven und längerstreckigen Strikturen
  - Verfahren (Beispiele): einzeitige Resektion der Striktur mit End-zu-End Anastomose der Harnröhre oder ein- und zweizeitige Verfahren mit Strikturresektion und plastischer Rekonstruktion der Harnröhre mittels Mundschleimhautgraft, gestieltem Präputiallappen oder Meshgraft
- → **Seltene Verfahren:**
  - Harnröhrenstent (v. a. bei multimorbiden Patienten in Ausnahmesituationen)
  - Harnröhrenbougierung: niedrige Erfolgsrate bei hoher Komplikationsrate (z. B. via falsa, Schließmuskelverletzung etc.), daher nicht zu empfehlen

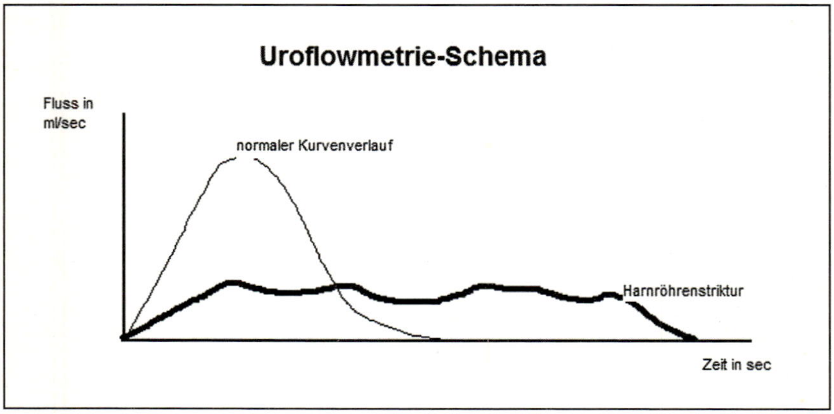

Abb. 9.1: Plateauförmiger Kurvenverlauf der Uroflowmetrie bei Harnröhrenstriktur

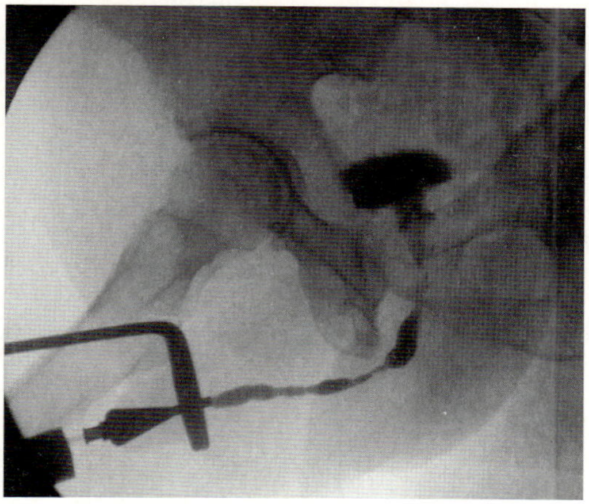

Abb. 9.2 Retrogrades Urethrogramm mit multiplen penilen Harnröhrenstrikturen

9.2 Neurogene Blasenentleerungsstörungen

Ätiologie:

- Fehlbildungen (z. B. Tethered-Cord-Syndrom, Spina Bifida)
- Hirnorganische Erkrankungen (z. B. M. Parkinson, Multiple Sklerose, Demenz)
- Tumoren des ZNS
- Entzündliche Erkrankungen des ZNS (z. B. Myelitis)
- Stoffwechselerkrankungen (z. B. diabetische Nephropathie)
- Traumata des Rückenmarks
- Gefäßkrankheiten
- Medikamentös (z. B. Akinetika, Narkotika, Antihypertonika, Psychopharmaka)

Anatomie und Pathophysiologie: Die physiologische Blasenentleerung erfordert das ungestörte Zusammenspiel aller beteiligten Instanzen. Die Kenntnis der anatomischen und physiologischen Grundlagen der Blasenentleerung ist daher Voraussetzung für das Verständnis der möglichen pathologischen Veränderungen:

- **Zerebral/Sakral:**
  - Detrusorreflexzentrum im Frontallappen
  - Pontines Miktionszentrum in der Formatio reticularis des Hirnstamms
  - Sakrales Miktionszentrum im Rückenmark S2–S4
- **M. detrusor der Harnblase:**
  - (Überwiegend) cholinerge Innervation: Ursprung S2–S4 (sakralen Miktionszentrum); Verlauf im N. pelvicus, führt zur acetylcholinvermittelten Kontraktion des Detrusors und zur Hemmung der glattmuskulären urethralen Muskulatur
  - Adrenerge Innervation: Ursprung Th10–12 bis L2; Verlauf im Nervus hypogastricus; führt zur Kontraktion von urethraler Muskulatur und Blasenhals (α-adrenerger Anteil) und Hemmung des Detrusor (α-und β-adrenerger Anteil)
- **M. sphinkter urethrae externus:** Innervation durch somatischen N. pudendus, der aus den Vorderhornzellen des Sakralmarks (S2–S4) entspringt; führt zur willkürlichen Kontraktion und Kontinenz

Steuerung der Blasenentleerung: Die Blasenentleerung wird im Wesentlichen über vier Funktionsschleifen gesteuert (s. Tab. 9.1 und Abb. 9.3).

Tab. 9.1 Funktionsschleifen der Blasenentleerung

Schleife	Anatomie	Funktion
I	Detrusorreflexzentrum im Frontallappen → pontines Miktionszentrum	**Zentrale Kontrolle des willkürlichen Miktionsreflexes**
II	Sensorische Afferenzen vom M. detrusor → ohne spinale Umschaltung zum pontinen Miktionszentrum → Umschaltung → Efferenzen → motorische sympathische Kerne im Lumbalmark (Th12-S1) bzw. motorische parasympathische Kerne im sakralen Miktionszentrum (S2-S4)	Eigentlicher „**Miktionsreflex**“; dient der unwillkürlichen Detrusorkontraktion zur vollständigen Blasenentleerung (afferente Stimulation des pontinen Miktionszentrum → efferente Hemmung des N. hypogastricus bzw. efferente Stimulation des N. pelvicus)
III	Sensorische Afferenzen des M. detrusor (N. pelvicus) → Umschaltung im sakralen Miktionszentrum auf Ncl. pudendus → M. sphinkter urethrae externus	**Spinale Koordination** der (unwillkürlichen) Kontraktionen von M. detrusor und M. sphinkter urethrae externus (afferente Stimulation des N. pelvicus → Hemmung des N. pudendus)
IV	Großhirn → Ncl. pudendus des sakralen Miktionszentrum (S2-S4)	**Zentrale Kontrolle der willkürlichen Kontraktion** des M. sphinkter urethrae externus (Aufrechterhaltung der Kontinenz)

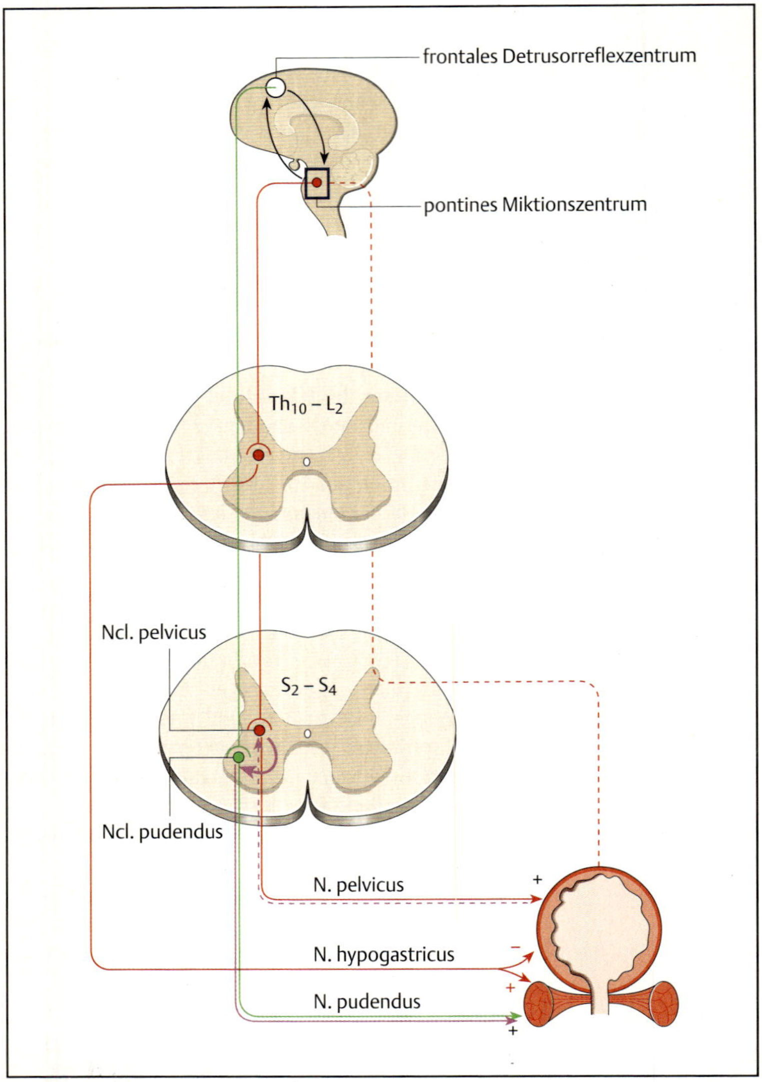

Abb. 9.3 Steuerung des Miktionsvorgang (schwarz = Schleife I; rot = Schleife II; lila = Schleife III; grün = Schleife IV; ---- = Afferenzen; —— = Efferenzen)

Klinik:

TIPP

Die klinische Symptomatik der neurogenen Blasenentleerungsstörung ist abhängig vom Ort der Läsion!

→ Läsion im Bereich des oberen motorischen Neurons (oberhalb S 2) = **Reflexblase**:

MERKE

Bei der Reflexblase sind das sakrale Miktionszentrum und der Reflexbogen zwischen Miktionszentrum und Blase bzw. externem Sphinkter intakt. Durch die unterbrochene Verbindung zum Großhirn ist allerdings eine willkürliche Beeinflussung des Miktionsvorgangs nicht möglich. Die Folge ist eine Hyperreflexie von Detrusor und Sphinkter, die mit einer Dyssynergie dieser beiden wesentlich an der Miktion beteiligten Strukturen einhergeht.

- **Detrusorhyperreflexie** mit hohen intravesikalen Drücken und frühzeitiger Schädigung des oberen Harntraktes durch einen hochdruckinduzierten Reflux
- Reduktion der Blasenkapazität, Blasenwandtrabekulierung und Pseudodivertikelbildung
- Detrusor-Sphinkter-Dyssynergie
- **Reflexinkontinenz** bei fehlender Sensibilität für die Blasenfüllung (DD: Dranginkontinenz)

→ Läsion im Bereich des unteren motorischen Neurons (unterhalb S 2) = **areflexive, schlaffe Blase:**

MERKE

Bei der areflexiven Blase kommt es zur Unterbrechung der parasympathischen Afferenzen, die den M. detrusor über den N. pelvicus erreichen. Die Folge ist eine ausbleibende Detrusorkontraktion, die Eigenkontraktion der Blasenmuskulatur bei starker Dehnung bleibt erhalten, reicht jedoch für eine suffiziente Blasenentleerung in der Regel nicht aus!

- **Detrusorhyporeflexie** mit Entstehung einer Überlaufsituation
- Passive Überdehnung des Detrusormuskels mit deutlich langsamer fortschreitendem Reflux und wesentlich später einsetzender Schädigung des oberen Harntraktes
- Fehlender Harndrang und Restharnbildung bis hin zur **Überlaufinkontinenz**

→ **Hirnorganische Ursachen, „gemischte" Läsionen** und **systemische Einflüsse** besitzen eine sehr spezifische individuelle Symptomatik, die einzelne der folgenden Symptome aufweisen kann:

- Inkontinenz, Pollakisurie, Drangsymptomatik
- Verzögerter Miktionsstart, verlängerte Miktion, Stakkatomiktion (unterbrochene Miktion), Restharnbildung
- Abgeschwächte oder fehlende Blasensensibilität
- Fehlendes Vermögen die Blase willkürlich (ohne Zuhilfenahme der Bauchpresse) zu entleeren

Diagnostik:

→ Anamnese (besonders auch Medikamentenanamnese, ggf. Miktionsprotokoll)

→ Uroflowmetrie mit Restharnbestimmung

→ Zystometrie

→ Klinische Untersuchung mit neurourologischem Status

→ Videourodynamische Abklärung

Konservative Therapie:

MERKE

Oberstes Therapieziel bei der Behandlung der neurogenen Blasenfunktionsstörung ist der Schutz des oberen Harntraktes und die Erreichung einer möglichst vollständigen Kontinenz.

→ **Blasentraining mittels „triggern":**

- Indikation: Reflexblase
- Durchführung: Das Beklopfen eines sensiblen Areals (z. B. suprapubisch) führt zur reflexhaften Blasenentleerung; beim Mann meist in Verbindung mit einem Kondomurinal, da eine vollkommene Kontinenz meist nicht gegeben ist (bei Frauen ist diese Methode nur bedingt geeignet, da hier der unterstützende Einsatz von Kondomurinalen nicht möglich ist).

CAVE

Die Blasenentleerung mittels „triggern" erfordert regelmäßige Kontrolle von Restharn und Blasendruck zur Prävention einer Schädigung des oberen Harntrakts durch zu hohen intravesikalen Druck!

→ **Intermittierender Einmalkatheterismus** (meist als Selbstkatheterismus):

- Indikationen: prinzipiell geeignet bei areflexiver und hyperreflexiver Blase (bei letzterer ggf. in Kombination mit anticholinerger Medikation, s. u.); der Selbstkatheterismus ist nur bei körperlich und kognitiv fitten Patienten möglich.
- Durchführung: Häufigkeit und Zeitpunkt richten sich nach dem Ausmaß der Blasenentleerungsstörung und reichen von 1 bis 2maligem bis hin zu 5 bis 6maligem täglichen Einmalkatheterismus.

MERKE

Der sterile, intermittierende Einmalkatheterismus ist aus medizinischer Sicht prinzipiell jeder Form der dauerhaften Katheterisierung (z. B. suprapubischer Katheter) vorzuziehen (geringere Infektionsgefahr)!

→ **Suprapubische oder transurethrale Katheterableitung:**

- Indikation: Umstände, die einen sterilen Einmalkatheterismus unmöglich machen
- Der suprapubische Katheter ist dem transurethralen Katheter vorzuziehen

➜ **Medikamentöse Therapie:** s. Tab. 9.2

Tab. 9.2 Medikamentöse Therapie der Blasenentleerungsstörung

Substanzgruppe	Wirkung	Nebenwirkungen	Indikationen	Präparate (Beispiele)
Anticholinergika	Hemmung der acetylcholinvermittelten Wirkung des Parasymphatikus am Detrusor → Hemmung der Detrusorhyperreflexie	Mundtrockenheit, zentralnervöse Störungen (Halluzinationen, Schlaflosigkeit, Verwirrtheit), Tachykardie, Obstipation, Restharnbildung	➜ Reflexinkontinenz; Anticholinergika werden häufig dann gegeben, wenn aufgrund der Restharnbildung gleichzeitig ein intermittierendem Einmalkatheterismus durchgeführt wird; Ziel ist eine Hemmung der hyperreflexiven Detrusorspitzen ➜ Dranginkontinenz	➜ Oxybutynin (Dridase) ➜ Propiverin (Mictonetten) ➜ Tolterodin (Detrusitol) ➜ Trospiumchlorid (Spasmex)
Botulinum-A-Toxin	Reversible Dämpfung der Detrusorhyperreflexie (ca. 3–10 Monate) nach zystoskopischen Injektion in den Detrusor (30 Injektionen à 10 IU Botox); Blasenhals und Trigonum werden ausgespart	Muskelschmerzen, Blepharospasmus, Ptosis, Exanthem, allergische Reaktion	➜ Nichtansprechen auf oder Nebenwirkungen nach Therapie mit Anticholinergika; ➜ Bei Restharnbildung nur in Kombination mit intermittierendem Einmalkatheterismus	Botox

MERKE

Unter medikamentöser Therapie muss die Blasenentleerung streng kontrolliert werden, um eine Restharnbildung frühzeitig zu erkennen. Bei Restharnbildung Durchführung eines intermittierenden Einmalkatheterismus!

Operative Therapie:

➜ **Sphinkterotomie:** Inzision („Kerbung") des quergestreiften M. sphinkter urethrae externus bei nicht beherrschbarer Sphinkterhyperreflexie

➜ **Blasenaugmentation bei Schrumpfblase** (Blasenkapazität < 100 ml): Operative Vergrößerung des Blasenvolumens durch „Aufsetzen" eines ausgeschalteten Dünndarmsegments

TIPP

Zum Vergleich: Die normale maximale Blasenkapazität beträgt etwa 500 ml!

➜ **Implantation eines sakralen Blasenschrittmachers:**
- Elektrische Stimulation bzw. Modulation („Neuromodulation") der sakralen Efferenzen der Harnblase
- Zur Therapie sowohl der Detrusorhyperaktivität, als auch der Detrusorhypokontraktilität

➜ **Implantation eines artifiziellen Sphinktersystems:**
- Indikation: nicht beherrschbare Inkontinenz
- Kontraindikation: hohe intravesikale Drücke bei Detrusorhyperreflexie!

9.3 Harninkontinenz

Definition: Die ICS (International Continence Society) hat die Harninkontinenz 2002 als jeden **ungewollten Urinverlust** definiert.

Diese allgemeine Definition ist mit dem Zusatz versehen, dass im Einzelfall eine nähere Charakterisierung und Einteilung der Inkontinenz sinnvoll ist. Daraus ergeben sich die folgenden, wichtigsten Inkontinenzformen (s. Tab. 9.3):

Tab. 9.3 Inkontinenzformen

Form	Definition	Pathogenese
Belastungsinkontinenz (Gradeinteilung, s. Kap. 1.5)	Urinverlust bei plötzlichen intraabdominellen Druckerhöhungen	(Partielle) Insuffizienz des Schließmuskels
Dranginkontinenz	plötzlich einsetzender, imperativer Harndrang mit Urinverlust bei intaktem Sphinktermechanismus	*Motorische D:* unwillkürliche Detrusorkontraktionen bei nervalen Erkrankungen *Sensorische D:* unwillkürliche Urethrarelaxation bei reduzierte Blasenkapazität ohne verfrühte Detrusorkontraktionen
Mischinkontinenz	Kombination aus Belastungs- und Dranginkontinenz	
Überlaufinkontinenz	Passives Überschreiten des Urethraldruckes durch den infravesikalen Druck ohne Nachweis einer Detrusoraktivität	Primärer (areflexive Blase) oder sekundärer Detrusorschaden (Dekompensation bei subvesikaler Obstruktion)
Reflexinkontinenz	Detrusorhyperreflexie bei gestörtem spinalen Miktionsreflex	Läsion im Bereich des unteren motorischen Neurons (unterhalb S 2)
Extraurethrale Inkontinenz		z. B. ektop mündender Harnleiter, Urinfisteln
Enuresis	Nächtliches Einnässen	Drangsymptomatik, rezidivierende HWI

Epidemiologie:

- In Deutschland geschätzte 5 Millionen Betroffene mit fraglicher Dunkelziffer; w >> m
- Inkontinenzprävalenz steigt mit zunehmendem Alter
- Insgesamt Tendenz zunehmend (v. a. durch zunehmende Überalterung der Bevölkerung)

Diagnostik:

- **Anamnese**, ggf. **Miktionsprotokoll**
- **Urinstatus/Urinkultur** (v. a. zum Infektausschluss)
- **Klinische Untersuchung:**
  - Inspektion des äußeren Genitale (Missbildungen, äußere Zeichen des Hormonmangels, z. B. Vulvadystrophie?)
  - Neurourologischer Status
  - Digital rektale Untersuchung (Analsphinktertonus?)
  - Vaginale Einstellung (Zystozele, Rektozele, Deszensus?) mit Hustenprovokationstest
  - Bonney-Test bei Belastungsinkontinenz (s. Abb. 9.4)
- **Pad-Test**: Vorlagenwiegetest nach definierter körperlicher Belastung zur Objektivierung der Inkontinenz

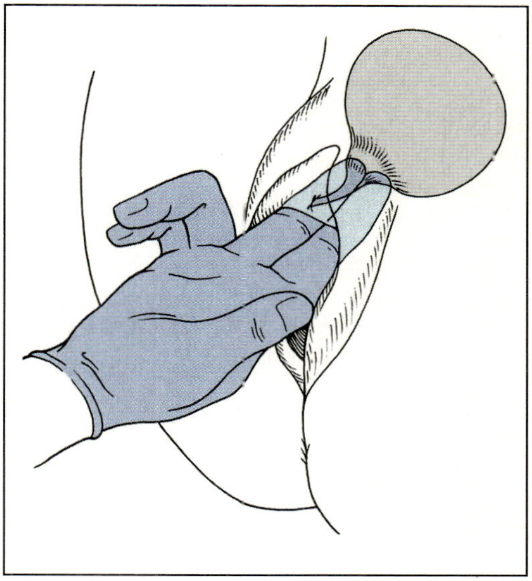

Abb. 9.4 Belastungsinkontinenztest nach Marshall-Bonney: Verschwindet die Belastungsinkontinenz beim Husten nach manueller, paraurethraler Elevation der Vaginalvorderwand im Rahmen des Bonney-Testes, kann die Suspensionsplastik evt. eine Therapieoption für die Patientin darstellen.

- → **Urodynamische Untersuchung**
- → Ggf. i. v.-Urogramm, MCU, Urethrozystoskopie

Therapie der Reflex- und Überlaufinkontinenz: s. Kap. 9.2

Therapie der Belastungsinkontinenz

- → **Allgemeine Maßnahmen:**
  - Ggf. Gewichtsreduktion, Ernährungsberatung
  - Beckenbodentraining, Elektrostimulation des Beckenbodens
- → **Medikamentöse Therapie:**

Tab. 9.4 Medikamentöse Therapie der Belastungsinkontinenz

Substanz	Bemerkungen
Duloxetin (z. B. Yentreve 2 × 40 mg)	→ Serotonin-Noradrenalin-Wiederaufnahmehemmer (→ Steigerung der Neurotransmitterkonzentration führt zur Erhöhung des Tonus/Kontraktion des Blasenschließmuskels) → Wirkungseintritt spätestens nach 4 Wochen → Optimal in Kombination mit konservativen Maßnahmen → Nebenwirkungen: Übelkeit, Schlaflosigkeit, Müdigkeit, Kopfschmerz → Ggf. Auslassversuch nach 6–12 Monaten
Lokale Östrogensubstitution (z. B. Östrogen-Vaginalsuppositorien)	→ Supportive Maßnahme; das Ansprechen auf die eigentliche Inkontinenztherapie verstärkt sich → Indikation: postmenopausale Patientinnen → Wirkungseintritt nach Tagen bis Wochen

- → **Operative Therapie:** Zur Auswahl des geeigneten Operationsverfahrens unter der Vielzahl der beschriebenen Möglichkeiten existieren kaum allgemeingültige Richtlinien; einige angewandte Verfahren zeigt Tab. 9.5.

CAVE

- Die operativen Verfahren zur Therapie der Belastungsinkontinen sollten erst nach Ausschöpfung aller konservativen Maßnahmen zur Anwendung kommen!
- Vor der operativen Therapie der Belastungsinkontinenz muss sicher eine Drang- bzw. Mischinkontinenz ausgeschlossen werden!

Tab. 9.5 Operative Verfahren bei Belastungsinkontinenz

Methodenwahl	OP-Technik
Vaginale Methoden	→ TVT (tension free vaginal tape): populäres minimalinvasives Verfahren bei der Frau → TOT (transobturator tape): minimalinvasives Alternativverfahren; bisher ohne bekannte Langzeitergebnisse bzgl. Erfolgsrate und Komplikationen → Anteriore Kolporrhaphie (vordere Scheidenplastik): v. a. bei Kombination aus Inkontinenz und Deszensus
Abdominale Methoden	→ Kolposuspension nach Burch: etabliertes Standardverfahren bei mittelschwerer bis schwerer Inkontinenz und bei Rezidiveingriff → Abdominale Schlingenplastiken (z. B. mittels Externusaponeurose als Faszienzügelplastik)
Sonstige Methoden	→ Transurethrale Sphinkterunterspritzung: einfach und wenig belastend, v. a. bei multimorbiden Patienten als Therapieversuch → Implantation eines künstlichen Sphinktersystems (ultima ratio)

Therapie der Dranginkontinenz

- → **Medikamentöse Therapie:**
  - Anticholinerge Therapie
  - Botulinum-A-Toxin
- → **Operative Therapie:**
  - Neuromodulation der Sakralnerven (dorsale Deafferentation und Vorderwurzelstimulation)
  - Blasenaugmentation und -ersatz

Therapie der Enuresis: s. Kap. 12.2.3

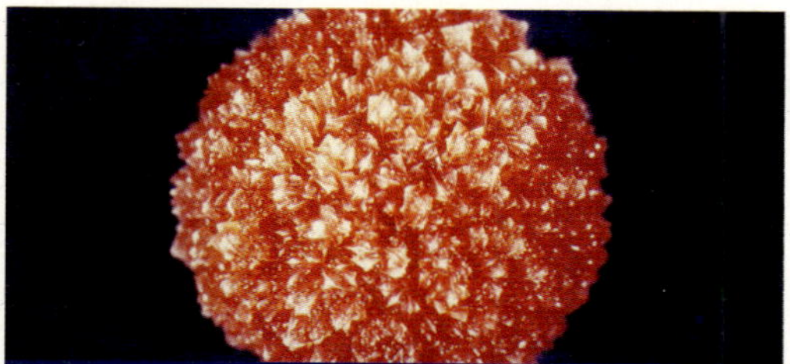

10 Andrologie

10.1 Erektile Dysfunktion (ED)

Grundlagen

Definition: Chronische Erektionsstörung mit unzureichender Tumeszenz (Volumenzunahme) und/oder Rigidität (Steifigkeit) des Penis, die zur subjektiv nicht zufriedenstellenden partnerschaftlichen sexuellen Interaktionen führt. Die Libido (sexuelles Verlangen) ist ungestört.

Epidemiologie:
- Bis zum 40. Lebensjahr: kaum Männer mit ED-Symptomen in der Bevölkerung
- Ab dem 50. Lebensjahr: stetiger Anstieg der Prävalenz
- Ab dem 70. Lebensjahr klagen 40–70% der männlichen Bevölkerung über eine mehr oder weniger stark ausgeprägte ED.

Risikofaktoren:
- Koronare Herzerkrankung
- Hypertonie
- Diabetes mellitus
- Hypercholesterinämie
- Nikotinabusus

Ätiologie/Risikofaktoren:
s. Tab. 10.1

Tab. 10.1 Ätiologie der erektilen Dysfunktion

Ursache	Beispiele
Vaskulär	→ Arteriosklerose → Koronare Herzerkrankung
Metabolisch	→ Diabetes mellitus → Hypercholesterinämie
Endokrin	→ Testosteronmangel → Hyperprolaktinämie
Neurogen	→ Multiple Sklerose, M. Parkinson → Rückenmarksverletzungen
Iatrogen	→ Medikamentös (z. B. β-Blocker, Kalziumantagonisten, ACE-Hemmer) → Nach radikaler Prostatektomie
Sonstiges	→ Nikotin-, Alkohol und Drogenabusus → Benigne Prostatahyperplasie (je höher der Punktwert des IPSS, desto wahrscheinlicher wird die ED) → Störungen der Libido → Psychische oder funktionelle ED

Klinik
- Ausbleibende oder nicht ausreichende Erektion während des Geschlechtsverkehrs
- Ausbleibende morgendliche und nächtliche Spontanerektionen
- Entwicklung partnerschaftlicher Konflikte

Diagnostik
Basisdiagnostik:
- Allgemeine-, Sexual-, psychosoziale- und Medikamentenanamnese
- Klinische Untersuchung (mit neurourologischem Status)
- Labordiagnostik (z. B. Testosteron, Östrogene, LH, FSH, Prolaktin, Blutzucker, Cholesterin)

Spezialdiagnostik:

MERKE

Die invasive Spezialdiagnostik ist aufgrund der besseren Therapiemöglichkeiten (v. a. PDE-5-Hemmer) zunehmend in den Hintergrund getreten und einzelnen Sonderfällen vorbehalten.

→ **Schwellkörperinjektionstest (SKAT-Test) mit farbkodierter Duplexsonografie:**
- Definition: einfache Methode zur orientierenden Beurteilung der Globalfunktion der Schwellkörper (arterielle Perfusion, kavernöses System mit kavernös-venösem Verschlussmechanismus und neurogene Versorgung)
- Prinzip: Gabe einer vasoaktiven Substanz zur Steigerung des arteriellen Einstroms und Relaxation der kavernösen Muskelzellen
- Durchführung: direkte Injektion von 5–40 µg Prostaglandin E_1(PGE_1) in den Schwellkörper
- Interpretation: Ansprechen bei niedrigen Dosierungen (5–10 µg PGE_1) spricht für neurologische oder endokrinologische Ursache der ED; Ansprechen bei höheren Dosierungen (10–40 µg PGE_1) spricht für vaskuläre Ursache der ED.

CAVE

Je höher die gewählte Anfangsdosierung des PGE_1, desto größer die Gefahr eines Priapismus!

- Die farbkodierte Duplexsonografie dient der quantitativen Bestimmung der penilen arteriellen Perfusion und sollte einen peak-flow von > 30 cm/s aufweisen.

MERKE

Liegt der peak-flow in der farbkodierten Duplexsonografie der arteriellen Penisgefäße < 25 cm/s, gilt dies als Beweis für eine relevante arterielle Durchblutungsstörung!

CAVE

Insgesamt werden die Ergebnisse von SKAT-Test und farbkodierter Duplexsonografie erheblich durch Angst- oder Stressreaktionen beeinflusst, so dass der Test ggf. mehrmals wiederholt werden muss.
Die diagnostische Wertigkeit beider Untersuchungen ist daher umstritten!

→ **Kavernosometrie und -grafie:**
- Definition: quantitative Beurteilung der kavernösen Funktion (Kavernosometrie) und bildliche Darstellung des kavernösen Systems mit Kontrastmittel (Kavernosografie)
- Durchführung: Punktion beider Schwellkörper und Injektion einer vasoaktiven Substanzen (z. B. PGE_1) zur vollständigen Relaxation des kavernösen Systems; anschließend Perfusion mit vorgewärmter Kochsalzlösung und Bestimmung von Tumeszenz, Rigidität, Perfusion und Perfusionsdruck
- Indikation: Non-Responder auf Phosphodiesterasehemmer oder SKAT-Therapie (s. u.)

→ **Penisangiografie:**
- Durchführung: Punktion der A. femoralis und Aufsuchen des Abganges der A. pudenda interna aus der A. iliaca interna. Anschließend Darstellung der Äste der A. pudenda interna (A. dorsalis penis und A. profunda penis).
- Indikation: V.a. Gefäßanomalie, Z.n. Beckentrauma mit Gefäßverletzung

→ **Neurophysiologische Untersuchungen:**
- Verfahren: Bulbokavernosusreflex-Latenzzeitmessung, Messung somatosensibel evozierter Potentiale, Corpus-cavernosum-Elektromyogramm
- Indikation: ausschließlich bei expliziten neurologischen Fragestellungen (z. B. gutachterliche Fragen nach stattgehabtem Trauma)

MERKE

Neurophysiologische Untersuchungen besitzen in der täglichen Praxis der Abklärung der ED kaum noch einen Stellenwert!

Therapie

Die Therapie der ED sollte – falls möglich – kausal erfolgen und den Bedürfnissen des Patienten sowie dessen Partnerin entsprechen. Die Möglichkeit der oralen Therapie mit PDE-5-Hemmer hat seit der Einführung 1998 das diagnostische und therapeutische Vorgehen verändert. Mit Ansprechraten von bis zu 80% stellen sie für die meisten Patienten das Mittel der Wahl dar.

Orale Pharmakotherapie: s. Tab. 10.2

Tab. 10.2 Medikamentöse Therapie der erektilen Dysfunktion

	Testosteron	Yohimbin	PDE-5-Hemmer
Wirkmechanismus	Hormonsubstitution	Zentral wirksamer α_2-Rezeptorantagonist → Blockade der zentralen erektionshemmenden Efferenzen	cGMP-vermittelte Hemmung der intrazellulären Phosphodiesterase-5 → Relaxation der glatten Schwellkörpermuskulatur
Indikationen	Hypogonadismus, Testosteronmangel (wiederholte Messung des morgendlichen Gesamttestosterons) und ED	Psychogene ED, mäßig ausgeprägte ED	„Goldstandard" der oralen Pharmakotherapie der ED; die einzelnen Präparate unterscheiden sich in ihrer Pharmakokinetik und Rezeptorselektivität (→ individuelle Therapieanpassung)
Applikation	➜ Oral (aufwendig, da täglich 3–4 Kapseln) ➜ Intramuskulär als Depot 3-monatig ➜ transdermal	➜ 3 × tgl. oral über mindestens 6 Wochen ➜ „On demand" vor dem Geschlechtsverkehr	Oral „on demand" vor dem Geschlechtsverkehr; unterschiedliche Wirkdauer von ca. 12 h (Viagra und Levitra) bis zu ca. 36 h (Cialis)
Kontraindikationen	Prostatakarzinom (vor jeder Testosteronsubstitution muss ein Prostata-Ca sicher ausgeschlossen werden!)	Psychiatrische Erkrankungen, schwere Hypertonie, schwere Herzinsuffizienz	Schwere Herzinsuffizienz, Kardiomyopathie, instabile Angina pectoris, schwere Arterio- und Aortensklerose, Z.n. Herzinfarkt oder Apoplex innerhalb der letzten 6 Monate, Retinitis pigmentosa gleichzeitige Einnahme von Nitropräparaten oder NO-Donatoren (z. B. Molsidomin)
Nebenwirkungen	Akne, Cholestase (bei oraler Gabe), Gynäkomastie, Ödembildung	Unruhe, Schlafstörungen, Zittern, Blutdruckschwankungen	Gesichtsrötung/Flush, Kopfschmerzen, Schwindel, Verdauungsstörungen, Farbsehstörungen, Optikusneuropathie

CAVE

Eine absolute Kontraindikation für die Therapie mit PDE-5-Präparaten besteht bei gleichzeitiger Einnahme von Nitropräparaten und NO-Donatoren (z. B. Molsidomin), da hierunter letale Blutdruckabfälle dokumentiert wurden!

MERKE

Das Nebenwirkungsspektrum der PDE-5-Hemmer ist in aller Regel moderat ausgeprägt und verschwindet mit zunehmender Zeitdauer der Behandlung nicht selten völlig.

Lokale Pharmakotherapie:

➜ **Schwellkörperautoinjektionstherapie (SKAT):**
  - **Prinzip:** Injektion einer im SKAT-Test ermittelten festen Dosierung von PGE_1 in den Schwellkörper
  - **Ansprechrate:** Bis zu 90%
  - **Indikation:** Bei Kontraindikationen bzw. bei Non-Respondern für/auf die PDE-5-Hemmer-Therapie
  - **Komplikationen:** Auf Dauer geringe Compliance (→ invasives Verfahren), Priapismus

CAVE

Ein Priapismus hat in bis zu 70% idiopathische Ursachen!

→ **Medicated Urethral System for Erection (MUSE):**
  - **Prinzip:** Ein PGE_1-haltiges Pellet (Medikamententräger) wird mithilfe eines Applikators in die penile Harnröhre gebracht; via Diffusion in die Schwellkörper entwickelt das PGE_1 dort seine Wirkung.
  - **Ansprechrate:** Bis zu 40%
  - **Indikation:** Bei Kontraindikationen bzw. Non-Respondern für/auf die PDE-5-Hemmer-Therapie, bei nicht tolerablen Nebenwirkungen der oralen Therapie, Ablehnen der invasiveren SKAT-Therapie
  - **Nebenwirkungen:** Penile Schmerzen, Makrohämaturie, Blutdruckabfall

Vakuumtherapie:

→ **Prinzip:** Der Penis wird in einen Zylinder eingeführt, in dem ein Vakuum erzeugt wird; nach passiver Blutfüllung und Erektion des Penis durch den Unterdruck wird ein Gummiring vom proximalen Zylinderende auf die Penisbasis abgestreift um die Erektion zu erhalten, s. Abb. 10.1.

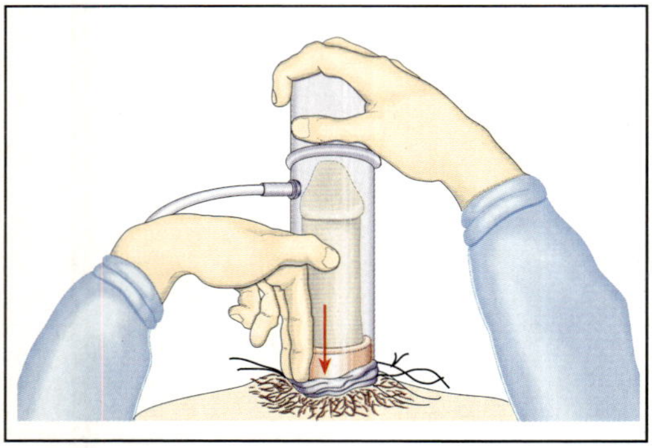

Abb. 10.1 Prinzip der Vakuumtherapie

→ **Indikation:** Alle Formen der ED

→ **Nachteile:**
  - Maximale Erektionsdauer (= Ischämiezeit) 30 Minuten
  - Mechanisierung des Sexualaktes
  - Häufig Blockade der Ejakulation

MERKE

Die Akzeptanz der Vakuumtherapie ist insgesamt gering unter den Patienten!

Penisimplantate:

→ **Prinzip:**
  - Implantation eines meist aus drei Teilen bestehenden hydraulischen Systems zur artifiziellen Erektion: Intraabdominell liegendes Flüssigkeitsreservoir, skrotal implantierte Pumpe und in den Corpora cavernosa gelegene Schwellkörperimplantate
  - Durch Betätigung der im Hoden implantierten Pumpe kommt es zur Versteifung der Schwellkörperimplantate, indem die Flüssigkeit aus dem Reservoir in die Implantate fließt.
  - Die Detumeszenz erfolgt anschließend durch Betätigung eines Ablassventils auf umgekehrtem Wege.

→ **Indikation:** Ultima Ratio der ED-Therapie

→ **Nachteile:**
  - Endgültige, irreversible Schwellkörperdestruktion durch die Implantation der Prothesen
  - Infektionsgefahr des körperfremden Materials

10.2 Infertilität des Mannes

Definition und Epidemiologie

Definition: Ausbleiben der Schwangerschaft nach einem Jahr ungeschützten Geschlechtsverkehrs

Epidemiologie:

→ Unter den kinderlosen Paaren sind etwa 30% ungewollt kinderlos

→ Ursache:
  - 20% beim Mann
  - 39% bei der Frau
  - 26% bei beiden
  - 15% ungeklärt

CAVE

Der Begriff Hypogonadismus bezeichnet jede unzureichende Hodenfunktion! Also nicht nur die inkretorische Insuffizienz der Leydig-Zellen mit vermindertem Testosteronspiegel, sondern auch die tubuläre Insuffizienz mit gestörter Spermiogenese!

Ätiologie der Infertilität des Mannes

Idiopathisch (bei ca. 50%): Die Ursache der Infertilität lässt sich weder anamnestisch noch klinisch-diagnostisch ermitteln.

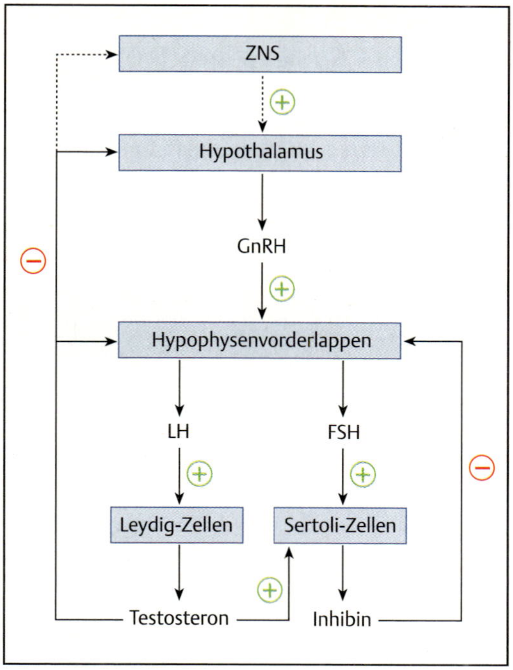

Abb. 10.2 Schema des hormonellen Regelkreises der Spermatogenese beim Mann

Primär testikuläre Erkrankungen (primärer Hypogonadismus):

- **Anatomische Ursachen:**
  - Kryptorchismus, Anorchie
  - Varikozele
  - Aplasie oder Atresie von Nebenhoden oder Samenleiter (selten)
  - Sertoli-cell-only Syndrom (Germinalzellaplasie)
- **Entzündliche Erkrankungen:**
  - Epididymitis, Orchitis (v. a. virale Mumpsorchitis)
  - Tuberkulose, Syphilis
- **Endokrine Ursachen:** Pseudohermaphroditismus masculinus (u. a. Androgenrezeptordefekte auf der Ebene des Hodens)
- **Iatrogene Ursachen:** Z.n. Chemotherapie oder Radiatio
- **Drogen-, Alkohol- oder Anabolikaabusus**
- **Hodentumoren**
- **Störungen des Spermientransportes:** v. a. iatrogen (z. B. nach geplanter Sterilitätsvasektomie)
- **OAT-Syndrom**

MERKE

Beim Oligo-Astheno-Teratozoospermie-Syndrom (**OAT-Syndrom**) liegen zuwenig Spermien vor, die unbeweglich und fehlgeformt sind. Die Spermiogenese oder der Transport der Spermien ist aufgrund unterschiedlichster Ursachen gestört (z. B. hormonelle Störungen, Varikozele, Hodenfehllage, Entzündungen, Chromosomenanomalien).

Hypophysär-hypothalamische Störungen (sekundärer und tertiärer Hypogonadismus) (s. Abb. 10.2)

- **Hypothalamische Störungen mit fehlender oder mangelhafter GnRH-Sekretion** (tertiärer Hypogonadismus):
  - Idiopathisch (idiopathischer hypogonadotroper Hypogonadismus, IHH)
  - Kallmann-Syndrom: IHH + Anosmie (Geruchsstörung)
  - Pubertas tarda: verspätete GnRH-Sekretion meist bis zum 20. Lebensjahr; oft zuvor therapeutisch Testosteron-Substitution aufgrund des entstehenden Leidensdrucks
  - Hypothalamische Tumoren (z. B. Kraniopharyngeome, Gliome)
- **Hypophysäre Störungen mit fehlender oder mangelhafter Sekretion von LH und FSH** (sekundärer Hypogonadismus)
  - Hypophyseninsuffizienz
  - Hypophysentumoren (z. B. Prolaktinom)

Genetische Ursachen:

- **Klinefelter-Syndrom**
- **Prader-Labhart-Willi-Syndrom**:
  - Chromosomendeletion mit hypoplastischem Genitale und verspäteter Pubertätsentwicklung
  - Subnormale Testosteron-, LH- und FSH-Werte
  - Kausale Therapie nicht möglich (Testosteron Substitution)
- Mutationen des Zystische-Fibrose-Gens mit bilateraler Obstruktion oder Aplasie der Samenleiter
- Kallmann-Syndrom (s. o.)

Immunologische Ursachen: Autoantikörper gegen Spermatozoen

Diagnostik

Anamnese: v. a. im Hinblick auf

- Allgemeiner Pubertätsverlauf
- Sexualanamnese (Libido, ED, Koitusfrequenz?)
- Allgemeinerkrankungen, Genussmittelanamnese, Familienanamnese

Klinische Untersuchung:
- → Körperbau, Proportionen, Körperbehaarung?
- → Äußeres Genitale (Hodenkonsistenz und -volumen, Varikozele, Hodentumor?)
- → Ggf. rektal digitale Untersuchung

CAVE

Der normale Hoden weist eine pralle Konsistenz auf. Kleine und konsistenzverminderte Hoden sind immer ein Hinweis auf eine vorliegende Störung der Spermatogenese!

Apparative Diagnostik:
- → Sonografie des äußeren Genitale, ggf. transrektaler Ultraschall und Dopplersonografie
- → Ggf. Schädel-MRT bei V.a. Hypophysen- oder Hypothalamusprozesse

Ejakulatuntersuchung (s. Kap. 2.3.4)

Endokrinologische Diagnostik:

TIPP

Die endokrinologische Diagnostik sollte bei Azoospermie oder Spermatozoenzahlen < 10 Mio/ml durchgeführt werden.

- → **Hormonanalyse** (s. Tab. 10.3):
  - Basisdiagnostik: Bestimmung von LH- und FSH sowie Gesamttestosteron
  - Erweiterte Diagnostik: Bestimmung von Prolaktin und Estradiol

Tab. 10.3 Hormonanalyse bei männlicher Infertilität

Ergebnis der Hormonanalyse	Interpretation und therapeutische Implikationen
FSH erhöht	→ Hypergonadotroper Hypogonadismus → Irreversibler Hodenparenchymschaden → Keine kausale Therapie möglich
LH/FSH grenzwertig oder erniedrigt	→ Hypogonadotroper Hypogonadismus → Sekundärer Hodenparenchymschaden → Therapie: pulsatile GnRH-Gabe
LH/FSH normal, OAT-Syndrom	→ Eugonadotroper Hypogonadismus → Ätiologie unbekannt → Therapie meist frustran

CAVE

Ein erhöhtes FSH bedeutet häufig eine irreversible Störung der Spermiogenese!

- → **Differenzierte endokrinologische Funktionstests** (s. Tab. 10.4):

Tab. 10.4 Endokrinologische Funktionstests bei Infertilität

Test	Durchführung	Interpretation
Tamoxifentest	Gabe von 40 mg Tamoxifen (Antiöstrogen)/Tag über 7 Tage	→ Normal: Tamoxifen führt über eine Blockade der hypothalamischen Östrogenrezeptoren zu einer Steigerung der GnRH- und konsekutiv der FSH/LH-Sekretion → Fehlender FSH-/LH-Anstieg: hypothalamischer Hypogonadismus
LHRH-Test[1]	Bestimmung von FSH und LH vor und 30 min. nach Gabe von 100 µg GnRH i. v.	→ Normaler Hypophysenfunktion: adäquater Anstieg von FSH und LH → Fehlender oder inadäquater Anstieg spricht für das Vorliegen einer Störung auf der Ebene der Hypophyse
HCG-Test	Bestimmung des Serum-Testosterons vor und nach Gabe von HCG	→ Normal: HCG stimuliert die Testosteron-Ausschüttung der Leydig-Zellen → Fehlender Anstieg des Serum-Testosterons: Hinweis auf primären Hypogonadismus bzw. Anorchie

[1] Die Bezeichnungen GnRH (Gonadotropin-Releasing-Hormon) und LHRH (Luteinisierendes Hormon Releasing Hormon) werden synonym gebraucht

Invasive Diagnostik:

MERKE

Die invasive Diagnostik sollte immer mit einer TESE (testikuläre Spermatozoenextraktion) kombiniert werden, um ggf. eine Kryokonservierung zum späteren Einsatz im Rahmen moderner assistierter reproduktionsmedizinischer Techniken (ART) vornehmen zu können!

- **Hodenbiopsie:**
  - Indikation: unklare Fertilitätsstörung, Azoospermie bei klinisch unauffälligem Hoden und normalem FSH
  - i. d. R. kombiniert mit TESE (s. o.)
- **Vasografie:** bei V.a. Verschlussazoospermie nur im Rahmen einer anschließenden mikrochirurgischen Rekonstruktion

Therapie

Fertilitätsprävention:

- Therapie eines Kryptorchismus bis zum Ende des 18.-24. Lebensmonats
- Kryokonservierung:
  - Bei Patienten mit maligner Erkrankung vor der Tumortherapie
  - Bei bioptischer Abklärung einer testikulären- oder einer Verschlussazoospermie

Endokrinologische Therapie:

- **Primärer Hypogonadismus:** Androgensubstitution; bei primär testikulärem Schaden keine kausale Therapie möglich

CAVE

Vor jeder Testosteronsubstitution muss unbedingt ein Prostatakarzinom ausgeschlossen werden; das Vorliegen eines Prostatakarzinoms ist eine absolute Kontraindikation für eine Therapie mit Testosteron!

- **Sekundärer Hypogonadismus:** HCG-Therapie
- **Tertiärer Hypogonadismus:** pulsatile GnRH-Therapie

Operative Therapie

- **Mikrochirurgische Rekonstruktion der ableitenden Samenwege:**
  - Indikationen: Verschlussazoospermie (z. B. nach Entzündungen oder nach geplanter Vasektomie)
  - Verfahren: Vasovasostomie (beide Samenleiterenden werden reanastomosiert) oder Tubulovasostomie (Anastomose zwischen proximalem Samenleier und Nebenhoden)
- **Varikozelensklerosierung**

Reproduktionsmedizinische Verfahren

- **Intrauterine Insemination:**
  - Prinzip: Übertragung von Sperma mittels Inseminationskatheter in das Cavum uteri (homologe Insemination: Sperma des Partners, heterologe Insemination: Fremdsperma)
  - Indikation: bei Subfertilität (z. B. OAT-Syndrom)
  - Schwangerschaftsraten: 5–15%
- **In-vitro-Fertilisation (IVF):**
  - Prinzip: hormonelle Follikelstimulation und Follikelpunktion; Inkubation von Oozyten und Spermatozoen im Brutschrank zur Induktion der extrakorporalen Befruchtung; anschließend ggf. Embryotransfer in der Uterus
  - Indikation: v. a. Tubenverschluss und Tubenaplasie
  - Schwangerschaftsraten: 15–20%
- **Intrazytoplasmatische Spermatozoeninjektion (ICSI):**
  - Prinzip: hormonelle Follikelstimulation und Follikelpunktion; Injektion eines einzelnen Spermatozoons in eine Oozyte
  - Indikation: schwere männliche Infertilität, erfolglose Befruchtungsversuche
  - Schwangerschaftsraten: 20–30%

10.3 Lokal-penile Erkrankungen

Induratio penis plastica, IPP (Peyronie' s Disease)

Definition: Hypertrophie des Bindegewebes mit fibrotischem Umbau („Plaques") im Bereich des Penisschaftes

Ätiologie:

- Unbekannt
- Es besteht eine Assoziation zum M. Dupuytren der Hohlhandfaszie

Klinik:

- Schubweise Bildung peniler Plaques im Bereich der Tunica albuginea der Corpora cavernosa
- Penisdeviation, u. U. mit Kohabitationsbeschwerden, Schmerzen und erektiler Dysfunktion

Diagnostik:
- ➜ Anamnese
- ➜ Klinische Untersuchung (v. a. Inspektion und Palpation)
- ➜ Sonografie

Therapie:
- ➜ **Konservativ** (oft unbefriedigend):
  - Kalium-Paraaminobenzoat (Potaba)
  - Extrakorporale Stoßwellentherapie (ESWT) zur symptomatischen Schmerztherapie
- ➜ **Operativ:** verschiedene Operationsverfahren zur Penisbegradigung und Plaqueexzision

CAVE

Operative Therapie erst nach 6-monatiger Schmerz- und Progressionsfreiheit, da sonst ein hohes Risiko für ein erneutes postoperatives Fortschreiten der Erkrankung besteht!

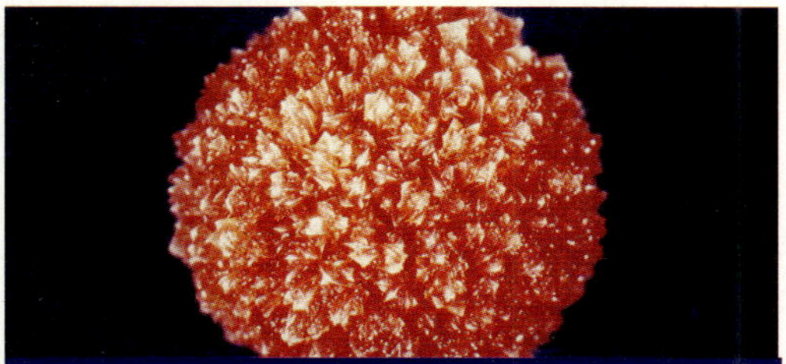

11 Gynäkologische Urologie

11.1 Reizblase („overactive bladder“)

Synonyme: Urethralsyndrom, Frequency-urgency-Syndrom

Definition: Symptomatisches (= Folge lokaler Reizzustände), psychosomatisches oder idiopathisches funktionelles Syndrom mit Pollakisurie und Drangsymptomatik, das überwiegend bei Frauen anzutreffen ist

Ätiologie:
- **Symptomatisch:**
  - Harnwegsinfekt, interstitielle Zystitis, radiogene Zystitis
  - Urothelkarzinom, Carcinoma-in-situ der Harnblase
  - Fremdkörper, Steine
  - Infravesikale Obstruktion (Blasenhals- oder Harnröhrenstriktur)
  - Neurologische Ursachen
  - Anatomische Ursachen (Urethraldivertikel, Urethrastenosen, Urethralkarunkel oder -polypen)
- **Psychosomatisch**
- **Idiopathisch**

Symptomatik:
- Pollakisurie („Frequency“)
- Harndrang („Urgency“)
- Dranginkontinenz (nur in schweren Fällen)

CAVE

Die Symptomatik der Reizblase lässt keine Differenzierung hinsichtlich ihrer Ätiologie zu. Die idiopathische Reizblase ist daher eine Ausschlussdiagnose!

Diagnostik:
- Anamnese
- Klinische Untersuchung
- Urinstatus, Urikult: Infektausschluss
- Harnröhrenkalibrierung (Nachweis einer Harnröhrenverengung), ggf. Doppelballonurethrografie (Ausschluss eines Urethradivertikels)
- Urethrozystoskopie, ggf. mit Biopsie: Ausschluss eines Cis
- Urodynamik: Objektivierung der Blasenfunktion

Einteilung:
- **Sensorische Urge (Blasenhypersensitivität):**
  - Verfrühter und verstärkter Harndrang mit funktionell verringerter Blasenkapazität **ohne** Detrusorhyperaktivität
  - z. B. bei interstitieller und radiogener Zystitis im Frühstadium
- **Motorische Urge (Detrusorhyperaktivität):**
  - Imperativer Harndrang mit Dranginkontinenz bei hyperaktivem, instabilen Detrusor
  - z. B. bei Reflexblase
- **Low-compliance-Blase (hyperbare Blase):**
  - Anatomisch kleine Blasenkapazität mit verminderter Blasencompliance **ohne** Detrusorhyperaktivität
  - z. B. interstitielle oder radiogene Zystitis im Spätstadium

Therapie:
- **Symptomatische Reizblase:** soweit möglich kausale Therapie; ansonsten symptomatische Therapie
- **Psychosomatische Reizblase:** psychosomatische Behandlung und symptomatische Therapie
- **Idiopathische Reizblase:**
  - Verhaltenstherapie, Biofeedback
  - Medikamentöse Therapie: Anticholinergika, Botulinum-A-Toxin, Spasmolytika (z. B. Muskelrelaxantien, Kalziumantagonisten)
  - Sakrale Neuromodulation/Blasenschrittmacher
  - Operative Verfahren: supravesikale Harnableitungen (z. B. Ileum Conduit), Blasenaugmentation

11.2 Interstitielle Zystitis

Definition: Chronisch abakterielle Blasenentzündung unklarer Ätiologie, die durch Schmerzen, Drangsymptomatik sowie eine kleinkapazitäre Blase mit verstärkter Mastzellinfiltration der Blasenwand charakterisiert ist.

Epidemiologie: Prävalenz 15 : 100.000; 90% der Betroffenen sind Frauen

Symptomatik:
- Schmerzen:
  - suprapubisch
  - urethral
  - genital
- Imperativer Harndrang, Pollakisurie (bis zu > 50 ×/d), Nykturie
- Verringerte Blasenkapazität (<< 300–400 ml, nicht selten < 100 ml)

Diagnostik:
- **Anamnese**, **klinische Untersuchung** (ggf. retropubischer Druckschmerz), **Miktionsprotokoll**
- **Urinstatus/Urinkultur:** ggf. Mikrohämaturie und Leukozyturie, Ausschluss einer bakteriellen Infektion
- **Zystoskopie:**
  - Petechiale Schleimhautblutungen, Schleimhautulzerationen („Hunner-Ulzera"), kontaktvulnerables Urothel
  - Bioptisch nachgewiesener hoher Mastzellgehalt im Detrusor (>28/mm²) ist pathognomonisch
- **Histologie (Harnblasen-PE):** Nachweis einer starken Mastzellinfiltration in die Blasenwand
- **Urodynamik:** Kleinkapazitäre Blase mit sensorischer Urge und ohne Detrusorhyperaktivität

Therapie:

> **MERKE**
> Die interstitielle Zystitis kann nur symptomatisch, nicht kausal therapiert werden!

- **Medikamentös (oral):**
  - Anticholinergika
  - Spasmolytika
  - Analgetika
  - Antidepressiva
  - Glukokortikoide und Immunsuppressiva
- **Medikamentös (Blaseninstillationsbehandlung bzw. Iontophorese)**
  - Hyaluronsäure
  - Pentosanpolysulvat
  - Antihistaminika, Lokalanästhetika
- **Operativ:**
  - Blasenteilresektion mit Blasenaugmentation
  - Blasenersatz mit Harnableitung als ultima ratio

Prognose: Oft chronischer Verlauf

11.3 Meatusstenose und distale Urethrastenose

Symptomatik: Uncharakteristisch
- **Obstruktive Blasenentleerungsstörung:**
  - Schwacher Miktionsstrahl, gedrehter oder gefächerter Strahl
  - Nachträufeln
- **Reizblasensymptome:** Dysurie, Pollakisurie, Nykturie
- Rezidivierende (fieberhafte) **Zystitiden**
- **Mikro- oder Makrohämaturie**

> **CAVE**
> Die Symptome einer Meatusstenose oder einer distalen Urethrastenose können als „Reizblase" mißgedeutet werden!

Diagnostik:
- Anamnese, Miktionsprotokoll
- Uroflowmetrie
- MCU
- Urethro(zysto)skopie mit Harnröhrenkalibrierung

> **MERKE**
> Die normale Harnröhrenweite der erwachsenen Frau liegt zwischen 22 und 28 Charrière; bei Mädchen < 10 Jahren gilt die Faustregel: Harnröhrenweite = Alter in Jahren + 10!

Therapie:
- Otis-Urethrotomie bei distaler und mittlerer Urethrastenose
- Meatusplastik (Durchtrennung des submukösen fibrotisch-stenotischen Ringes) bei Meatusstenose

11.4 Urethralkarunkel, Urethralpolyp und Urethralprolaps

Definitionen:
- **Urethralkarunkel** (s. Abb. 11.1): lokale Epithelhyperplasie der distalen Harnröhre
- **Urethralpolyp:** gutartiger Tumor der Harnröhre
- **Urethralprolaps:** zirkulärer Vorfall des Urethralepithels; oft verbunden mit einer Perfusionsstörung des prolabierten Gewebes

Symptomatik:
- Reizblasensymptome: Dysurie, Pollakisurie, Nykturie
- Mikro- oder Makrohämaturie

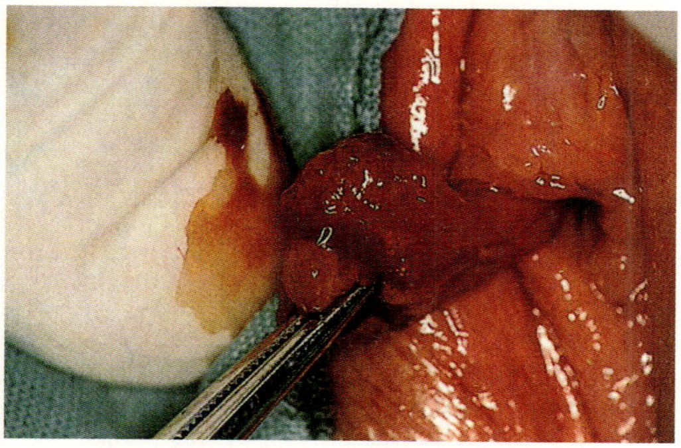

Abb. 11.1 Urethralkarunkel

MERKE

Das Beschwerdebild allein lässt keine Differenzierung zwischen einem Urethralkarunkel, -polyp oder -prolaps zu!

Diagnostik:
- Anamnese
- Inspektion und klinische Untersuchung mit vaginaler Einstellung

Therapie: Operative Exzision bzw. Resektion des Befundes

11.5 Urethradivertikel

Definition: Im Septum urethrovaginale gelegene, sich meist nach dorsal entwickelnde Divertikel der Harnröhre, die entweder kongenital (aus Gartner-/ Müller-Gängen) oder erworben sind (posttraumatisch, postentzündlich)

Symptomatik: Die Symptomatik ist vielseitig und uncharakteristisch.
- Reizblasensymptome: Dysurie, Pollakisurie, Nykturie
- Rezidivierende (fieberhafte) Zystitiden, Abszedierung, Steinbildung
- Mikro- oder Makrohämaturie
- Obstruktive Symptomatik:
  - Schwacher Miktionsstrahl, gedrehter oder gefächerter Strahl
  - Nachträufeln

Diagnostik:
- Anamnese
- Inspektion, Palpation, vaginale Einstellung
- Miktionszystourografie
- Doppelballonuntersuchung (s. Abb. 11.2): Spezieller Katheter, bei dem der proximale Ballon die Harnblase und der distale Ballon die äußere Urethraöffnung abdichtet. Der zwischen den Ballons liegende Kanal stellt die Urethra dar.

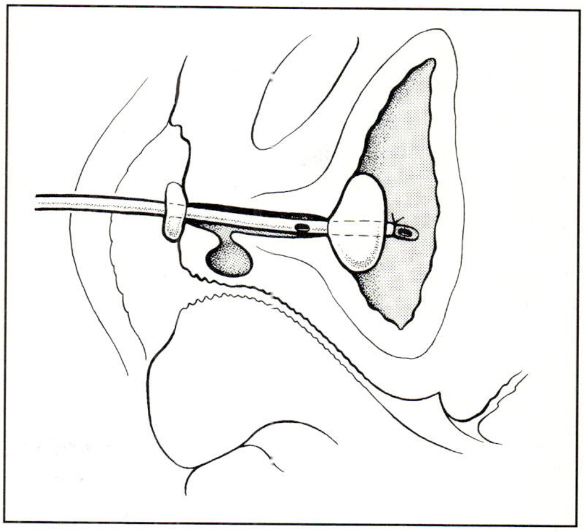

Abb. 11.2 Diagnostik des Urethraldivertikels mittels Doppelballonuntersuchung

Operative Therapie:
- „Unroofing“: Inzision oder Resektion des Divertikelhalses und breite Verbindung des Divertikellumens mit der Harnröhre
- Divertikelabtragung (meist transvaginal)

11.6 Urologische Komplikationen und Harnwegsinfektionen in der Schwangerschaft, s. Kap. 5.1

11.7 Urologische Komplikationen gynäkologischer Erkrankungen

11.7.1 Endometriose

Definition:
- Ektopes Endometriumgewebe jeglicher Lokalität
- Meist in Uterus und Tuben, aber auch in Blase und Ureter und intraperitoneal im Darm

Symptomatik:

MERKE

Charakteristisch für die Endometriose ist das zyklische Beschwerdebild mit zyklussynchronen Symptomen!

- Mikro- oder Makrohämaturie
- Dysurie, Pollakisurie, imperativer Harndrang
- Harnstauungsniere mit Koliken bei Ureterbeteiligung

Diagnostik:
- Anamnese
- Sonografie, i. v.-Urogramm, ggf. CT-Abdomen
- Urethrozystoskopie (ggf. Ureterorenoskopie) mit bioptischer Sicherung der Diagnose
- Laparoskopie bei Verdacht auf intraperitoneale Endometrioseherde

Therapie:
- **Medikamentöse Hormontherapie** über 6 bis 12 Monate:
  - Antigonadotropin Danazol
  - Östrogen-Gestagen-Ovulationshemmer
  - GnRH-Analoga, z. B. Goselerin (Zoladex)
- **Operative Therapie:**
  - TUR-B bei Befall der Harnblase (in der Regel immer in Kombination mit der hormonellen Therapie)
  - Harnleiterteilresektion mit End-zu-End-Anastomose oder Ureterozystoneostomie (Harnleiterneueinpflanzung in die Blase) bei Harnleiterbefall

11.7.2 Fistelbildungen

Ätiologie:
- Iatrogenes Operationstrauma (z. B. im Rahmen der Hysterektomie)
- Spätkomplikation einer Strahlentherapie
- Folge destruierenden Tumorwachstums

Manifestationen:
- Vesikovaginalfistel
- Ureterovaginalfistel
- Urethrovaginalfistel

Symptomatik: Leitsymptom ist der unkontrollierte Urinverlust aus der Scheide

Diagnostik:
- **Anamnese** (Zeitpunkt des Auftretens, vorangegangene therapeutische Interventionen, z. B. OP oder Radiatio?)
- **Bildgebende Verfahren:**
  - i. v.-Urografie
  - Zystografie, ggf. mit intravesikaler Farbstoffgabe (z. B. Indigokarmin)
  - Miktionszystourografie
- **Invasive Verfahren:**
  - Urethrozystoskopie mit vaginaler Einstellung
  - Ureteropyelografie

Therapie:
- **Vesikovaginalfistel:** operativer Fistelverschluss (transvaginal oder transperitoneal = transvesikal)
- **Ureterovaginalfistel:** Harnleiterteilresektion mit End-zu-End-Anastomose oder Ureterozystoneostomie (Harnleiterneueinpflanzung in die Blase)
- **Urethrovaginalfistel:**
  - Vaginaler Fistelverschluss
  - Falls dies nicht möglich ist: plastische Rekonstruktion im Sinne einer Neourethra (aus gestieltem Detrusor) oder supravesikale Harnableitung

CAVE

OP-Zeitpunkt:
- Eine intraoperativ bemerkte Fistel muss sofort versorgt werden!
- Eine im Intervall Tage oder Wochen nach erfolgter Operation oder Radiatio aufgetretene Fistel wird frühestens nach 3 Monaten operativ versorgt! Die Fistel muss absolut reizlos und frei von begleitender Entzündungsreaktion sein, damit ein gutes operatives Ergebnis erzielt werden kann.

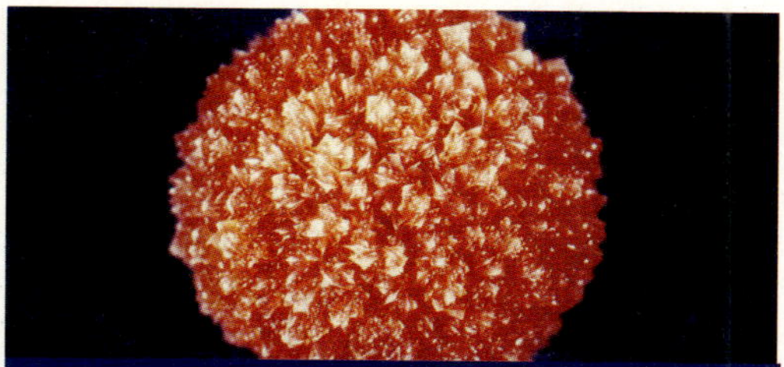

12 Kinderurologie

12.1 Fehlbildungen und Erkrankungen des äußeren Genitale

12.1.1 Lageanomalien des Hodens

Maldescensus testis (Hodenhochstand)

Definition: Hodenfehllage außerhalb des Skrotalfaches infolge eines nicht erfolgten oder inkompletten Tiefertretens eines oder beider Hoden im Rahmen der Embryonalentwicklung

Physiologie: Der Hoden deszendiert im Rahmen der Embryonalentwicklung aus der retroperitonealen Nierengegend, wo sich die Hodenanlage bildet, bis zum Ende der Schwangerschaft in das Skrotum.

Formen:
- → **Bauchhoden** (= „echter“ Kryptorchismus): intraabdominale Hodenlage; der Hoden ist weder skrotal oder im Leistenkanal palpabel noch sonografisch darstellbar.
- → **Leistenhoden:** Der Hoden ist permanent im Leistenkanal gelegen und dort palpabel oder sonografisch darstellbar.
- → **Gleithoden:** Der Hoden ist aus der Leiste heraus ins Skrotum mobilisierbar; nach Loslassen gleitet er jedoch in seine inguinale Position zurück.
- → **Pendelhoden:** prinzipiell skrotal gelegener (= deszendierter) Hoden; durch äußere Reize (z. B. verstärkter Kremasterreflex) kann er gelegentlich eine hochskrotale oder inguinale Lage einnehmen, deszendiert dann jedoch spontan wieder.

MERKE

Der Pendelhoden ist die einzige Form, die keiner Therapie bedarf! Das Problem besteht in der sicheren Differenzierung zwischen einem therapiebedürftigem Gleithoden und einem Pendelhoden.

Ätiologie: Mutmaßlich hormonelle Dysbalance

Epidemiologie: Ca. 5% der reifen Neugeborenen Jungen weisen einen mehr oder weniger stark ausgeprägten Maldescensus testis auf; bei milden Maldescensus kommt es bei einigen der Betroffenen innerhalb des 1. Lebensjahres zu einem spontanen Descensus.

Klinik: Leeres Skrotalfach, ggf. inguinal palpabler Hoden

Komplikationen:

MERKE

Die Komplikationen des Maldescensus testis entstehen durch die unphysiologisch hohe Temperatur, denen der dystope Hoden ausgesetzt ist!

- → Gestörte Spermiogenese mit **erhöhtem Infertilitätsrisiko**:
  - ca. 40% bei unilateralem Kryptorchismus
  - ca. 70% bei bilateralem Kryptorchismus
- → Bis zu 40-fach **erhöhtes Hodentumorrisiko** (v. a. bei abdomineller Lage)

Diagnostik und Differenzialdiagnosen:
- → **Hodeninspektion und -palpation** mit warmen Händen im Liegen und Stehen (bzw. Hängen beim Säugling)
- → **Sonografie** (in seltenen Fällen auch MRT): manchmal ist der Hoden (z. B. beim hypotrophen Hoden) im Leistenkanal nicht sicher zu palpieren, hier hilft der Ultraschall
- → **HCG-Stimulationstest** zum Nachweis funktionstüchtigen Hodengewebes
  - Indikation: beidseitiger Kryptorchismus (sonografisch nicht darstellbarer Hoden)
  - Durchführung: Bestimmung des Serum-Testosterons mit anschließender Gabe von 5.000IE HCG i. m.
  - Interpretation: Ca. 48 h nach der Stimulation ist bei kryptorchen Hoden ein deutlicher Anstieg des Serum-Testosterons zu verzeichnen; ein fehlender Testosteronanstieg ist beweisend für eine Anorchie.
- → **Laparoskopie:**
  - Ist der Hoden nicht im Leistenkanal nachweisbar, sollte die laparoskopische Bauchhodensuche erfolgen.
  - Der diagnostische Eingriff kann auch im Sinne einer therapeutischen Intervention zur Verlagerung des Hodens vor bzw. in den inneren Leistenring erweitert werden.

Hormontherapie:

CAVE

Um ein möglichst gutes Ergebnis, v. a. hinsichtlich der späteren Fertilitätschancen zu erreichen, sollte die Therapie früh beginnen und im 18.–24. Lebensmonat abgeschlossen sein!

- → **Indikation:**
  - Therapie der ersten Wahl vor oder parallel zur operativen Therapie
  - Behandlungsbeginn 5.–10. Lebensmonat
- → **Therapiealgorithmus:** s. Abb. 12.1

TIPP

Es gibt Hinweise, dass die Kombinationstherapie aus GnRH und HCG die Fertilitätschancen erhöht.

Operative Therapie:

- → **Indikationen:**
  - Nach erfolgloser medikamentöser Therapie
  - Bei offenem Processus vaginalis (= kindlichem Leistenbruch): häufige assoziierte Fehlbildung
  - Bei Hodenektopie
- → **Funikulolyse und Orchidopexie** (Standardverfahren):
  - Prinzip/Durchführung: Lösung des Samenstranges und der Spermatikagefäße über einen inguinalen Zugang von adhärenten Bindegewebs- und Kremasterfasern zur spannungsfreien Verlagerung und Fixierung des Hodens (Orchidopexie) am tiefsten Punkt des Skrotums
  - Bei hohem Bauchhoden ggf. kombiniertes laparoskopisches- und offenes Vorgehen
  - Bei sehr kurzen Spermatikagefäßen mit unmöglicher Skrotalverlagerung des Hodens

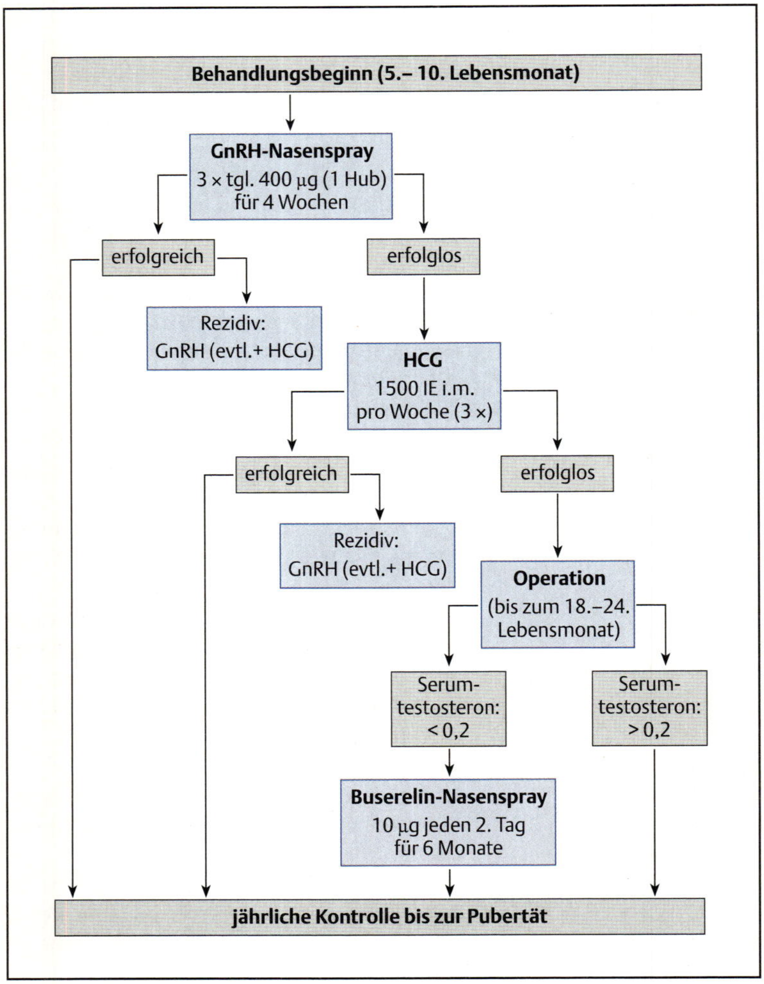

Abb. 12.1 Basler Konzept der Kryptorchismustherapie

muss ggf. zweizeitig vorgegangen werden (**OP nach Fowler-Stephens**): primäre Ligatur der Spermatikagefäße und zweizeitige Orchidopexie nach erfolgter Kollateralisierung der Hodenperfusion über die A. ductus deferentis

- **Mikrovaskuläre Autotransplantation des Hodens** (sehr selten): Absetzen der Samenstranggefäße und Reanastomosierung mit den Vasa epigastrica superficialia nach erfolgter Orchidopexie
- **Orchiektomie:** bei Operation nach dem 6. Lebensjahr je nach Befund (z. B. bei zusätzlicher Nebenhodendissoziation)

CAVE

Die Therapie senkt nicht das erhöhte Entartungsrisiko des kryptorchen Hodens! Es ermöglicht allerdings eine gute, regelmäßige Kontrolle des nach erfolgter Therapie skrotal gelegenen Hodens.

Hodenektopie

Definition: Der Hoden ist nicht auf der physiologischen Deszensusroute lokalisiert, sondern z. B. inguinal außerhalb des Leistenkanals (suprafaszial), femoral oder perineal.

Ätiologie: Mutmaßlich Fehlanlage des Gubernaculum testis (Leitstruktur des Hodendeszensus)

Epidemiologie: Sehr selten

Klinik, Diagnostik: Entsprechend dem Vorgehen bei Maldeszensus testis

Therapie: Immer operative Therapie analog zum Vorgehen beim Kryptorchismus erforderlich, ggf. in Kombination mit einer Hormonbehandlung

12.1.2 Phimose

Definition: Missverhältnis zwischen Größe der Glans penis und Weite der Vorhaut (Präputium). Eine Retraktion des Präputiums hinter den Sulcus coronarius ist häufig nicht mehr möglich.

MERKE

Eine Phimose ist bis zum Ende des 2.–3. Lebensjahres durch die Verbindung des Epithels der Glans penis mit dem Epithel des inneren Vorhautblattes physiologisch. Durch die Lösung dieser Verbindung kann die Vorhaut bei etwa 90% der Jungen nach Ende des 3. Lebensjahres hinter die Eichel retrahiert werden.

Ätiologie:
- Angeboren
- Erworben
  - Postentzündlich
  - „Altersphimose" mit zunehmender Schrumpfung und Sklerosierung der Vorhaut z. B. bei Lichen sclerosus et atrophicans oder im Rahmen systemischer Erkrankungen (z. B. Diabetes mellitus)

Klinik:
- Rüsselförmige Vorhaut mit punktförmiger Öffnung
- Ballonförmige Aufblähung der Vorhaut während der Miktion
- Unmögliche Präputialretraktion über die Glans penis
- Schmerzen und Vorhauteinrisse beim Geschlechtsverkehr

Komplikationen:
- Rezidivierende Balanitiden
- Paraphimose
- Rezidivierende Harnwegsinfektionen
- Entstehung eines Peniskarzinoms (bei jahre- bis jahrzehntelang bestehender Altersphimose)

Diagnostik: Klinische Untersuchung

Therapie:
- **Indikationen:**
  - Relative Indikation: fortbestehende Phimose nach dem 2.-3. Lebensjahr
  - Absolute Indikation: rezidivierenden Harnwegsinfektionen, Balanitiden oder nach Paraphimose
- **Kontraindikationen:**
  - Keine Zirkumzision bei Frühgeborenen (erhöhte Sepsisgefahr)
  - Lokale Entzündung: Operation erst nach reizloser Abheilung des Infektes
  - Gerinnungsstörung
  - Zusätzliche Penismissbildungen (z. B. Hypospadie, Epispadie): hier wird die Vorhautschürze häufig im Rahmen der plastischen Korrektur zur Rekonstruktion benötigt
- **Konservative Therapie:**
  - Betamethason-Salbe für ca. 4 Wochen
  - Bei ausbleibendem Erfolg OP-Indikation
- **Operative Therapie:** Zirkumzision (Entfernung der Vorhaut)

12.1.3 Hydrozele

Definition: Flüssigkeitsverhalt zwischen den beiden Blättern der Tunica vaginalis testis

MERKE

Die Tunica vaginalis testis ist eine Peritonealausstülpung, die analog zum Bauchfell aus einem parietalen und einem viszeralen Blatt besteht. Sie bildet den obliterierten Processus vaginalis, der durch den Leistenkanal zieht und den Hoden auf seinem Descensus aus dem Bauchraum „mitnimmt“! Ein offener Processus vaginalis entspricht einem kindlichem Leistenbruch!

Formen:
- → **Hydrozele testis:** Flüssigkeitsverhalt zwischen beiden Blättern der Tunica vaginalis im Bereich des Hodens
- → **Hydrozele funiculi spermatici:** Flüssigkeitsverhalt zwischen beiden Blättern der Tunica vaginalis im Bereich des Samenstranges

Ätiologie:
- → **Angeborene (primäre) Formen:** offener Processus vaginalis (fehlende oder unvollständige Obliteration = kindlicher Leistenbruch)
- → **Erworbene (sekundäre) Formen** als „Begleithydrozele“ in Folge von:
  - Entzündungen (Epididymitiden, Orchitiden)
  - Hodentumoren
  - Hodentorsionen

Klinik:
- → Prallelastische, langsam progrediente Skrotalschwellung
- → Ein- oder beidseitig
- → Meist schmerzlos
- → Im fortgeschrittenen Stadium Druck- oder Schweregefühl

Diagnostik:
- → Anamnese
- → Klinische Untersuchung, Diaphanoskopie
- → Sonografie zur Diagnosesicherung

Differenzialdiagnosen (s. Abb. 5.1):
- → Spermatozele
- → Hodentumor
- → Hodentorsion
- → Varikozele
- → Epididymitis

Therapie:
- → **Indikation:**
  - Primäre Hydrozele: Persistenz der Hydrozele über das erste Lebensjahr hinaus
  - Sekundäre Hydrozele: Beschwerden, deutliche Größenprogredienz, kosmetisch störende Situation

MERKE

Bei Hydrozelen des Neugeborenen kommt es innerhalb des ersten Lebensjahres häufig zu einem spontanen Verschluss des Processus vaginalis und damit zur Rückbildung der Hydrozele! Eine Therapie vor Ablauf des ersten Lebensjahres ist daher nicht sinnvoll!

- → **Hydrozelenpunktion und -sklerosierung:**
  - Kontraindikation: Kinder und junge Erwachsene mit noch nicht abgeschlossener Familienplanung
  - Bewertung: meist ineffektives Verfahren, insbesondere bei alleiniger Punktion kein dauerhafter Erfolg zu erwarten
- → **Operative Abtragung** über skrotalen Zugang mittels unterschiedlicher OP-Verfahren wie z. B.:
  - Raffung der Hydrozelenwand (OP nach Lord)
  - Resektion der Hydrozelenwand (OP nach von Bergmann)
  - Umschlagen der Hydrozelenwandränder (OP nach Winkelmann)

12.1.4 Spermatozele

Definition: Zystische Erweiterung der Samenwege im Nebenhodenbereich mit serösem oder milchig trübem, spermienhaltigem Inhalt

Klinik und Diagnostik:
- → Imponiert subjektiv wie eine Hydrozele; da die Spermatozele vom Nebenhoden ausgeht kann sie ggf. klinisch (Inspektion, Palpation) von der Hydrozele abgegrenzt werden
- → Sonografie zur Diagnosesicherung

Differenzialdiagnosen (s. Abb. 5.1):
- → Hydrozele
- → Hodentumor
- → Hodentorsion
- → Varikozele
- → Epididymitis

Therapie:
- **Indikation:** Beschwerden, deutliche Größenprogredienz oder bei kosmetisch störender Situation
- **Operative Abtragung** über skrotalen Zugang mittels Präparation und Absetzen der Spermatozele an der Basis

12.1.5 Varikozele

Definition: Pathologisch erweiterte Venen des Plexus pampiniformis bei fehlenden oder insuffizienten Venenklappen

Epidemiologie: Häufig, ca. 20% aller erwachsenen Männer weisen eine mehr oder weniger stark ausgeprägte Varikozele auf

Formen und Ätiologie:
- **Primäre oder idiopathische Varikozele:** venöse Abflussbehinderung durch
  - Kompression der linken V. renalis zwischen Aorta und A. mesenterica superior („proximales Nussknackerphänomen")
  - Kompression der linken V.iliaca (kann ebenfalls Äste der V. spermatica aufnehmen) durch die A. iliaca („distales Nussknackerphänomen")

MERKE

Links mündet die V. spermatica im rechten Winkel in die V. renalis, was zu ungünstigen Strömungsverhältnissen führt. Rechts mündet die V. spermatica im spitzen Winkel, also rheologisch deutlich günstiger in die V. cava. Aus anatomischen Gründen finden sich daher 90% der primären Varikozelen links!

- **Sekundäre oder symptomatische Varikozele:**
  - Retroperitoneale Raumforderung mit thrombotischem Verschluss des Plexus pampiniformis
  - Tumorthrombus der linken V. renalis

CAVE

Eine plötzlich aufgetretene, rasch progrediente Varikozele des Erwachsenen ist verdächtig auf das Vorliegen einer retroperitonealen Raumforderung!

Klinik:
- Meist asymptomatisch; Diagnose häufig im Rahmen der Infertilitätsabklärung
- Bei ausgeprägtem Befund ggf. leichte ziehende Schmerzen

Komplikation: Überhitzung des Hodens mit Keimzellschädigung durch den Blutrückstau kann zur Infertilität führen.

Diagnostik:
- Inspektion und Palpation des äußeren Genitales im Liegen und im Stehen
- Sonografie mit dopplersonografischem Refluxnachweis
- Spermiogramm (eine Varikozele kann Ursache einer späteren Fertilitätsstörung sein)

Einteilung: Klinisch werden 4 Schweregrade unterschieden.
- **Grad 0:** subklinische Varikozele (nur dopplersonografisch nachweisbar)
- **Grad I:** nur unter Valsalva-Manöver sichtbare oder palpierbare Erweiterung
- **Grad II:** tastbare, aber nicht sichtbare Varikozele
- **Grad III:** primär durch die Skrotalhaut sichtbare Varikozele

Differenzialdiagnosen (s. Abb. 5.1): Meist eindeutig zu differenzieren, selten
- Hydrozele
- Spermatozele
- Hodentumor
- Hodentorsion
- Epididymitis

Therapie:
- **Indikation:** Pathologischer Befund im Spermiogramm (mit und ohne Kinderwunsch), ausgeprägte Varikozele, kleiner Hoden, symptomatische Varikozele

MERKE

Keine Therapieindikation besteht bei kleiner Varikozele, unauffälligem Hoden und normalem Spermiogramm (ggf. regelmäßige Spermiogrammkontrollen) sowie bei Azoospermie.

- **Radiologische Verfahren:** antegrade Varikozelensklerosierung über einen kleinen hochskrotalen Hautschnitt mit Darstellung des Venenkonvolutes
- **Operative Verfahren:**
  - Offene suprainguinale, retroperitoneale Resektion der V. spermatika mit (OP nach Palomo) und ohne (OP nach Bernardi) Resektion der A. spermatika
  - Laparoskopische Varikozelenresektion

MERKE

Ein vernünftiges Stufenkonzept bei der Varikozelentherapie besteht in der primären antegraden Varikozelensklerosierung (wenig invasives, komplikationsarmes, kostengünstiges Verfahren). Bildet sich die Varikozele nach dieser Therapie nicht innerhalb von 3–4 Monaten zurück, sollten operative Verfahren zur Anwendung kommen (z. B. laparoskopische Varikozelenresektion).

12.1.6 Akutes Skrotum (s. Kap. 14.1.3)

12.2 Blasenentleerungsstörungen im Kindesalter

12.2.1 Obstruktive Blasenentleerungsstörungen im Kindesalter

12.2.2 Harnröhrenklappen

Definition: Segelartige, obstruktiv wirksame Membran in der hinteren Harnröhre (Pars prostatica)

Epidemiologie:
→ 1 : 10.000 männlichen Neugeborenen
→ Häufigste Ursache einer schweren fetalen bzw. frühkindlichen obstruktiven Uropathie

Klinik:
→ Abhängig vom Ausmaß der Obstruktion kann die klinische Symptomatik von einer milden obstruktiven Miktionsstörung bis hin zur schwersten obstruktiven Uropathie mit infauster Prognose reichen.
→ Harnröhrenklappen können bereits in der Fetalperiode urodynamisch wirksam werden.
→ Mögliche sekundäre Veränderungen des Harntrakts:
  - Blasenwandhypertrophie (s. Abb. 12.2), Blasendivertikel
  - Vesikoureteraler bzw. vesikorenaler Reflux mit sekundärem Megaureter
  - Hydronephrose mit Niereninsuffizienz
  - Rezidivierende Harnwegsinfektionen mit Zystitiden oder Pyelonephritiden bis hin zur Urosepsis

Diagnostik:
→ **Basisdiagnostik:**
  - Intrauterine Routinesonografie in der Schwangerschaft, z. B. Nachweis einer konstant prall gefüllten Blase, Dilatation des oberen Hohlsystems (Megaureteren, Harnstauungsnieren)

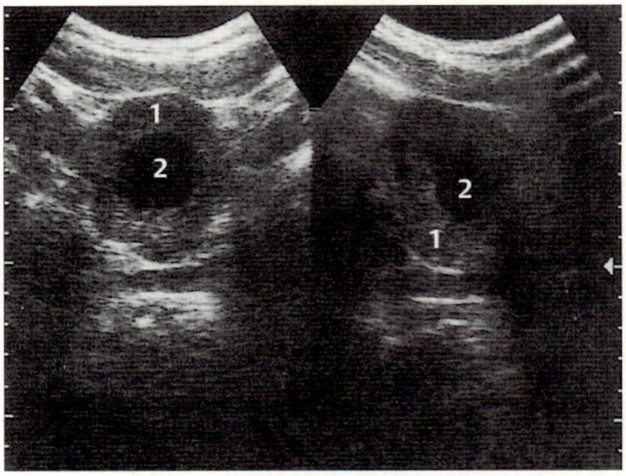

Abb. 12.2 Blasenwandhypertrophie bei infravesikaler Obstruktion durch angeborene Harnröhrenklappe (1 = Blasenwand; 2 = Blasenlumen)

  - Postnatale Laborkontrolle: Blutbild, Serumelektrolyte, pH-Wert, Retentionswerte (Ausmaß der Nierenfunktionsstörung?)
  - Postnataler Urinstatus und Urinkultur: Infektdiagnostik
  - Postnatale Sonografie des Harntrakts
  - Postnatales MCU: Darstellung des Abflusshindernisses

→ **Weiterführende Diagnostik:**
  - i. v.-Urogramm : Abflussverhältnisse

MERKE

Zur Erinnerung: Durchführung des i. v.-Urogramms nur bei guter Nierenfunktion

  - Nierenszintigrafie zur Ermittlung der (Rest-) Nierenfunktion

Pränatale Therapie:

CAVE

Die pränatale Therapie in Form der intrauterinen Harnableitungen mittels Blasenkatheter oder Harnröhrenstentimplantation besitzt experimentellen Charakter und birgt darüber hinaus ein hohes Risiko für Komplikationen wie z. B. Infektionen oder Abort!

Postnatale Therapie
→ **Präoperative Harnableitung zur Rekompensation:**
  - Suprapubische Blasenkatheterableitung bis zur Erholung der Nierenfunktion
  - Temporäre Ureterokutaneostomie bei sekundär obstruktivem Megaureter und persistierender

oberer Harnabflussstörung nach Einlage eines suprapubischen Blasenkatheters

- **Transurethrale Harnröhrenklappenresektion:** kausale Therapie; vorher ggf. Harnableitung zur Rekompensation (s. o.)
- **Therapie der Sekundärveränderungen, z. B.:**
  - Refluxtherapie
  - Blasenfunktionsstörungen (z. B. Detrusorhyperreflexie)

Prognose:

- In 30–50% der Fälle Ausbildung einer Niereninsuffizienz
- Die frühe Ausbildung eines Oligohydramnion vor der 24. SSW ist ein prognostisch ungünstiges Zeichen.

MERKE

Harnröhrenklappenpatienten sollten lebenslang in urologischer Betreuung zur Verlaufsbeobachtung und -kontrolle verbleiben!

12.2.3 Enuresis

Definition: Alleiniges Einnässen im Schlaf an mindestens 2 Nächten pro Monat nach dem 5. Lebensjahr ohne Tagessymptomatik oder Harnwegsinfekte

CAVE

Jede andere Form des Einnässens, d. h. auch das Einnässen tagsüber und nachts, wird als kindliche Inkontinenz bezeichnet!

Epidemiologie:

- Bis zu 30% der 5-Jährigen nässen nachts noch ein.
- Ca. 15% der 8-Jährigen nässen nachts noch ein.
- Ca. 5% der 10-Jährigen nässen nachts noch ein.

Formen:

- **Primäre Enuresis** (ca. 75%): Einnässen ohne trockene Phasen
- **Sekundäre Enuresis** (25%): erneutes Einnässen nach mindestens 6-monatiger Trockenphase

CAVE

Die sekundäre Enuresis ist nicht selten ein Hinweis für gestörte Familienverhältnisse oder psychisch auffällige Kinder!

Ätiologie: Multifaktoriell, v. a.

- Maturationsverzögerung des kindlichen Miktionsreflexes
- Ferner:
  - Genetische Faktoren
  - Abnorme Trinkgewohnheiten
  - Familiäre Konflikte, psychische Ursachen
  - Nächtliche Perzeptionsstörung bzw. zu hohe Weckschwelle

Basisdiagnostik:

MERKE

Eine abklärende Diagnostik der Enuresis ist erst ab 5. Lebensjahr sinnvoll!

- **Anamnese** (Trinkverhalten, Miktionsanamnese, Harnwegsinfekte, Obstipation, soziales Verhalten?)
- **Miktionsprotokoll** (mindestens 3 repräsentative Tage):
  - Uhrzeit der Miktion und geschätzter Harnmenge
  - Trinkmengen und -uhrzeit
  - Dokumentation des Einnässens und von Besonderheiten (z. B. Drangsymptomatik, Schmerzen beim Stuhlgang)
- **Körperliche Untersuchung:**
  - Genitalinspektion (Phimose, Entzündungszeichen, Labiensynechie etc. ?)
  - Orientierende Erhebung des neurologischen Status
- **Urinstatus** und **Urinkultur**
- **Sonografie** der Harnwege, Restharnsonografie

MERKE

Bei unauffälliger Basisdiagnostik kann von einer reinen Enuresis ausgegangen werden (keine zusätzlichen Pathologien im Harntrakt). Es ist keine weitere abklärende Diagnostik indiziert.
Bei Auffälligkeiten folgt die weiterführende Diagnostik.

Weiterführende Diagnostik:

- **Uroflowmetrie mit Flow-EMG-Studie:** Ausschluss einer funktionellen Blasenentleerungsstörung (z. B. Detrusor-Sphinkter-Dyskoordination) oder einer obstruktiven Blasenentleerungsstörung (z. B. Harnröhrenstenose mit Blasenwandhypertrophie und Restharnbildung)

MERKE

Die normale Blasenkapazität des Kindes beträgt etwa Alter × 30 + 30 in ml!

- Ggf. **MCU** bei V.a. obstruktive Blasenentleerungsstörung oder vesikoureteralem bzw. vesikorenalem Reflux
- Ggf. weiterführende **invasive Diagnostik** in Narkose:
  - Harnröhrenkalibrierung

MERKE
Die normale Harnröhrenweite des Kindes beträgt etwa Alter + 10 in Charrière!

  - Urethrozystoskopie: Können anatomische Ursachen als Auslöser der Symptome ausgeschlossen werden, besteht der Verdacht auf eine funktionelle Blasenentleerungsstörung und es erfolgt die Einlage eines suprapubischen Blasenkatheters zur anschließenden Urodynamik.
- Ggf. Urodynamik
- Selten:
  - i.v.-Urogramm
  - Nierenszintigrafie
  - MRT der lumbalen Wirbelsäule

Differenzialdiagnosen (Ursachen der kindlichen Inkontinenz):
- Rezidivierenden Harnwegsinfektionen
- Vesikoureteraler oder vesikorenaler Reflux
- Zusätzlich Fehlbildungen des Urogenitalsystems (z.B. kongenitaler Megaureter)
- Blasenentleerungsstörungen:
  - Neurogene (z.B. Detrusorhyperreflexie)
  - Funktionelle (z.B. Detrusor-Sphinkter-Dyskoordination)
  - Obstruktive (z.B. Harnröhrenstriktur, Harnröhrenklappe, Meatusstenose, ausgeprägte Phimose)
- Extraurethrale Inkontinenz

Therapie:

MERKE
Aufgrund der jährlichen spontanen Remissionsrate von ca. 15% kann der Therapiebeginn abhängig vom Leidensdruck der Patienten gewählt werden und ggf. auch erst deutlich nach dem 5. Lebensjahr einsetzen, wenn die Kinder therapeutisch besser zugänglich sind.

- **Verhaltenstherapie** (erster therapeutischer Schritt):
  - Optimierung der Trinkgewohnheiten (nicht zu viel zu spät am Abend trinken)
  - Ggf. stuhlregulierende Maßnahmen (eine Enuresis ist häufig mit einer Obstipationsneigung kombiniert)
  - Führen eines Miktionskalenders mit Darstellen des Einnässens als Regen und der trockenen Nächten als Sonne im Sinne einer Konditionierung

MERKE
In der Regel erreicht man allein mit verhaltenstherapeutischen Maßnahmen in ⅓ der Fälle einen Therapieerfolg und in weiteren ⅔ der Fälle meist eine deutliche Besserung der Symptomatik.
Die weiteren Maßnahmen sind individuell nach Leidensdruck und Compliance der kleinen Patienten und der Eltern zu wählen!

- **Klassische Konditionierung durch Weckapparate:**
  - Sog. Klingelhose: Das Kind wird im Moment des Einnässens durch einen Klingelton aufgeweckt. Dadurch erfolgt eine Sensibilisierung zur Unterdrückung des nächtlichen Einnässens.
  - Dauer der Therapie 8–10 Wochen
- **Pharmakotherapie:**
  - Gabe von Desmopressin (Minirin) vor dem Schlafengehen als Tablette (200–400 µg) oder Nasenspray (20–40 µg) zur Senkung der nächtlichen Urinproduktion; Behandlungsdauer zwischen 6 Wochen bis 6 Monate; guter Behandlungserfolg mit allerdings nicht unerheblicher Rückfallquote
  - Behandlung mit Anticholinergika bei kleiner Blasenkapazität (z.B. Propiverin [Mictonetten])

12.3 Harnwegsinfektionen im Kindesalter

Allgemeines: Hier soll nur auf die Besonderheiten der Harnwegsinfektionen im Kindesalter eingegangen werden! Definition, allgemeine Grundlagen (Einteilung, Erregerspektrum, Infektionswege) sowie weite Teile von Diagnostik und Therapie sind identisch zu den Erwachsenen (s. Kap. 5.1)!

Epidemiologie: HWI gehören auch und gerade im Kindesalter zu den häufigsten Infektionskrankheiten.

Klinik:
- Insbesondere bei Kleinkindern **unspezifische Symptomatik** mit abdominellen Schmerzen, Fieber, übelriechendem Urin, Miktionsbeschwerden

und Allgemeinsymptomen (Appetitlosigkeit, Schwäche, Erbrechen), ggf. auch Hämaturie
- Bei größeren Kindern Symptomatik ähnlich der bei den Erwachsenen

CAVE

Vor allem in den ersten beiden Lebensjahren ist der Harntrakt deutlich anfälliger für bleibende Schäden in Folge von HWI („Parenchymnarben"). Vor dem Hintergrund der in diesem Alter oft uncharakteristischen Symptomatik muss auf der Vermeidung solcher dauernden Nierenschäden ein besonderes Augenmerk liegen!

Komplikationen:
- Parenchymnarben mit Ausbildung einer Niereninsuffizienz
- Steinbildung

Diagnostik: Sie entspricht prinzipiell derjenigen beim Erwachsenen; geachtet werden sollte auf:
- Anamnese (der Eltern) hat noch größere Bedeutung
- Zurückhaltende Indikationsstellung für die radiologische Diagnostik

CAVE

- Beim **Jungen** ist in den ersten beiden Lebensjahren jeder HWI als kompliziert anzusehen und Bedarf obligat der anschließenden weitergehenden Abklärung (Sonografie, MCU).
- Beim **Mädchen** ist in den ersten beiden Lebensjahren das erste Rezidiv eines HWI als kompliziert anzusehen und weiter abklärungsbedürftig!

Therapie:
- Prinzipiell ähnlich der Therapie beim Erwachsenen unter Berücksichtigung der altersspezifischen Kontraindikationen der einzelnen Antibiotika, also v. a. unter Verzicht auf Gyrasehemmer (Knorpelschädigung).
- Zum Einsatz kommen stattdessen Cotrimoxazol, Cephalosporine und Penicilline, ggf. in Kombination mit Aminoglykosiden bei schweren systemischen Infektionen.

12.4 Tumoren im Kindesalter

MERKE

Prinzipiell erfordert die Behandlung aller folgenden Tumoren eine Therapie in einem Zentrum mit ausreichender Erfahrung und interdisziplinärer Zusammenarbeit von pädiatrischen Onkologen, Urologen, Pädiatern, Radiologen etc.

12.4.1 Wilmstumor (Nephroblastom)

Definition: Maligner embryonaler Mischtumor der Niere

Epidemiologie:
- Häufigster maligner Nierentumor des Kindsalters (Altersgipfel 2.-3. Lebensjahr)
- Ca. 1 : 100.000 Kinder unter 15 Jahren; w : m = 1 : 1
- In ca. 5% der Fälle bilaterales Auftreten

Ausbreitung und Metastasierung:
- **Per continuitatem:** Infiltration des perirenalen Gewebes und Nachbarorgane
- **Lymphogen:** in pararenale und paraaortale Lymphknoten
- **Hämatogen:** Lunge, Leber, Knochen, Gehirn

Stadieneinteilung: Siehe Tab. 12.1

Tab. 12.1 Stadieneinteilung des Nephroblastoms nach der National-Wilms-Tumor-Study

Stadium	Kriterien
I	→ Tumor auf Niere beschränkt, Nierenkapsel intakt → Vollständige Resektion
II	→ Tumor überschreitet Nierenkapsel mit Einbruch in das perirenale Fettgewebe → Vollständige Resektion → Ggf. Lymphknotenmetastasen
III	→ Tumor überschreitet Nierenkapsel mit Einbruch in das perirenale Fettgewebe → Keine vollständige Resektion möglich → Keine hämatogenen Metastasen
IV	Hämatogene Fernmetastasen

Klinik:
- Meist schmerzlos palpable oder sichtbare Abdominalschwellung
- Selten Bauchschmerzen, Hämaturie, Erbrechen, Obstipation, Fieber, arterielle Hypertonie, Gewichtsabnahme

Differenzialdiagnosen:
- **Neuroblastom**
- Ferner:
  - Lymphom
  - Zystisches Nephrom

Diagnostik:
- Klinische Untersuchung: Palpation des Abdomens
- Sonografie
- CT (s. Abb. 12.3) und/oder MRT

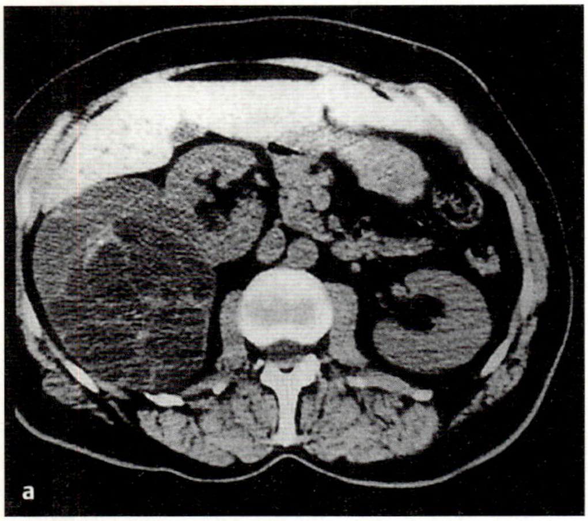

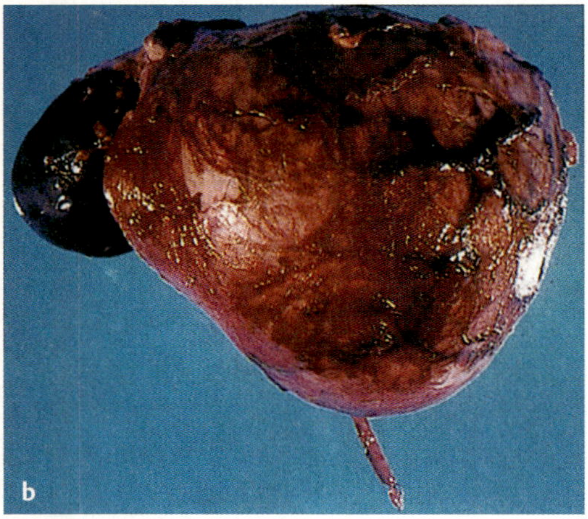

Abb. 12.3 Wilmstumor der rechten Niere: (a) CT-Befund; (b) Operationspräparat

MERKE

Die Diagnose wird in der Regel allein mittels Bildgebung gestellt, eine bioptische Sicherung der Diagnose erfolgt nicht.

Therapie:
- **Einseitiger Wilmstumor:**
  - Neoadjuvante Chemotherapie mit Vincristin und Actinomycin D: Ziel ist eine Reduktion der Tumormasse („Downstaging"), so dass eine vollständige Resektion möglich ist und eine Reduktion der introperativen Rupturgefahr
  - Tumornephrektomie
  - Ggf. adjuvante Chemotherapie; abhängig vom Ergebnis der histopathologischen Aufarbeitung
  - Ggf. zusätzliche Radiatio: ab Stadium II bei Lymphknotenbefall
- **Beidseitiger Wilms-Tumor:** individuelles Vorgehen; in der Regel wird mindestens auf einer Seite organerhaltend operiert (Nierenteilresektion).

Prognose:
- Letalität < 20%
- Prognostisch ungünstig sind ein hoher Malignitätsgrad und fortgeschrittene Metastasierung

12.4.2 Neuroblastom

Definition: Maligner embryonaler Tumor, der sich aus dem Ursprungsgewebe des sympathischen Nervensystems entwickelt (Neuralleiste)

Epidemiologie: Ca. 1 : 100.000 Kinder < 15 Jahren (90% < 6 Jahren; 30% < 1 Jahr); m (>) w

MERKE

Das Neuroblastom ist nach der ALL der häufigste maligne Tumor im Kindesalter. Es ist der häufigste solide maligne Tumor im Kindesalter!

Lokalisation:
- Nebennieren (50%)
- Sympathische Paraganglien
- Grenzstrang

MERKE

Das Neuroblastom kann sich überall dort entwickeln, wo sympathisches Nervengewebe lokalisiert ist!

Metastasierung:
- Lymphogen
- Hämatogen: v. a. Knochen, Knochenmark, seltener Leber, Haut, ZNS

Stadieneinteilung: s. Tab. 12.2

Tab. 12.2 Stadieneinteilung des Neuroblastoms

Stadium	Kriterien
I	Lokalisierter Tumor ohne Lymphknotenbefall
II	➜ IIa: Lokalisierter Tumor, nur unvollständig resezierbar, kein Lymphknotenbefall ➜ IIb: Lokalisierter Tumor mit Infiltration der Umgebung ohne Überschreitung der Mittellinie, ggf. homolateraler Lymphknotenbefall
III	Tumor überschreitet Mittellinie, ggf. beidseitiger Lymphknotenbefall
IV	➜ Hämatogene Fernmetastasierung ➜ 4s: wie Stadium I oder II, aber mit Fernmetastasen in Leber und Haut; das Knochenmark darf nur minimal befallen sein

MERKE

Das Stadium 4s tritt nur im Säuglingsalter auf!

Klinik: Die klinische Symptomatik ist unspezifisch und abhängig von der Tumorlokalisation

- **Allgemeinsymptome:** Schwäche, Gewichtsverlust, Fieber, Appetitlosigkeit, Blässe
- **Abdomineller Tumor:** palpabler Tumor im Abdomen, Bauchschmerzen, Übelkeit, Erbrechen, Obstipation, Harnstauungsnieren
- **Intrathorakaler Tumor:** Dyspnoe, Stridor, Husten
- **Grenzstrangtumor:** intraspinales Tumorwachstum mit Querschnittssymptomatik („Sanduhrtumor"), Horner-Syndrom
- **Symptome bei Metastasierung:**
  - Knochen: Knochenschmerzen,
  - Knochenmark: Anämie und Thrombozytopenie
  - Leber: Hepatomegalie (v. a. im Stadium 4s)
  - Haut: livide Hautinfiltrationen,
  - ZNS: erhöhter Hirndruck, Protrusio bulbi mit Brillenhämatom bei retrobulbärer Infiltration
- **Symptome durch Hormonproduktion des Tumors:**
  - Arterielle Hypertonie durch Katecholaminproduktion
  - Durchfälle durch Produktion von vasointestinalem Peptid (VIP)

MERKE

Eine Besonderheit des Neuroblastoms im Säuglingsalter ist seine Fähigkeit, sich spontan zurückzubilden. Dies gilt insbesondere für das Tumorstadium 4s!

Diagnostik:

- **Bildgebung:**
  - Sonografie
  - CT und/oder MRT
- **Labordiagnostik:** Tumormarker (Katecholaminmetaboliten [Vanillinmandelsäure], neuronspezifische Enolase [NSE])
- **Skelettszintigrafie**
- **Knochenmarksbiopsie** zum Ausschluss einer Knochenmarksmetastasierung; die typischen Neuroblastomzellnester bestätigen die Diagnose.
- **Ggf. intraoperative Biopsie** und eindeutige histologische Diagnose
- **Molekulargenetische Untersuchungen** des Knochenmarks bzw. Biopsiematerials

CAVE

Zur Prognoseabschätzung und Therapieplanung sind molekulargenetische Untersuchungen (v. a. N-myc-Onkogen) des Tumormaterials obligat. Eine Überexpression des N-myc-Onkogens in den Tumorzellen korreliert mit einer schlechten Prognose und bedarf daher einer intensiven Therapie!

Therapie:

- **Alle Stadien (Ausnahme: Stadium 4s):** Es ist immer eine **vollständige Tumorresektion** anzustreben. Bei Lymphknotenbefall, Infiltration von Nachbarorganen und Fernmetastasierung kommen zusätzlich eine **neoadjuvante und adjuvante Chemotherapie** sowie eine **lokale Bestrahlung** zum Einsatz. Im Stadium 4 stellt sich ggf. die Indikation zur Hochdosischemotherapie mit anschließender **Stammzelltransplantation**.
- **Stadium 4s:** Säuglinge mit Stadium 4s zeigen häufig eine **spontane Tumorrückbildung**, so dass hier eine abwartende Haltung gerechtfertigt ist. Die Rückbildung kann ggf. mit einer milden Chemotherapie oder lokalen Bestrahlung induziert werden. Bei exzessivem Tumorwachstum mit Verdrängungserscheinungen und molekulargenetischem Nachweis einer c-myc-Amplifikation sollte reseziert werden.

Prognose: Die 5-Jahres-Überlebensrate für alle Stadien liegt bei 65% (zwischen 95% im frühen Stadium und 30–40% im fortgeschrittenen Stadium mit N-myc-Überexpression).

12.4.3 Rhabdomyosarkom

Definition: Maligner mesenchymaler Tumor, der besonders häufig im Kopf/Hals- und im Urogenitalbereich lokalisiert ist

Epidemiologie:
- ➔ Ca. 7% der kindlichen Malignome
- ➔ ⅔ aller Weichteiltumoren sind Rhabdomyosarkome
- ➔ ⅓ davon sind im Urogenitalbereich lokalisiert, v. a. im Bereich des Blasenhalses und der Prostata.

Ausbreitung und Metastasierung:
- ➔ Aggressiv infiltratives Wachstum in die Nachbarorgane
- ➔ Lymphogen
- ➔ Hämatogen: Lunge, Knochen, Knochenmark

Klinik:
- ➔ Heterogen und uncharakteristisch:
  - Unwohlsein, Appetitlosigkeit, Obstipation/Diarrhö
  - Schwäche, Gangstörung
- ➔ Symptome bei Lokalisation im Urogenitalbereich:
  - Verlegung des Blasenausgangs mit Harnverhalt und Schmerzen
  - Hämaturie, Dysurie
  - Hodenschwellung
  - „Vaginalpolyp" (Prolabs des Tumors durch den Meatus urethrae beim Mädchen)

Diagnostik:
- ➔ **Basisdiagnostik:**
  - Sonografie
  - CT und/oder MRT
- ➔ **Weiterführende Diagnostik:**
  - Zystoskopie, Vaginoskopie
  - Knochenmarkspunktion
  - Skelettszintigrafie
  - Tumorbiopsie

Therapie:
- ➔ Abhängig von Tumorstadium und -lokalisation, Alter des Patienten und histologischem Tumortyp multimodale Therapieoption bestehend aus Chemotherapie, Operation und Radiatio
- ➔ Jeweils Einzelfallentscheidung über Art der Therapie bzw. Kombinationstherapie

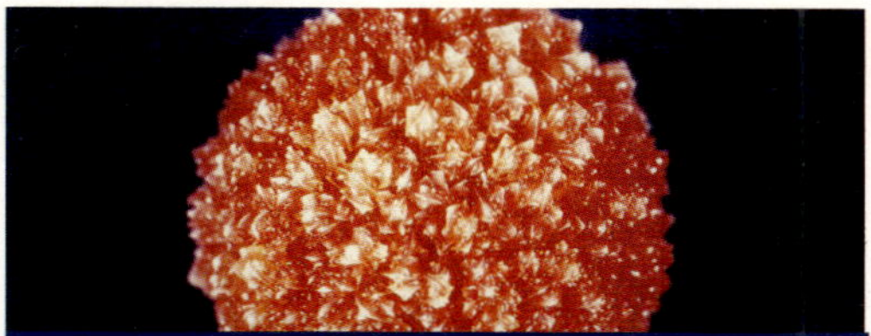

13 Nephrologische Erkrankungen in der Urologie

13.1 Niereninsuffizienz

13.1.1 Akute Niereninsuffizienz (akutes Nierenversagen, ANV)

Definition: Akute, progrediente, in der Regel reversible Abnahme der Nierenfunktion mit Anstieg der Retentionswerte (Serumkreatinin und Serumharnstoff) und Störungen im Flüssigkeits-, Elektrolyt- und Säure-Base-Haushalt bei nicht vorgeschädigter Nierenfunktion.

Ätiologie: s. Tab. 13.1

MERKE

- Ein ANV entwickelt sich in der Regel nur bei beidseitiger Harnabflussstörung! Liegt nur auf einer Seite eine Obstruktion der Harnwege vor, kann die kontralaterale Niere diese Störung meistens kompensieren!
- Nur das postrenale Nierenversagen gehört im eigentlichen Sinne zu den urologischen Krankheitsbildern; das prärenale und renale ANV sind eine Domäne der Nephrologen!

Typischer Verlauf der akuten Niereninsuffizienz:

→ Schädigungsphase: Stunden bis Tage
→ Oligoanurisches Stadium: 1–4 Wochen
→ Polyurisches Stadium: Tage bis Wochen
→ Stadium der Restitution: Wochen bis viele Monate

MERKE

- In der oligoanurischen Phase sind die Patienten besonders durch die Überwässerung, die Hyperkaliämie, die metabolische Azidose sowie die urämischen Symptome bedroht!
- Während der Polyurie liegt die Hauptgefahr in einem starken Verlust von Flüssigkeit und Elektrolyten (v. a. Natrium und Kalium).

Tab. 13.1 Ätiologie des akuten Nierenversagens

Lokalisation	Ursachen
Prärenal (70%–80%)	→ **Hypovolämie:** Volumenverlust/-mangel z. B. bei Blutungen, Verbrennungen (Flüssigkeitssequestration), Exsikkose → **Versagen der peripheren Kreislaufregulation:** septischer und anaphylaktischer Schock → **Pumpversagen des Herzens:** akute Herzinsuffizienz (z. B. Herzinfarkt, Perikardtamponade)
Renal (10%–20%)	→ **Toxisch:** z. B. Medikamente (Antibiotika), Röntgenkontrastmittel → **Akute Tubulusnekrose** (ischämisch, toxisch, septisch, als Folge des hepatorenalen Syndroms) → **Renale Erkrankungen:** interstitielle Nephritis, Glomerulonephritis, Nierenembolie, Vaskulitis der A. renalis → **Hämolyse:** z. B. Transfusionszwischenfall → **Myolyse:** z. B. Rhabdomyolyse nach Trauma oder Hochspannungsunfall
Postrenal (ca. 10%)	(Beidseitige) **Harnabflussstörung:** z. B. Prostataadenom, Harnröhrenenge, Nierensteine, Koagel, Tumore

Klinik:

- **Leitsymptome:** Olgurie-Anurie, Anstieg der Retentionsparameter

MERKE

85%–90% der ANV verlaufen oligoanurisch, 10–15% normo- oder polyurisch!

- **Flüssigkeits- und Elektrolytentgleisung** (v. a. Hyperhydratation und Hyperkaliämie)
- Im **fortgeschrittenen Stadium:**
  - Folgen der Hyperhydratation: Lungenödem, Pleuraergüsse, Linksherzinsuffizienz, Hypertonus, Hirnödem
  - Folgen der Elektrolytentgleisungen: Hyperkaliämie (Herzrhythmusstörungen!), metabolische Azidose
  - Symptome der Urämie (Retention harnpflichtiger Substanzen): Perikarditis, urämische Enzephalopathie (Verwirrtheit, Bewusstseinstrübung, Krampfanfälle, Somnolenz), urämische Gastroenteropathie (Übelkeit, Erbrechen), urämische Blutungsneigung und Infektanfälligkeit, Anämie, Müdigkeit

Diagnostik:

- **Klinische Untersuchung:** z. B. Auskultation, tägliches Wiegen des Patienten
- **Labor:** u. a. Blutbild, Retentionswerte, Elektrolyte, Säure-Base-Status
- Bestimmung von **ZVD** und **Diuresemenge**
- **Bildgebung:**
  - Sonografie der ableitenden Harnwege (Harnabflussstörung?), der Lunge (Pleuraergüsse?) und der V. cava (Größe als Hinweis auf Ausmaß der Überwässerung)
  - Röntgen-Thorax: pulmonale Stauungszeichen?

Therapie:

- **Symptomatische Therapie:**
  - Flüssigkeits- und Elektrolytausgleich
  - Ggf. Gabe von Diuretika (z. B. Schleifendiuretika), v. a. bei erhaltender Restdiurese von > 300 ml/d
- **Therapie der Grunderkrankung:**
  - Beseitigung der Harnabflussstörung
  - Schocktherapie
  - Revaskularisierung bei Nierenembolie
- Ggf. **temporäre Dialysebehandlung:**
  - Indikationen: bei starker Überwässerung, Hyperkaliämie, metabolischer Azidose, Urämie
  - Durchführung: Akut-Dialyse mittels Shaldon-Katheter, intermittierende oder kontinuierliche Hämofiltration bzw. Hämodialyse

CAVE

Häufig kommt es im Rahmen der Therapie des akuten Nierenversagens zu einer polyurischen Phase mit bis zu 6–8 Litern Diurese, die über mehrere Wochen andauern kann. In dieser Zeit ist die die genaue Bilanzierung mit Flüssigkeits- und Elektrolytausgleich bzw. -substitution besonders wichtig!

Prognose: Bei frühem Therapiebeginn in den ersten Tagen in der Regel restitutio ad integrum

13.1.2 Chronische Niereninsuffizienz

Definition: Chronisch progredienter, in der Regel irreversibler Verlust der Nierenfunktion

Ätiologie:

- Chronische Glomerulonephritis (ca. 40%)
- Diabetische Nephropathie (ca. 20%)
- Chronische Pyelonephritis (ca. 15%)
- Zystennieren
- Chronische Harnabflussbehinderung

Einteilung: Siehe Tab. 13.2

Tab. 13.2 Stadien der chronischen Niereninsuffizienz

Stadium	GFR (ml/min)	Serumkreatinin (mg/dl)	Symptome	Therapie
Volle Kompensation	< 90	Normal (ca. 0,7–1,2)	Isosthenurie	Keine
Kompensierte Retention	< 60	< 6	Renale Anämie, Hypertonus, sek. Hyperparathyreodismus	Konservativ
Dekompensierte Retention (= Präurämie)	< 20	6 -12	Periphere Ödeme, Lungenödem, Linksherzinsuffizienz, Hypertonie, urämische Gastroenteropathie, urämische Polyneuropathie, Pruritus	Konservativ, evt. Dialyse
Terminale Niereninsuffizienz (= Urämie)	< 10	> 12	Zusätzlich: urämischer Fötor, Enzephalopathie, Perikarditis, Pleuritis, Blutungsneigung	Dialyse

CAVE

Das Serumkreatinin (Normwert: 1,1 mg/dl) steigt erst an, wenn die glomeruläre Filtration (GFR) um die Hälfte reduziert ist. Dies bedeutet, dass eine Serumkreatininerhöhung gleichbedeutend mit einem 50%igen Verlust der Nierenfunktion ist. Jede weitere Erhöhung um 1 mg/dl entspricht einem 50%igen Verlust der jeweiligen renalen Restfunktion!

Therapie:

- **Allgemeinmaßnahmen:** Diätetische Maßnahmen (Kalium- und Phosphatarme Kost), strenge Blutdruckeinstellung

TIPP

Für die Blutdruckeinstellung bei Patienten mit renaler Dysfunktion sind ACE-Hemmer aufgrund ihrer nephroprotektiven Wirkung (Verminderung der Proteinausscheidung) besonders gut geeignet.

- **Symptomatische Therapie:**
  - Angepasste Flüssigkeitszufuhr
  - Steigerung der Diurese, i. d. R. mit Schleifendiuretika; bei Entwicklung einer Diuretikaresistenz in Kombination mit Thiaziden zur sequenziellen Nephronblockade
  - Azidoseausgleich, Elektrolytausgleich (cave: der hohe NaCl-Verlust trägt wesentlich zum Rückgang der Diurese bei!)
- **Therapie der Grunderkrankung**
- **Behandlung der Komplikationen:**
  - Einstellung einer renalen Hypertonie
  - Erythropoetin bei renaler Anämie
  - Phosphatbinder (z. B. Calciumcarbonat) und Calcitriol-Substitution bei renaler Osteopathie
- **Nierenersatzbehandlung:** Im Stadium der (prä-) terminalen Niereninsuffizienz stehen verschiedene Verfahren der Blutwäsche (z. B. Hämodialyse, Hämofiltration, Peritonealdialyse) zur Auswahl.
- **Nierentransplantation**

13.1.3 Dialyseverfahren

Prinzip der Hämodialyse:

- Über einen **Dialyseshunt** (direkte Verbindung von Arterie und Vene an der Unterarminnenseite [Ciminoshunt]) wird das Blut in einem **externen Kreislauf** über eine semipermeable Dialysemembran geleitet. Auf der anderen Seite der Membran befindet sich die Dialyseflüssigkeit (**Gegenstromprinzip**).
- Die **harnpflichtigen Substanzen** diffundieren entlang des Konzentrationsgefälles zwischen Blut und Dialyseflüssigkeit in das Dialysat; während der Dialyse können dem Patienten auch Stoffe zugeführt werden, sie liegen im Dialyseflüssigkeit in entsprechend höherer Konzentration vor als im Blut (v. a. Glukose, Kalzium, Bikarbonat). Für einen effektiven Diffusionsvorgang ist eine ausreichend lange Kontaktzeit über eine ausreichend große Oberfläche notwendig.
- Für die **Volumenregulation** wird ein physikalisches Druckgefälle zwischen Blut und Dialysat aufgebaut, so dass Wasser aus dem Körper in die Dialyseflüssigkeit abfließt.

Prinzip der kontinuierlichen ambulanten Peritonealdialyse (CAPD):

- Die Peritonealhöhle wird über einen **intraperitoneal implantierten Dialysekatheter** kontinuierlich gespült.
- Das Peritoneum übernimmt die Funktion der semipermeablen Dialysemembran; die **harnpflichtigen Substanzen** diffundieren entlang ihres Konzentrationsgefälle über die peritoneale Membran aus dem Blut in die Spülflüssigkeit.
- Für die **Volumenregulation** kann dem Körper über unterschiedlich hohe Glukosekonzentrationen in der Spülflüssigkeit gleichzeitig Wasser entzogen werden.

13.2 Nierentransplantation

Grundlagen

Epidemiologie:

- > 2.000 Nierentransplantationen pro Jahr in Deutschland
- Inzidenz der terminalen Niereninsuffizienz in Deutschland: ca. 15/100.000/Jahr
- Von insgesamt 87.000 Patienten mit terminaler Niereninsuffizienz wurden ca. 63.000 mit einer Nierenersatztherapie behandelt (ca. 5% CAPD, 95% Hämodialyse), ca. 24.000 leben mit einem funktionierendem Nierentransplantat (QuaSi Niere 2005).

Tab. 13.3 Ursachen und Häufigkeitsverteilung der terminalen Niereninsuffizienz (QuaSi Niere 2005)

Ätiologie	Anteil in %
Diabetische Nephropathie	35
Vaskuläre Nephropathie	22,5
Glomerulo- und interstitielle Nephritiden	21,5
Zystennieren	4
Sonstige Ursachen	8,5
Unbekannte Ursachen	8,5

Transplantationsarten:

- **Xenotransplantation:** Transplantation zwischen artfremden Individuen (z. B. vom Schwein auf den Menschen); Xenotransplantationen besitzen derzeit nur experimentellen Charakter.
- **Allotransplantation:** Transplantation zwischen artgleichen Individuen (z. B. von Mensch zu Mensch)
- **Isotransplantation:** Transplantation zwischen genetisch identischen Individuen (z. B. Transplantation zwischen eineiigen Zwillingen)
- **Autotransplantation:** Transplantation innerhalb eines Individuums (z. B. Transplantation der Niere eines Menschen vom Retroperitoneum in das kleine Becken bei M. Ormond)

Indikationen und Kontraindikationen

Indikationen:

- Terminale Niereninsuffizienz
- Individuelle Entscheidung in Abhängigkeit von Operationsrisiko und in Kenntnis des Mangels an Spenderorganen
- Keine festen oberen und unteren Altersgrenzen

Kontraindikationen: Nach einer Stellungnahme der Bundsärztekammer gelten folgende Umstände als Kontraindikation für eine Nierentransplantation:

- Nicht kurativ behandelte bösartige Erkrankungen
- Klinisch manifeste Infektionserkrankungen
- Schwer wiegende zusätzliche Erkrankungen (z. B. Herz- und Gefäßerkrankungen, Bronchial- und Lungenerkrankungen, Leberkrankungen), die entweder ein vitales Risiko bei der Transplantation darstellen oder den längerfristigen Transplantationserfolg in Frage stellen

Vorraussetzungen

Leichenspende (in Deutschland ca. 85%):

- **Hirntodnachweis:** er muss durch mindestens zwei, nicht an der Transplantation beteiligte Ärzte festgestellt werden

MERKE

Der wissenschaftliche Beirat der Bundesärztekammer hat 1997 die medizinischen Kriterien des Hirntods festgelegt und standardisiert.

- **Einverständnis:** entweder des Verstorbenen („Organspendeausweis") oder der Angehörigen „im Sinne des Verstorbenen"

CAVE

Bei fehlender Erklärung zur Organspende und nicht vorliegender Zustimmung der Angehörigen darf kein Organ entnommen werden!

- **Gewebetypisierung/ABO-Kompatibilität:** Über Blutgruppenbestimmung, HLA (Human Leukocyte Antigen) und HLA-DR-Typisierung sowie das so genannte „Cross-match“ (Hämokompatibilitätstest zwischen dem Empfängerserum und den Spenderzellen) wird der optimale Empfänger auf der Transplantationsliste für jedes Organ ermittelt.

➜ **Organisation der Organverteilung:** über Eurotransplant/Leiden (Niederlande); Kriterien für die Organvergabe sind optimale medizinische Erfolgsaussichten und eine Verteilungsgerechtigkeit

Lebendspende (in Deutschland ca. 15 %):

➜ **Vorraussetzungen beim Lebendspender:**
  - Überprüfen der Freiwilligkeit und Ausschluss von Organhandel durch Kommission vor der Freigabe der Transplantation
  - Volljährigkeit
  - Blutgruppenverträglichkeit

➜ Organspende meist unter Verwandten oder unter Personen mit „besonderer emotionaler Bindung“ (z. B. Ehepartner)

➜ **Kontraindikationen für die Lebendspende** (Spende nur nach intensiver internistischer, urologischer und nephrologischer Abklärung):
  - Nicht vertretbares Narkoserisiko
  - Chronische Infektionskrankheiten
  - Malignome
  - Creutzfeld-Jacob-Erkrankung

➜ **Vorraussetzung beim Empfänger einer Lebendspende:** suffizienze Immunsuppression (Gefahr der Abstoßungsreaktion)

CAVE

Mindestvoraussetzung für eine Lebendtransplantation: AB0-Kompatibilität und negatives Crossmatch!

Transplantatempfänger

➜ **Internistische Abklärung:**
  - Infektionskrankheiten?
  - Herz-Kreislauf, Magen-Darm- oder Lebererkrankungen?
  - Malignome?

➜ **Nephrologische Abklärung:** Glomerulonephritis?

➜ **Urologische Abklärung:**
  - Anamnese, klinische Untersuchung
  - Sonografie des Harntrakts
  - MCU (subvesikale Obstruktion, Blasenkapazität?)
  - Bei noch vorhandener Restdiurese: Urinstatus, Urinkultur und Uroflowmetrie mit Restharnprüfung

Grundzüge der operativen Verfahren

Nierenentnahme bei der Lebendspende

➜ Offen chirurgische oder laparoskopische Nephrektomie unter Präparation eines ausreichend langen Gefäßstiels und eines ausreichend langen Ureters

➜ Dabei muss insbesondere im Hilusbereich und am Ureter auf eine vorsichtige Präparation mit weitgehendem Erhalt des periureteralen Gewebes geachtet werden, um Nutritionsstörungen an Ureter oder Gefäßen zu vermeiden.

➜ Meist simultane Transplantation im Nachbar-OP zur Erzielung einer möglichst kurzen warmen Ischämiezeit.

MERKE

- Als warme Ischämiezeit gilt die maximal tolerable Zeitdauer zwischen Kreislaufstillstand des Organspenders und Entnahme der Niere!
- Mit kalter Ischämiezeit wird die maximal tolerable Zeitspanne zwischen Nierenentnahme und Transplantation beim Empfänger bezeichnet.

Nierenentnahme bei der Leichenspende

➜ In der Regel wird die Niere en-bloc mitsamt eines Teilstücks von Aorta und V. cava entnommen; zuvor wird über einen Aortenkatheter eine in-situ-Perfusion mit auf 4 °C abgekühlter Spüllösung angelegt.

➜ Direkt anschließend Inspektion und Feinpräparation unter Bildung einer Cava- und Aortenmanschette und Erhalt des versorgenden periureteralen- und perivaskulären Gewebes

➜ Verpackung in eisgekühltem Transportbehälter

Nierentransplantation

➜ Transplantation in der Regel **extraperitoneal** in die Fossa iliaca mit End-zu-Seit-Implantation der Nierengefäße in die Iliakalgefäße des Empfängers und **antirefluxiver** Implantation des Harnleiters in die Blase (Ureterozystostomie)

➜ Die Implantation erfolgt in der Regel **kontralateral**, d. h. eine links entnommene Spenderniere wird im rechten kleinen Becken des Empfängers implantiert, damit der Harnleiter vor den Gefäßen zu liegen kommt. Hierdurch wird die Kompression des Harnleiters zwischen den Gefäßen und dem knöchernem Becken verhindert. Intraoperativ kann zunächst die Nierenperfusion durch den Gefäßanschluss wiederhergestellt werden, anschließend erfolgt die Ureterozystostomie.

- Die Eigenniere des Empfängers wird in der Regel nicht entfernt. Indikationen für die Entfernung der Eigennieren sind:
  - Symptomatische Zystennieren oder Zystennieren mit zu großer Raumforderung
  - Massive Proteinurie
  - Rezidivierende Infektionen
  - Analgetikanephropathie

Postoperative Komplikationen:
- Harnabflussstörungen, Urinfisteln, Urinome
- Wundinfektionen
- Nierenarterienstenosen
- Lymphozelen

Immunsuppression

MERKE

Mit Ausnahme eineiiger Zwillinge ist nach jeder Transplantation eine immunsuppressive Therapie erforderlich.

Ablauf/Prinzip:
- **Induktionstherapie:** Gabe von 3–4 Medikamenten aus verschiedenen Substanzgruppen in hoher Dosierung (Dauer: ca. 6 Wochen)
- **Erhaltungstherapie:** langsame Dosis- und Substanzreduktion auf 2–3 Medikamente (Dauer: lebenslang)
- **Therapie der Abstoßungsreaktion:** zeitlich befristete Verstärkung der immunsuppressiven Therapie mit Einsatz von hochdosierten Kortikosteroiden oder poly- bzw. monoklonalen Antikörpern

Medikamente:
- **Kortikosteroide**
- **Antimetabolite:** z. B. Azathioprin, Mycophenolat Mofetil
- **Calcineurin-Inhibitoren:** z. B. Ciclosporin, Tacrolimus
- **TOR-Inhibitoren:** z. B. Sirolimus
- **Anti-Lymphozyten-Antikörper:** z. B. Basiliximab

Komplikationen und Nebenwirkungen
- **Abstoßungsreaktion (Rejektion)**: s. Tab. 13.4

Tab. 13.4 Abstoßungsreaktionen

Reaktionsart	Zeitraum	Pathophysiologie
Hyperakute Rejektion	Minuten bis Stunden nach der Transplantation	Auslöser sind präformierte Antikörper im Blut des Empfängers, die sich gegen die Lymphozytenantigene des Spenders richten; kann durch negatives Cross-match weitestgehend ausgeschlossen werden
Akute Rejektion	Tage bis Wochen nach der Transplantation	T-Zell-vermittelte Abstoßungsreaktion aufgrund einer unzureichenden immunsuppressiven Therapie; häufig medikamentös gut zugänglich und zurückzudrängen
Chronische Rejektion	Wochen bis Jahre nach der Transplantation	T-Zell- und Antikörper vermittelte Rejektion, die häufig zum progredienten Funktionsverlust des Organs führt; häufig medikamentös nur schlecht zu behandeln

- **Nebenwirkungen der Immunsuppressiva:**
  - Erhöhte Infektanfälligkeit
  - Erhöhtes Risiko für Malignome
  - Nephrotoxizität, Myelotoxizität, gastrointestinale NW, Hypertonie

Ergebnisse und Prognose
- Unter moderner Immunsuppression werden Einjahres-Funktionsraten der Transplantate von etwa 90% erreicht.
- Signifikante Abhängigkeit des Transplantatüberlebens von immunologischen Faktoren (s. Abb. 13.1)
- 5-Jahres-Transplantatüberlebensrate etwa:
  - Ca. 90% bei HLA-Kompatibilität
  - Ca. 80% bei teilweiser HLA-Kompatibilität
  - Ca. 70% bei Leichenspende

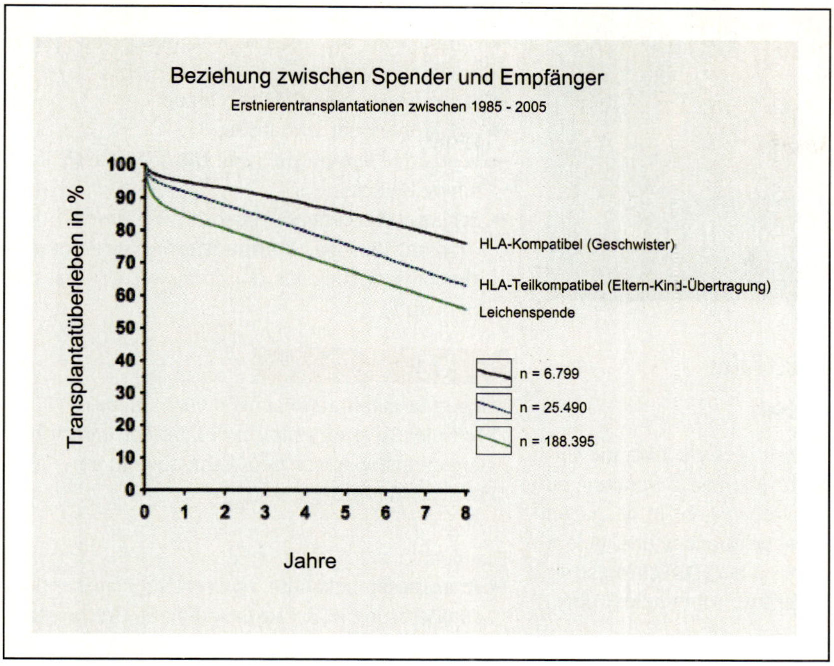

Abb. 13.1 Transplantatüberleben in Abhängigkeit des Verwandtschaftsgrades zwischen Spender und Empfänger bei Erstnierentransplantationen von 1985 – 2005 (Quelle: Collaborative Transplant Study)

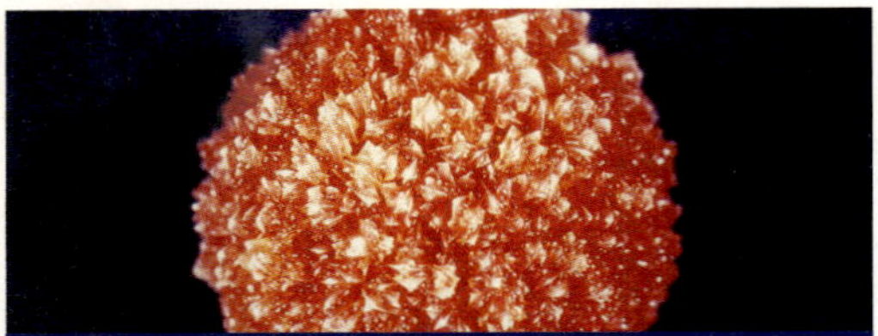

14 Urologische Notfälle und Traumatologie

14.1 Urologische Notfälle

14.1.1 Akuter Harnverhalt

Definition: Unter Harnverhalt versteht man die Unfähigkeit, die prall gefüllte Harnblase spontan zu entleeren. Der akute Harnverhalt geht in der Regel mit starken suprapubische Schmerzen und einem tastbaren Unterbauchtumor einher (DD: chronischer Harnverhalt: langsamer Verlauf, schmerzlos, Überlaufblase).

MERKE

Bei fehlender Urinausscheidung ist zwischen Harnverhalt und Anurie zu unterscheiden. Beim Harnverhalt ist die Harnblase sonografisch voll, es wird also eigentlich Urin produziert. Bei Anurie ist die Harnblase sonografisch leer, es wird fast kein Urin produziert (< 100 ml Urin/24 h).

Ätiologie:
- **Mechanische Ursachen = infravesikale Obstruktion:**
  - Im Bereich der Prostata (z. B. Prostatavergrößerung [Adenom, Karzinom], Prostatitis)
  - Im Bereich der Harnblase (z. B. Blasenhalsenge, Blasentumor, Blasenstein)
  - Im Bereich der Harnröhre (Urethrastriktur, Urethratumor, Urethrastein, Fremdkörper in der Harnröhre, Harnröhrentrauma, Meatusstenose)
  - Im Bereich der Vorhaut/des Penis (z. B. Phimose, Peniskarzinom)
- **Funktionelle Ursachen:**
  - Beckenbodenspastik
  - Neurologische Ursachen (z. B. Multiple Sklerose)
  - Medikamentöse Ursachen (z. B. Anticholinergika, Psychopharmaka)
  - Psychogene Ursachen
- **Iatrogene Ursachen** (z. B. nach Spinalanästhesie)

Klinik:
- Unfähigkeit, die gefüllte Harnblase trotz Harndrang zu entleeren
- Starke suprapubische Schmerzen
- Ggf. tröpfelnder Urinabgang
- Vegetative Symptome (z. B. Unruhe, Blässe, Kaltschweißigkeit)
- Bei länger bestehender obstruktiver Blasenentleerungsstörung ggf. **kompensierte Niereninsuffizienz** mit Anstieg der Retentionswerte (Kreatinin, Harnstoff)

CAVE

Liegen Sensibilitätsstörungen vor (z. B. bei Multipler Sklerose), nimmt der Patient unter Umständen keine Schmerzen wahr, obwohl ein Harnverhalt vorliegt.

Diagnostik:
- **Anamnese:** bekannte obstruktive Blasenentleerungsstörung (z. B. Prostataadenom, Urethrastriktur)?, neurologische Grunderkrankung (z. B. Multiple Sklerose)?, Medikamentenanamnese (z. B. Anticholinergika)?
- **Klinische Untersuchung:**
  - Palpation des Abdomens (suprasymphysärer Unterbauchtumor = gefüllte Harnblase tastbar?)
  - Rektale Untersuchung (Prostatavergrößerung?)
- **Labor:** Retentionswerte (Kreatinin, Harnstoff)
- **Sonografie:** Diagnosesicherung (s. Abb. 14.1)

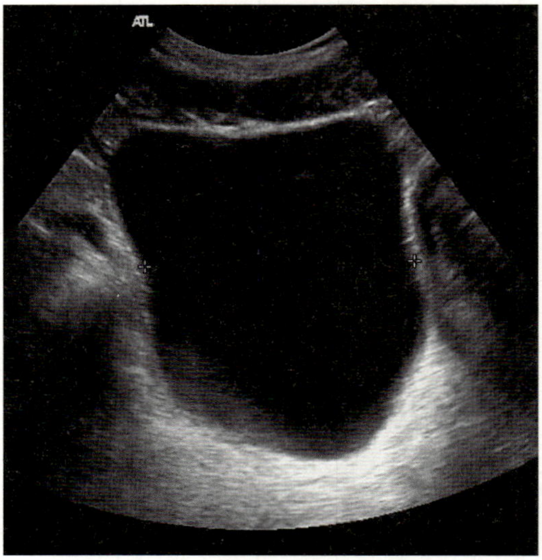

Abb. 14.1 Sonografie Harnverhalt: Die Harnblase stellt sich mit echofreiem, flüssigkeitsgefülltem Lumen und nur wenige Millimeter dicker Blasenwand dar.

Therapie:

- **Sofortige Harnableitung über**
  - Transurethralen Katheterismus (Dauerkatheter oder Einmalkatheterismus)
  - oder suprapubischen Blasenkatheter
- Therapie der zugrunde liegenden Ursache (z. B. Prostataresektion bei obstruktivem Prostataadenom, Urethrotomie bei Urethrastriktur)

CAVE

- Bei anamnestisch bekanntem Harnblasenkarzinom ist die Einlage eines suprapubischen Blasenkatheters aufgrund der Gefahr der Tumorverschleppung kontraindiziert.
- Da die Einlage eines suprapubischen Blasenkatheters ein invasives Verfahren mit entsprechendem Blutungsrisiko ist, sollte die Indikation hierzu bei Antikoagulanzientherapie oder hämorrhagischer Diathese streng gestellt werden.

14.1.2 Nierenkolik

Definition: Die Nierenkolik beschreibt stärkste, wellenförmige Schmerzen im Bereich der ableitenden Harnwege, die häufig von vegetativen Symptomen (z. B. Übelkeit, Erbrechen) begleitet werden.

Ätiologie:

- Meist Folge einer gestörten Peristaltik der ableitenden Harnwege durch akute Obstruktion mit einem Konkrement bei **Nephrolithiasis** (s. Kap. 7)
- Selten iatrogen in Folge der Unterbindung oder Verletzung eines Harnleiters im Rahmen urologischer, gynäkologischer oder chirurgischer Eingriffe

Klinik:

- Stärkste, wellenförmige Schmerzen

MERKE

Der Kolikschmerz wird durch die **akute** Obstruktion der Niere oder des Harnleiters verursacht. Eine chronische Abflussstörung kann mitunter völlig asymptomatisch verlaufen und damit unbemerkt zum irreversiblen Funktionsverlust der betroffenen Niere führen.

- Lokalisation und Ausstrahlung der Schmerzen sind abhängig vom Ort der Obstruktion (s. Tab. 14.1).
- Häufig vegetative Symptome (z. B. Übelkeit, Erbrechen), ggf. Entwicklung eines Subileus
- Im weiteren Verlauf entsteht infolge der Obstruktion der ableitenden Harnwege eine Harnstauungsniere mit der Gefahr der **Urosepsis**.

MERKE

Kolikpatienten sind im Gegensatz zu Patienten mit Schmerzen anderer Genese z. B. Appendizitis, Ileus oder Hohlorganperforation mit Peritonitis sehr unruhig und teilweise nicht in der Lage auch nur den Arm zur Anlage der erforderlichen Schmerzinfusion ruhig zu halten.

Tab. 14.1 Lokalisation und Ausstrahlung der Schmerzen in Abhängigkeit vom Ort der Obstruktion

Ort der Obstruktion	Lokalisation und Ausstrahlung der Schmerzen
Nierenbecken/subpelviner Harnleiter	Flankenschmerzen, ggf. mit Ausstrahlung in Richtung medialer Unterbauch
Proximaler und mittlerer Harnleiter	Flankenschmerzen, Ausstrahlung über den medialen Unterbauch in Richtung Leiste
Distaler und prävesikaler Harnleiter	Medialer Unterbauch, Leiste, ggf. Ausstrahlung in die Glans Penis bzw. die Schamlippen

Diagnostik:

- **Anamnese:** Vorerkrankungen (Nephrolithiasis, Hyperparathyreoidismus)?
- **Klinische Untersuchung:**
  - Palpation der Nierenlager: Druckschmerz?
  - Palpation der Harnleiterverläufe: Druckschmerz?
- **Labor:**
  - Urinstatus: Mikrohämaturie?
  - Blutbild, Blutgerinnung: Entzündungs- oder Sepsiszeichen (z. B. CRP ↑, Leukozyten ↑)?
  - Erhöhte Retentionswerte (Harnstoff, Kreatinin)?
- **Sonografie** (s. Abb. 14.2): Konkrement?, Ektasie im Bereich des oberen Hohlsystems?

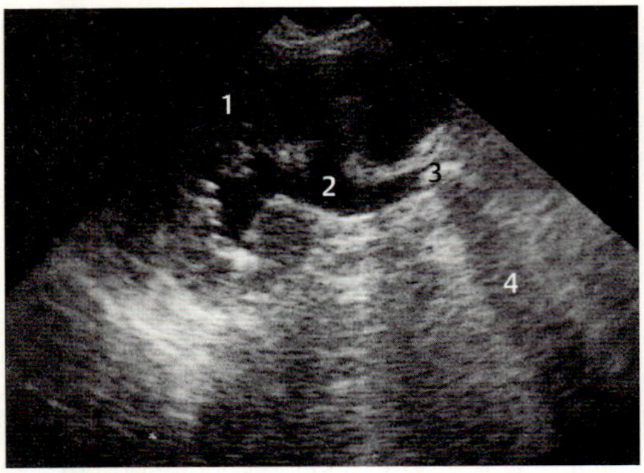

Abb. 14.2 Proximaler Harnleiterstein mit konsekutiver erstgradiger Harnstauungsniere (1 = Niere; 2 = dilatiertes Nierenbeckenkelchsystem; 3= proximaler Harnleiterstein; 4 = Schallschatten)

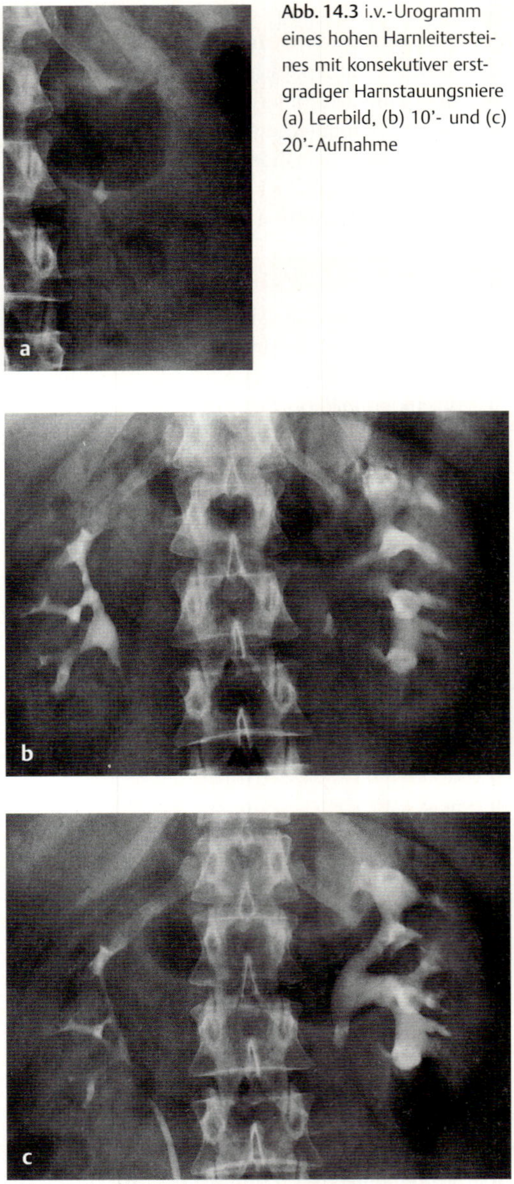

Abb. 14.3 i.v.-Urogramm eines hohen Harnleitersteines mit konsekutiver erstgradiger Harnstauungsniere (a) Leerbild, (b) 10'- und (c) 20'-Aufnahme

→ **i.v.-Urografie** (s. Abb. 14.3) oder **CT-Abdomen:** Konkrement?, Kontrastmittelabfluss?

→ **Retrograde Ureteropyelografie** (s. Abb. 14.4): Möglichkeit der Einlage einer inneren Harnleiterschiene

CAVE

Eine i.v.-Urografie zur diagnostischen Abklärung einer Nierenkolik ist während einer Kolik aufgrund der Gefahr einer Fornixruptur (= Ruptur des Nierenbeckens bei starkem Druckanstieg und gleichzeitiger Abflussbehinderung) kontraindiziert.

Keine Kontrastmittelgabe im Rahmen einer i.v.-Urografie oder CT-Abdomen bei:

- Niereninsuffizienten Patienten aufgrund der Gefahr eines akuten dialysepflichtigen Nierenversagens
- Bekannter Allergie gegen jodhaltige Kontrastmittel aufgrund der Gefahr einer allergischen Reaktion (bis hin zur Anaphylaxie).

Bei Kontraindikationen gegen Kontrastmittel kann ein sog. „Uro-MRT" durchgeführt werden.

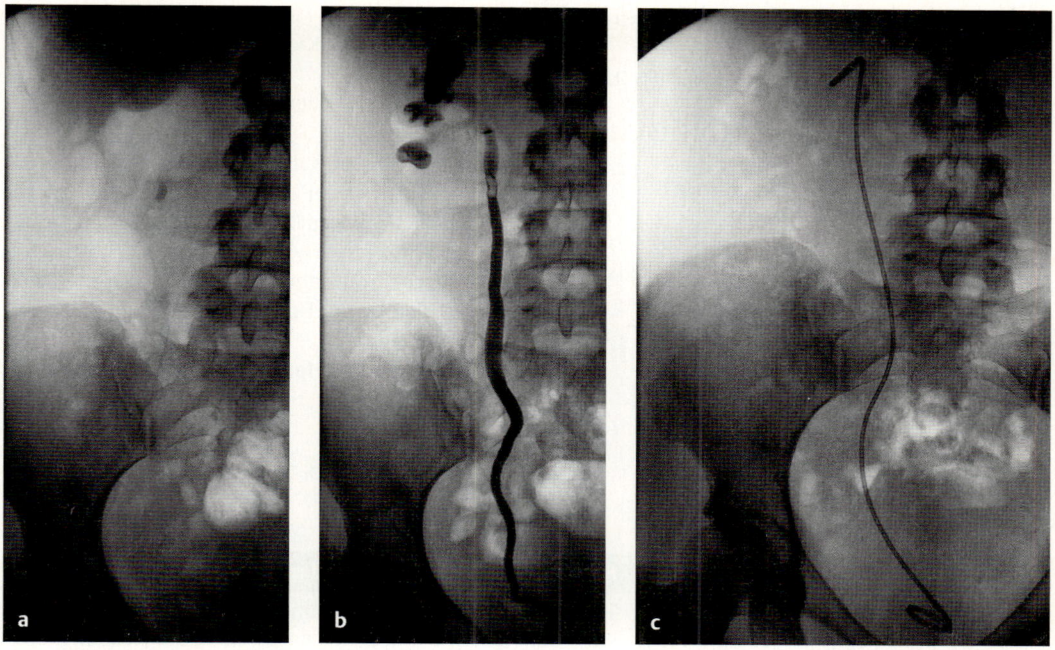

Abb. 14.4 Retrograde Ureteropyelografie eines röntgendichten hohen Harnleitersteines rechts: (a) Leeraufnahme; (b) Umfließungsfigur im hohen Harnleiter rechts; (c) Leerbild mit korrekt einliegender innerer Harnleiterschiene („DJ") rechts und hohem HL-Stein

MERKE

Eine fehlende Mikrohämaturie im Urinstatus macht eine Nephrolithiasis unwahrscheinlich. Hier sollte an Differenzialdiagnosen gedacht werden (s. unten).

Differenzialdiagnosen:

- Der Kolikschmerz allgemein wird mit einer gestörten Peristaltik von intraabdominellen und retroperitonealen muskulären Hohlorganen wie Darm, Gallenblase, Gallengang und Harnleiter assoziiert. Entsprechend der Vielzahl der betroffenen Organsysteme kann sich die Differenzialdiagnostik extrem schwierig gestalten. Abgeklärt werden müssen neben einer Nephrolithiasis u. a. auch **Lumbago**, **Appendizitis**, **Pankreatitis**, **Aortenaneurysma**, **Gallenkolik**, **Magenulkus**, **entzündliche Darmerkrankungen**, **Pyelonephritis**, **Herzinfarkt** sowie **gynäkologische** Ursachen.
- Parenchymverkalkungen, die mit einem Stein verwechselt werden können, verursachen keine Schmerzen.

Therapie:

- **Schmerztherapie, z. B.**
  - Metamizol 2 g i. v. +Butylscopolamin 40 mg i. v.
  - Pethidin 50 mg i. v.
  - Piritramid 7,5 mg i. v.
- **Ggf. antiemetische Begleittherapie:**
  - Dimenhydrinat 200 mg i. v.
  - Metoclopramid 5–10 mg i. v.
- **Sicherstellen eines suffizienten Harnabflusses** aus dem Bereich der oberen Harnwege, z. B. mittels
  - Innerer Harnleiterschiene
  - Nierenfistelkatheter
- **Im schmerzfreien Intervall:**
  - Bewegung zur Förderung des Konkrementabgangs
  - Steinentfernung (s. Kap. 7)

14.1.3 Akutes Skrotum

Definition und Klinik: Ähnlich dem „akuten Abdomen" in der Chirurgie, bezeichnet das „akute Skrotum" einen Symptomenkomplex unterschiedlicher Ätiologie, der gekennzeichnet ist durch folgende Charakteristika:

➜ Akut einsetzender, starker Schmerz im Bereich eines Hodens/Nebenhodens
➜ Schwellung und Rötung des Skrotums, Hodenhochstand
➜ Ggf. vegetative Begleitsymptome wie Übelkeit, Erbrechen, Kreislaufkollaps

MERKE

Das akute Skrotum ist der häufigste urologische Notfall im Kindes- und Jugendlichenalter.

Ätiologie:
➜ Epididymitis
➜ Hodentorsion
➜ Hydatidentorsion
➜ Selten:
  – Inkarzerierte Skrotalhernie
  – Orchitis
  – Hodentumor oder -ruptur

Diagnostik: s. auch Tab. 14.2
➜ **Anamnese:** Dauer der Beschwerden? plötzlicher oder allmählicher Beginn? Trauma? Miktionsbeschwerden (z. B. Dysurie)?
➜ **Klinische Untersuchung:** Inspektion und Palpation von Hoden und Nebenhoden (s. Tab. 14.2)
➜ **Sonografie von Hoden, Samenstrang und Skrotum** (s. Tab. 14.2)

Therapie: s. Tab. 14.2

Tab. 14.2 Die wichtigsten Differenzialdiagnosen des akuten Skrotums

	Hodentorsion	Hydatidentorsion	Epididymitis
Pathogenese	Samenstrangtorsion mit Infarzierung von Hoden/Nebenhoden; häufig im Kindes- und Jugendalter, selten im Erwachsenenalter	Torsion des Gefäßstiels der Hydatide (= Residuum des verkümmerten Müller-Ganges); häufig im Kindes- und Jugendalter	Meist über die Samenleiter absteigende Entzündung des Nebenhodens mit gramnegativen Erregern (v. a. E. coli, Enterobacter, Proteus mirabilis, Chlamydien); weniger häufig im Kindes- und Jugendalter, häufiger im Erwachsenenalter
Klinisches Bild	Evt. Prehn-Zeichen (Zunahme des Schmerzes bei Anheben des betroffenen Hodens)	Evtl. livide, erbsengroße hämorrhagische Hydatide durch die Skrotalhaut durchscheinend („blue dot")	Eher Abnahme des Schmerzes bei Anheben des betroffenen Hodens
Ultraschallbild	Keine oder verminderte Perfusion des Hodens	Nur schwierig sonografisch darzustellen	Hyperperfusion des Nebenhodens
Therapie	Operative Freilegung: ➜ Bei Vitalität des betroffenen Hodens Retorquierung und Hodenpexie beider Hoden ➜ Bei Avitalität des betroffenen Hodens Ablatio testis und Hodenpexie der Gegenseite	Operative Freilegung und Abtragung der Hyatide; symptomatische Therapie mit NSAR (z. B. Diclophenac) für einige Tage	Antibiotikatherapie ➜ Gyrasehemmer (1. Wahl) (z. B. Ciprofloxacin 250–500 mg 2 × tgl. oral für 10–14 d) ➜ Cephalosporine, ggf. in Kombination mit Aminoglykosid oder Tetrazyklin (z. B. Ceftriaxon 2 g 1 × tgl. i. v. für 5 d; anschl. Wechsel auf orale Gabe) ➜ Aminoglykosid (z. B. Gentamycin 3–6 mg/kg KG/d i. v. für 5–7 d, anschl. Wechsel auf ein orale Gabe) ➜ Tetrazyklin (z. B. Doxycyclin 100 mg 1 × tgl. oral für 10–14 d) symptomatische Behandlung mit NSAR (z. B. Paracetamol, Diclophenac) sowie Hochlagerung, Kühlung

CAVE

- Besteht auch nur der geringste Verdacht auf eine Hodentorsion, so muss eine operative Freilegung erfolgen, um eine Hodentorsion auszuschließen oder zu bestätigen. Liegt eine Hodentorsion vor, so muss der Hoden – wenn noch vital – sofort detorquiert werden. Die besten Chancen auf Organerhalt bestehen in den ersten 6 Stunden nach Symptombeginn, nach 12 Stunden liegt die Organerhaltrate nur noch bei 20%.
- Wichtigster prädisponierender Faktor der Epididymitis des Erwachsenen ist die gestörte Blasenentleerung mit Restharnbildung, weshalb die bakterielle Epididymitis eher eine Erkrankung des Mannes in der zweiten Lebenshälfte ist. Beim jüngeren, sexuell aktiveren Mann kommen neben Bakterien auch Chlamydien als Erreger in Frage. Die antibiotsche Therapie kann in diesem Fall daher auch mit Tetracyclinen (i. d. R. Doxycyclin) erfolgen!

14.1.4 Makrohämaturie

Definitionen:

- **Makrohämaturie:** sichtbarer Nachweis von Erythrozyten im Urin; der Urin ist rot gefärbt.
- **Mikrohämaturie:** pathologisch erhöhter Erythrozyten-Anteil im Urin, (> 5/μl); der Urin ist klar. Die Mikrohämaturie ist kein urologischer Notfall, sie sollte allerdings elektiv urologisch abgeklärt werden.
- **Blasentamponade:** Sie stellt eine Sonderform der Makrohämaturie dar und bezeichnet den Harnverhalt aufgrund der kompletten Austamponierung der Harnblase mit Blutkoageln bei entsprechend starker und über einen langen Zeitraum bestehender Makrohämaturie.

MERKE

Makrohämaturie = Urin rot = urologischer Notfall!
Mikrohämaturie = Urin klar = kein Notfall (elektive Abklärung)
Blasentamponade = Sonderform der Makrohämaturie = urologischer Notfall!

Ätiologie:

- Nephrologische Krankheiten, z. B. Glomerulonephritis
- Urologische Krankheitsbilder, z. B. Nephrolithiasis, Entzündungen, Tumoren

MERKE

- Nach exzessiven sportlichen Aktivitäten kann es zu einer physiologischen Hämaturie (meist Mikrohämaturie) kommen (v. a. junge Männer). Die Diagnose „physiologische Hämaturie“, darf aber nur gestellt werden, wenn eine pathologischen Ursache ausgeschlossen wurde!
- Eine schmerzlose Makrohämaturie ist bis zum sicheren Ausschluss eines Malignoms dringend tumorverdächtig, die schmerzhafte Makrohämaturie kann hingegen viele Ursachen haben (z. B. Nephrolithiasis, Harnwegsinfektionen, Tumoren).

Diagnostik:

- **Anamnese:** Dauer der Hämaturie, bestehende Blutungsneigung (z. B. rezidivierende Nasenbluten), Hämaturie permanent oder nur bei Miktion (am Ende oder zu Beginn)?
- **Klinische Untersuchung:**
  - Hinweise für Gerinnungsstörungen?
  - Palpable Lymphknoten, Raumforderungen?
- **Labor:**
  - Blutbild (Hb-Abfall)
  - Urinstatus zum Ausschluss einer nephrologischen Ursache

MERKE

Dysmorphe Erythrozyten und Erythrozytenzylinder im Urinsediment weisen auf einen glomerulären Ursprung der Erythrozyten hin und sprechen daher für eine renale Ursache der Hämaturie.

- **Sonografie, Urethrozystoskopie** und **i. v.-Urogramm** (oder CT-Abdomen bei unklarem Befund)
- Bei weiterhin unklarer Ursache: Ureteropyeleografie

Differenzialdiagnosen des „roten Urins“:

- Menstruationsblutung
- Myoglobinurie: Klares Serum (bei Hämoglobinurie verfärbt), Anstieg der CK
- Hämoglobinurie: Rötlich verfärbtes Serum, Hämolyseparameter (LDH ↑, indirektes Bilirubin ↑, Retikulozyten ↑, Haptoglobin ↓)
- Traumatische Blutung ohne Miktion bei Trauma, Tumor oder Entzündung der distalen Urethra

Therapie:

MERKE

Bevor mit der Therapie begonnen wird, muss die Blase bis zum Aufklaren des Urins über einen transurethralen Spülkatheter gespült werden!

Die Therapie richtet sich nach der jeweiligen Ursache der Hämaturie, z. B.:

- Antibiotikatherapie bei hämorrhagischer Zystitis
- Transurethrale Elektroresektion bei blutendem Harnblasentumor
- Bei Blasentamponade:
  - Ausräumung der Blutkoagel über dicklumigen transurethralen Blasenkatheter
  - Anschließend Spülung der Blase über transurethralen Spülkatheter bis zum Aufklaren des Urins; dann weitere Diagnostik und kausale Therapie

14.1.5 Priapismus

Definition und Klinik: Mit Priapismus bezeichnet man eine seit mehreren Stunden bestehende schmerzhafte Dauererektion ohne Lustgefühl.

Ätiologie:

- Idiopathisch (Hauptursache: 30–70%)
- Medikamentöse/toxische Ursachen (z. B. **Autoinjektionstherapie** [SKAT-Therapie bei erektiler Dysfunktion] Drogen, Psychopharmaka)
- Neurologische Erkrankungen:
  - Tumoren des ZNS (Myelome, Gliome, Neurinome, Meningeome, Meningomyelozele, Metastasen)
  - Entzündungen (Meningitis, Enzephalitis, Hirnabszess)
  - Multiple Sklerose
  - Lues (Tabes dorsalis)
- Gefäßerkrankungen (z. B. penile arteriovenöse Fisteln)
- Hämatologische Erkrankungen (z. B. Leukämie, Sichelzellanämie)
- Traumatische Ursachen (z. B. Querschnittssyndrom)

Diagnostik:

- **Anamnese:**
  - Medikamenten- und Genussmittelanmanese
  - Laufende ED-Therapie?
- **Klinische Untersuchung:**
  - Massive Erektion mit harten Schwellkörpern und relativ dazu weicher Glans Penis
  - Im weit fortgeschrittenen Stadium: Nekrosezeichen?
- **Labor:** Blutgasanalyse des aspirierten Schwellkörperbluts zur Unterscheidung zwischen High-Flow- und Low-Flow-Priapismus (s. Tab. 14.3); meist existieren jedoch Mischformen, so dass eine eindeutige Zuordnung nicht möglich ist; das therapeutische Vorgehen ist in beiden Fällen gleich.

Tab. 14.3 Differenzierung zwischen High-Flow- und Low-Flow-Priapismus

	High-Flow-Priapismus	Low-Flow-Priapismus
Pathophysiologie	Erhöhte Blutzufuhr mit pulsatiler Erektion, keine Stase	Komplette venöse Stase
Blutgasanalyse des Schwellkörperbluts	Bei erhaltener Zirkulation weniger starke Blutgasverschiebungen	Hypoxie, Hyperkapnie, Azidose
Prognose	Prognostisch günstiger, auch bei längerem Bestehen	Prognostisch ungünstig, meist kommt es nach mehr als 12-stündiger Dauer zu irreversibler Schädigung der Erektionsfähigkeit

Therapie:

- **Konservativ:**
  - Therapeutische Punktion eines Schwellkörpers zur Aspiration von (bis zu 100–200 ml) Schwellkörperblut, dadurch Verringerung der Tumeszenz (Schwellung)
  - Ggf. Untersuchung des Schwellkörperblutes zur Differenzierung zwischen Low-Flow- und High-Flow-Priapismus (s. Diagnostik und Tab. 14.3)
  - Anschließend Injektion von α-Sympathomimetika in die Corpora cavernosa (z. B. Etilephrin 5 mg, ggf. mehrfache Wiederholung)
- **Operativ:**
  - Indikation: Bei Versagen der konservativen Therapie
  - Verfahren: Shuntanlage zwischen Corpus cavernosum und Glans penis

CAVE

Bei hochdosierter α-Sympathomimetika-Gabe müssen die Herz-Kreislauffunktionen (Herzfrequenz, Blutdruck, Herzrhythmus) überwacht werden, da mit systemischen Nebenwirkungen (z. B. Tachykardie, Hypertension, Herzrhythmusstörungen) der α-Sympathomimetika gerechnet werden muss.

14.1.6 Paraphimose

Definition: Die Paraphimose (sog. Spanischer Kragen) bezeichnet eine ödematöse Schwellung des distalen inneren Vorhautblattes bei relativ zu enger Vorhaut. Die retrahierte Vorhaut bildet hierbei im Bereich des Sulcus coronarius einen Schnürring.

Ätiologie: Eine Paraphimose kann entstehen, wenn eine zu enge Vorhaut (Phimose) hinter die Eichel zurückgezogen wird; dies geschieht z. B.

- Bei dem Versuch einer manuellen Beseitigung von Vorhautverklebungen bei Kindern
- Wenn nach Anlage eines Dauerkatheters vergessen wird, die Vorhaut wieder über die Eichel zurückzustreifen
- Beim Geschlechtsverkehr oder Masturbation

Klinik:

- Zu Beginn Missempfindungen
- Ödematöse Schwellung von Vorhaut und Eichel
- Im weiteren Verlauf Schmerzen im Bereich der Eichel bis hin zur Glansnekrose

Diagnostik:

- **Anamnese** (Seit wann besteht die Paraphimose?)
- **Klinische Untersuchung**

Therapie:

- **Konservativ:** Therapieversuch durch manuelle Kompression der ödematösen Vorhaut zur Linderung des Gewebeödems, danach kann diese meist wieder über die Eichel reponiert werden
- **Operativ:** Bei Versagen der konservativen Therapie: dorsale Vorhautinzision, s. Abb. 14.5b)

MERKE

Da der Paraphimose immer eine zumindest relative Phimose zu Grunde liegt, ist die Indikation zur Zirkumzision im Intervall in jeden Fall gegeben!

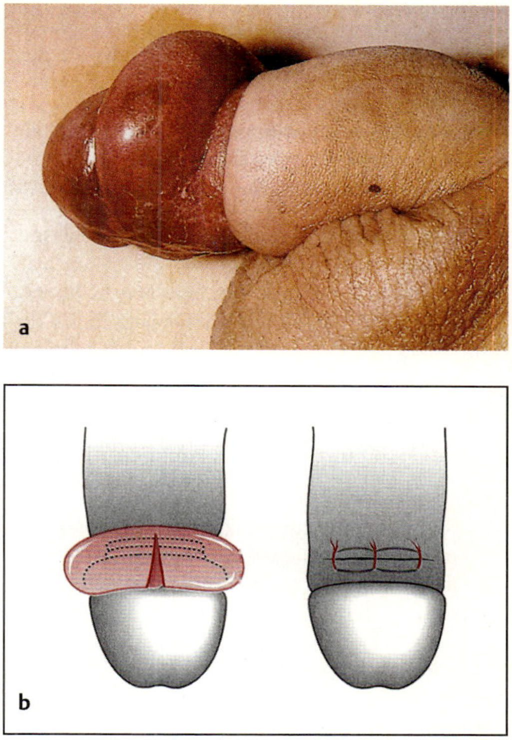

Abb. 14.5: (a) Paraphimose (Ödem des inneren Vorhautblattes durch den Schnürring); (b) operative Versorgung einer Paraphimose (dorsale Längsinzision des Schnürringes und quere Vernähung der Vorhaut)

14.1.7 Urosepsis

Definition: Als Urosepsis bezeichnet man eine von den Harnwegen ausgehende Sepsis.

Ätiologie: Meist Infektion mit **gramnegativen Enterobakterien** (z. B. E. coli, Klebsiellen, Proteus mirabilis). Häufig sind **prädisponierenden Faktoren** vorhanden:

- **Obstruktive urologische Erkrankung** (z. B. Harnleiterstein, Harnleiterstriktur, Nierenbeckenabgangsstenose, Blasenstein, Prostatavergrößerung [Adenom, Karzinom])
- **Vorbestehende Entzündung** (z. B. Pyelonephritis, [abszedierende] Nephritis, paranephritischer Abszess, Zystitis, Epididymitis, Prostatitis)
- **Immunsuppression** (z. B. bei Diabetes mellitus, Tuberkulose, Malignom, Chemotherapie)

Klinik: Es treten die typischen Sepsissymptome auf:
- Fieber, Schüttelfrost
- Tachykardie
- Leukozytose
- Im fortgeschrittenen Stadium Blutdruckabfall, disseminierte intravasale Gerinnung (DIC) und Multiorganversagen. Die Letalität beträgt etwa 10–20%.

Diagnostik:
- **Anamnese:** Dysurische Beschwerden, Schmerzen im Bereich der ableitenden Harnwege, bekanntes urologisches Grundleiden (z. B. Nephrolithiasis, obstruktive Blasenentleerungsstörung, etc.), Tumorerkrankung in der Anamnese (retroperitoneale Lymphkotenvergrößerungen mit Obstruktion der Harnleiter)?
- **Klinische Untersuchung:**
  - Blutbild: zunächst Leukozytose, später Leukopenie („Leukozytensturz" bei Sepsis)
  - Blutgasanalyse: metabolische Azidose
  - Anstieg der Retentionswerte (Kreatinin, Harnstoff) bis hin zum akuten Nierenversagen
  - Gerinnungswerte: Thrombozytopenie (sensibelster Sepsisparameter), Quick ↓, PTT ↑, AT III ↓, Fibrinogen ↓
  - Urikult, Blutkulturen, ggf. Abstriche von Operationswunden: Erregersuche
- **Sonografie, CT und MRT:** Fokussuche, Harnabflussstörung?

Therapie:
- **Antibiotikatherapie:** Initialbehandlung bis zum spezifischen Erregernachweis, anschl. ggf. Anpassung der Antibiose
  - Cephalosporin der 3. Generation (z. B. Ceftriaxon 2 × 2 g am ersten Tag, anschl. 1 × 2 g/d i. v.) + Aminoglykosid (z. B. Gentamicin 3–6 mg/kg KG/d i. v.) oder
  - Breitspektrumpenicillin (z. B. Piperacillin 200–300 mg/kg KG/d i. v., i. d. R. 3 × 4 g/d i. v.)
- **Fokussanierung** (s. Tab. 14.4)
- Ggf. **supportive Maßnahmen:** intensivmedizinische Überwachung (Blutdruck, Herzfrequenz, Herzrhythmus, Körpertemperatur, Flüssigkeitsbilanz, Labordiagnostik) und Therapie (z. B. kreislaufunterstützende Maßnahmen wie Katecholamin- oder Dopamingabe, Sauerstoffzufuhr, Volumensubstitution, Elektrolyt- und Azidoseausgleich)

Tab. 14.4 Fokusherde und deren Therapie

Fokusherd	Therapie
Infizierte Nierenbeckenabgangsstenose, Harnleiterstein mit septischer Harnstauungsniere	Punktion und Ableitung mittels Nierenfistelkatheter, alternativ: innere Harnleiterschiene + Dauerkatheter
Prostatavergrößerung mit konsekutiver Blasenentleerungsstörung und chronischer Harnretention	Ableitung über transurethralen- oder suprapubischen Blasenkatheter
Nierenabszess, paranephritischer Abszess	Punktion und Drainage mittels Pigtail-Katheter, alternativ: offen operative Sanierung, ggf. Nephrektomie
Pannephritis mit multiplen Abszedierungen	Notfallmäßige Nephrektomie
Abszedierende Epididymitis	Notfallmäßige Ablatio testis mit Entfernung von Hoden und Nebenhoden der betroffenen Seite
Prostatitis mit Prostataabszess	Transurethrale Resektion zur Eröffnung und Drainage des Abszesses

MERKE

Im Sepsisfall gehört eine obstruktive Uropathie obligat abgeleitet.
Eine vorhandene Vereiterung gehört in jedem Fall drainiert oder operativ ausgeräumt („Ubi pus, ibi evacua") (s. Tab. 14.4)

14.1.8 Fournier-Gangrän

Definition: Nekrotisierende Fasziitis des Perineums oder des äußeren Genitals

Ätiologie:
- I.d.R. von urogenitalem, analem oder kutanem Infektherd ausgehend
- Meist Mischinfektion mit aeroben bzw. fakultativ anaeroben (z. B. Streptokokken, E. coli, Enterokokken) sowie obligat anaeroben (z. B. Clostridien, Bacteroides) Keimen

Klinik:
- Rötung, ödematöse Schwellung und Schmerzen im Frühstadium
- Rasche Ausbildung von nekrotischen, schwarzen Arealen im weiteren Verlauf

Komplikationen: In 20% der Fälle letaler Verlauf mit Sepsis und Multiorganversagen

Diagnostik:
- **Klinische Untersuchung:** häufig palpable Krepitationen („Knistern") durch Gasbildung im Faszienniveau
- Ggf. **Sonografie** des Hodens
- Ggf. **weiterführende Bildgebung** (Röntgen, CT) zum Nachweis/Beurteilung der Gasbildung, bzw. zur Beurteilung des Ausmaßes der Infektion

MERKE

Die Diagnostik der Fournier-Gangrän besteht in erster Linie in der Blickdiagnose aufgrund der typischen Nekroseareale!

Therapie:
- Kalkulierte Antibiose z. B. mittels Cephalosporin der 3. Generation + Aminoglykosid wie bei Urosepsis (siehe 14.1.7)
- Obligat chirurgische Wundtoilette mit großzügiger Resektion der Nekroseareale, Inzision und offener Wundbehandlung

14.2 Traumatologie

14.2.1 Nierentrauma

Einteilung: Nierenverletzungen werden abhängig vom Schweregrad in 5 Klassen eingeteilt (s. Tab. 14.5.).

Tab. 14.5 Einteilung der Nierenverletzungen

Grad	Verletzungsmuster
I	Nierenkontusion mit subkapsulärem Hämatom, Nierenkapsel intakt
II	Parenchymeinriss < 1 cm
III	Parenchymeinriss > 1 cm
IV	Ausgedehnte Parenchymverletzung mit Hohlsystembeteiligung
V	Kompletter Nierenstielabriss oder totale Nierenparenchymzerreissung

Ätiologie:
- **Stumpfes Nierentrauma:**
  - Flankentraumata unterschiedlicher Ursache (z. B. Autounfall, Sportunfall, Treppensturz, Fahrradsturz)
  - Dezelerationstraumen mit der Gefahr des Gefäßstielabrisses
  - Nierenverletzungen bei polytraumatisierten Patienten
- **Perforierendes Nierentrauma** im Rahmen penetrierender Bauch- oder Thoraxtraumata

Klinik:
- Flankenschmerz unterschiedlicher Schmerzausprägung (leicht, dumpf bis hin zu stärksten Schmerzen im Bereich des Nierenlagers)
- Weitere Hinweise auf Nierenverletzungen, z. B. Prellmarken, Flankenhämatom, Makrohämaturie, ggf. Blasentamponade durch Blutkoagel, Oligurie/Anurie

CAVE

Die Symptomatik korreliert nicht unbedingt mit der Schwere der Verletzung, da sich z. B. auch starke Blutungen durch die Tamponade im Retroperitonealraum lange klinisch stabil und symptomarm präsentieren können (eine zusätzliche Verletzung des Peritoneums hebt diesen Tamponadeeffekt auf und die Blutungen verlaufen rasanter und führen wesentlich schneller zur Kreislaufinstabilität, Substitutionspflicht und damit zur operativen Intervention).

Diagnostik:
- **Anamnese:** Unfall? Flankentrauma? Hämaturie? Schwindel, Kreislaufschwäche?
- **Klinische Untersuchung:** Anämiezeichen (Blässe, Schwindel)? palpable abdominelle Resistenzen (Hämatom)? Prellmarken, Flankenhämatom, offene Wunden?
- **Labor:** Urinstatus (Mikrohämaturie?)
- **(Duplex-)Sonografie:** Nachweis einer retroperitonealen/intraperitonealen Blutung bzw. eines subkapsulären Hämatoms, Ausmass der Parenchymverletzung, Beurteilung von Nierenperfusion/Gefäßstatuts (Gefäßverletzung? Gefäßabriss?)
- **CT-Abdomen**

Therapie: Sie richtet sich in erster Linie nach der Kreislaufsituation des Patienten.

MERKE

Bei Verletzung des Nierenbeckenkelchsystems muss immer eine Harnableitung der betroffenen Niere nach außen über Mono-J-Ureterkatheter erfolgen!

- **Bei stabiler hämodynamischer Situation** (Grad I-III): konservative Therapie
  - Engmaschiges Monitoring (z. B. Blutdruck, Herzfrequenz, Labordiagnostik [Blutbild, Gerin-

nung, Retentionswerte], Körpertemperatur, Flüssigkeitsbilanz)
  - Strenge Bettruhe
- ➜ **Bei instabiler hämodynamischer Situation** (z. B. aufgrund einer anhaltenden Blutung): unverzüglich Intervention zur Blutstillung und Kreislaufstabilisierung
  - Isolierte Gefäßverletzungen: ggf. Embolisierung im Rahmen einer interventionellen radiologischen Behandlung
  - Ausgedehnte Parenchymverletzungen: operatives Vorgehen mit Nierenfreilegung, ggf. Versuch der Gefäßrekonstruktion bzw. Parenchymverschluss durch Naht oder resorbierbares Netz (Renorrhaphie), ggf. Nierenteilresektion oder Nephrektomie

MERKE

Wenn möglich sollte die Therapie konservativ erfolgen. Falls eine Operation unumgänglich ist, sollte möglichst organerhaltend operiert werden.

14.2.2 Harnleiterverletzung

MERKE

Die Harnleiterverletzung ist aufgrund der geschützten Lage durch Wirbelsäule und Muskulatur sehr selten!

Ätiologie:
- ➜ Iatrogene Harnleiterverletzung, z. B. bei Ureterorenoskopie
- ➜ Isolierte Harnleiterverletzung als Folge eines Dezelerationstraumas der Wirbelsäule oder penetrierender Verletzungen (selten)

Klinik:

CAVE

Die Verletzung eines Harnleiters macht sich in der Regel erst spät bemerkbar; nur in 20–50% kommt es zum Auftreten einer Hämaturie. Zu den Spätsymptomen können lokaler Druckschmerz, Flankenschmerzen, tastbare Raumforderung durch die Entwicklung eines Urinoms, Peritonismus, Fieber und Sepsis gehören.

Diagnostik:
- ➜ **Anamnese:** Trauma?
- ➜ **Klinische Untersuchung:** palpable Resistenz (Urinom, Hämatom)? Druckschmerz im Harnleiterverlauf oder Nierenlager?
- ➜ **Sonografie/CT:** Nachweis von Extravasaten, Hämatomen
- ➜ **Retrograde Ureteropyelografie**: exakte Darstellung der Verletzung, Lokalisation

Therapie: **Gewährleistung einer suffizienten Harnableitung**
- ➜ Konservativ:
  - Mittels Ureterkatheter oder
  - Nierenfistelkatheter
- ➜ Gelingt dies nicht: operatives Vorgehen
  - Läsion im proximalen Bereich: Ureteropyelostomie
  - Läsion im mittleren Bereich: einfache Harnleiterrekonstruktion (z. B. End-zu-End Anastomose)
  - Läsion im distalen Drittel: Ureterozystoneostomie („Neueinpflanzung" des Harnleiters in die Blase)
  - Bei Misslingen bzw. langstreckigen Läsionen: Autotransplantation bzw. komplexe Harnleiterersatzverfahren (z. B. Dünndarminterposition)

14.2.3 Harnblasenruptur

Ätiologie/Einteilung:
- ➜ Begleitverletzung im Rahmen einer komplexen Beckenfraktur (am häufigsten); hierbei entsteht in ca. 85% eine **extraperitoneale** Blasenruptur.

MERKE

15–20% der Beckenringverletzungen gehen mit einer Harnblasenruptur einher.

- ➜ Stumpfes Anpralltrauma bei gefüllter Blase (z. B. Verkehrsunfall mit angelegtem Gurt); hierbei entsteht in der Regel eine **intraperitoneale** Blasenruptur.
- ➜ Penetrierende Verletzung z. B. infolge einer Schuss-, Stich- oder Pfählungsverletzung

Klinik:
- ➜ Leitsymptom ist der **imperative Harndrang ohne Miktion**, ggf. tastbarer Unterbauchtumor, ggf. Blutabgang aus der Harnröhre
- ➜ Unterbauchschmerzen, ggf. suprapubische Prellmarke
- ➜ Bei intraperitonealer Blasenruptur **Peritonitis** durch intraperitonealen Urinaustritt

Diagnostik:
- ➜ **Anamnese:** Unfall? Unterleib- oder Beckentrauma?

→ **Klinische Untersuchung:**
 - Suprapubische Prellmarken?
 - Rektale Untersuchung zum Nachweis eines Urinoms oder Hämatoms?
 - Hinweise auf eine Beckenverletzung?
 - Peritonismus?
→ **Labor:** Hb-Abfall, Kreatinin- und Harnstoff-Anstieg, metabolische Azidose
→ **Zystografie:** Diagnosesicherung

CAVE

Kann eine Harnröhrenverletzung nicht sicher ausgeschlossen werden, muss diese vor geplanter Katheterisierung der Harnblase zum Zwecke der Zystografie unbedingt mittels retrograder Urethrografie ausgeschlossen werden!

Therapie:
→ **Intraperitoneale oder größere extraperitoneale Blasenverletzungen:**
 - Meist operative Therapie erforderlich, z. B. Blasenwandrekonstruktion mit zweischichtigem Verschluss (Mukosa + Blasenmuskel) der Harnblase und temporärer postoperativer Harnableitung über einen suprapubischen Harnblasenkatheter für 10–14 Tage
 - Kalkulierte Antibiotikatherapie für einige Tage (z. B. mittels Gyrasehemmer oder Cephalosporinen der III. Generation)
→ **Kleine extraperitonealen Blasenverletzungen:** evtl. 14-tägige Katheter-Dauerableitung der Blase ausreichend

14.2.4 Harnröhrenverletzung

Ätiologie/Einteilung:
→ **Infradiaphragmale Harnröhrenverletzungen** (Pars penilis und bulbosa):
 - Häufig iatrogen (Katheterismus, Zystoskopie)
 - Sog. „straddle injury" (perineales Aufreittrauma) z. B. durch Sturz auf Fahrradrahmen
 - Masturbationsverletzungen
 - **Supradiaphragmale Harnröhrenverletzungen** (Pars membranacea und prostatica):
 - Als Begleitverletzungen bei komplexen Beckenfrakturen
 - Perineale Pfählungstraumata
 - Bei Frauen häufig im Rahmen einer vaginalen Operation

MERKE

- Bei der infradiaphragmalen Harnröhrenverletzung ist eine komplette Ruptur selten!
- Bei der supradiaphragmalen Harnröhrenverletzung kommt es zur Dislokation von Blase und Prostata mit nach kranial verlagerter Prostata.

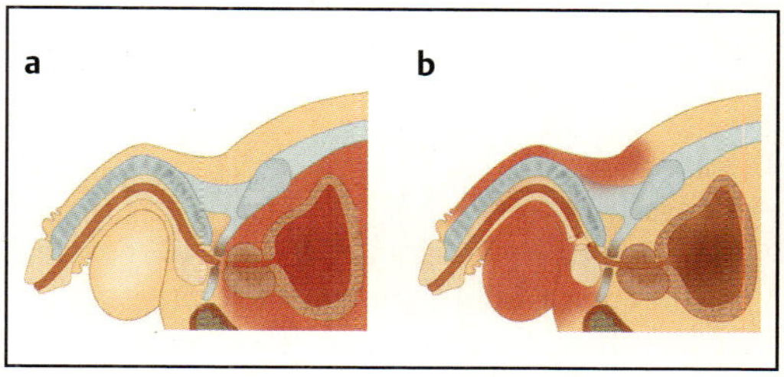

Abb. 14.6 Harnröhrenverletzungen: (a) supradiaphragmal; (b) infradiaphragmal

Klinik:
→ **Leitsymptom:** Blutung aus der Harnröhre mit Harndrang ohne Miktion, volle Blase
→ **Hämatom-/Urinombildung:**
 - Infradiaphragmale Harnröhrenverletzung: sehr großes Hämatom im Bereich des Penis, Skrotums und Perineums
 - Supradiaphragmale Harnröhrenverletzung: Entwicklung eines Hämatoms im Bereich des kleinen Beckens
→ **Supradiaphragmalen Harnröhrenverletzung:** Kranialverlagerung der Prostata

Diagnostik:
→ **Anamnese:** Trauma?, autoerotische Manipulation? vorherige Katheterisierung oder Endoskopie?
→ **Klinische Untersuchung:**
 - Rektal-digitale Untersuchung: Kranialverlagerung der Prostata beim kompletten Harnröhrenabriss im Bereich des Beckenbodens
 - Perineale Prellmarke, Hämatom (Penis, Skrotum, Perineum), volle Blase, hochstehender Blasenfundus
→ **Retrograde Urethrografie**

CAVE

Bei Verdacht auf eine Harnröhrenverletzung (z.B. bei Beckenfraktur) muss vor einer transurethralen Katheteranlage erst ein retrogrades Urethrogramm angefertigt werden, da eine Katheterisierung möglicherweise durch zusätzliche Traumatisierung eine inkomplette Ruptur in ein komplette Ruptur überführt und zu einer Keimverschleppung führen könnte!

Therapie:
→ **Konservativ:**
  - Indikation: inkomplette, leichte Harnröhrenruptur (v.a. infradiaphragmale Rupturen)
  - Vorgehen: Sicherung der Harnableitung über suprapubischen oder transurethralen Katheter

→ **Operativ:**
  - Indikation: komplette Harnröhrenruptur (v.a. supradiaphragmale Rupturen), schwere Begleitverletzungen
  - Vorgehen: sofortige Intervention zur Rekonstruktion und Reanastomosierung bzw. zweizeitiges Vorgehens mit Operation nach 3–6 Monaten

CAVE

Zu den Komplikationen einer Harnröhrenverletzung zählen das Auftreten von Harnröhrenstrikturen, Inkontinenz (Verletzung des Schließmuskels) und Impotenz (v.a. bei der supradiaphragmalen Harnröhrenruptur in Begleitung einer Beckenfraktur)

14.2.5 Penisfraktur

Definition: Die Penisfraktur beschreibt eine Zerreißung eines oder beider Corpora cavernosa.

Ätiologie: Meist Folge eines Anpralltraumas des erigierten Penis, oft im Rahmen des Geschlechtsverkehrs.

Klinik:
→ Massives Penis- und Penisschafthauthämatom
→ Ggf. Penisdeviation, Schmerzen
→ Selten Harnverhalt

Diagnostik:
→ **Anamnese:** Trauma?
→ **Klinische Untersuchung:** Schwellkörperpalpation (Einriss?), Hämatom?
→ **Sonografie des Penis:** Schwellkörperzerreißung?, Hämatom?
→ **Retrograde Urethrografie:** Harnröhrenbeteiligung?

Therapie: Operative Freilegung und Rekonstruktion der Corpora cavernosa zur Vermeidung von Spätfolgen (z.B. narbige Penisdeviation, erektile Dysfunktion).

14.2.6 Hodentrauma

Ätiologie: In der Regel durch stumpfe Traumata (Verkehrsunfall, Sport, etc.)

Einteilung:
→ Hodenkontusion: Tunica albuginea intakt
→ Hodenruptur: Ruptur der Tunica albuginea

Klinik: Starke Schmerzen (!) bis hin zur Schocksymptomatik, Skrotalhämatom, ggf. offene Wunde

Diagnostik:
→ **Anamnese, klinische Untersuchung**
→ **Frabduplex-/Sonografie:** Differenzierung zwischen Hodenkontusion und -ruptur; Nachweis eines intratestikulären Hämatoms; Beurteilung der Hodenperfusion

MERKE

Die sonografische Diagnostik entscheidet über das therapeutische Vorgehen, da sie zwischen Hodenkontusion (→ konservative Therapie) und Hodenruptur (→ operative Therapie) differenzieren kann!

Therapie
→ **Konservativ:**
  - Indikation: Hodenkontusion mit intakter Tunica albuginea, erhaltene Hodenperfusion
  - Vorgehen: Hochlagerung („Hodenbank"), Kühlung mit Eisbeutel, NSAR

→ **Operativ:**
  - Indikation: Hodenruptur mit Zerreißung der Tunica albuginea, großes Hämatom
  - Vorgehen: operative Freilegung mit Rekonstruktion und Naht der Tunica albuginea

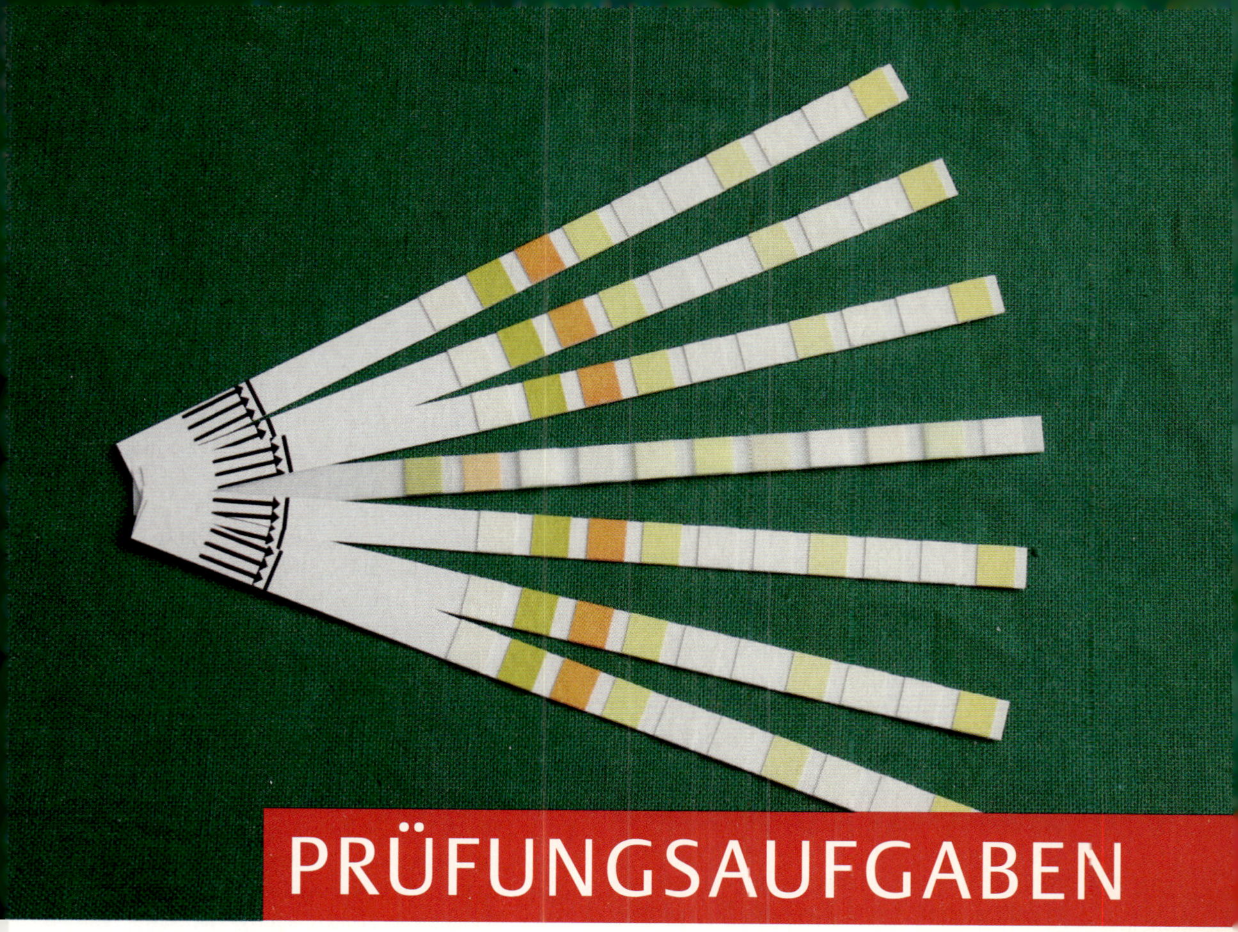

PRÜFUNGSAUFGABEN

1 Urologische Leitsymptome 150

2 Allgemeine urologische Diagnostik 151

3 Harndrainage und Harnableitung 154

4 Fehlbildungen 155

5 Entzündungen 157

6 Gutartige und bösartige Tumoren 159

7 Steinleiden (Urolithiasis) 165

8 Erkrankungen der Nebenniere 167

9 Blasenentleerungsstörungen des Erwachsenen 168

10 Andrologie 170

11 Gynäkologische Urologie 172

12 Kinderurologie 173

13 Nephrologische Erkrankungen in der Urologie 175

14 Urologische Notfälle und Traumatologie 176

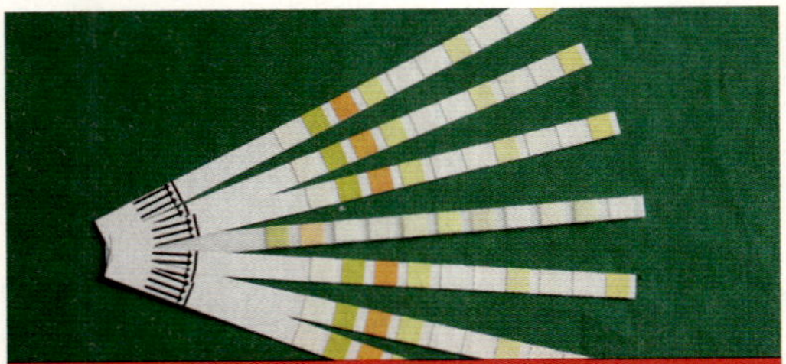

1 Urologische Leitsymptome

SAQ

1.1 Wie groß ist das normale tägliche Miktionsvolumen eines Erwachsenen? Nennen Sie die wichtigsten Veränderungen des physiologischen täglichen Miktionsvolumens sowie deren Hauptursachen!

1.2 Erklären Sie den Begriff Glukosurie! Handelt es sich hierbei um einen physiologischen Zustand?

1.3 Nennen Sie die Grenzen der signifikanten Bakteriurie in Abhängigkeit von der Methode der Uringewinnung!

1.4 Nennen Sie die Gradeinteilung der Harnstauungsnieren und deren jeweiliges morphologisches Korrelat!

1.5 Nennen und beschreiben Sie die verschiedenen Formen der Inkontinenz!

MC

1.6 Auf welche der genannten Beschwerden/Befunde passt am ehesten die Bezeichnung „Algurie"?

(A) schmerzhaftes Wasserlassen
(B) nächtliches Wasserlassen
(C) abnorm geringes bis fehlendes Wasserlassen
(D) Unvermögen trotz voller Harnblase, Wasser zu lassen
(E) abnorm häufiges Wasserlassen

1.7 Was kommt als Ursache eines unfreiwilligen Urinabganges bei einer Frau **am wenigsten** in Betracht?

(A) Cystitis acuta
(B) Blasen-Scheiden-Fistel
(C) ektope Uretermündung
(D) Urethra-Divertikel
(E) Ureter fissus

1.8 Nennen Sie ein typisches Symptom bzw. einen typischen Befund für die Belastungsinkontinenz?

(A) abnorm erhöhte Detrusorinstabilität
(B) Algurie
(C) imperativer Harndrang
(D) Asthenie
(E) Harnverlust bei körperlicher Belastung

1.9 Ein 23-jähriger Mann verspürt nach einem stark übersteigerten Training für einen Marathonlauf Muskelschmerzen. Eine anfängliche Oligoanurie geht in eine komplette Anurie über; die Serumkreatininwerte steigen rasch an. Was liegt dieser Symptomatik in Anbetracht der Vorgeschichte am wahrscheinlichsten zugrunde?

(A) Ischuria paradoxa
(B) M. Ormond
(C) akute Nierenvenenthrombose
(D) Rhabdomyolyse
(E) beidseitige Uratverstopfungsniere

1.10 Eine 55-jährige Patientin, Mutter von 4 Kindern, Landarbeiterin, verliert bei körperlicher Arbeit unfreiwillig Harn. Dabei empfindet sie keinen Harndrang. Welche Verdachtsdiagnose ist am wahrscheinlichsten?

(A) Blasen-Scheiden-Fistel
(B) neurogen instabile Harnblase
(C) Stressinkontinenz
(D) Urge-Inkontinenz
(E) Überlaufblase

1.11 Eine 50-jährige Frau berichtet, den Urin schlecht halten zu können und deswegen ständig Vorlagen tragen zu müssen. Ein Harnwegsinfekt wurde bereits ausgeschlossen.
Welcher Befund spricht am ehesten für das Vorliegen einer Urge-Inkontinenz?

(A) Hyperreflexie (Hyperaktivität) des Detrusors
(B) Entstehung eines Harndranges erst bei ungewöhnlich großem Auffüllvolumen der Harnblase
(C) unwillkürlicher Harnabgang bei Husten oder Niesen
(D) Hypotonie des Harnblasensphinkters
(E) Restharn von 50 mL

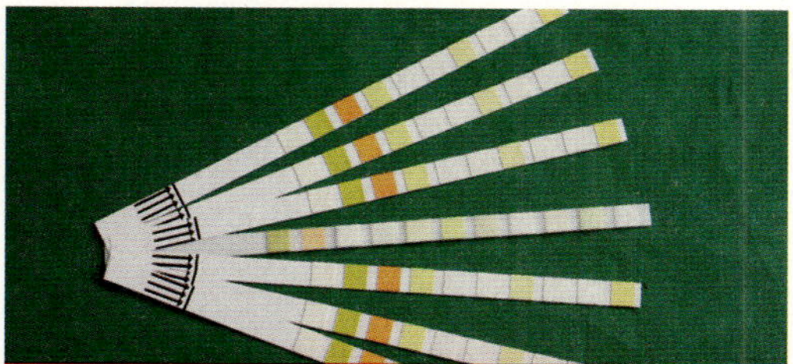

2 Allgemeine urologische Diagnostik

SAQ

2.1 Beschreiben Sie die Durchführung der digital rektalen Untersuchung!

2.2 Welche Befunde lassen sich mit diesem Untersuchungsverfahren, insbesondere bezogen auf die Prostata, erheben?

2.3 Nennen und beschreiben Sie verschiedene Verfahren der Uringewinnung!

2.4 Nennen Sie wichtige Bestandteile der Urindiagnostik!

2.5 Beschreiben Sie die Drei-Gläser-Probe beim Mann!

2.6 Nennen sie die wesentlichen Bestandteile der urodynamischen Untersuchung und charakterisieren Sie diese kurz!

2.7 Nennen Sie wichtige Indikationen zur Urodynamik!

2.8 Welches sind die wichtigsten sonografischen Untersuchungen in der Urologie? Benennen Sie kurz deren jeweilige Indikationen!

2.9 Nennen Sie die wesentlichen Verfahren der urologischen Röntgendiagnostik zur Abklärung des oberen und unteren Harntrakt!

2.10 Welches sind die beiden wichtigsten nuklearmedizinischen Verfahren in der Urologie? Beschreiben Sie kurz die Verfahren und nennen Sie die wichtigsten Indikationen!

2.11 Nennen Sie die wichtigsten endoskopischen Verfahren in der Urologie!

MC

1.12 In welcher ungefähren Größenordnung liegt am ehesten die glomeruläre Filtrationsrate gesunder 20-jähriger Männer?

(A) 500 ml pro Minute
(B) 250 ml pro Minute
(C) 125 ml pro Minute
(D) 60 ml pro Minute
(E) 30 ml pro Minute

2.13 In der urologischen Routinediagnostik bestehen Einschränkungen der sonografischen Darstellbarkeit in erster Linie bei:

(A) Nieren
(B) Ureteren
(C) Hoden
(D) Harnblase
(E) Prostata

2.14 Welche Aussage trifft **nicht** zu?
Für folgende Erkrankungen ist die Ausscheidungsurografie von diagnostischer Bedeutung:

(A) akute Glomerulonephritis
(B) destruierende Pyelonephritis
(C) Nierentumor
(D) nicht schattengebende Nierenbeckenkonkremente
(E) Hydronephrose

2.15 Ein 58jähriger Patient klagt über gehäufte nächtliche Miktionen. In der zystografischen Phase der Urografie zeigt sich ein deutlicher Füllungsdefekt im Harnblasenbodenbereich mit Abdrängung der Harnleitermündungen nach kranial (s. Abb. 2a).
Mit welcher Diagnose lassen sich die geschilderten Veränderungen am ehesten erfassen?

(A) großer solitärer Harnblasenstein
(B) urotheliales Harnblasenkarzinom, Stadium T3a
(C) bilaterale Ureterozele
(D) Prostatakarzinom, Stadium T2a N0 M0
(E) benigne Prostatahyperplasie

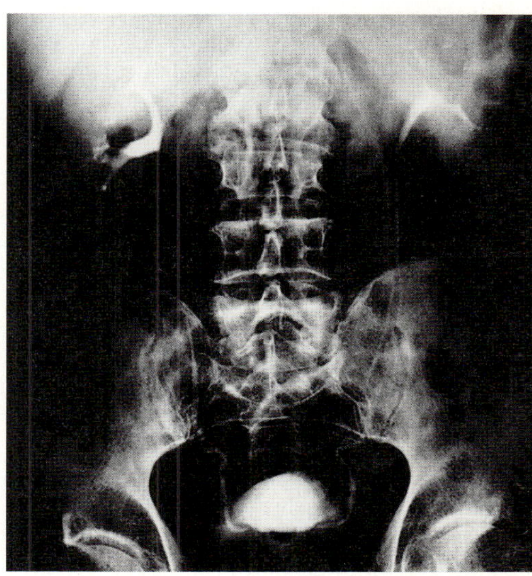

Abb. 2a

2.16 Im i. v. Urogramm kommen folgende Befunde bei einer chronischen Pyelonephritis vor:

(1) Einziehungen der Nierenoberfläche
(2) Verplumpung von Nierenkelchen
(3) Verkalkungen in Projektion auf die Nierenkelche
(4) seitendifferente oder einseitige Nierenverkleinerung

(A) nur 1 und 4 sind richtig
(B) nur 2 und 3 sind richtig
(C) nur 1, 2 und 3 sind richtig
(D) nur 2, 3 und 4 sind richtig
(E) 1–4 = alle sind richtig

2.17 Bei einem 54jährigen Patienten bestehen Pollakisurie und Algurie mit Nachtröpfeln des Harns; der Restharn liegt bei 150 ml. Seit einigen Wochen haben die Beschwerden zugenommen.
Auf Grund des retrograden Urethrogramms (s. Abb. 2b) ist als wahrscheinlichste Ursache des Krankheitsbildes zu diagnostizieren:

(A) Urethrastriktur
(B) Urethralklappe
(C) Prostatahyperplasie
(D) Urethratumor
(E) Prostatahypoplasie

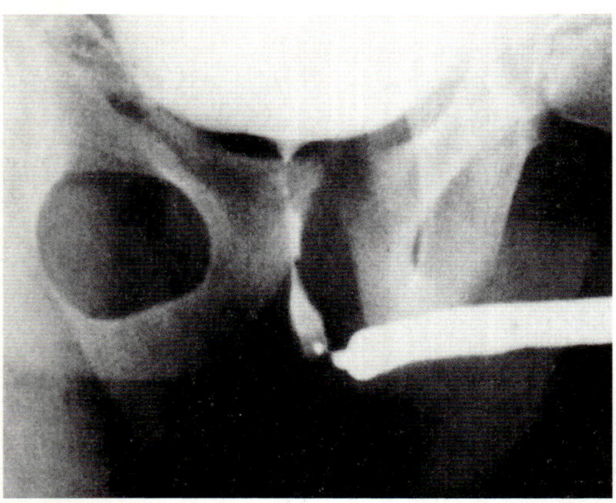

Abb. 2b

2.18 Es handelt sich um einen 54jährigen Patienten mit Dysurie und benigner Prostatahyperplasie. Bei der Ultraschalluntersuchung der mäßig gefüllten Harnblase zeigt sich hier ein echoreicher Bezirk von unregelmäßiger Begrenzung (s. Abb. 2c).
Die wahrscheinlichste Diagnose hierfür lautet:

(A) gestielter Blasentumor
(B) großes, solitäres, kongenitales Blasendivertikel
(C) den Blasenausgang obstruierender Blasenstein
(D) großer Blasendivertikelstein
(E) Blasentuberkulose

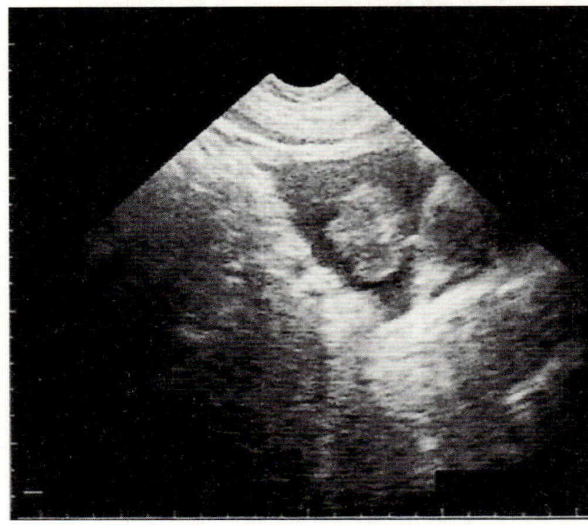

Abb. 2c

2.19 Bei der Untersuchung eines 47jährigen Patienten ist ein Sonogramm der rechten Niere angefertigt worden (s. Abb. 2d). Hinsichtlich des Urogenitalsystems hatte der Patient keine Beschwerden geäußert.
Das Sonogramm spricht in erster Linie für

(A) einen Nierentumor
(B) ein urotheliales Nierenbeckenkarzinom
(C) einen Nierenkelchstein
(D) eine Zystenniere
(E) ein Kelchdivertikel

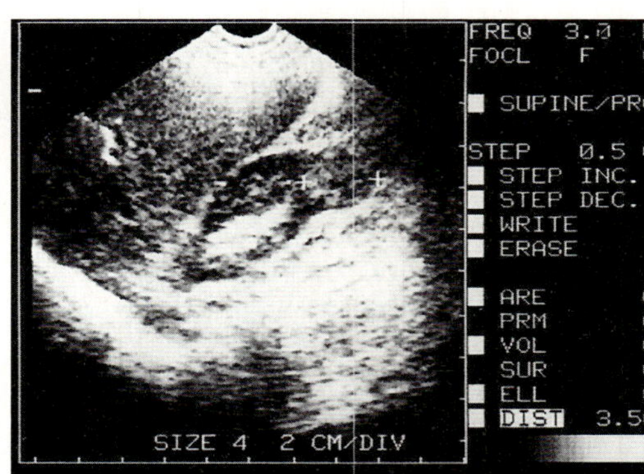

Abb. 2d

2.20 Bei der Uroflowmetrie wird neben anderen Parametern die maximale Harnflussrate bestimmt. Diese gilt beim Erwachsenen als normal, wenn sie mindestens

(A) 2 ml/s beträgt
(B) 4 ml/s beträgt
(C) 6 ml/s beträgt
(D) 8 ml/s beträgt
(E) Keine der Angaben (A)–(D) trifft zu.

2.21 Eine postmenopausale Patientin leidet unter einer Harninkontinenz. Ein Harnwegsinfekt wurde bereits ausgeschlossen.
Welches Verfahren ist am ehesten geeignet, eine quantitative Bestimmung des Harnröhrenverschlussdruckes (UVD) zu ermöglichen?

(A) Zystoskopie
(B) Urethrozystometrie
(C) Rektoskopie
(D) Perinealsonografie
(E) Harnblasenelevationstest

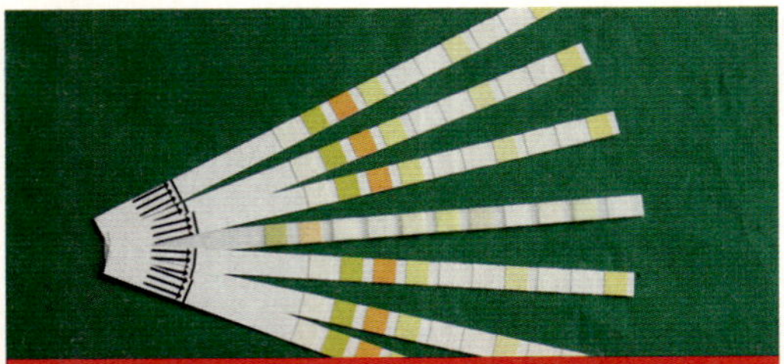

3 Harndrainage und Harnableitung

SAQ

3.1 Nennen Sie Indikationen und Kontraindikationen für den suprapubischen- und transurethralen Harnblasenkatheterismus!

MC

3.2 Gebräuchliche Möglichkeiten der supravesikalen Harnableitung sind:

(1) suprapubische Vesikostomie
(2) Ileum-Conduit
(3) transurethraler Dauerkatheter
(4) Harnleiter-Darm-Implantation
(A) nur 1 ist richtig
(B) nur 1 und 2 sind richtig
(C) nur 2 und 4 sind richtig
(D) nur 1, 2 und 4 sind richtig
(E) nur 2, 3 und 4 sind richtig

3.3 Das „Ileum-Conduit" wird am treffendsten definiert als:

(A) Enteroanastomose
(B) Blasenerweiterungs-Plastik im Ileum-Transplantat
(C) Osteotomie des Os ileum
(D) äußere Harnableitung über ein Ileum-Segment
(E) ileokolische Invagination

3.4 Zu den Kontinenz erhaltenden Harnableitungen bzw. kontinenten Harnumleitungen wird typischerweise gerechnet:

(A) perkutane Nephrostomie
(B) Ureterosigmoidostomie
(C) Ileum-Conduit (Bricker-Blase)
(D) Kolon-Conduit mit linksseitigem Unterbauch-Hautstoma
(E) Ureterokutaneostomie

3.5 Als Spätkomplikationen der Ureterosigmoideostomie sind zu befürchten:

(1) hyperchlorämische Azidose
(2) hyperchlorämische Alkalose
(3) Harnstauung
(4) Rektum-Harnblasen-Fistel
(A) nur 3 ist richtig
(B) nur 1 und 3 sind richtig
(C) nur 2 und 3 sind richtig
(D) nur 2 und 4 sind richtig
(E) nur 3 und 4 sind richtig

3.6 In Ihre hausärztliche Betreuung kommt ein Patient, bei dem vor Wochen im Krankenhaus eine suprapubische Harnblasenpunktionsfistel angelegt worden ist. Bei der Untersuchung finden Sie den Katheter mit Nähten fixiert vor; Fistelkanal und Nahtstellen sind unauffällig.
Wegen der Harnableitung sollten Sie

(A) dem Patienten von der Körperreinigung durch Duschen dringend abraten (große Infektionsgefahr)
(B) den Patienten dazu anhalten, wenig zu trinken (Reduzierung der Beanspruchung des Drainagesystems)
(C) dem Patienten zwecks Infektionskonkrement-Prophylaxe ein Medikament zur Harnalkalisierung verordnen
(D) den Patienten zu einem ca. 5 Monate späteren Termin wieder in die Praxis bestellen, um dann den 1. halbjährlichen Katheterwechsel durchzuführen.
(E) Keine der Aussagen (A)–(D) trifft zu.

3.7 Zur Prophylaxe der Inkrustation von langfristig angewendeten Harnblasenverweilkathetern dienen:

(1) bevorzugte Verwendung von Kathetern aus dem Material PVC
(2) Ansäuern des Harns
(3) Einstellen eines spezifischen Harngewichts von > 1025
(4) Einstellen eines spezifischen Harngewichts von < 1015
(A) nur 1 und 2 sind richtig
(B) nur 1 und 4 sind richtig
(C) nur 2 und 4 sind richtig
(D) nur 1, 2 und 3 sind richtig
(E) nur 1, 2 und 4 sind richtig

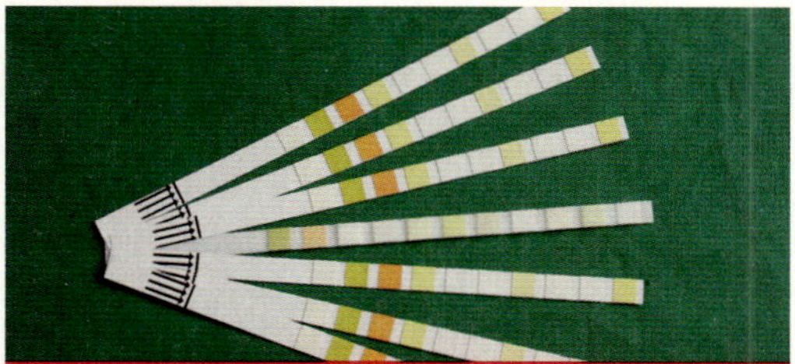

4 Fehlbildungen

Fälle

Fall 4.1 Eine 24jährige Frau kommt wegen rezidivierender dumpfer Schmerzen und Druckgefühl im Bereich der linken Flanke zu Ihnen. Diese Beschwerden nehmen besonders nach reichlicher Flüssigkeitsaufnahme zu. Der Urinstatus zeigt keinerlei Auffälligkeiten, insbesondere keine Mikrohämaturie und keine Entzündungszeichen!

4.1.1 Welche Verdachtsdiagnose haben Sie?
4.1.2 Welche weiteren diagnostischen Schritte leiten Sie ein?
4.1.3 Welche Therapie empfehlen Sie der Patientin nach Diagnosesicherung?

SAQ

4.2 Definieren Sie sowohl die Nierenagenesie und Nierenaplasie als auch die Nierenhypoplasie und Nierendysplasie und grenzen Sie die beiden Begriffspaare jeweils voneinander ab!

4.3 Erläutern Sie den Unterschied zwischen „Nierenzysten" und „Zystennieren". Beziehen Sie dabei die Einteilung nach Potter in Ihre Antwort ein!

4.4 Was versteht man unter der Meyer-Weigertschen-Regel?

4.5 Nennen und Erläutern Sie beispielhaft zwei häufige Störungen der chromosomalen Geschlechtsentwicklung!

MC

4.6 Die klassische Indikation zur Nierenbeckenplastik ist:
(A) retroperitoneale Fibrose
(B) parapelvine Zyste
(C) Megaureter
(D) pyeloureterale Stenose
(E) Hufeisenniere

4.7 Der ureteroureterale Reflux (Jo-Jo-Phänomen) ist in erster Linie charakteristisch für den/die
(A) Ureter fissus
(B) kompletten Ureter duplex
(C) primär obstruktiven Megaureter
(D) kaudale Harnleiterektopie
(E) retrograde Ejakulation

4.8 Ein 4-jähriges Mädchen mit rezidivierenden fieberhaften Harnwegsinfekten wird Ihnen im infektfreien Intervall mit der Fragestellung vorgestellt, ob möglicherweise ein vesikoureterorenaler Reflux (VUR) als infektbegünstigende Ursache besteht.
Welche der Untersuchungen ist vorrangig geeignet, diesen Verdacht auszuschließen bzw. zu sichern?
(A) Zystoskopie
(B) Uroflowmetrie
(C) Ausscheidungsurografie (AUG)
(D) retrograde Pyelografie
(E) Miktionszysturethrografie (MCU)

4.9 Was ist am ehesten als „primärer vesikoureteraler Reflux" zu bezeichnen? Ein vesikoureteraler Reflux aufgrund
(A) einer angeborenen Insuffizienz im Bereich des Harnleiterostiums
(B) einer erworbenen Insuffizienz im Bereich des Harnleiterostiums
(C) einer chronischen interstitiellen Zystitis
(D) eines Harnblasenkarzinoms
(E) einer hinteren Harnröhrenklappe

4.10 Bei einem 8-jährigen Mädchen mit persistierendem vesikoureteralem Reflux Grad 3 beidseits nach Parkkulainen (dilatierende Refluxe) ist es trotz konsequenter Infektionsprophylaxe zum wiederholten Male zu Pyelonephritiden gekommen. Beide Nieren haben eine gute Funktion.
Welche Maßnahme ist in erster Linie angezeigt?
(A) Fortführung der Infektionsprophylaxe mit einem anderen Antibiotikum bis ins Erwachsenenalter
(B) längerfristige transurethrale Harnableitung mittels Blasenkatheter und Beinbeutel unter Fortführung der Infektionsprophylaxe mit anderem Antibiotikum
(C) Antirefluxoperation
(D) vorübergehende ureterokutane Niederdruckableitung beidseits

(E) längerfristige suprapubische Harnableitung mittels Zystostomiekatheter (Cystofix®) und Fortführung der Infektionsprophylaxe mit anderem Antibiotikum

4.11 Bei einem 2-jährigen Mädchen wird anlässlich der Abklärung rezidivierender Harnwegsinfekte ein vesikoureteraler Reflux, Grad 2 nach Parkkulainen, links diagnostiziert. Zystoskopisch zeigt sich eine diskrete Ostienveränderung.
Welche Behandlung ist zunächst angezeigt?

(A) langfristige antibiotische Metaphylaxe
(B) transvesikale Antirefluxplastik nach Politano-Leadbetter (Reimplantationstechnik)
(C) vorübergehende ureterokutane Niederdruckableitung zur Rekompensation der Nierenleistung
(D) die extravesikale Antirefluxplastik nach Lich-Grégoir (Verlagerungstechnik)
(E) Meatotomie und Harnröhrenschlitzung

4.12 Das Prune-Belly-Syndrom ist durch folgende Konstellation gekennzeichnet:

(A) beidseitiger Kryptorchismus, Dysplasie der ableitenden Harnwege und der Bauchmuskulatur
(B) chromosomale X0-Konstellation mit Dysgenesie der Gonaden, weiblicher Phänotyp
(C) Gesichtsdysplasie (z. B. Verformung des äußeren Ohres) mit Nierenagenesie beidseits
(D) polyzystische Nierendysplasie und zystische Gallengänge
(E) Ovidukt-Persistenz bei Mangel des Anti-Müller-Faktors

4.13 Was ist am ehesten unter einem Hutch-Divertikel zu verstehen?

(A) ein Ösophagus-Divertikel bestimmter Lokalisation
(B) eine Urachus-Zyste
(C) ein Divertikel am rektosigmoidalen Übergang
(D) ein Blasendivertikel im Bereich der Uretermündung
(E) eine typische Veränderung im Rahmen einer Syphilis connata (Hutchinson-Trias)

4.14 Ein 46-jähriger Patient klagt über einen progredienten Leistungsabfall und rezidivierende Bauchschmerzen. Er berichtet ferner, dass er in den letzten Jahren besonders im Bauchbereich zugenommen habe. Er mache sich Sorgen um seine Gesundheit, da sein Vater bereits mit 60 Jahren an einer Nierenerkrankung verstorben sei.
Der Patient hat eine fahlgraue Haut. Das Serum-Kreatinin beträgt 580 µmol/L (Referenzbereich 44–97 µmol/L). Welche der genannten Erkrankungen ist am ehesten zu vermuten?

(A) autosomal-dominante polyzystische Nierenerkrankung
(B) Markschwammniere
(C) obstruktive Nephropathie bei retrokavalem Ureter
(D) autosomal-rezessive polyzystische Nierenerkrankung
(E) membranöse Glomerulonephritis (MGN)

4.15 Das Urachusdivertikel resultiert am ehesten aus

(A) einem unvollständig zurückgebildeten Müller-Gang
(B) einem unvollständig zurückgebildeten Allantois-Gang
(C) einer unvollständig zurückgebildeten Kloakenmembran
(D) einem Pseudodivertikel der Harnröhre
(E) einer subpelvinen Ureterstenose

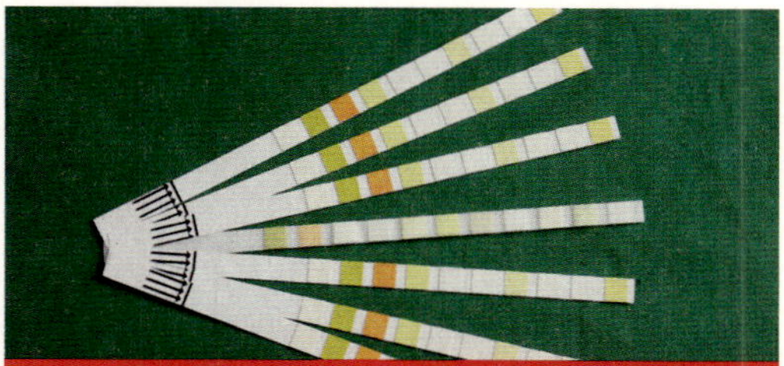

5 Entzündungen

Fälle

Fall 5.1 Eine 36-jährige Patientin leidet unter relativ plötzlich aufgetretenen rechtsseitigen Flankenschmerzen. Zum Zeitpunkt der Vorstellung besteht hohes Fieber (39,6 °C). Anamnestisch gibt die Patientin seit 2 Tagen dysurische Beschwerden an. Palpatorisch ist die rechte Flanke hoch druck- und klopfschmerzhaft. Der Urinstatus zeigt eine ausgeprägte Leukozyt- sowie mäßige Erythrozyturie bei gleichzeitiger signifikanter Bakteriurie.

5.1.1 Können Sie ohne weitere Untersuchungen die Diagnose stellen? Wenn ja, erläutern Sie warum hierzu keine weiteren Befunde erforderlich sind!

5.1.2 Welches Erregerspektrum ist für diese Infektion verantwortlich und wie ist der Hauptinfektionsweg?

5.1.3 Welcher sonografische Befund der rechten Niere ist zu erwarten?

5.1.4 Welche Behandlung schlagen Sie vor?

SAQ

5.2 Erläutern Sie den Unterschied zwischen einem unkompliziertem und einem komplizierten Harnwegsinfekt!

5.3 Welche Besonderheiten gelten für Harnwegsinfektionen in der Schwangerschaft?

5.4 Grenzen Sie die rezidivierenden von den persistierenden Harnwegsinfektionen ab!

5.5 Beschreiben Sie das Erregerspektrum der infektiösen Urethritis! Wie sieht die Therapie aus?

5.6 Was versteht man unter dem Prostatitissyndrom? Erläutern Sie die Einteilung des Prostatitissyndroms und gehen Sie kurz auf die jeweiligen Charakteristika ein!

5.7 Nennen Sie die Differenzialdiagnosen der akuten Epididymitis!

5.8 Welches sind die Hauptmanifestationsorte der Urogenitaltuberkulose und wie sieht die Therapie einer solchen aus?

5.9 Was versteht man unter einem M. Ormond? Erläutern Sie die Therapie!

MC

5.10 Bei einem 50-jährigen Patienten mit subfebriler Körpertemperatur und Flankenschmerzen bestehen Mikrohämaturie und Leukozyturie. Die BSG ist stark erhöht. Der pH-Wert des frischen Urins beträgt 5,0. Auf der Agarplatte der Urinkultur ist nach 24 Stunden kein Keimwachstum nachweisbar.
Welche der Diagnosen kommt vorrangig in Betracht?

(A) Nephrokalzinose
(B) akute Prostatitis
(C) Urogenitaltuberkulose
(D) Urethritis
(E) Mumps-Orchitis

5.11 Bei einer jungen Frau diagnostizieren Sie eine akute unkomplizierte bakterielle Zystitis, die Sie mit einer kalkulierten Chemotherapie behandeln möchten.
Welcher der Krankheitserreger ist als am wahrscheinlichsten anzusehen?

(A) Staphylococcus aureus
(B) Escherichia coli
(C) Streptococcus faecalis
(D) Proteus vulgaris
(E) Pseudomonas aeruginosa

5.12 Ein junger Mann leidet nach einem dreiwöchigen Ferienaufenthalt auf Ibiza unter einer Mykoplasmen-Urethritis.
Welches der Mittel ist am ehesten zur Therapie geeignet?

(A) Penicillin G
(B) Ciprofloxacin
(C) Sulfalen
(D) Gentamicin
(E) Cefalexin

5.13 Ein 75-jähriger Aussiedler wird wegen prostatitischer Beschwerden, Algurie und subfebrilen Temperaturen zum Urologen überwiesen. Bei der mikroskopischen Untersuchung des Urinsediments finden sich durchschnittlich 15 Erythrozyten pro Gesichtsfeld sowie massenhaft Leukozyten. Auf einer gewöhnlichen Urintauchkultur stellt sich nach 24 Stunden keine Keimbesiedelung auf der Objektträgerkultur dar.
Bei der nachfolgenden retrograden Urethrografie zeigen sich als Auffälligkeit ausgedehnte subvesikale Kontrastmitteldepots.
Das Krankheitsbild ist am ehesten Ausdruck eines/einer
(A) Prostatakarzinoms
(B) kavernösen Hämangioms am Harnblasengrund
(C) akuten gonorrhoischen Prostatitis
(D) Prostatatuberkulose
(E) akuten Chlamydien-Prostatitis

5.14 Die Therapie der ersten Wahl eines paranephritischen Abszesses besteht in:
(A) alleiniger i. v. Antibiose
(B) transperitonealer Drainage unter Antibiotikaschutz
(C) retroperitonealer Drainage unter Antibiotikaschutz
(D) perkutaner Nephrostomie unter Antibiotikaschutz
(E) endoureteraler Schienung des Nierenbeckens unter Antibiotikaschutz

5.15 Eine 18-jährige Patientin klagt über wenige Stunden nach dem Geschlechtsverkehr erstmals aufgetretene Beschwerden (Pollakisurie, Nykturie, Strangurie). Klinisch findet sich ein retropubischer Druckschmerz, kein Fieber. Es sind keine weiteren Vorerkrankungen bekannt.
Welches Vorgehen ist jetzt richtig?
(A) Ausscheidungsurogramm
(B) Urinuntersuchung und Verordnung eines Antibiotikums
(C) urodynamische Abklärung
(D) Miktionszysturethrogramm
(E) Urethrozystoskopie

5.16 Blasenentzündungen
(A) sind bei Männern häufiger als bei Frauen
(B) neigen vor allem bei erwachsenen Männern zu Rezidiven
(C) werden üblicherweise durch suprapubische Blasenpunktion diagnostiziert
(D) gehen in der Regel mit Fieber und Schüttelfrost einher
(E) können z. B. bei Harnstau oder vesikoureteralem Reflux zu einer aufsteigenden Infektion führen

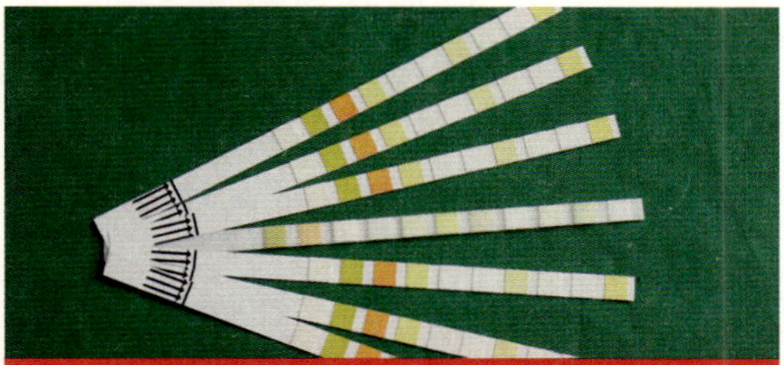

6 Gutartige und bösartige Tumoren

Fälle

Fall 6.1 Der Hausarzt weist Ihnen eine 55-jährige Frau zu. Im Rahmen der Abklärung einer grenzwertigen Hypertonie wurde zunächst sonografisch die Verdachtsdiagnose eines rechtsseitigen Nierentumors gestellt. Eine im Anschluss durchgeführte Abdomen CT bestätigt den Verdacht und zeigt eine etwa 3 cm, sich überwiegend extrarenal entwickelnde Raumforderung im Bereich des rechten Nierenunterpols. Die Raumforderung ist solide und perfundiert und zeigt eine im Vergleich zum Restparenchym der Niere eher hypodense Binnenstruktur.

6.1.1 Wie lautet Ihre Arbeitsdiagnose und welches ist die wichtigste Differenzialdiagnose?
6.1.2 Welche weiteren diagnostischen Schritte leiten Sie in die Wege?
6.1.3 Welche Therapie schlagen Sie vor?

Fall 6.2 Ein 64-jähriger Mann, langjähriger Raucher, stellt sich bei Ihnen vor und berichtet über rezidivierende schmerzlose Blutbeimengungen im Rahmen der Miktion. Miktionsgewohnheiten und urologische Anamnese sind ansonsten völlig unauffällig.

6.2.1 Welche Verdachtsdiagnose haben Sie?
6.2.2 Kennen Sie Risikofaktoren für Ihre Verdachtsdiagnose?
6.2.3 Wie sieht die weitere Abklärung aus?

Fall 6.3 Ein 72-jähriger Mann sucht Sie auf und klagt zunehmend über irritative Miktionsbeschwerden (Pollakisurie, Nykturie). Die Prostata ist rektal digital mittelgroß und nicht tumorsuspekt.

6.3.1 Welches weitere Vorgehen bzgl. seiner Miktionsproblematik besprechen Sie mit dem Patienten?
6.3.2 Welche Therapiemöglichkeiten bestehen grundsätzlich?
6.3.3 Ist eine Kontrolle des PSA-Wertes sinnvoll?

Fall 6.4 Bei einem 56-jährigen, ansonsten gesunden Mann findet sich ein digital-rektal auffälliger und karzinomsuspekter Tastbefund der Prostata, jedoch ohne sichere Zeichen des kapselüberschreitenden Wachstums. Der PSA-Wert beträgt 16 ng/ml. Sie diagnostizieren mittels Prostatastanzbiopsie ein Adenokarzinom der Prostata im Stadium T1c, Gleason 4+3=7.

6.4.1 Welche weiteren Informationen brauchen Sie, bevor Sie mit dem Patienten die therapeutischen Optionen besprechen können?
6.4.2 Welche therapeutischen Optionen in Abhängigkeit vom jeweiligen Stadium bestehen grundsätzlich beim Prostatakarzinom?

Fall 6.5 Ihnen wird ein 25-jähriger Mann zugewiesen, der über eine schmerzlose Schwellung und Verhärtung des linken Hodens klagt. Klinisch findet sich ein gut hühnereigroßer, holzharter linker Hoden. Sonografisch zeigt sich im Bereich des betroffenen Hodens eine große, perfundierte Struktur mit heterogenem Binnenecho und kleineren Einschmelzungen sowie fokalen Verkalkungen. Das Serum-AFP beträgt 360 ng/ml, der β-HCG-Wert liegt bei 400 ng/ml.

6.5.1 Welche Verdachtsdiagnose stellen Sie und welches weitere Vorgehen ist indiziert?
6.5.2 Warum können Sie bereits jetzt mit diesen Informationen mit hoher Wahrscheinlichkeit die richtige Diagnose stellen?
6.5.3 Warum sollte immer auch vom kontralateralen Hoden eine Biopsie entnommen werden?
6.5.4 Der Patient erkundigt sich nach der Möglichkeit bzw. Notwendigkeit einer Samenspende. Was raten Sie ihm?

SAQ

6.6 Nennen Sie die bevorzugten Zugangswege zur offen chirurgischen Freilegung der Niere!

6.7 Nennen und beschreiben Sie kurz die beiden wichtigsten offen operativen Verfahren zur Therapie des Prostataadenoms neben der TUR-P! Welches sind die Indikationen für das jeweilige Vorgehen?

6.8 Neben dem skrotalen Zugang zum Hoden/Nebenhoden gibt es den inguinalen Zugangsweg. Welches sind die Indikationen für das jeweilige operative Vorgehen?

6.9 Maligne Tumoren werden im Rahmen der histologischen Aufarbeitung einem so genannten „Grading" unterzogen. Was versteht man darunter und wie lautet die gebräuchlichste Einteilung?

6.10 Warum bezeichnet man das Phäochromozytom auch als „10% Tumor"?

6.11 Nennen Sie die wichtigsten Tumorentitäten im Retroperitonealraum?

6.12 Wie therapieren Sie einen solitären T2 G3-Tumor der linken Blasenseitenwand (histologisch mittels TUR-B gesichertes Urothelkarzinom) bei einem 65-jährigen, ansonsten gesunden Patienten?

6.13 Die TUR-B eines kleinen solitären Blasentumors bei einer 74-jährigen Frau zeigt den histologischen Befund eines Urothelkarzinoms Stadium Ta G2. Wie sieht das weitere Vorgehen aus?

6.14 Im Rahmen einer ureterorenoskopischen Biopsie im Bereich des linken Nierenbeckens eines 66-jährigen Mannes wird die Diagnose eines ausgedehnten Urothelkarzinoms im Stadium Ta G2 gestellt. Welche Therapie empfehlen Sie dem Patienten?

6.15 Wie sieht die Therapie des Carcinoma-in-situ der Harnblase aus?

MC

Niere:

6.16 Beim Nierenzellkarzinom handelt es sich meist um ein/einen

(A) Adenokarzinom
(B) Plattenepithelkarzinom
(C) mesenchymalen Mischtumor
(D) Transitionalzellkarzinom
(E) Keimzelltumor

6.17 Ein 55-jähriger Patient hat ein Nierenzellkarzinom, das sich im CT als 15 cm große Raumforderung am unteren Nierenpol mit zusätzlichem Nierenvenenthrombus darstellt. Es bestehen keine nachweisbaren Organmetastasen, einzelne Hiluslymphknoten erscheinen vergrößert.
Welche Therapie sollte nun als erste durchgeführt werden?

(A) Immuntherapie mit Interleukin-2
(B) Embolisation der Nierenarterie
(C) Radiatio
(D) Tumornephrektomie mit Thrombektomie und Lymphadenektomie
(E) aktive spezifische Immuntherapie (ASI)

6.18 Bei einer 50-jährigen beschwerdefreien Patientin wird sonografisch ein ca. 3 cm messender, sehr echoreicher Tumor der rechten Niere festgestellt. Im Computertomogramm des Abdomens weist der Tumor fettäquivalente Dichtewerte auf. Um was für eine Neubildung handelt es sich am ehesten?

(A) Nierenzellkarzinom
(B) Angiomyolipom
(C) Nebennierenkarzinom
(D) komplizierte Nierenzyste
(E) einfache Nierenzyste

6.19 Welche sind beim Erwachsenen die häufigsten malignen Primärtumoren im Bereich der Nieren?

(A) Fibrosarkome
(B) Nierenbeckenkarzinome
(C) Leiomyosarkome
(D) Nierenzellkarzinome
(E) Wilms-Tumoren

6.20 Welcher der folgenden sonografischen Befunde ist am wenigsten typisch für eine Nierenzyste?

(A) rundlich ovale Form
(B) dorsale (distale) Schallverstärkung
(C) glatte Begrenzung
(D) parapelvine Lage
(E) erhöhte Echogenität des Binnenraumes

6.21 In Ihre urologische Praxis wird ein 45-jähriger beschwerdefreier Mann überwiesen. Dem Hausarzt fiel in einer Vorsorgeuntersuchung sonografisch eine Raumforderung der rechten Niere auf: rechte Niere mit Raumforderung am Oberpol von 6 cm Durchmesser, scharf begrenzt, oval, echofrei mit dorsaler Schallverstärkung. Linke Niere sonografisch unauffällig. Körperlicher Untersuchungsbefund unauffällig. Serumkreatinin 0,9 mg/dL (79,6 µmol/L), Referenzbereich: 0,5–1,1 mg/dL (44–97 µmol/L), Harnstoff 20 mg/dL (3,33 mmol/L), Referenzbereich: 12–50 mg/dL (2,0–8,3 mmol/L).
Bei dieser Raumforderung handelt es sich am ehesten um:

(A) Nierenzellkarzinom
(B) Angiomyolipom
(C) Nierenzyste
(D) Wilms-Tumor
(E) sog. Milzbuckel

6.22 Was spricht bei einem Patienten mit Nierenzellkarzinom für das Vorliegen eines Stauffer-Syndroms?
Erhöhung der Aktivität bzw. Serumkonzentration von:
- (A) alkalischer Phosphatase, α2-Globulinen, γ-GT
- (B) Parathormon und Calcium
- (C) Renin
- (D) ACTH
- (E) Erythropoetin

Urothel:

6.23 Ein 66-jähriger Patient, der sich bereits seit einigen Jahren aufgrund einer bekannten benignen Prostatahyperplasie in medikamentöser Behandlung befindet, sucht Ihre urologische Praxis wegen eines akuten Harnverhaltes auf. Im Rahmen der sonografischen Untersuchung zeigt sich eine prallgefüllte Harnblase mit inhomogenem, teils solide anmutendem Blaseninhalt, vereinbar mit der Diagnose einer Blasentamponade. Auf Nachfrage erklärt der Patient, dass er bereits seit einigen Wochen immer wieder rötlich verfärbten Urin gehabt habe. Da er aber keine Schmerzen verspürte, habe er dem keine weitere Bedeutung beigemessen. Auf Miktionsbeschwerden im Sinne eines Harnwegsinfektes innerhalb der vergangenen Tage angesprochen, verneint der Patient entsprechende Fragen. Sie beseitigen zunächst die Blasentamponade durch Blasenspülungen. Am nächsten Tag wird bei dem Patienten eine eingehende sonografische Untersuchung der ableitenden Harnwege durchgeführt. Hierbei zeigt sich lediglich die bereits bekannte Prostatavergrößerung; im Übrigen lassen die ableitenden Harnwege sonomorphologisch keinen pathologischen Befund erkennen. Auch die Röntgenuntersuchungen (Abdomenübersichtsaufnahme und Ausscheidungsurogramm) geben keine weiteren Aufschlüsse. Unter den unten aufgeführten diagnostischen Maßnahmen sollte welche nun vordringlich durchgeführt werden?
- (A) Urethrozystoskopie
- (B) probatorische Gabe von Alpha$_1$-Blockern
- (C) Prostatastanzbiopsie
- (D) Bestimmung von CEA im Serum
- (E) Bestimmung von PSA im Serum

6.24 Bei einer 60-jährigen Patientin wurde zum ersten Mal ein Blasentumor diagnostiziert und durch eine transurethrale Resektion entfernt. Die histopathologische Untersuchung des Resektates ergibt den Befund eines oberflächlichen, mäßig differenzierten Urothelkarzinoms (pTa G2) an einer Stelle der Blasenaufwand sowie eines Carcinoma in situ (Cis) an einer anderen Stelle der Blasenwand. Die Resektionsränder sind jeweils tumorfrei.
Welche der Maßnahmen ist der Patientin zur Rezidivprophylaxe vorrangig anzuraten?
- (A) Radiatio
- (B) systemische Chemotherapie mit einer Kombination aus Cyclophosphamid/Cisplatin
- (C) lokale Immuntherapie mittels BCG-Instillationen
- (D) systemische Immuntherapie mit Interferon
- (E) Zystektomie

6.25 Bei einem 54-jährigen Patienten wurde vor 6 Monaten an zwei Stellen ein superfizialer Harnblasentumor reseziert.
Histologisch wurden dort pT1b G2- und pTis G3-Tumoren klassifiziert. Das Nachresektat zwei Wochen später war tumorfrei. Trotz topischer Immuntherapie wird nun anlässlich einer endoskopischen Kontrolle an drei verschiedenen Stellen ein Carcinoma in situ nachgewiesen.
Welche Therapie kommt jetzt vorrangig in Betracht?
- (A) Blasenteilresektion
- (B) Laserbehandlung mit Denaturierung des Tumors
- (C) Radiatio
- (D) lokale Chemotherapie
- (E) radikale Zystektomie

6.26 Bei einem 65-jährigen Patienten wird erstmals die Diagnose eines lokalisierten, superfizialen, gut differenzierten Urotheltumors der Harnblase gestellt.
Welche Primärtherapie ist am ehesten indiziert?
- (A) Zystektomie mit supravesikaler Harnableitung
- (B) externe Hochvoltbestrahlung der Blasenregion
- (C) systemische Chemotherapie
- (D) Radio-Chemotherapie
- (E) transurethrale Resektion des Tumors

6.27 Welche Aussage zum invasiven Harnblasenkarzinom ist am ehesten richtig?
- (A) Die Diagnose wird durch Histologiegewinnung mittels transurethraler Resektion gesichert.
- (B) Eine Ischuria paradoxa ist das klassische Primärsymptom.
- (C) Karzinogen wirkende Substanzen, die die Entstehung eines Harnblasenkarzinoms begünstigen, sind nicht bekannt.

(D) Am häufigsten sind Frauen im 2. und 3. Lebensjahrzehnt betroffen.
(E) Die Zytostatikainstillation in die Blase ist die Therapie der Wahl mit der besten Prognose.

6.28 Bei der Abklärung einer schmerzlosen Makrohämaturie wird über eine Ureterorenoskopie ein multifokal wachsender, breitflächiger Urotheltumor des rechten Nierenbeckens entdeckt. Eine Biopsie bestätigt die Verdachtsdiagnose eines G3-Urothelkarzinoms. Welche Therapie ist vorrangig in Erwägung zu ziehen?
(A) Chemoinstillationstherapie des Nierenbeckens mit BCG über perkutane Nephrostomie
(B) primäre Polychemotherapie
(C) alleinige Nephrektomie rechts
(D) Nephroureterektomie rechts unter Mitnahme einer Blasenmanschette
(E) Nierenbeckenteilresektion

6.29 Bei einer 64-jährigen Patientin in gutem AZ und EZ ist es innerhalb von zwei Jahren zum zweiten Mal zu einem Harnblasentumorrezidiv gekommen. Histologisch wird ein T2-G2-Karzinom der Hinterwand nachgewiesen. Welche Behandlung sollte nun vorrangig erwogen werden?
(A) Blasenteilresektion
(B) radikale Zystektomie
(C) systemische Chemotherapie
(D) lokale Chemotherapie
(E) Immuntherapie mittels BCG-Instillationen

6.30 Eine 52-jährige Frau wird aufgrund eines blutigen Ausflusses einer eingehenden Diagnostik unterzogen. Als Ursache für die Blutung wird ein primäres Plattenepithelkarzinom im distalen („vorderen“) Drittel der Harnröhre gefunden.
Im Rahmen der präoperativen Staginguntersuchung wird der ersten Lymphknotenstation („sentinal-node“), in die bei lymphogener Metastasierung typischerweise eine Absiedlung erfolgt, ein besonderes Augenmerk gewidmet.
Wo liegt diese typische erste Lymphknotenstation?
(A) inguinale Lymphknoten
(B) Iliaca-externa-Gruppe der iliakalen Lymphknoten
(C) Iliaca-interna-Gruppe der iliakalen Lymphknoten
(D) parakavale Lymphknoten
(E) paraaortale Lymphknoten

Prostata:

6.31 Ein 55-jähriger Seemann leidet unter einer Ischuria paradoxa. Diese Symptomatik spricht vorrangig für
(A) einen Blasenstein
(B) eine Bilharziose
(C) eine Hypospadie
(D) eine Prostatahyperplasie
(E) eine neurogene Inkontinenz

6.32 Bei einem 70-jährigen Patienten in gutem AZ und EZ bestehen ein chronischer Harnverhalt mit Überlaufblase, Stauungsnieren beidseits sowie eine Erhöhung der Retentionswerte infolge einer benignen Prostatahyperplasie. Die Urinkultur zeigt eine signifikante Bakteriurie. Welche der angeführten therapeutischen Maßnahmen ist zunächst indiziert?
(A) transurethrale Prostataresektion (TUR-P)
(B) Phytotherapie
(C) suprapubische Entlastung durch Einlage eines Zystostomiekatheters (Cystofix®), testgerechte Antibiose
(D) Gabe von α_1-Blockern
(E) offene retropubische Adenomektomie

6.33 Ein 58-jähriger Patient klagt über irritative Miktionssymptome, Pollakisurie, Nykturie, häufigen Harndrang. Die klinische Untersuchung ergibt eine palpatorisch unauffällige Vergrößerung der Vorsteherdrüse, die im transrektalen Schall bestätigt wird und von der Echotextur unauffällig imponiert. Restharn findet sich nicht. Ein Harnwegsinfekt wurde ausgeschlossen.Welche Behandlung ist am ehesten angezeigt?
(A) transurethrale Resektion der Prostata
(B) suprapubische transvesikale Prostataadenomektomie
(C) transurethrale Lasertherapie der Prostata
(D) medikamentöse Therapie
(E) exspektatives Vorgehen, bis signifikante Restharnmengen gemessen werden

6.34 Welche Aussage trifft **nicht** zu?
Bei einer transurethralen Elektroresektion ist zu rechnen mit:
(A) Einschwemmung von Spülflüssigkeit in die Blutbahn
(B) Hyponatriämie
(C) Nachblutung
(D) Hyperkaliämie
(E) Hypervolämie

6.35 Bei Patienten mit Harnblasenentleerungsstörungen kann gegebenenfalls eine konservative Therapie mit Alpharezeptorenblockern (z. B. Alfuzosin) versucht werden.
Die therapeutische Wirkung der verwendeten Alpharezeptorenblocker an der Harnblase wird in erster Linie zurückgeführt auf:
(A) Steigerung des Blasenauslasswiderstandes
(B) Herabsetzung des Blasenauslasswiderstandes
(C) Steigerung der Detrusoraktivität
(D) Verminderung der Detrusoraktivität
(E) Förderung der Maturation

6.36 Ein 68-jähriger Patient mit einer bioptisch gesicherten benignen Prostatahyperplasie hat rezidivierende Harnverhalte sowie rezidivierende Harnwegsinfekte. Restharnkontrollen ergeben wiederholt Werte über 100 mL. Die Größe bzw. das Gewicht des Prostataadenoms wird präoperativ auf 120 g geschätzt.
Welche Therapie sollte diesem Patienten in erster Linie angeraten werden?
(A) offene chirurgische Enukleation
(B) transurethrale Resektion
(C) Gabe eines 5-Alphareduktasehemmers
(D) Gabe eines Alpha-1-Blockers
(E) Phytotherapie

6.37 Ein 65-jähriger Patient wurde vor 5 Jahren wegen einer benignen Prostatahyperplasie transurethral operiert. Die Miktion ist ungestört. In der digital-rektalen Kontrolluntersuchung fällt jetzt eine schmerzlose asymmetrisch vergrößerte Vorsteherdrüse von derber Konsistenz auf. Der PSA-Wert beträgt 11,3 ng/mL (Referenzbereich < 4 ng/mL).
Welche der Diagnosen ist aufgrund der erhobenen Befunde am wahrscheinlichsten?
(A) Rezidiv einer benignen Prostatahyperplasie
(B) Prostataabszess
(C) granulomatöse Prostatitis
(D) Prostatatuberkulose
(E) Prostatakarzinom

6.38 Was trifft für das prostataspezifische Antigen (PSA) am wenigsten zu?
(A) Nach radikaler Prostatektomie fällt sein Serumwert bei kurativer Operation so weit ab, dass er unterhalb der Nachweisgrenze üblicher Labormethoden liegt.
(B) Ein Serumwert von 6,5 ng/mL (6,5 µg/L) beruht in 95 % der Fälle auf einem bislang unbehandelten Prostatakarzinom.
(C) Es ist eine Protease.
(D) Es gilt als organspezifischer Marker.
(E) Seine Bestimmung im Serum ist bei karzinomverdächtigem Palpationsbefund eine komplementäre diagnostische Maßnahme.

6.39 Bei einem 48-Jährigen wird ein PSA-Wert von 6,5 µg/L gemessen. Die digital-rektale Untersuchung ist unauffällig. Die 6 Stanzbiopsien der Prostata zeigen einen Karzinombefall in 2 Stanzen auf der rechten Seite (gut differenziertes Adenokarzinom der Prostata, Gleason Score 2+2). Die Umfelddiagnostik zeigt keine Hinweise für eine lymphogene oder ossäre Metastasierung. Welche Therapie kommt für diesen Patienten vorrangig in Erwägung?
(A) transurethrale Prostataresektion (TUR-P)
(B) erneute Stanzbiopsie, falls kein Karzinom mehr nachweisbar, PSA-Kontrolle in 3-monatigen Abständen
(C) radikale Prostatektomie
(D) regionale Hyperthermie der Prostata
(E) Gabe von 5-alpha-Reduktasehemmer

6.40 Ein 55-jähriger Mann stellt sich in Ihrer urologischen Praxis zur Vorsorgeuntersuchung vor. Es bestehen keine Miktionsbeschwerden, keine Mikrohämaturie. Sonografisch sind die Nieren unauffällig. Bei der rektalen Palpation der Prostata tasten Sie einen höckerigen derben Knoten.
Welche der folgenden Untersuchungen führt am besten zur diagnostischen Einordnung des Knotens?
(A) Bestimmung der Laktatdehydrogenase im Serum
(B) Bestimmung der sauren Phosphatase im Serum
(C) Stanz- oder Saugbiopsie der Prostata
(D) Computertomografie des Beckens
(E) Bestimmung des Apha-Fetoproteins im Serum

6.41 Welche Laboruntersuchung eignet sich sowohl zur Screeninguntersuchung als auch als Therapiekontrolle beim Prostatakarzinom am ehesten?
(A) Laktatdehydrogenase
(B) alpha-Fetoprotein
(C) prostata-spezifisches Antigen
(D) alkalische Phosphatase
(E) carcinoembryonales Antigen

Hoden:

6.42 Zu den germinalen Hodentumoren wird üblicherweise gezählt:
(A) Leydig-Zell-Tumor
(B) Teratokarzinom
(C) Granulosazelltumor
(D) Sertoli-Zell-Tumor
(E) metastatisches malignes Lymphom

6.43 Einem 20-jährigen Mann fiel eine schmerzlose Schwellung des rechten Hodens verbunden mit einem Schweregefühl auf. Sonografisch zeigt sich im Bereich des rechten Hodens ein verdächtiges echoarmes Areal. AFP und β-HCG sind im Normbereich.
Welche der folgenden Maßnahmen ist am ehesten indiziert?
(A) Transskrotale Biopsie des rechten Hodens vor einer operativen Freilegung
(B) Entfernung des rechten Hodens über einen Skrotalschnitt
(C) Explorative inguinale Hodenfreilegung und histologische Untersuchung
(D) „Wait and see“ wegen normwertiger Tumormarker
(E) Bestrahlung des betroffenen Hodens

6.44 Welche Behandlungsmaßnahme kommt in erster Linie in Frage nach der inguinalen Semikastration beim Hodenseminom mit ausgedehnter Metastasierung (retroperitoneale Lymphknoten [> 5 cm]; mediastinale oder supraklavikuläre Lymphknoten; hämatogene Fernmetastasen)?
(A) Chemotherapie
(B) ejakulationsprotektive retroperitoneale Lymphadenektomie
(C) Resektion sämtlicher retroperitonealer Lymphknoten
(D) parakavale Bestrahlung
(E) supradiaphragmale Bestrahlung

6.45 Die Schonung der sympathischen retroperitonealen Nervenbahnen bei der retroperitonealen Lymphadenektomie bei Patienten mit Hodentumor dient der Erhaltung der
(A) antegraden Ejakulation
(B) Kontinenz
(C) Erektion
(D) Libido
(E) Sensibilität des Penis

6.46 Bei einem 28-jährigen Patienten war wegen eines nicht-seminomatösen Hodentumors rechts mit präoperativ deutlich erhöhten Tumormarkern AFP und β-HCG eine Orchiektomie durchgeführt worden. Die Ausbreitungsdiagnostik ergab keinen Anhalt für eine Metastasierung. Die Bestimmung der Tumormarker eine Woche postoperativ zeigt für β-HCG und AFP keinen Abfall der Werte.
Dieser Befund spricht am ehesten für:
(A) ein Fortbestehen der Erkrankung
(B) die Heilung der Tumorerkrankung
(C) das Vorliegen einer Lebererkrankung
(D) eine verfrühte Kontrolle der Tumormarker, da ein Abfall der AFP- und β-HCG-Werte frühestens 3 Wochen postoperativ erwartet werden kann
(E) das Vorliegen einer Spina bifida occulta

6.47 Was ist bei einem histologisch reinen Seminom am wenigsten zu erwarten?
(A) β-HCG-Erhöhung
(B) primär lymphogene Metastasierung
(C) Lungenmetastasen
(D) retroperitoneale Lymphknoten in Höhe des Nierenhilus
(E) AFP-Erhöhung

Penis:

6.48 Die Sentinel-Lymphknoten („Schildwächterlymphknoten“) des präputialen Peniskarzinoms sind in erster Linie lokalisiert:
(A) paraaortal
(B) parakaval
(C) pararenal
(D) nahe der Mündungsstelle der V. epigastrica superficialis in die V. saphena magna
(E) im Bereich der Einmündung der V. testicularis in die V. renalis sinistra bzw. V. cava inferior

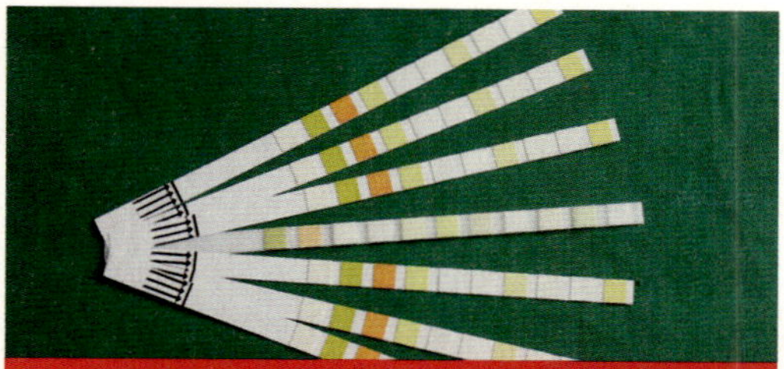

7 Steinleiden (Urolithiasis)

Fälle

Fall 7.1 Ein 46-jähriger, adipöser Mann mit einer bekannten Steinanamnese klagt seit 1 Stunde über heftige rechtsseitige Kolikschmerzen. Nach Angaben des Patienten liegt die letzte Steinepisode 2 Jahre zurück. Insgesamt sei er schon viermal wegen seines Steinleidens behandelt worden. Im Röntgenbild seien die Steine nie sichtbar gewesen.

7.1.1 Was tun Sie als Erstes?

7.1.2 Welche weiterführende Diagnostik ist erforderlich?

7.1.3 Können Sie dem Patienten Empfehlungen hinsichtlich einer Rezidivprophylaxe geben?

SAQ

7.2 Nennen Sie die wichtigsten Faktoren der Steinentstehung!

7.3 Welches sind die wichtigsten Steinarten und wie ist ihre Häufigkeitsverteilung?

7.4 Warum darf während einer Kolik keine i.v.-Urografie durchgeführt werden?

7.5 Wie therapieren Sie einen 3 mm großen, röntgendichten distalen Harnleiterstein beim asymptomatischen Patienten ohne Fieber? Müssen Sie ihr Therapieregime ändern, wenn der Patient Fieber entwickelt?

7.6 Wie therapieren Sie ein 8 mm großes, röntgendichtes Konkrement im Bereich des Nierenbeckens beim asymptomatischen Patienten?

7.7 Nennen und erläutern Sie kurz die wichtigsten operativen Verfahren zur Steintherapie!

MC

7.8 Als typischer Infektstein im Rahmen einer Urolithiasis gilt vorrangig der

(A) Harnsäurestein
(B) Struvitstein
(C) Zystinstein
(D) Calciumoxalatstein
(E) Xanthinstein

7.9 Bei einem 45-jährigen Patienten besteht eine rezidivierende Nephrolithiasis. Seine bisherigen Harnsteine waren auf den vor dem Ausscheidungsurogramm angefertigten Nativaufnahmen nie zu sehen. Erst in der Kontrastmittelphase sah man Kontrastmittelaussparungen.
Welche der folgenden Maßnahmen ist zur Metaphylaxe seiner Harnsteine am sinnvollsten?

(A) Anhebung des Urin-pH-Wertes
(B) eingeschränkte Zufuhr von Milchprodukten
(C) Gabe von Urikosurika
(D) Trinkmengenbeschränkung
(E) prophylaktische Antibiotikagabe

7.10 Bei einem 40-jährigen Patienten mit einer Harnleiterkolik links finden Sie in der weiteren diagnostischen Abklärung einen Harnleiterstein von 2 mm Durchmesser ca. 3 cm oberhalb des Ostiums. Es bestehen keine Harnstauung und kein Fieber.
Welche therapeutische Maßnahme ist als erste indiziert?

(A) unter Spasmoanalgesie und Flüssigkeitszufuhr Spontanabgang abwarten
(B) extrakorporale Stoßwellenlithotripsie (ESWL)
(C) ureterorenoskopische Steinextraktion
(D) perkutane Nephrolitholapaxie
(E) Gabe von Allopurinol

7.11 Bei einem 30-jährigen Patienten mit rezidivierenden Kalziumphosphatsteinen ist der Harn-pH auch nach Gabe von Ammoniumchlorid nicht unter 5,4 abzusenken. Im Serum finden sich eine verminderte Bicarbonatkonzentration, eine Hypokaliämie und Hyperchlorämie. Das Kalzium im Serum ist nicht erhöht. Es besteht eine Hyperkalzurie.
Um welche metabolische Störung handelt es sich am ehesten?

(A) primärer Hyperparathyreoidismus
(B) distale renal-tubuläre Azidose
(C) Zystinurie
(D) Hyperurikosurie
(E) primäre Hyperoxalurie

7.12 Welche Aussage in Zusammenhang mit dem Zystinstein trifft zu?

(A) Der Zystinstein ist der häufigste Harnstein.

(B) Der Zystinstein ist in der konventionellen Röntgendiagnostik im Allgemeinen der am stärksten schattengebende Harnstein.

(C) Die extrakorporale Stoßwellenlithotripsie (ESWL) ist im Rahmen der Zystinsteintherapie kontraindiziert.

(D) Zum Maßnahmenspektrum bei der Metaphylaxe gehört die Harnalkalisierung.

(E) Die Erhöhung der täglichen Zufuhr von tierischem Eiweiß senkt die Zystinausscheidung im Urin.

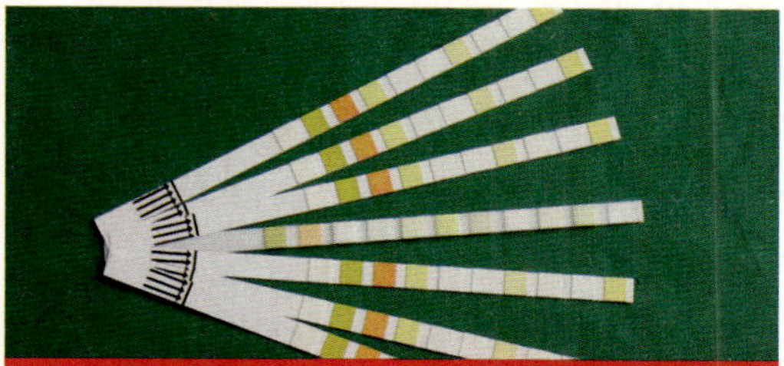

8 Erkrankungen der Nebenniere

SAQ

8.1 Was versteht man unter einem Inzidentalom? Wie ist das weitere Vorgehen bei der Diagnose eines Inzidentaloms?

8.2 Nennen Sie die wichtigsten Ursachen des Hyperkortisolismus!

8.3 Was versteht man unter einem „AGS"?

MC

8.4 Eine 35-jährige Frau sucht Sie wegen Polyurie und Polydipsie mit Miktionsmengen bis zu 4000 mL täglich auf. Sie berichtet über Obstipationsneigung und Abgeschlagenheit bei körperlicher Belastung. Bei der Untersuchung fällt ein Blutdruck von 170/100 mmHg auf. Im Serum finden sich eine Hypernatriämie, Hypokaliämie sowie eine metabolische Alkalose; Kreatinin und Kalzium liegen Normbereich. Im Urin vermehrte Kaliumausscheidung.
Welche der folgenden Erkrankungen verursacht am ehesten die oben genannten Symptome und Befunde?

(A) primärer Hyperparathyreoidismus
(B) Hypokortisolismus (Morbus Addison)
(C) Hyperaldosteronismus (Conn-Syndrom)
(D) Phäochromozytom
(E) adrenogenitales Syndrom (AGS)

8.5 Bei einem 42-jährigen Patienten wird eine arterielle Hypertonie mit attackenartig auftretenden, exzessiven Spitzenwerten bis zu 300 mmHg systolisch diagnostiziert. Es werden anfallsartige Kopfschmerzen, Palpitationen (sowie Schweißausbrüche) mit anschließender Polyurie angegeben. Anamnestisch ist ein C-Zellen-Karzinom vor 15 Jahren bekannt.
Welche Diagnose ist am wahrscheinlichsten?

(A) Phäochromozytom
(B) Prolaktinom
(C) Morbus Basedow
(D) Morbus Cushing
(E) adrenogenitales Syndrom

8.6 Das Conn-Syndrom wird überwiegend verursacht durch ein Adenom

(A) der Zona glomerulosa
(B) der Zona fasciculata
(C) der Zona reticularis
(D) des Nebennierenmarkes
(E) der extraadrenalen Paraganglien

8.7 Als Ursache einer (chronischen) sekundären arteriellen Hypertonie ist **am wenigsten** wahrscheinlich

(A) Conn-Syndrom
(B) Nierenzellkarzinom
(C) einseitige pyelonephritische Schrumpfniere
(D) Phäochromozytom
(E) M. Addison

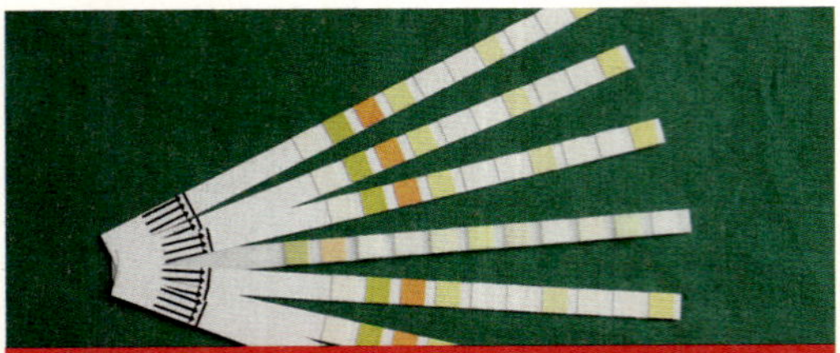

9 Blasenentleerungsstörungen des Erwachsenen

SAQ

9.1 Nennen Sie die wichtigsten Ursachen einer Harnröhrenstriktur und beschreiben Sie deren Symptomatik und das Erscheinungsbild in der Uroflowmetrie!

9.2 Welches ist das wichtigste diagnostische Mittel zur Abklärung einer fraglichen Harnröhrenstriktur und welche therapeutischen Verfahren stehen Ihnen zur Verfügung?

9.3 Nennen sie wichtige Ursachen einer neurogenen Blasenentleerungsstörung!

9.4 Skizzieren Sie grob die Innervation des Harntraktes im Hinblick auf die physiologische Miktion!

9.5 Teilen Sie die neurogenen Blasenentleerungsstörungen grob in zwei Gruppen ein (nach der Höhe der Schädigung) und erläutern Sie deren unterschiedliche Symptomatik!

9.6 Worin besteht das zugrunde liegende Prinzip in der Behandlung neurogener Blasenentleerungsstörungen? Welche therapeutischen Optionen haben Sie zur Behandlung der „Reflexblase"?

9.7 Nennen Sie die wesentlichen Pfeiler der Inkontinenzdiagnostik!

9.8 Nennen Sie die wichtigsten Säulen der Therapie der Belastungsinkontinenz!

MC

9.9 Ein 40-jähriger Patient beklagt einen Harnstrahl, der langsam an Kaliber und Progression verloren habe und nun nur noch fadenförmig sei. Die weitere Anamnese ist leer bis auf ein Dammtrauma, das er sich im Alter von 20 Jahren als Radsportler zuzog, als ihm auf einer Bergetappe die Fahrradkette riss.
Wodurch sind die Miktionsbeschwerden am ehesten bedingt?

(A) anteriore Harnröhrenklappe
(B) Harnröhrenstriktur
(C) benigne Prostatahyperplasie (BPH)
(D) Reiter-Syndrom
(E) Fremdkörper in der Harnröhre (z. B. nach autoerotischer Manipulation)

9.10 Ein 35-jähriger Lehrer hat nach einem Sportunfall mit traumatischer Querschnittslähmung in Höhe des Rückenmarksegments Th4 eine Reflexblase entwickelt. Da die Miktion nicht mehr willkürlich gesteuert werden kann, soll ein Blasenschrittmacher implantiert werden.
Wo ist (aufgrund des neuroanatomischen Verlaufs der Blaseninnervation) die Stimulationssonde am ehesten anzulegen?

(A) Vorderwurzeln S2–S4
(B) Vorderwurzel L1–L2
(C) Vorderwurzel Th12–L1
(D) N. hypogastricus
(E) N. pudendus

9.11 Ein 72-jähriger Patient mit fahlgrauer Gesichtsfarbe leidet unter zunehmender Abgeschlagenheit, Übelkeit, Foetor ex ore sowie einer Harninkontinenz. In der Sonografie finden sich hochgradige Harnstauungsnieren beidseits sowie eine volle Harnblase. Welche der aufgeführten Diagnosen ist am wahrscheinlichsten? Niereninsuffizienz aufgrund

(A) polyzystischer Nierendegeneration
(B) membranoproliferativer Glomerulonephritis
(C) infravesikaler Obstruktion
(D) diabetischer Nephropathie
(E) multizystischer Nierendysplasie

9.12 In welcher Größenordnung liegt die normale maximale Harnblasenkapazität (Volumen, bei dem man beginnt einen starken Harndrang zu verspüren) bei einem gesunden Erwachsenen am ehesten?

(A) 100 bis 200 mL
(B) 300 bis 600 mL
(C) 700 bis 1000 mL
(D) 1100 bis 1400 mL
(E) 1500 bis 1800 mL

9.13 Ein 62-jähriger Patient klagt über einen abgeschwächten und gespaltenen Harnstrahl, Pollakisurie und Restharngefühl. Die Uroflowmetrie zeigt eine Plateauphase, die retrograde Urethrografie eine Harnröhrenstriktur. Auswärts wurden bereits mehrfach eine Bougierung der Harnröhre sowie mehrere endoskopische Urethrotomien durchgeführt, ohne dass sich eine anhaltende Verbesserung der Miktion eingestellt hätte. Was sollte dem Patienten in erster Linie angeraten werden?

(A) offene Harnröhrenoperation mit plastischer Erweiterung der Harnröhre
(B) Akupunkturbehandlung im Meridian Du Mai
(C) Dauerableitung mit einem suprapubischen Blasenkatheter
(D) prästenotische Fistelung der Harnröhre
(E) Harnröhreninstillationen mit Cortison

9.14 Infolge einer kompletten Querschnittslähmung oberhalb des spinalen Miktionszentrums (obere neuromotorische Läsion) entwickelt sich eine sog. reflektorische Rückenmarksblase (neuropathische Reflexblase).
Welche Aussage über die reflektorische Rückenmarksblase trifft am wenigsten zu?

(A) Die Sensibilität der Harnblase kann aufgehoben sein.
(B) Charakteristisch für eine Reflexblase ist eine Blasenatonie (schlaffe Blase).
(C) Der Miktionsreflex läuft nun über das Miktionszentrum im Sakralmark ab.
(D) Es kann zu einer Detrusor-Sphinkter-Dyssynergie kommen.
(E) Eine Detrusorhyperreflexie lässt sich durch Anticholinergika senken.

9.15 Eine 60-jährige Patientin, 5-fache Mutter, klagt über unwillkürlichen, tropfenweisen Urinabgang beim Husten, Lachen und Niesen. Die umfassende Diagnostik ergibt das Vorliegen einer reinen Stressinkontinenz, Grad 1 nach Ingelmann-Sundberg.
Was ist am ehesten zu empfehlen?

(A) konservativer Behandlungsversuch mit Beckenbodengymnastik, Östrogensubstitution, α-Adrenergika, bei Misserfolg eventuell später operative Sanierung
(B) Gabe von blasenwirksamen Anticholinergika
(C) Neuromodulation der Harnblase durch Implantation von Stimulationselektroden in die Sakralforamina S2–S4
(D) steriler intermittierender Einmalkatheterismus
(E) α-Rezeptorenblocker

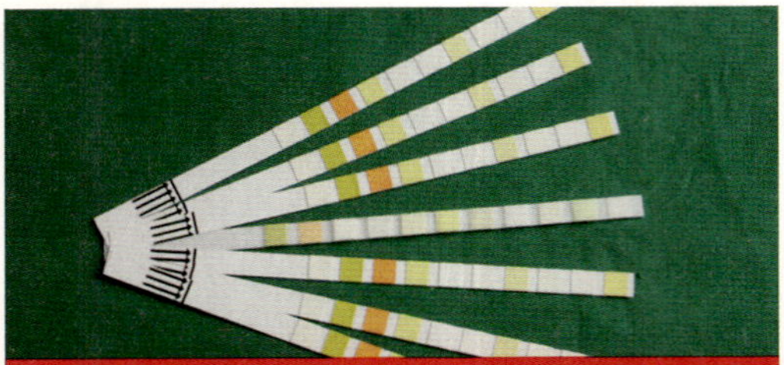

10 Andrologie

Fälle

Fall 10.1 Ein 46-jähriger Mann stellt sich bei Ihnen vor und klagt über eine tastbare Verhärtung am Penis. Er hat die Veränderung erstmals vor mehreren Monaten wahrgenommen und empfindet sie subjektiv als schubweise progredient. Seit kurzer Zeit nun beobachtet er zudem eine Penisdeviation nach dorsal und klagt gelegentlich über Schmerzen bei der Kohabitation!

10.1.1 Welche Verdachtsdiagnose haben Sie?
10.1.2 Mit welchen diagnostischen Mitteln kann diese Verdachtsdiagnose erhärtet werden?
10.1.3 Welche therapeutischen Möglichkeiten haben Sie und was müssen Sie hinsichtlich des richtigen Zeitpunkts für eine Therapie berücksichtigen?

SAQ

10.2 Nennen Sie die wichtigsten Ursachen für eine erektile Dysfunktion!

10.3 Erläutern Sie das Prinzip des SKAT-Tests im Rahmen der Diagnostik der ED!

10.4 Beschreiben Sie den Stellenwert der PDE-5-Hemmer bei der Therapie der ED! Nennen Sie die wichtigsten Kontraindikationen!

10.5 Welches sind die wichtigsten Ursachen der Infertilität des Mannes?

10.6 Erläutern Sie die wichtigsten endokrinologischen Funktionstests!

10.7 Nennen und erläutern Sie die wichtigsten reproduktionsmedizinischen Verfahren im Rahmen der Therapie der Infertilität!

MC

10.8 Ein 55-jähriger Patient bemerkt seit einigen Wochen eine zunehmende schmerzlose Vergrößerung der rechten Skrotalhälfte und sucht deswegen den Urologen auf. Palpatorisch finden sich weiche Stränge, die sich sonografisch als ein gestautes Venenkonvolut darstellen. Beim Lagewechsel vom Stehen zum Liegen tritt keine wesentliche Befundänderung auf.
Welche der Verdachtsdiagnosen ist am wahrscheinlichsten?

(A) idiopathische Varikozele rechts
(B) Nebenhodentuberkulose rechts
(C) Hodentumor rechts
(D) symptomatische Varikozele rechts
(E) Skrotalhernie rechts

10.9 Die Wirkung von Sildenafil (Viagra®) bei der Therapie der erektilen Dysfunktion beruht am ehesten auf einer

(A) Relaxation der glatten Schwellkörpermuskulatur
(B) zentralen Stimulation der für die Erektion zuständigen Zentren im Gehirn
(C) Anhebung des Testosteronspiegels
(D) Blutverdünnung mit konsekutiver Verbesserung der Mikrozirkulation im Penis
(E) Abdichtung der Tunica albuginea

10.10 Ein 40-jähriger Mann hat sich vor 2 Jahren einer Sterilisationsvasektomie unterzogen. Nach der Scheidung lebt er nun in einer neuen Partnerschaft mit erneutem Kinderwunsch. Der Mann möchte die Vasektomie rückgängig machen lassen.
Welche Aussage bezüglich der Möglichkeiten einer Refertilisierung ist am ehesten richtig?

(A) Die Vasektomie ist generell eine irreversible Verhütungsmethode.
(B) Die Kontinuität des Vas deferens wird in der Regel durch Einsetzen einer Polyäthylenprothese (Dacron) wieder hergestellt.
(C) Die Vasovasostomie ist die Operationsmethode der Wahl.
(D) Die Vasovasostomie ist nicht möglich, da bei der Vasektomie die Blutzufuhr zum Hoden unterbunden wird und es zur Atrophie kommt.
(E) Die Vasovasostomie ist nicht möglich, da die Vasektomie regelmäßig zu einer stauungsbedingten Nekrose von Hoden und Nebenhoden führt.

10.11 Was ist am wenigsten häufig Ursache einer erektilen Dysfunktion?

(A) Alkoholismus
(B) Diabetes mellitus
(C) Hyperlipidämie
(D) Nikotinabusus
(E) Prolaktinmangel

10.12 Ein 55-jähriger Patient stellt sich wegen Schmerzen bei der Erektion und einer Deviation des Penis nach dorsal vor. Am Penis flaccidus finden sich dorsal wurzelnah multiple fibrotische Plaques zwischen Tunica albuginea und Corpora cavernosa. Welche Diagnose ist am wahrscheinlichsten?

(A) Morbus Bowen
(B) Morbus Paget
(C) Peniskarzinom
(D) Condylomata acuminata
(E) Induratio penis plastica

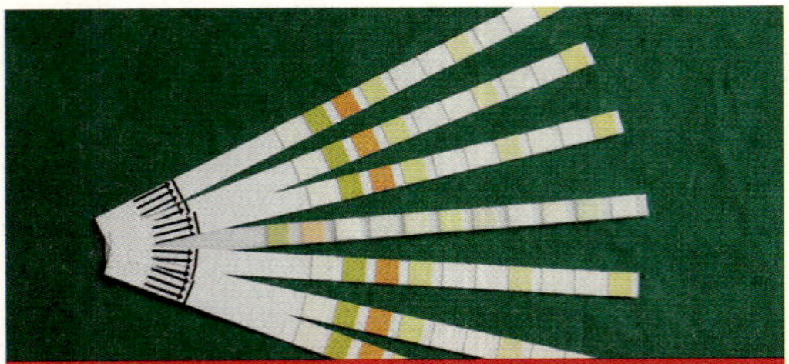

11 Gynäkologische Urologie

Fälle

11.1 Eine 26-jährige Frau stellt sich bei Ihnen vor. Die Patientin klagt über zyklusabhängige Miktionsbeschwerden im Sinne einer Dysurie, Pollakisurie sowie eines imperativen Harndranges. Darüber hinaus versichert sie glaubhaft während der Menses in den letzten zwei Monaten jeweils eine Makrohämaturie beobachtet zu haben. Während der übrigen Zeit sei der Urin klar gewesen!

11.1.1 Wie lautet Ihre Verdachtsdiagnose?
11.1.2 Was tun Sie um diese zu bestätigen?
11.1.3 Welche therapeutischen Möglichkeiten haben Sie, sollte sich ihre Verdachtsdiagnose bestätigen?

11.2 Eine 56-jährige Frau berichtet etwa zwei Wochen nach erfolgter abdomineller Hysterektomie über einen plötzlich aufgetretenen und anhaltenden unwillkürlichen Urinabgang über die Scheide. Einmal täglich entleert sie noch die Blase, der übrige Urin wird in Vorlagen aufgefangen!

11.2.1 Wie lautet die wahrscheinlichste Diagnose?
11.2.2 Wie sichern Sie diese Diagnose?
11.2.3 Welche therapeutischen Möglichkeiten bestehen und wie sieht der zeitliche Rahmen der Therapie aus?

SAQ

11.3 Was versteckt sich hinter dem Schlagwort Reizblase („overactive bladder")?
11.4 Wie wird die Reizblase diagnostiziert?
11.5 Welche Therapieoptionen haben Sie zur Behandlung der Reizblase?
11.6 Welche Symptome charakterisieren die interstitielle Zystitis?
11.7 Wie wird die interstitielle Zystitis behandelt?

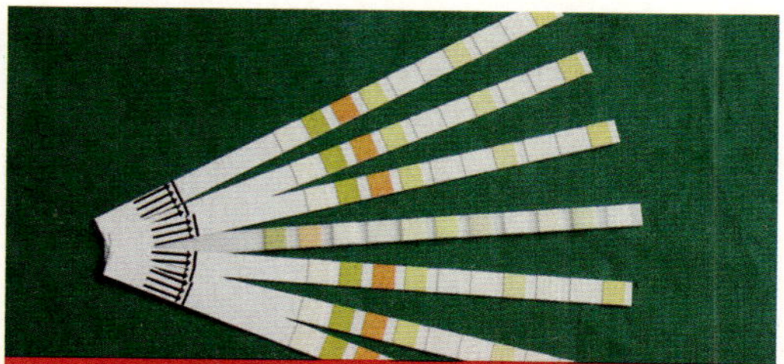

12 Kinderurologie

Fälle

Fall 12.1 Ein 7-monatiger Säugling wird Ihnen vom Pädiater nach der U5 zugewiesen. Die klinische Untersuchung zeigt einen orthotopen und unauffälligen linken Hoden. Das rechte Skrotalfach ist leer und der Hoden lässt sich auch entlang des Leistenkanals nicht palpieren.

12.1.1 Was tun Sie als nächstes?
12.1.2 Wie sieht allgemein der Therapieablauf beim Kryptorchismus aus?
12.1.3 Welche Auswirkungen hat der Kryptorchismus auf Fertilität und Entartungsrisiko des Hodens?

Fall 12.2 Eine besorgte Mutter präsentiert Ihnen ihren 8 Monate alten Sohn und berichtet über eine knapp mandarinengroße Schwellung im Bereich des linken Hodens. Diese Schwellung sei in den letzten 4 Monaten langsam progredient entstanden, weitere Auffälligkeiten habe sie nicht bemerkt. Nach den Beobachtungen der Mutter ist der Befund am Abend oftmals ausgeprägter als am Morgen.

12.2.1 Welches ist Ihre Verdachtsdiagnose?
12.2.2 Welche Differenzialdiagnosen müssen Sie ausschließen und wie machen Sie das?
12.2.3 Wie sieht das therapeutische Vorgehen aus?

SAQ

12.3 Was ist eine Varikozele und warum tritt sie häufiger auf der linken Seite auf?
12.4 Was versteht man unter einer symptomatischen Varikozele?
12.5 In welchen Situationen wird eine Varikozele behandelt? Welche Behandlungsmöglichkeiten kennen Sie?
12.6 Nennen Sie die häufigste Ursache einer schweren fetalen bzw. frühkindlichen obstruktiven Uropathie und erläutern Sie kurz Diagnostik und Therapie!
12.7 Definieren Sie den Begriff Enuresis und grenzen Sie ihn von anderen Formen der kindlichen Blasenentleerungsstörung ab!
12.8 Warum ist die rechtzeitige Diagnose und antibiotische Therapie eines kindlichen HWI so wichtig?
12.9 In welchen Situationen ist im Rahmen kindlicher HWI eine weitergehende Abklärung über die eigentliche Infekttherapie hinaus erforderlich?
12.10 Nennen Sie den häufigsten malignen Nierentumor und den häufigsten malignen Weichteiltumor des Kindsalters?

MC

12.11 Die Eltern eines 3 ½-jährigen Mädchens sind beunruhigt, da ihre Tochter zwar tagsüber trocken ist, jedoch nachts immer noch regelmäßig einnässt. Auf Nachfrage erfahren Sie, dass keine auffälligen Trinkgewohnheiten bestehen. Insbesondere können Sie eine ungewöhnlich hohe abendliche Trinkmenge als denkbare Ursache ausschließen. Harnwegsinfekte waren nach Angabe der Eltern bislang nicht aufgetreten und auch Ihre Untersuchungen ergeben keine Hinweise für einen akuten Infekt. Auch die Familienanamnese ist unauffällig. Welches weitere Vorgehen ist nun in diesem Fall am ehesten indiziert?

(A) Einleitung einer Verhaltenstherapie
(B) medikamentöse Therapie mit Desmopressin
(C) Veranlassung einer urodynamischen Untersuchung (inkl. Zystomanometrie und Elektromyografie)
(D) Abwarten der Maturation bis zum Ende des 4. Lebensjahres
(E) abendliche Gabe von Anticholinergika

12.12 Sie stellen bei einem 5-jährigen Jungen eine Phimose fest. Die Mutter berichtet, dass in der Vergangenheit bereits rezidivierende Balanitiden aufgetreten seien und sich die Vorhaut bei der Miktion balloniere. Welche Therapie ist am ehesten angezeigt?

(A) dorsale Inzision
(B) Zirkumzision
(C) Lokalapplikation steroidhaltiger Salben
(D) Bougierung
(E) Meatotomie

12.13 Ihnen wird ein 4-jähriger Junge vorgestellt. Die Mutter berichtet darüber, dass sich der linke Hoden zeitweise im Hodensack befinde, zeitweise jedoch nicht sichtbar bzw. tastbar sei. Bei der körperlichen Untersuchung tasten Sie den linken Hoden im Bereich des äußeren Leistenringes. Er lässt sich ins Skrotalfach ziehen und verbleibt dort. Wie lautet die wahrscheinlichste Diagnose bezüglich des linken Hodens?

(A) Skrotalhoden
(B) Bauchhoden
(C) Pendelhoden
(D) Leistenhoden
(E) Gleithoden

12.14 Ein neugeborener Knabe mit Pyelonephritis hat einen extrem schwachen Harnstrahl, geringe Miktionsmengen und erbricht. Sonografisch finden sich Harnstauungsnieren beidseits und Megaureteren. Im Miktionszysturethrogramm fallen eine weit aufgetriebene Pars prostatica der hinteren Harnröhre sowie refluxive Megaureteren auf. Welche Diagnose ist am wahrscheinlichsten?

(A) Ureterabgangsstenose
(B) Ureterozele
(C) Uretermündungsstenose
(D) Harnröhrenklappen
(E) primärer vesikoureterorenaler Reflux

12.15 Welcher der folgenden Raum fordernden Prozesse im Bereich der Nieren ist im Kindesalter am häufigsten?

(A) Metastasen
(B) Nierenbeckenkarzinome
(C) Angiomyolipome
(D) Nierenzellkarzinome
(E) Wilms-Tumoren

12.16 Wodurch wird ein Wilms-Tumor am häufigsten auffällig?

(A) palpabler Abdominaltumor
(B) arterielle Hypertonie
(C) Rückenmarkskompression
(D) symptomatische Varikozele
(E) chronische Diarrhö

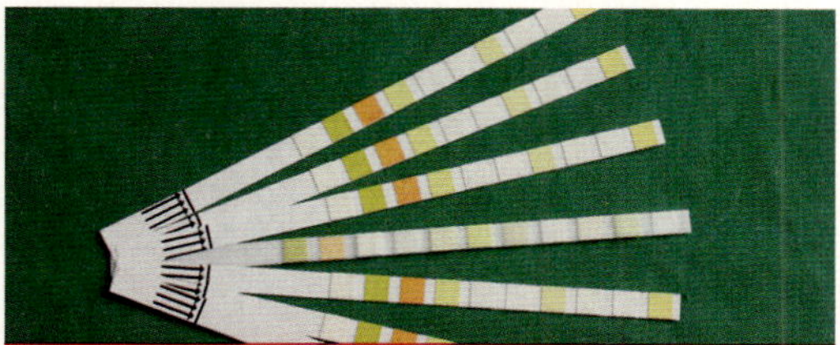

13 Nephrologische Erkrankungen in der Urologie

SAQ

13.1 Wie werden die wichtigsten Ursachen des akuten Nierenversagens eingeteilt? Nennen Sie einige Beispiele!

13.2 Nennen Sie die epidemiologischen Eckdaten zum Thema terminale Niereninsuffizienz und Nierentransplantation!

13.3 Welches sind die häufigsten Ursachen der terminalen Niereninsuffizienz?

13.4 Skizzieren Sie kurz die wichtigsten Dialyseverfahren!

13.5 Erläutern Sie die wichtigsten Transplantationsarten!

13.6 Nennen Sie die wichtigsten Indikationen und Kontraindikationen zur Nierentransplantation!

13.7 Welche Arten von Abstoßungsreaktionen kennen Sie und wie unterscheiden diese sich?

MC

13.8 Was ist unter den genannten die häufigste Ursache der terminalen Niereninsuffizienz erwachsener Patienten?

(A) Pyelonephritis
(B) Glomerulonephritis
(C) Ureterabgangsstenose
(D) polyzystische Nierendegeneration
(E) Analgetikamissbrauch

13.9 Als Allotransplantation wird am ehesten bezeichnet:

(A) die Entnahme und Transplantation von Organen bei demselben Individuum
(B) eine Organtransplantation, bei der Spender und Empfänger genetisch identisch sind (Zwillinge)
(C) eine Transplantation zwischen genetisch nicht identischen Individuen der gleichen Spezies (z. B. Mensch zu Mensch)
(D) eine Transplantation zwischen Individuen verschiedener Spezies (z. B. Schwein zu Mensch)
(E) der Ersatz eines funktionsuntüchtigen Organs durch Implantation eines Kunstproduktes

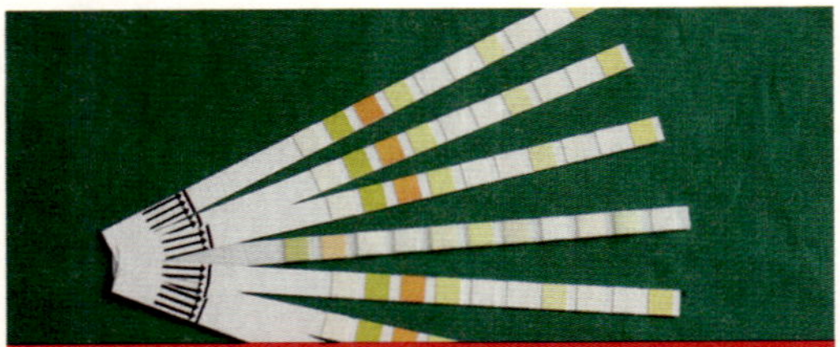

14 Urologische Notfälle und Traumatologie

Fälle

Fall 14.1 Ein 58-jähriger Mann stellt sich notfallmäßig bei Ihnen vor. Er klagt über stärkste, rechtsseitige Flankenschmerzen, die 1 Stunde zuvor schlagartig eingesetzt haben und einen wellenförmigen Charakter besitzen. Zudem ist er kaltschweißig und hat sich bereits einmal schwallartig erbrochen.

14.1.1 Welche Verdachtsdiagnose stellen Sie?
14.1.2 Welche zusätzlichen Informationen über den Patienten sind für Sie interessant?
14.1.3 Welches sind die ersten Schritte, die Sie einleiten müssen
14.1.4 Welche diagnostischen Maßnahmen ergreifen Sie?
14.1.5 Welche therapeutischen Optionen haben Sie?

Fall 14.2 Ein 69-jähriger Patient wird Ihnen vom Hausarzt notfallmäßig zugewiesen. Er klagt über schmerzhaften heftigen Harndrang, kann aber keinen Urin lassen. Der Patient ist fieberfrei. Die vom Patienten mitgebrachte auswärts durchgeführte Labordiagnostik zeigt eine Serumkreatininkonzentration von 3,5 mg/dL. Akuten Entzündungszeichen lassen sich nicht nachweisen.

14.2.1 Welche Verdachtsdiagnose stellen Sie?
14.2.2 Welche Maßnahmen führen Sie zur Diagnosesicherung durch?
14.2.3 Wie sieht die weiterführende Therapie aus?

Fall 14.3 Ein 65-jähriger starker Raucher kommt in Ihre Sprechstunde und berichtet über eine rezidivierende schmerzlose Makrohämaturie über einen Zeitraum von 2 Monaten ohne Zeichen einer Entzündung.

14.3.1 Welche Verdachtsdiagnose stellen Sie?
14.3.2 Welche anamnestischen Informationen über den Patienten sind für Sie wichtig?
14.3.3 Welche diagnostischen Maßnahmen zur Abklärung der Hämaturie leiten Sie in die Wege?

Fall 14.4 Ein 35-jähriger Mann sucht Sie auf und beklagt eine plötzlich aufgetretene und seit 4 Stunden bestehende schmerzhafte Dauererektion.

14.4.1 Wie bezeichnet man diesen Zustand?
14.4.2 Nach welchen anamnestischen Informationen müssen Sie sich erkundigen?
14.4.3 Wie sieht die Therapie dieses Krankheitsbildes aus?
14.4.4 Wie ist die Prognose bezüglich der erektilen Funktion und wovon ist diese abhängig?

SAQ

14.5 Definieren Sie den Begriff „Anurie“ und grenzen Sie die „Anurie“ vom „Harnverhalt“ ab!

14.6 Nennen Sie die wichtigsten Ursachen für den Harnverhalt!

14.7 Nennen Sie die wichtigsten Differenzialdiagnosen zur Hodentorsion!

14.8 Beschreiben Sie die Einteilung der Nierenverletzungen nach der „organ injury scale“! Welche therapeutischen Möglichkeiten bestehen bei den jeweiligen Verletzungsgraden?

MC

14.9 Ein 14-jähriger Junge schreckt nachts aus dem Schlaf auf mit heftigsten Schmerzen im linken Skrotum, die in die linke Leiste ausstrahlen. Bei der körperlichen Untersuchung fällt eine leichte skrotale Schwellung auf, es besteht keine Rötung und kein Fieber. Prüfung des Prehn-Zeichens: Schmerzverstärkung bei Anheben des Hodens.
Welche der folgenden Aussagen trifft bei diesem Krankheitsbild am ehesten zu?

(A) Eine operative Freilegung ist bei in der Duplexsonografie erhaltener Hodendurchblutung nicht indiziert.
(B) Die Durchführung einer Hodenperfusionsszintigrafie ist obligat, um eine unnötige operative Freilegung zu vermeiden.
(C) Die Therapie besteht aus Kühlung und Hochlagerung des Hodens.
(D) Therapie der Wahl ist die sofortige operative Detorquierung und Orchidopexie.
(E) Therapie der Wahl ist die Gabe von Schmerzmitteln. Bei Persistieren der Beschwerden muss nach 48 Stunden eine operative Freilegung des betroffenen Hodens erfolgen.

14.10 Bei einem 38-jährigen Patienten kommt es 4 Tage nach einer beidseitigen Speicheldrüsenanschwellung zu einer druckschmerzhaften Größenzunahme des linken Skrotalinhaltes mit hohem Fieber. Es bestehen keine dysurischen Beschwerden.
Welche Diagnose ist am wahrscheinlichsten?
(A) akute bakterielle Epididymitis
(B) Hydatidentorsion
(C) Hodentorsion
(D) Mumpsorchitis
(E) primär bakterielle Orchitis

Folgende Angaben beziehen sich auf die Aufgaben Nr. 14.11 und Nr. 14.12
Ein 45-jähriger Mann sucht Sie wegen einer in den letzten Tagen zunehmenden, schmerzhaften Schwellung der rechten Skrotumhälfte und Fieber auf. Der Untersuchungsbefund zeigt ein gerötetes und vergrößertes rechtes Skrotum, die Palpation ist für den Patienten äußerst unangenehm. Beim rechten Skrotalinhalt ist die Abgrenzung von Hoden und Nebenhoden nicht sicher möglich, der Nebenhoden scheint vergrößert zu sein. Das Prehn-Zeichen zeigt eine Schmerzlinderung durch Anheben des Hodens. Der Tastbefund des linken Skrotalinhaltes ist unauffällig.

14.11 Welche Erkrankung liegt den Beschwerden am ehesten zugrunde?
(A) Hodentorsion
(B) akute Epididymoorchitis
(C) Nephroptose
(D) Spermatozele
(E) Varikozele

14.12 Welcher der folgenden Befunde stützt die wahrscheinlichste Diagnose am ehesten?
(A) ß-HCG und AFP erhöht
(B) Leukozytose und Leukozyturie
(C) PSA erhöht
(D) Azoospermie
(E) Kristallurie

14.13 Bei einem 52-jährigen Patienten wurde vor 2 Wochen ein superfizialer Harnblasentumor transurethral reseziert. Der Harnblasenkatheter war am dritten postoperativen Tag gezogen worden. Wegen akuter Unterbauchschmerzen wird der Patient nun erneut vorstellig. Trotz heftigem Harndrang ist ihm eine Miktion nicht möglich. Der Unterbauch ist vorgewölbt und die Blase palpabel. Sonografisch zeigt sich das Blasenlumen ausgefüllt mit Material unterschiedlichster Echodichte.
Wodurch ist die akute Symptomatik am ehesten bedingt?
(A) Blasentamponade
(B) BPH
(C) Prostatakarzinom
(D) Blasenstein
(E) Blasentumorrezidiv

14.14 Welche Aussage trifft nicht zu?
Die Parafimose
(A) sollte im Frühstadium im Allgemeinen durch manuelle Reposition behandelt werden
(B) kann zur Gangrän im Bereich der Glans penis führen
(C) wird im Spätstadium in der Regel durch die Schaffung einer glandokavernösen Stanzanastomose (nach Winter) behandelt
(D) beruht auf der Behinderung des venösen Rückflusses distal eines Vorhautschürrings
(E) verursacht starke lokale Schmerzen

14.15 Ein 67jähriger Patient mit rezidivierender Nephrolithiasis erkrankt plötzlich mit Fieber, Schüttelfrost und linksseitigem Flankenschmerz.
Welche Aussage trifft zu?
(A) Unter dem Verdacht der Urosepsis sollte sofort die Klinikeinweisung erfolgen
(B) Diagnostisch führt die Bestimmung der Leukozyten, der BSG und der Harnstoffausscheidung im Urin am ehesten zum Ziel
(C) Falls keine Makrohämaturie besteht, sollte man den spontanen Steinabgang abwarten
(D) Eine i. v. Ausscheidungsurografie ist unter diesen Umständen kontraindiziert
(E) Die perkutane Nierenbiopsie ist die diagnostische Methode der Wahl

14.16 Welche der nachfolgend aufgeführten Befunde passen zum Krankheitsbild des uroseptischen Schocks?
(1) Schüttelfrost
(2) arterielle Hypotonie im großen Kreislauf
(3) Azidose
(4) Thrombozytopenie
(A) nur 1 und 3 sind richtig
(B) nur 1 und 4 sind richtig
(C) nur 3 und 4 sind richtig
(D) nur 1, 3 und 4 sind richtig
(E) 1–4 = alle sind richtig

14.17 Bei einer 45-jährigen Frau ist es durch das Zusammentreffen eines Harnwegsinfektes, (gramnegative Erreger) und einer akuten Harnstauungsniere, ausgelöst durch einen hochsitzenden obstruktiven Harnleiterstein, zu einer Urosepsis gekommen. Als die Patientin in der Notfallambulanz der Klinik untersucht wird, zeigen sich bereits die Symptome eines beginnenden uroseptischen Schocks.
In Kombination mit intensivmedizinischer Behandlung und Antibiotikatherapie ist jetzt welche der angegebenen Maßnahmen vordringlich?

(A) Einlegen einer Zeiss-Verweilschlinge
(B) extrakorporale Stoßwellenlithotripsie (ESWL)
(C) forcierte lokale Chemolitholyse des Konkrementes über einen retrograden Ureterkatheter
(D) perkutane Nephrostomie
(E) elektrohydraulische ureterorenoskopische Steinzertrümmerung auf retrogradem Weg

14.18 Nach einem stumpfen Bauchtrauma mit Makrohämaturie sind zur Diagnostik von Begleitverletzungen der Harnorgane von den aufgeführten diagnostischen Maßnahmen im Allgemeinen welche beiden zuerst angezeigt?

(1) Sonografie
(2) Infusionsurografie
(3) retrograde Pyelografie
(4) Urethrozystoskopie

(A) nur 1 und 2 sind richtig
(B) nur 1 und 4 sind richtig
(C) nur 2 und 3 sind richtig
(D) nur 2 und 4 sind richtig
(E) nur 3 und 4 sind richtig

14.19 Beim Verkehrsunfall eines Jungen kommt es zu einem stumpfen Flankentrauma rechts mit nachfolgender Makrohämaturie.
Das vorliegende Urogramm und die Angiografie (siehe Abb. 14a, b und c) sprechen am wahrscheinlichsten für:

(1) beiderseitig intaktes Nierenparenchym
(2) Kontusion der rechten Niere ohne Kontinuitätsdurchtrennung
(3) Nierenparenchymruptur
(4) Ureterruptur rechts

(A) nur 1 ist richtig
(B) nur 2 ist richtig
(C) nur 3 ist richtig
(D) nur 1 und 4 sind richtig
(E) nur 2 und 4 sind richtig

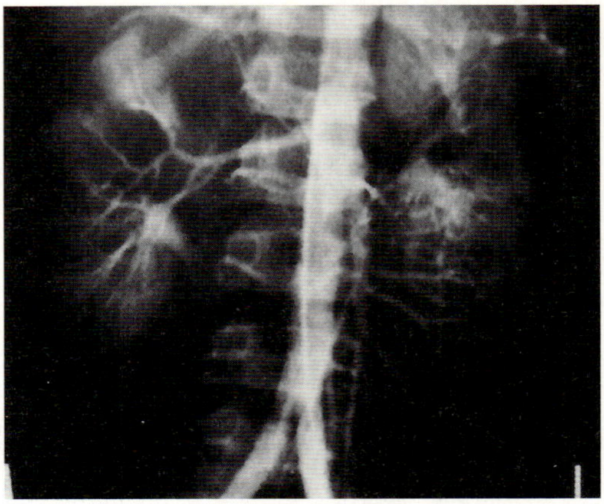

Abb. 14a

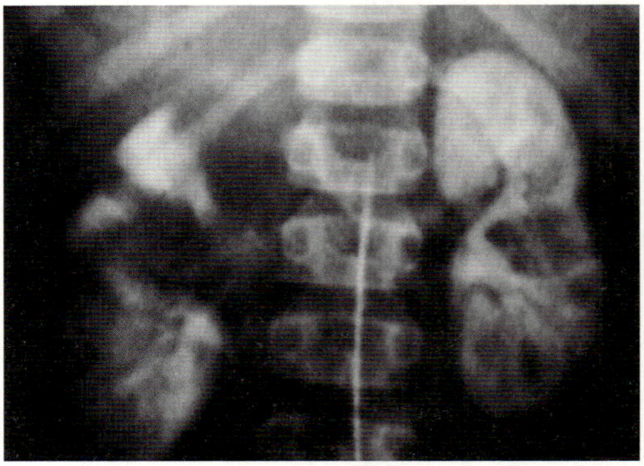

Abb. 14b

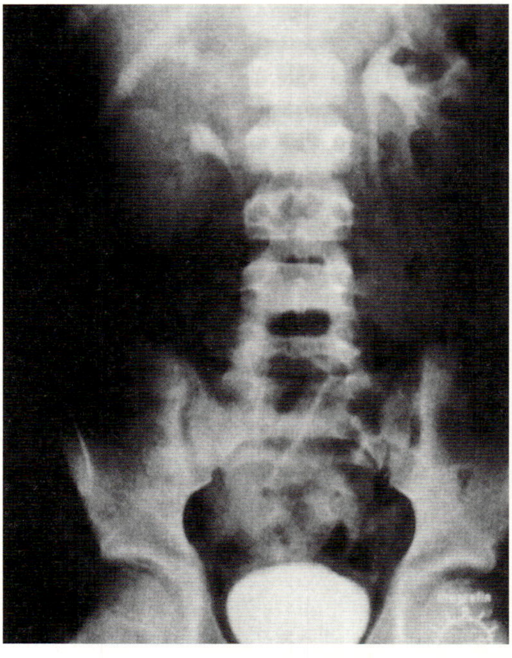

Abb. 14c

14.20 Ein junger sportlicher Mann wird anläßlich eines Traumas mit Schmerzen in der linken Lendengegend in ein Krankenhaus aufgenommen. Bei dem vorliegenden Befund einer i. v. Urografie (s. Abb. 14d) lautet die wahrscheinlichste Diagnose:

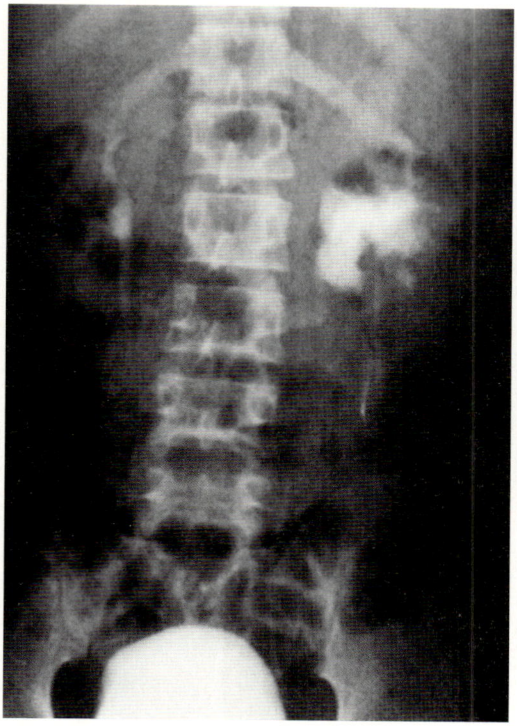

Abb. 14d

(A) chronische Pyelonephritis
(B) Ruptur des Nierenbeckens
(C) angeborene Ektasie des Nierenbeckens
(D) Nephrolithiasis
(E) polyzystische Nierenerkrankung

14.21 Ein 23jähriger Patient wird nach Verkehrsunfall volltrunken eingeliefert. Abgang von leicht blutigem Urin. Das Urogramm (s. Abb. 14e) zeigt

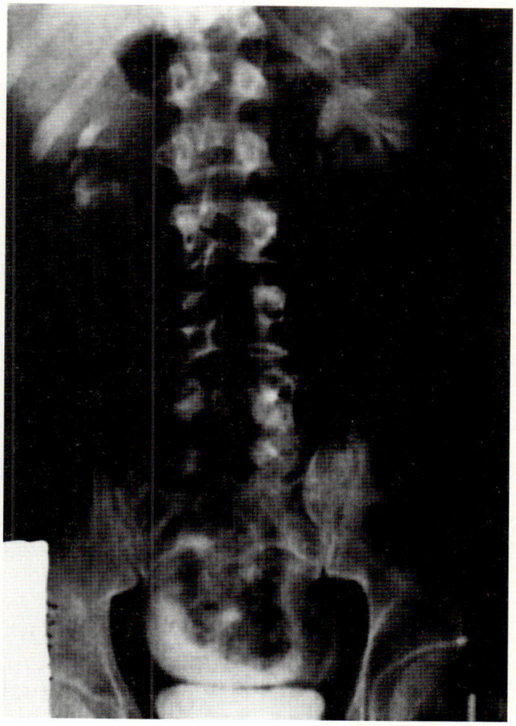

Abb. 14e

(1) extravesikale Kontrastmittelansammlung durch Ureterabriss rechts
(2) große Blasendivertikel
(3) Blasenruptur
(4) Blasenhalsabriss
(A) nur 1 ist richtig
(B) nur 2 ist richtig
(C) nur 3 ist richtig
(D) nur 4 ist richtig
(E) nur 3 und 4 sind richtig

14.22 Bei einem 25-jährigen Patienten wird nach einem Autounfall eine ausgedehnte intraperitoneale Blasenruptur durch Nachweis von Kontrastmittelaustritten in die Bauchhöhle mit Umfließung von Darmschlingen diagnostisch gesichert.
Welches Vorgehen ist am ehesten indiziert?
(A) perkutane Nephrostomie
(B) operative Revision mit Blasenverschluss und Einlage eines transurethralen Katheters für einige Tage
(C) Einlage eines suprapubischen Zystostomiekatheters (Cystofix) für einige Tage
(D) Harnleiterdarmimplantation
(E) keine weitere Therapie, da meist Spontanverschluss

14.23 Welche der folgenden Maßnahmen ist bei Verdacht auf einen Harnröhrenabriss nicht indiziert?
(A) Inspektion der Genitalregion auf Blutung bzw. Hämatom
(B) rektale Untersuchung
(C) Sonografie des Beckenraumes
(D) retrogrades Urethrogramm
(E) sofortige transurethrale Katheterisierung

14.24 Ein Patient erleidet beim Geschlechtsverkehr ein Trauma. Er verspürt einen plötzlichen Schmerz im Penis. Sehr schnell entwickelt sich ein einseitiges Penishämatom mit einer Penisverkrümmung.
Die wahrscheinlichste Diagnose lautet: Ruptur
(A) der Tunica albuginea
(B) des Corpus spongiosum
(C) der Colle-Faszie
(D) des Frenulums praeputii
(E) der V. dorsalis penis

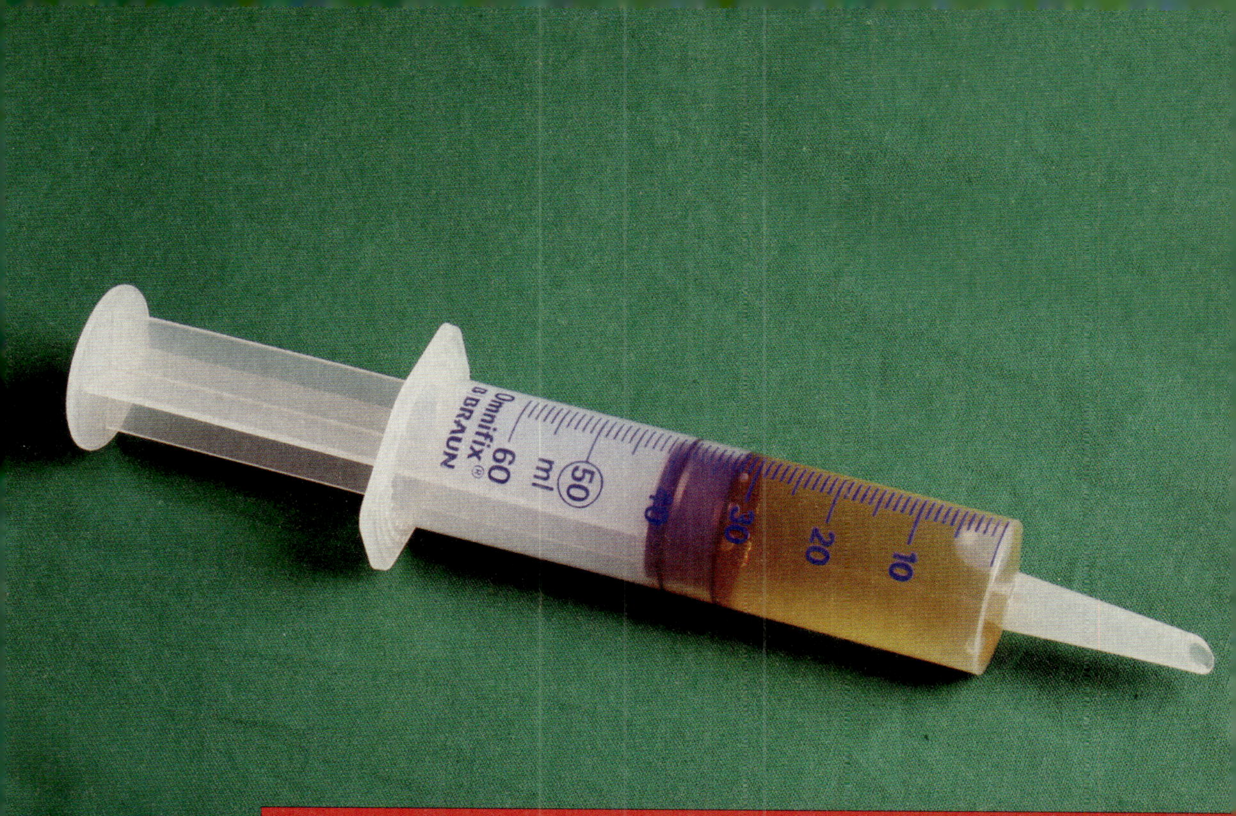

LÖSUNGEN UND KOMMENTARE

1 Urologische Leitsymptome 182

2 Allgemeine urologische Diagnostik 185

3 Harndrainage und Harnableitung 190

4 Fehlbildungen 192

5 Entzündungen 196

6 Gutartige und bösartige Tumoren 200

7 Steinleiden 210

8 Erkrankungen der Nebenniere 213

9 Blasenentleerungsstörungen des Erwachsenen 215

10 Andrologie 219

11 Gynäkologische Urologie 222

12 Kinderurologie 224

13 Nephrologische Erkrankungen in der Urologie 228

14 Urologische Notfälle und Traumatologie 230

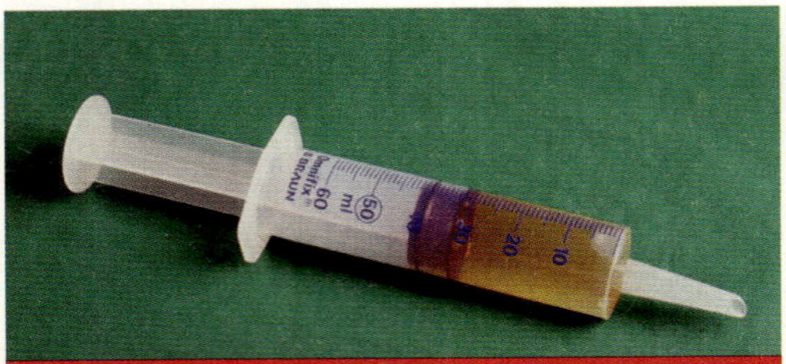

1 Urologische Leitsymptome

SAQ

1.1 Das Urinvolumen eines Erwachsenen beträgt etwa 500–1.500 ml/24h, abhängig vom Hydratationszustand und den Umgebungseinflüssen (z. B. Temperatur, körperlicher Aktivität, Kleidung etc.).
Als Polyurie bezeichnet man eine Zunahme des Urinvolumens > 4.000 ml/24h. Sie tritt z. B. bei psychogener Polydipsie, Diabetes mellitus oder Diabetes insipidus auf. Eine verminderte Urinausscheidung wird als Oligurie (100 – 500 ml/24h) bzw. Anurie (< 100 ml/24h) bezeichnet. Dies kann z. B. bei Dehydratation bzw. im Rahmen einer chronischen oder akuten Niereninsuffizienz auftreten.

1.2 Als Glukosurie wird die Ausscheidung von Glukose mit dem Urin bezeichnet. Unter normalen Umständen findet sich keine Glucose im Urin, da die Nierenschwelle für Glucose durch den physiologischen Glukosespiegel (bis ca. 120–150 mg/dl) im Blut nicht überschritten wird. Ab einer Glukosekonzentration von ca. 200 mg/dl kommt es zum Überschreiten der Nierenschwelle und zur Ausscheidung von Glukose im Urin. Eine Glukosurie ist daher ein wichtiger Hinweis auf das Vorliegen einer Hyperglykämie z. B. bei Diabetes mellitus. Seltener deutet eine Glukosurie auf eine Störungen der renalen Glukoserückresorption mit Herabsenkung der Nierenschwelle hin. In der Regel handelt es sich bei der Glukosurie daher um einen pathologischen Zustand.

1.3 Die Grenzen der signifikanten Bakteriurie in Abhängigkeit von der Methode der Uringewinnung

Methode der Uringewinnung	Grenze der signifikanten Bakteriurie
Mittelstrahlurin	10^5 Bakterien/ ml Urin
Katheterurin	10^3 – 10^4 Bakterien/ml Urin
suprapubischer Punktionsurin	jeder positive Bakteriennachweis

1.4 Eine Harnstauungsniere entsteht aufgrund einer Abflussstörung, die distal des Nierenbeckens lokalisiert ist. Bei dauerhafter Druckerhöhung im Hohlsystem kann es zu einer progressiven Schädigung der Nierenfunktion kommen. Der Schweregrad der Harnstauungsniere wird sonografisch nach dem Ausmaß der Dilatation und des Parenchymverlustes in fünf verschiedene Grade eingeteilt (s. Kap. 1, Tab. 1.5)

1.5 Zu den wichtigsten Inkontinenzformen gehören:

- Belastungsinkontinenz: Urinverlust bei intraabdomineller Druckerhöhung durch (partielle) Insuffizienz des Schließmuskels.
- Dranginkontinenz: plötzlich einsetzender imperativer Harndrang mit unwillkürlichem Urinverlust in Folge unwillkürlicher Kontraktionen des Detrusors (= motorische Dranginkontinenz bei zerebralen Störungen) oder unwillkürlicher Urethrarelaxation (= sensorische Dranginkontinenz bei reduzierter Blasenkapazität). Der Sphinktermechanismus ist im Gegensatz zur Belastungsinkontinenz intakt
- Mischinkontinenz: Kombination aus Belastungs- und Dranginkontinenz
- Überlaufinkontinenz: unwillkürlicher Urinverlust bei passivem Überschreiten des Urethradruckes durch den intravesikalen Druck ohne nachweisbare Detrusoraktivität. Sie kann entweder als Folge eines chronischen Detrusorschadens (z. B. bei subvesikaler Obstruktion) oder im Rahmen neurogener Blasenentleerungsstörungen (sog. areflexive, schlaffe Blase) entstehen.
- Reflexinkontinenz: unwillkürlicher Urinabgang bei hyperreflexivem Detrusor in Folge eines gestörten spinalen Miktionsreflexes bei Reflexblase.
- extraurethrale Inkontinenz: unwillkürlicher Urinverlust bei ektop mündender Harnröhre; der Urinverlust, erfolgt nicht über

die Harnröhre, sondern z. B. über die Vagina (bei Blasen-Scheiden-Fistel).

- Enuresis: unwillkürlicher Urinverlust während des Schlafes.

MC

1.6 Lösung A

Unter Algurie versteht man eine schmerzhafte Miktion.

Zu (B): Das nächtliche Wasserlassen wird als Nykturie bezeichnet.

Zu (C): Das abnorm geringe bis fehlende Wasserlassen bezeichnet man als Oligurie bzw. Anurie.

Zu (D): Ein Harnverhalt beschreibt das Unvermögen trotz voller Harnblase Wasser zu lassen.

Zu (E): Das abnorm häufige Wasserlassen wird als Pollakisurie bezeichnet.

1.7 Lösung E

Als Ureter fissus wird eine inkomplette Doppelanlage der Nieren mit zwei Nierenbecken und zwei proximalen Harnleitern bezeichnet. Die beiden Ureteren verbinden sich im Verlauf zwischen Nierenbecken und Harnblase Y-artig und münden als ein Harnleiter im Ostium in die Blase. Hieraus kann dementsprechend keine Inkontinenz resultieren.

Zu (A): Die akute Zystitis ist häufig mit einer sensorischen Dranginkontinenz verknüpft.

Zu (B): Die Blasen-Scheiden-Fistel kann Ursache einer totalen Inkontinenz sein mit dauerndem Urinverlust.

Zu (C): Liegt die ektope Uretermündung distal des Schließmuskels, kann es zur Inkontinenz kommen. Darüber hinaus kann eine ektope Harnleitermündung in die Vagina eine Inkontinenz verursachen.

Zu (D): Ein Urethra-Divertikel kann neben rezidivierenden Entzündungen auch eine Inkontinenzsymptomatik verursachen.

1.8 Lösung E

Die Belastungsinkontinenz ist durch eine Insuffizienz des Schließmuskels gekennzeichnet. Der Urin kann daher bei plötzlichen intraabdominellen Druckerhöhungen, wie z. B. bei körperlicher Belastung, nicht mehr zurückgehalten werden. Früher wurde diese Form der Inkontinenz als Stressinkontinenz bezeichnet.

Zu (A): Eine abnorm erhöhte Detrusorinstabilität findet sich z. B. bei der motorischen Dranginkontinenz mit unwillkürlichen Kontraktionen der Blasenmuskulatur während der Füllungsphase („overactive bladder"). Sie tritt im Rahmen nervaler Störungen wie z. B. bei Zerebralsklerose, M. Parkinson oder Multipler Sklerose auf.

Zu (B): Mit Algurie wird eine schmerzhafte Miktion bezeichnet.

Zu (C): Der imperative Harndrang bezeichnet einen akuten, plötzlich einsetzenden Harndrang und ist das Kardinalsymptom der Dranginkontinenz.

Zu (D): Asthenie ist ein allgemeiner Begriff für Kraftlosigkeit und Schwäche.

1.9 Lösung D

Das Beispiel beschreibt den typischen Fall eines akuten renalen Nierenversagens durch Rhabdomyolyse. Durch die exzessive sportliche Aktivität kommt es zu einer Myoloyse der quergestreiften Muskulatur, das freigesetzte Myoglobin führt zu einer Tubulusschädigung der Niere. Diagnostisch lassen sich eine Erhöhung der Muskelenzyme CK, und LDH sowie eine Erhöhung von Kreatinin und Myoglobin im Serum nachweisen. Die Therapie erfolgt symptomatisch (forcierte Diruese, ggf. Hämodialyse).

Zu (A): Ischuria paradoxa ist ein Synonym für die Überlaufinkontinenz. Sie ist gekennzeichnet durch einen unwillkürlichen Urinverlust bei passivem Überschreiten des Urethradruckes durch den intravesikalen Druck ohne nachweisbare Detrusoraktivität.

Zu (B): M. Ormond ist eine Bezeichnung für eine retroperitoneale Fibrose.

Zu (C): Die typischen Symptome einer akuten Nierenvenenthrombose sind Flankenschmerzen, Proteinurie und gelegentlich Makrohämaturie. Sie kann zur Verschlechterung der Nierenfunktion führen, ein anurisches Nierenversagen wäre jedoch nur bei beidseitiger akuter Nierenvenenthrombose denkbar.

Zu (E): Eine beidseitige Uratverstopfungsniere kann zu einem akuten Nierenversagen führen. Sie entsteht bei massivem Anfall von Harnsäure. Dies tritt in der Regel allerdings nur unter zytostatischer Therapie mit hohem Zellzerfall auf.

1.10 Lösung C

Das angeführte Fallbeispiel beschreibt den typischen Fall einer unter körperlicher Belastung auftretenden Stressinkontinenz. Sie wird daher heute auch üblicherweise als Belastungsinkontinenz bezeichnet.

Zu (A): Eine Blasen-Scheiden-Fistel ist in der Regel mit einem dauernden Urinverlust verbunden. Einen Zusammenhang mit körperlicher Belastung gibt es hierbei nicht.

Zu (B): Eine neurogen instabile Harnblase findet sich bei der Reflexinkontinenz oder bei der motorischen Dranginkontinenz. Auch hier gibt es keinen Zusammenhang zur körperlichen Belastung.

Zu (D): Die Urge- oder Dranginkontinenz beschreibt einen plötzlich einsetzenden imperativen Harndrang mit unwillkürlichem Urinverlust. Der Sphinktermechanismus ist im Gegensatz zur Belastungsinkontinenz intakt.

Zu (E): Ischuria paradoxa ist ein Synonym für die Überlaufinkontinenz. Sie ist gekennzeichnet durch einen unwillkürlichen Urinverlust bei passivem Überschreiten des Urethradruckes durch den intravesikalen Druck ohne nachweisbare Detrusoraktivität. Ein Anstieg des intraabdominellen Druckes, wie es z. B. bei körperlicher Belastung vorkommt, führt nicht zur Überlaufinkontinenz.

1.11 Lösung A

Die Dranginkontinenz beschreibt einen plötzlich einsetzenden imperativen Harndrang mit unwillkürlichem Urinverlust. Der Sphinktermechanismus ist im Gegensatz zur Belastungsinkontinenz intakt. Bei der motorischen Dranginkontinenz kommt es durch eine nervale Störung (z. B. Zerebralsklerose, Multiple Sklerose) zu unwillkürlichen Kontraktionen der Blasenmuskulatur während der Füllungsphase („overactive bladder") durch eine Hyperreflexie (Hyperaktivität) des Detrusors.

Zu (B): Ein zu spät einsetzendes Füllungsgefühl der Blase ist Zeichen einer Sensibilitätsstörung, die z. B. im Rahmen einer diabetischen Polyneuropathie auftreten kann.

Zu (C): Urinabgang beim Husten und Niesen ist typisches Kennzeichen der Belastungsinkontinenz.

Zu (D): Eine Hypotonie des Harnblasensphinkters ist nicht mit einer Drangsymptomatik verbunden.

Zu (E): Im Normalfall entleert sich die Blase bei jeder Miktion restharnfrei. Restharnmengen von bis zu 50 ml sind in der Regel allerdings tolerabel und mit keinerlei Symptomatik verbunden.

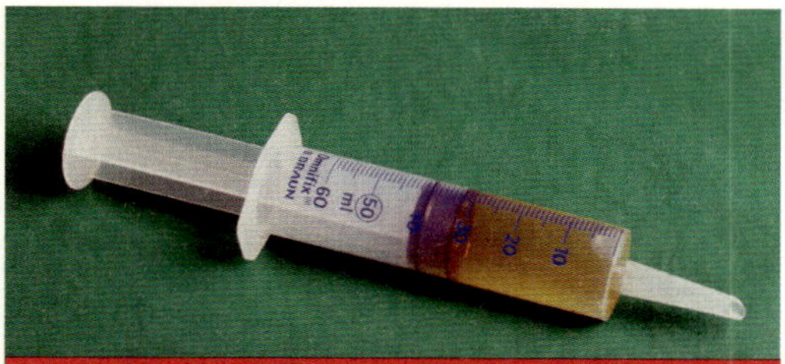

2 Allgemeine urologische Diagnostik

SAQ

2.1 Die digital-rektale Untersuchung erfolgt bei stehendem, nach vorne gebeugtem Patienten oder in Knie-Ellenbogen-Lage, Steinschnittlage oder Seitenlage mit gebeugten Hüften und Knien. Zunächst wird die mit reichlich Gleitgel angefeuchtete Fingerspitze des rechten Zeigefingers in die Analöffnung eingeführt; die Fingerbeere zeigt dabei in Richtung auf das Os Sacrum. Während der Passage des Analkanals folgt der Finger der Krümmung des Os Sacrum, dabei werden die dorsale und laterale Rektumwand palpiert. Anschließend wird der Finger um 180° gedreht, um die Prostata zu palpieren. Hierbei muss auf die Konsistenz, Größe, Abgrenzbarkeit und Verschieblichkeit gegenüber der ventralen Rektumschleimhaut geachtet werden.

2.2 Bei der digital-rektalen Untersuchung werden die Prostata (s. Tab.), der Anus und die Rektumschleimhaut beurteilt. Bei der Palpation des Anus ist auf das Vorliegen von Hämorrhoiden, ein Prolaps der Analschleimhaut, Fissuren, Fistel, Abszesse, Warzen und ein Pilonidalsinus zu achten. Außerdem wird der Analsphinktertonus geprüft. Bei der Palpation der Rektumschleimhaut wird nach Tumoren, Polypen, oder Anzeichen für eine Entzündungen gesucht.

Prostata	Beurteilung
Normalbefund	➜ Größe: kastaniengroß, durch einen Sulkus in zwei Lappen getrennt ➜ Konsistenz: weich, gummiartig ➜ gut abgrenzbar ➜ auf der darüberliegenden Rektumschleimhaut verschieblich
Prostatahyperplasie	➜ vergrößert (ggf. asymmetrisch) ➜ Konsistenz: weich ➜ gut abgrenzbar ➜ auf der darüberliegenden Rektumschleimhaut verschieblich
Prostatakarzinom	➜ Konsistenz: höckrig, hart ➜ bei fortgeschrittenem Prozess keine eindeutige Abgrenzung zur Umgebung möglich ➜ ggf. nicht mehr auf der darüberliegenden Rektumschleimhaut verschieblich
Prostatitis	➜ Untersuchung ist extrem schmerzhaft ➜ Tastbefund ist dem bei Prostatakarzinom ggf. täuschend ähnlich (insbesondere bei granulomatöser Prostatitis)
Prostataabszess	➜ Palpation sehr schmerzhaft ➜ tastbare Fluktuation (→ Abszedierung)

2.3 Die wichtigsten Verfahren der Uringewinnung in der Urologie sind:
Mittelstrahlurin (die erste und letzte Portion des Miktionsvolumens wird verworfen; die mittlere Portion wird aufgefangen und der Diagnostik zugeführt), Katheterurin (transurethral oder suprapubisch) sowie Punktionsurin (direkte sterile Punktion von Harnblase oder Nierenbecken). Bei der Uringewinnung von Mittelstrahl- oder Katheterurin ist auf die vorherige Reinigung der Genitalregion zu achten.

2.4 Die Urindiagnostik umfasst im Wesentlichen den so genannten „Urinstatus" und die im Rahmen der Tumordiagnostik und -nachsorge eingesetzte Urinzytologie. Zum Urinstatus gehören die makroskopische Untersuchung (z. B. Farbe, Trübung, Menge), die Teststreifen-Untersuchung (semiquantitative Untersuchung auf z. B. Leukozyten, Nitrit, Protein, pH-Wert,

Glucose und Erythrozyten, s. Tab. 2.1), die mikroskopische Untersuchung des Urinsediments (u. a. quantitative Bestimmung von Erythrozyten und Leukozyten sowie Erythrozytenmorphologie, s. Tab. 2.2) und das bakteriologische Labor (Objektträgerkultur zum Erregernachweis sowie zur Keimzahl- und Resistenzbestimmung).
Bei der Urinzytologie werden die Urothelzellen im Urinsediment mikroskopisch nach zytologischen Kriterien beurteilt (z. B. Kern-Plasma-Relation, Hyperchromasie oder Kernpolymorphie).

2.5 Mit der so genannten Drei-Gläser-Probe kann Urin und Prostataexprimat zur weiteren Diagnostik und Differenzierung der Lokalisation eines pathologischen Prozesses im Bereich der ableitenden Harnwege gewonnen werden (s. Tab.)

Glas	Probenherkunft
1	erste Urinportion (wenige ml) aus der Harnröhre; pathologisches Ergebnis deutet auf Geschehen im Bereich der Urethra hin
2	Mittelstrahlurin; pathologisches Ergebnis deutet auf Geschehen im Bereich der Harnblase hin
Objektträger	Gewinnung des Prostataexprimats durch digital-rektale Untersuchung, welches zur mikroskopischen und kulturellen Untersuchung oft direkt auf einen Objektträger aufgebracht wird
3	Resturin aus der Harnblase; pathologisches Ergebnis deutet auf Geschehen im Bereich der männlichen Adnexe hin

2.6 Die Urodynamik umfasst Funktionsuntersuchungen zur qualitativen und quantitativen Beurteilung des gesamten unteren Harntrakts. Die wichtigsten Untersuchungsmethoden sind die Uroflowmetrie (Erfassung und (grafische) Darstellung des Miktionsvolumens in Abhängigkeit von der Zeit (Miktionsdauer)), die Zystometrie (Blasendruckmessung zur qualitativen und quantitativen Erfassung der Speicherfunktion der Blase), die Miktionszystometrie (Druck-Fluss-Messung zur qualitativen und quantitativen Erfassung der Entleerungsfunktion der Blase) und das Urethradruckprofil (Messung der Druckverhältnisse im Bereich definierter Punkte im Harnröhrenverlauf zur Inkontinenzabklärung).

2.7 Die wichtigsten Indikationen zur Urodynamik sind neurogene und nicht-neurogene Blasenentleerungsstörungen sowie die Inkontinenzabklärung bei Mann und Frau.

2.8 Zu den wichtigsten sonografischen Untersuchungen, s. Tab.

Organ	Beurteilung
Niere	→ Abklärung unklarer Flankenschmerzen und Harnstauung → Diagnostik bei Nierentraumen, Pyelonephritis und Nierenabszessen → Screening, Diagnostik und Verlaufskontrolle bei Nephrolithiasis und Raumforderungen der Niere
Harnblase	→ Screening und Abklärung von Raumforderungen, Blasensteinen und Blasenentleerungsstörungen (v. a. Restharnmessung, Blasendivertikel)
Prostata und Samenblasen	→ Abklärung jeglicher Miktionsbeschwerden beim Mann (LUTS, Prostatitis, Prostatahyperplasie) → Diagnostik und Staging des Prostatakarzinoms → interventionelle Sonografie (ultraschallgesteuerte Prostatabiopsie, LDR- und HDR-Brachytherapie)
Hoden	→ Abklärung von Hodenschmerzen und unklaren Raumforderungen

2.9 Die wesentlichen Verfahren der urologischen Röntgendiagnostik zur Abklärung des oberen und unteren Harntrakts sind i. v.-Urografie, Zystografie, Miktionscysturethrografie (MCU) und die retrograde Urethrografie. Darüber hinaus besitzen CT und MRT große diagnostische Bedeutung.

2.10 Die beiden wichtigsten nuklearmedizinischen Verfahren in der Urologie sind die statische und dynamische Nierenszintigrafie sowie die Knochenszintigrafie. Indikationen für die Nierenszintigrafie sind v. a. die Darstellung der (seitengetrennten) Nierenfunktion sowie die Diagnostik einer Obstruktion mit relevanter Abflussstörung im Bereich der oberen Harnwege (z. B. subpelvine Harnleiterstenose).

Bei der statischen Nierenszintigrafie erfolgt die Darstellung des funktionsfähigen Nierengewebes durch die Gabe von ^{99m}Tc-DMSA (Dimercaptobernsteinsäure), welches tubulär gespeichert, aber kaum sezerniert wird. Nicht speichernde Areale weisen auf Parenchymnarben nach Pyelonephritis, auf ektopes Nierengewebe oder eine Nierenagenesie hin.
Für die dynamische Nierenszintigrafie (Nierensequenzszintigrafie) wird ^{99m}Tc-MAG$_3$ (Mercapto-Acetyltriglycin) eingesetzt, das v. a. tubulär sezerniert wird und damit den Tracerabstrom aus der Niere in die Blase darstellt. Dieses Untersuchungsverfahren eignet sich damit besonders gut zur Bestimmung der renalen Clearancefunktion. Die zusätzliche Gabe von Lasix dient dem Nachweis einer urodynamisch relevanten Obstruktion (s. Tab.).
Die wichtigsten Indikationen der Knochenszintigrafie sind der Nachweis osteoplastischer Knochenmetastasen (z. B. Prostata- oder Mammakarzinom) sowie der Einsatz bei Diagnostik und Verlaufskontrolle von Skelettmetastasen und die Abklärung von ossären Infektionen und Frakturen.

Ausscheidung des Tracers nach Lasix-Gabe	Beurteilung
HWZ < 10 min	keine Obstruktion
HWZ 10–20 min	Grauzone (nicht sicher beurteilbar)
HWZ > 20 min	urodynamisch relevante Obstruktion

2.11 Die wichtigsten endoskopischen Verfahren in der Urologie sind die Urethrozystoskopie (→ gemeinsam mit der Ureteropyelografie zur Spiegelung von Harnröhre und Harnblase sowie zur KM-Darstellung von Harnleiter und Nierenbecken), die Ureterorenoskopie (→ Spiegelung von Harnleiter und Nierenbecken) sowie die perkutane Nephroskopie (→ perkutane Spiegelung des Nierenbeckenkelchsystems). Alle Verfahren sind prinzipiell mit starren und flexiblen Geräten durchführbar. Prinzipiell werden die starren Endoskope dabei eher für therapeutische Interventionen und diagnostische Probeentnahmen verwendet, flexible Endoskope kommen im Rahmen der diagnostischen Endoskopie und Lasertherapie zum Einsatz.

MC

2.12 Lösung C
Das Glomerulusfiltrat oder die glomeruläre Filtrationsrate (GFR) bezeichnet das aus den glomerulären Kapillarschlingen abgepresste Primärharnvolumen pro Zeiteinheit. Bis zum 30. Lebensjahr liegt der Normbereich bei etwa 90–130 ml/min.
Zu (D), (E): Eine GFR von 60 bzw. 30 ml pro Minute findet sich bei einer kompensierten bzw. dekompensierten Niereninsuffizienz.
Zu (A), (B): Eine deutlich erhöhte GFR von 250 bzw. 500 ml pro Minute findet sich z. B. bei einer Widerstandserhöhung des nachgeschalteten Vas efferens oder bei einer Dilatation der glomerulären Kapillarschlingen (Vasa afferentia).

2.13 Lösung B
Der ungestaute Harnleiter lässt sich sonografisch nur schwer beurteilen. Dies gilt insbesondere für das mittleren Drittel. Eine Ausnahme ist der prävesikale Abschnitt, der sich v. a. bei gefüllter Harnblase gut darstellen lässt, so dass die Sonografie zur Abklärung prävesikaler Harnleiterkonkremente genutzt werden kann. Insgesamt ist die Sonografie in der Diagnostik von Harnleiterstörungen daher gewissen Einschränkungen unterworfen.
Zu (A), (C), (D) und (E): Die Sonografie der Nieren, der (gefüllten) Harnblase, der Prostata sowie des Hodens gehört aufgrund der sehr guten sonografischen Darstellbarkeit dieser Organe zur absoluten urologischen Routinediagnostik.

2.14 Lösung A
Die akute Glomerulonephritis zeigt im Ausscheidungsurogramm in der Regel keinen pathologischen Befund. Richtungsweisend sind hier vielmehr Laborwerte (z. B. nephrologischer Urinstatus, Blutbild, Retentionswerte und Elektrolyte), immunologische Untersuchungen (z. B. ASL-Titer), Bildgebung (z. B. CT/MRT, Sonografie) und ggf. die Nierenbiopsie!
Zu (B) und (C): Bei einer destruierenden Pyelonephritis und einem Nierentumor können im Ausscheidungsurogramm die entsprechenden Deformationen, Vernarbungen oder Verdrängungen erkannt werden.
Zu (D): Während sich Schatten gebende Konkremente bereits auf der Leeraufnahme zeigen, stellen sich nicht Schatten gebende Nierenbeckenkonkremente erst indirekt im Ausscheidungsurogramm als Kontrastmittelumfließungsfigur dar.
Zu (E): Die hydronephrotische Niere im Endstadium ist im Ausscheidungsurogramm stumm. Besitzt die

Niere noch eine Restfunktion, kommt es möglicherweise zur flauen Kontrastmittelausscheidung in ein massiv dilatiertes oberes Hohlsystem. (Zum Vergleich: Bei zeitgerechtem KM-Abfluss: Darstellung des kompletten Hohlsystems nach 12–15 Minuten).

2.15 Lösung E

Das Ausscheidungsurogramm zeigt eine zarte und zeitgerechte Kontrastmittelausscheidung über ein unauffälliges oberes Hohlsystem. In Folge der Harnleiterperistaltik ist auch der Harnleiter abschnittsweise und unauffällig dargestellt. Die Harnblase ist kontrastmittelgefüllt, der Blasenboden erscheint deutlich angehoben und die prävesikalen Harnleiter zeigen die typische „Korbhenkelform". Zusammen mit der Symptomatik (Nykturie) spricht dies am ehesten für das Vorliegen eines großen Prostataadenoms.

Zu (A): Ein großer solitärer Harnblasenstein wäre als Schatten gebender Stein ggf. bereits in der Leeraufnahme sichtbar. Ein nicht Schatten gebender großer Blasenstein würde sich spätestens in der Füllungsaufnahme als Kontrastmittelaussparung darstellen.

Zu (B): Größere Blasentumoren können sich als unregelmäßige Kontrastmittelaussparungen darstellen.

Zu (C): Die Ureterozele (zystische Auftreibung des intravesikalen, submukösen Harnleiteranteils) zeigt sich im Ausscheidungsurogramm als kugelförmiger Kontrastmitteldefekt durch den in das Blasenlumen prolabierten Harnleiteranteil („Schlangenkopfphänomen").

Zu (D): Ein Prostatakarzinom im Stadium T2 ist im Ausscheidungsurogramm nicht zu erkennen. Weit fortgeschrittene Prostatakarzinome (T4) können den Blasenboden in Folge der Tumorinfiltration im Ausscheidungsurogramm unregelmäßig aufwerfen.

2.16 Lösung E

In Folge des chronisch destruierenden Prozesses im Rahmen einer chronischen Pyelonephritis kann es durch Narbenbildung und reaktive Veränderungen zu Einziehungen der Nierenoberfläche (1), Verplumpung von Nierenkelchen (2), Verkalkungen in Projektion auf die Nierenkelche (3) sowie zur seitendifferenten oder einseitigen Nierenverkleinerung (4) kommen.

2.17 Lösung A

Das retrograde Urethrogramm zeigt eine blendenförmige, filiforme und kurzstreckige Striktur im Bereich der bulbären Harnröhre.

Zu (B): Urethralklappen sind angeborene Segel im Bereich der prostatischen Harnröhre, die ausschließlich bei Jungen vorkommen. Sie sind sehr selten und werden meist bereits in der Fetalperiode oder in der frühen Neugeborenenzeit durch eine urodynamisch relevante infravesikale Obstruktion symptomatisch.

Zu (C): Die Prostatahyperplasie ist im retrograden Urethrogramm durch eine deutliche Verlängerung und Steilstellung der prostatischen Harnröhre sowie eine Anhebung des Blasenbodens gekennzeichnet. Beides ist hier nicht der Fall.

Zu (D): Ein Urethratumor würde eine unregelmäßige Kontrastmittelaussparung hervorrufen. Die Urethra ist jedoch allseits glatt berandet und scharf abgegrenzt.

Zu (E): Eine Prostatahypoplasie findet sich beim Kastraten und ist klinisch asymptomatisch.

2.18 Lösung A

Mitten im Lumen der mäßig gefüllten Blase zeigt sich eine gestielte, solide Raumforderung. Bis zum Beweis des Gegenteils muss von einem Urothelkarzinom ausgegangen werden. Um dies auszuschließen, wird als nächstes eine TUR-B durchgeführt, bei der der Tumor transurethral reseziert und histopathologisch untersucht wird.

Zu (B) und **(D):** Blasendivertikel stellen sich als flüssigkeitsgefüllte (echoarme) Ausstülpungen nach extravesikal dar. Divertikelsteine zeigen sonografisch in der Regel eine echoreiche Struktur im Bereich des Divertikels. Sie besitzen meist den typischem dorsalen Schlagschatten (Schallauslöschung).

Zu (C): Blasensteine sind in der Regel sonografisch anhand der Schallauslöschung mit Schallschatten (Schlagschatten) ebenfalls gut zu erkennen und vom Blasentumor zu differenzieren. Im Zweifelsfall hilft die Zystoskopie!

Zu (E): Nach einer Urogenitaltuberkulose kann zur Schrumpfung, Verkalkung und narbigen Verziehung der Blase kommen. Der sonografische Befund kann in der Regel nicht mit einer Raumforderung verwechselt werden.

2.19 Lösung A

Auf dem angefertigten Längsschnitt zeigt sich eine solide Raumforderung von 3,5 cm Durchmesser im Bereich des Nierenunterpols. Bis zum Beweis des Gegenteils spricht dieser Befund am ehesten für ein Nierenzellkarzinom.

Zu (B): Der dargestellte Befund geht eindeutig vom Parenchymmantel der Niere aus und kann daher nicht einem Urothelkarzinom des Nierenbeckens entsprechen. Nierenbeckentumoren sind nur bei größeren Befunden sonografisch als zentrale Raumforderung darstellbar. Diagnostisches Verfahren der Wahl bei Verdacht auf ein Urothelkarzinom des Nierenbeckens ist das Ausscheidungsurogramm. Hier stellen sich diese Tumoren als unregelmäßige, teils mottenfraßähnliche Füllungsdefekte im oberen Hohlsystem dar.

Zu (C): Ein Stein in einem aufgeweiteten Nierenkelch käme als echoreicher Steinreflex mit dahinter liegendem Schallschatten zur Darstellung.

Zu (D): Eine Zystenniere ist durch multiple zystische (und damit nicht-solide) Raumforderungen gekennzeichnet. Diese erscheinen im Gegensatz zur soliden Raumforderung im Ultraschall nahezu echolos.

Zu (E): Ein Kelchdivertikel erscheint sonografisch als kleiner, zentral gelegener echoarmer Bezirk. Der Befund ähnelt dem einer Parenchymzyste.

2.20 Lösung E

Bei der Uroflowmetrie (= Urinvolumen pro Zeiteinheit) des Erwachsenen gilt eine maximale Harnflussrate von mindestens 15 ml/s als normal.

2.21 Lösung B

Zur Beurteilung der Harnblasenfunktion, insbesondere im Rahmen der Inkontinenzabklärung dient die Urethrozystometrie als Bestandteil der urodynamischen Untersuchung. Hierbei kann der Harnröhrenverschlussdruck bestimmt werden. Ein tiefer Harnröhrenverschlussdruck (unter 20 cm H_2O) stellt dabei ein typisches urethrometrisches Korrelat der Belastungsinkontinenz dar.

Zu (A): Die Zystoskopie dient der Ausleuchtung und Inspektion der Harnblase. Der Harnröhrenverschlussdruck kann hierbei nicht gemessen werden.

Zu (C): Eine Rektoskopie hat nichts mit dem diagnostischen Instrumentarium zur Beurteilung der Miktionsabläufe zu tun.

Zu (D): Mit der perinealen Sonografie kann die Harnröhre dargestellt werden. Eine Druckmessung ist jedoch nicht möglich.

Zu (E): Der Harnblasenelevationstest (Bonney-Test) kommt bei der Diagnostik der Belastungsinkontinenz zum Einsatz. Hierbei wird die vordere Vaginalwand durch den Untersucher manuell angehoben und die Patientin wird aufgefordert zu husten. Verschwindet die Belastungsinkontinenz während dieses Manövers, kann davon ausgegangen werden, dass eine Suspensionsplastik eine sinnvolle Therapieoption darstellt.

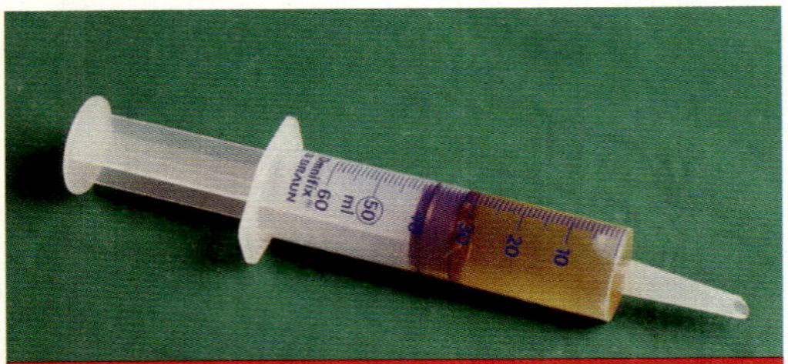

3 Harndrainage und Harnableitung

SAQ

3.1 Indikationen zur Harnblasenableitung mittels suprapubischem oder transurethralem Harnblasenkatheter sind der Harnverhalt, fieberhafte Harnwegsinfekte, eine exakte Flüssigkeitsbilanzierung, die Inkontinenz (transurethraler Dauerkatheter), Blasenentleerungsstörungen (v.a suprapubischer Blasenkatheter) sowie die temporäre peri- und postoperative Harnableitung.

Eine absolute Kontraindikation für eine suprapubische Blasenfistelung ist das Vorliegen eines bekannten Urothelkarzinom der Harnblase. Eine massive Gerinnungsstörung bzw. die Therapie mit Antikoagulanzien und der mehrfach voroperierte Verwachsungsbauch sind relative Kontraindikationen. Die Anlage eines transurethralen Blasenkatheters ist bei Zustand nach Harnröhrentrauma kontraindiziert; hier ist eine vorherige Abklärung mittels retrograder Urethrografie erforderlich. Bei blinder transurethraler Katheterisierung besteht die Gefahr eine inkomplette Harnröhrenruptur in eine komplette zu überführen bzw. Keime zu verschleppen.

MC

3.2 Lösung C

Zu (2) und **(4)**: Bei der supravesikalen Harnableitung erfolgt die Urinableitung oberhalb der Einmündung des Ureters in die Blase. Die wichtigsten Verfahren der supravesikalen Harnableitung sind das Ileum-Conduit, die Harnleiter-Darm-Implantation und die Ureterokutaneostomie.

Zu (1) und **(3)**: Sowohl die suprapubische Vesikostomie als auch der transurethrale Katheterismus sind keine Formen der supravesikalen Harnableitung.

3.3 Lösung D

Das Ileum-Conduit beschreibt das Einpflanzen eines oder beider Harnleiter in ein ausgeschaltetes Darmreservoir, welches aus einem Stück terminalem Ileum gebildet wird. Dieses wird als sogenanntes inkontinentes Stoma in die Haut implantiert.

Zu (A): Ein Beispiel für eine Enteroanastomose ist z. B. die Ureterosigmoidostomie, bei der der Ureter in das Sigma eingepflanzt wird. Da es hierbei um eine innere Harnableitung handelt, spricht man von einem kontinenten Stoma.

Zu (B): Die Blasenerweiterungs-Plastik mittels Ileum-Transplantat (z. B. bei Schrumpfblase) dient der Vergrößerung der Blasenkapazität durch einen teilweisen Ersatz der Harnblase mithilfe eines Darmanteils. Dieses Verfahren wird als Blasenaugmentation bezeichnet.

Zu (C): Die Osteotomie ist ein Begriff aus der Orthopädie/Unfallchirugie und hat in der Urologie nichts verloren.

Zu (E): Die ileokolische Invagination bezeichnet ein Verfahren zur Kontinenzherstellung bei kontinenten supravesikalen Reservoiren. Sie hat mit dem Ileum-Conduit nichts zu tun und stellt überdies sicherlich absolutes Spezialwissen dar.

3.4 Lösung B

Bei der Ureterosigmoidostomie wird der Ureter in das Sigma eingepflanzt, Urin und Stuhl werden gemeinsam ausgeschieden. Aufgrund der analen Kontinenz ist diese Harnumleitung kontinent.

Zu (A), **(C)**, **(D)** und **(E)**: Bei allen übrigen hier aufgeführten Harnableitungen wird der Urin mittels (nassem) Stoma nach außen abgeleitet. Konsequenterweise wird daher von inkontinenten Harnableitungen gesprochen.

3.5 Lösung B

Zu (1) und **(3)**: Eine typische Spätkomplikation der Ureterosigmoideostomie ist die hohe Inzidenz der hyperchlorämischen Azidose. Diese entsteht durch Elektrolytverschiebungen und -verluste aufgrund einer Rückresorption von Urinbestandteilen durch die Darmschleimhaut. Weitere Spätkomplikationen sind aufsteigende Infektionen durch eine Keimbesiedlung sowie die hohe Rate an Stenosen im Bereich der Harnleiterimplantationsstelle mit konsekutiver Harnstauungsniere.

Zu (2): Es ist eine hyperchlorämische Azidose und keine Alkalose, die aus der mehr oder weniger kontinuierlichen Rückresorption saurer Valenzen durch die Darmschleimhaut resultieren kann.

Zu (4): Die Rektum-Harnblasen-Fistel hat nichts mit der Ureterosigmoideostomie zu tun!

3.6 Lösung E

Zu (A): Zur Basispflege eines suprapubischen Blasenkatheters gehört die tägliche Reinigung und Hautpflege an der Katheteraustrittsstelle.

Zu (B) und (C): Zur Erzielung einer ausreichenden Harndilution sind die Patienten zur ausreichenden Flüssigkeitsaufnahme anzuhalten. Dieses dient der Inkrustationsprophylaxe des Kathetersystems! Ggf. kann hierbei auch die zusätzliche Harnansäuerung hilfreich sein.

Zu (D): Die Katheterwechselintervalle sind je nach Inkrustationsneigung und Kathetermaterial individuell festzulegen. Als Faustregel gilt: bei transurethralem Dauerkatheter alle 3–4 Wochen, bei suprapubischem Katheter alle 5–6 Wochen.

3.7 Lösung C

Zu (1): Im Gegensatz zu PVC weist Silikon eine geringere Inkrustationsneigung auf, so dass Silikon bei Katheterdauerträgern bevorzugt eingesetzt werden sollte.

Zu (2), (3) und (4): Um das Bakterienwachstum und die Inkrustationsneigung zu hemmen, sollte der Urin durch ausreichende Flüssigkeitszufuhr verdünnt (spezifisches Harngewicht von < 1015) und ggf. etwas angesäuert werden.

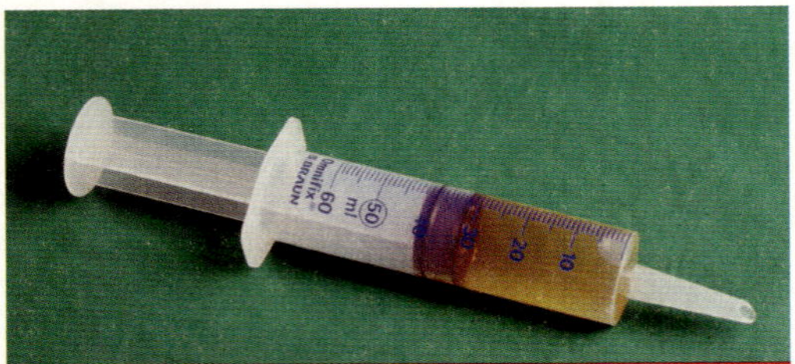

4 Fehlbildungen

Fälle

4.1.1 Die rezidivierenden dumpfen Schmerzen und das Druckgefühl im Bereich der linken Flanke können auf einen Prozess im Bereich der linken Niere hindeuten. Die Zunahme der Beschwerden nach Aufnahme von Flüssigkeit weist auf eine Störung des Harnabflusses hin, bei der es unter forcierter Diurese zu einem Druckanstieg im Nierenbeckenkelchsystem mit Schmerzen kommt. Daher lautet die Verdachtsdiagnose subpelvine Harnleiterstenose links. Der Urinbefund schließt eine Nephrolithiasis (keine Mikrohämaturie) oder eine infektiöse Genese (keine Entzündungszeichen im Urinstatus (Leukozyten, Bakterien, Nitrit)) weitestgehend aus. Gallensteine als mögliche Differenzialdiagnose scheiden auf der linken Seite ebenfalls aus.

4.1.2 Die weiteren diagnostischen Schritte umfassen die Sonografie der Nieren (Kelchektasie, vergrößertes und verplumptes Nierenbecken) die Anfertigung einer i. v.-Urografie (verzögerte KM-Ausscheidung, hoher, filiformer Harnleiterabgang aus dem Nierenbecken, u. U. fehlende Darstellung des Harnleiters), die Urethrozystoskopie mit Ureteropyelografie sowie die Anfertigung einer Nierenszintigrafie (MAG-3-Clearance) mit Lasix-Belastungstest zum Nachweis einer relevanten Obstruktion.

4.1.3 Die Therapie der Wahl (Goldstandard) besteht in der Durchführung einer kontinuitätsdurchtrennenden Nierenbeckenplastik nach Anderson-Hynes. Nach offen chirurgischer oder laparoskopischer Freilegung der betroffenen Niere erfolgt hierbei zunächst die Resektion des stenotischen Harnleiteranteils zusammen mit dem aufballonierten Anteil des Nierenbeckens. Anschließend werden Harnleiter und Nierenbecken am tiefsten Punkt des Nierenbeckens reanastomosiert.

SAQ

4.2 Die Nierenagenesie beschreibt ein ein- oder beidseitiges komplettes Fehlen der Nierenanlage. Die entsprechende Nebenniere ist in der Regel normal angelegt. Von einer Nierenaplasie spricht man bei noch rudimentär nachweisbarem Nierengewebe. Klinisch ist dieser Befund jedoch mit der Nierenagenesie gleichzusetzen.
Eine Nierenhypoplasie beschreibt eine zu kleine Niere bei strukturell und funktionell erhaltener Binnenarchitektur mit meist nahezu normaler Funktion. Im Gegensatz dazu weist die Nierendysplasie eine gestörte Organbinnenarchitektur auf. Diagnostik und Therapie der Nierenhypoplasie und -dysplasie unterscheiden sich nicht.

4.3 Einfache Nierenzysten sind solitär oder multipel vorkommende, flüssigkeitsgefüllte Kammern im Nierenparenchym. Die einfache, asymptomatische Nierenzyste besitzt an sich keinen Krankheitswert. Als „Zystennieren" bezeichnet man die autosomal-dominant vererbte polyzystische Nierendegeneration (Potter-Typ III). Sie manifestiert sich in der Regel beidseits im Erwachsenenalter als palpabler Tumor mit Verdrängungssymptomen. Typische Komplikationen sind Einblutungen, Makrohämaturie sowie die Entwicklung einer renalen Hypertonie. Zystennieren sind häufig assoziiert mit weiteren Fehlbildungen, insbesondere Leber- und Pankreaszysten sowie Hirnbasisaneurysmata. Die Krankheit hat in der Regel einen progredienten Verlauf und führt in der 6.-7. Dekade bei etwa 50% der Patienten zu einer dialysepflichtigen Niereninsuffizienz.
Auch die autosomal-rezessiv vererbte infantile polyzystische Nierendegeneration (Potter-Typ I) manifestiert sich beidseits und ist mit weiteren Fehlbildungen vergesellschaftet. Hierzu gehören insbesondere eine Lungenhypoplasie und eine kongenitale Leberzirrhose, die postnatal zu respiratorische Komplikationen führen. Bereits im frühen Säuglingsalter kommt es zur Entwicklung einer progredienten Niereninsuffizienz und portalen Hypertension; die Säuglinge weisen u. U. die typische Potter-Fazies (Epikanthus, überweiter Augenabstand, Ohrmuscheldeformität, unterentwickelter Unterkiefer) auf. Die Prognose ist be-

reits bei der Geburt bzw. im frühen Säuglingsalter infaust.

4.4 Die Meyer-Weigertsche Regel beschreibt ein Phänomen, das sich bei Doppelnierenanlagen findet: Der Harnleiter der oberen Nierenanlage mündet kaudal und medial der Mündung des Harnleiters der unteren Nierenanlage in die Blase. Der intramurale Verlauf des kranial mündenden Harnleiters des unteren Doppelnierenanteils ist hierdurch kürzer, was das Auftreten eines vesikoureteralen oder vesikorenalen Refluxes fördert.

4.5 Das Klinefelter-Syndrom (Karyotyp 47 XXY) stellt die häufigste Ursache des männlichen Hypogonadismus (2 : 1.000) dar. Die Diagnose wird häufig erst in der Pubertät gestellt. Durch den Mangel an Testosteron bzw. Überschuss an Östradiol kommt es bei den Patienten meist zur Infertilität, Hochwuchs, Hypogonadismus und ggf. verminderter Intelligenz. Typisch ist eine relativ kräftige Ausprägung weiblicher Merkmale (Gynäkomastie, weiblicher Behaarungstyp). Die Therapie besteht in der Testosteronsubstitution.

Das Turner-Syndrom (Karyotyp 45 X0 bei weiblichem Phänotyp) wird ebenfalls in der Regel erst zu Beginn der Pubertät diagnostiziert. Durch das Östrogendefizit kommt es in Folge eines streifigen, bindegewebigen Umbaus der Ovarien („Streak-Gonaden") zur Infertilität sowie Minderwuchs. Therapeutisch wird Östrogen sowie HCG zur Verbesserung des Längenwachstums substituiert.

MC

4.6 Lösung D

Die Nierenbeckenplastik (nach Anderson-Hynes) ist der Goldstandard zur operativen Versorgung einer Engstelle im Bereich des subpelvinen Harnleiters (= pyeloureterale Stenose).

Zu (A): Die retroperitoneale Fibrose (Morbus Ormond) wird durch Lyse und Intraperitonealisierung der Harnleiters operativ versorgt.

Zu (B): Parapelvine Zysten werden, sofern sie symptomatisch werden und/oder den Harnabfluss behindern, zunächst perkutan punktiert, abgesaugt und sklerosiert. Im Rezidivfall können sie auch offen chirurgisch oder laparoskopisch abgetragen werden.

Zu (C): Der primär kongenitale Megaureter erfordert je nach Ätiologie (primär obstruktiv oder refluxiv?), Ausprägung und Nierenfunktion eine differenzierte operative Behandlung. Allerdings steht keines der unter Umständen erforderlichen operativen Verfahren im Zusammenhang mit einer Nierenbeckenplastik.

Zu (E): Hufeisennieren bedürfen primär keiner Nierenbeckenplastik; liegt allerdings eine pyeloureterale Stenose vor, kommt hier ebenfalls die Nierenbeckenplastik zur Anwendung (ggf. in Kombination mit einer Durchtrennung der Fusionsstelle).

4.7 Lösung A

Der Ureter fissus bezeichnet die doppelte Anlage des Nierenbeckens mit Abgang von zwei Ureteren, die sich an beliebiger Stelle im Verlauf zwischen Pyelon und Harnblase Y-förmig zu einem Ureter vereinigen und in einem Ostium in die Blase münden. Da die Peristaltikwellen, die in beiden Ureteren ablaufen nicht aufeinander abgestimmt sind, kann der Urin aus dem einen Ureter im Bereich der Vereinigungsstelle in den zweiten Ureter „pendeln", anstatt in die Blase abzufließen (ureteroureteraler Reflux, „Jo-Jo-Phänomens").

Zu (B): Bei einem kompletten Ureter duplex besteht keine Beziehung zwischen den beiden Ureteren, beide Harnleiter münden getrennt in einem jeweils eigenen Ostium in der Harnblase.

Zu (C): Beim primär obstruktiven Megaureter kommt es aufgrund eines aganglionären distalen Harnleitersegments zu einer Abflussstörung.

Zu (D): Bei der kaudalen Harnleiterektopie mündet der Harnleiter unphysiologisch unterhalb des Ureterenleiste (bei Männern z. B. in der Samenblasen, Prostata/prostatischen Harnröhre, Ductus deferens, bei Frauen z. B. in der Vagina). Symptomatisch wird eine ektope Harnleitermündung z. B. durch eine Harnstauungsniere bei obstruktivem Harnleiterostium oder durch eine Inkontinenz, wenn die Mündung distal des Schließmuskels liegt (nur bei Frauen). Einen ureteroureteraler Reflux kann sie jedoch nicht verursachen.

Zu (E): Als retrograde Ejakulation bezeichnet man den retrograden Samenerguss in die Blase. Das Ejakulat wird zusammen mit dem Urin ausgeschieden. Eine retrograde Ejakulation ist eine häufige Folge nach TUR-P.

4.8 Lösung E

Das MCU ist die zentrale Methode zum Nachweis eines vesikoureteralen- oder vesikorenalen Refluxes. Zur Anfertigung des Zystogramms wird die Harnblase zunächst mithilfe eines dünnen transurethralen Katheters in Rückenlage auf dem Röntgentisch aufgefüllt. Anschließend wird der Patient zum Wasserlassen aufgefordert; dabei werden im seitlichen Strahlengang weitere Aufnahmen zum etwaigen Refluxnachweis angefertigt.

Zu (A): Mit der Zystoskopie kann die Ostienmorphologie beurteilt werden, die einen indirekten Hinweis auf einen Reflux bietet („unreife" Ostienmorphologie bei lateralisierter Ostienlage). Der direkte Nachweis eines Refluxes gelingt mit der Zystoskopie jedoch nicht.

Zu (B): Die Uroflowmetrie dient der Erfassung und Darstellung des Miktionsvolumens in Abhängigkeit von der Miktionsdauer. Auf diese Weise gewinnt man Informationen über die Blasenentleerung, nicht jedoch über einen möglichen Reflux.

Zu (C): Mit der Ausscheidungsurografie (AUG) können die Morphologie und Funktion des Harntrakts beurteilt werden. Sie dient der Diagnostik und Verlaufskontrolle bei Nephrolithiasis und Urothelkarzinom sowie der Abklärung rezidivierender Infekte oder Flankenschmerzen, nicht jedoch der Refluxdiagnostik.

Zu (D): Mit retrograder Pyelografie wird die retrograde Kontrastmitteldarstellung des Harnleiters und Nierenbeckens im Rahmen einer Urethrozystoskopie bezeichnet. Zur Refluxdiagnostik kann sie nichts beitragen.

4.9 Lösung A

Eine angeborene Insuffizienz im Bereich des Harnleiterostiums (lateralisierte Lage und „unreife" Morphologie"), häufig in Kombination mit einer ungenügenden Länge des intramuralen Harnleiterverlaufs ist eine typische Ursache für einen primären Reflux. Bei Druckanstieg in der Blase kann das Harnleiterostium nur ungenügend durch die Blasenmuskulatur abgeschlossen werden und es kommt zum Reflux.

Zu (B), (C), (D) und (E): Sowohl die erworbene Insuffizienz im Bereich des Harnleiterostiums (z. B. nach TUR-B) als auch eine chronisch-interstitielle Zystitis, ein Harnblasenkarzinom und eine hintere Harnröhrenklappe stellen eigenständige pathologische Prozesse dar, die erst sekundär einen Reflux verursachen können.

4.10 Lösung C

Durchbruchsinfekte trotz Antibiotikaprophylaxe stellen eine Indikation zur operativen Therapie des vesikoureteralen Refluxes dar. Das allgemeine Prinzip aller operativem Verfahren besteht in der Verlängerung des intramuralen Harnleiterverlaufs zur Rekonstruktion eines suffizienten Antireflux-Mechanismus.

Zu (A): Die Fortführung der Infektionsprophylaxe mit einem anderen Antibiotikum bis ins Erwachsenenalter ist nach stattgehabten Durchbruchsinfekten kontraindiziert.

Zu (B) und (E): Eine längerfristige Harnableitung mittels transurethralem Blasenkatheter und Beinbeutel oder Zystostomiekatheter (Cystofix) in Kombination mit einer Fortführung der Infektionsprophylaxe mit anderem Antibiotikum gehören unter keinen Umständen zum Konzept der Refluxtherapie!

Zu (D): Die vorübergehende ureterokutane Niederdruckableitung beidseits stellt ein therapeutisches Verfahren bei beidseitigen obstruktiven Megaureteren dar, nicht jedoch im Rahmen der Refluxtherapie.

4.11 Lösung A

Da bei einem niedergradigen Reflux gute Chancen zur Spontanmaturation des Refluxes bestehen, ist im beschriebenen Fall zunächst eine langfristige antibiotische Metaphylaxe zur Infektvorbeugung indiziert. Dieses Vorgehen sollte bei Mädchen maximal bis zum 4. Lebensjahr, bei Jungen bis zum 2. Lebensjahr fortgeführt werden.

Zu (B) und (D): Sowohl die extravesikale Antirefluxplastik nach Lich-Grégoir (Verlagerungstechnik) als auch die transvesikale Antirefluxplastik nach Politano-Leadbetter (Reimplantationstechnik) stellen offen operative Therapieformen des vesikoureteralen Refluxes dar. Indikationen hierfür sind z. B. Durchbruchsinfekte trotz Antibiotikaprophylaxe, hochgradiger Reflux (Grad IV-V) mit Nierenparenchymnarben, mangelnde Compliance der Patienten(-eltern), neue Nierenparenchymnarben oder eine Funktionsverschlechterung der Nieren.

Zu (C): Die vorübergehende ureterokutane Niederdruckableitung zur Rekompensation der Nierenleistung stellt ein therapeutisches Verfahren bei beidseitigen obstruktiven Megaureteren dar.

Zu (E): Meatotomie und Harnröhrenschlitzung dienen der operativen Therapie von Meatus- und Harnröhrenstenosen. Beide Erkrankungen können Ursache eines sekundären Refluxes sein!

4.12 Lösung A

Das Prune-Belly-Syndrom („Pflaumenbauchsyndrom") ist durch eine Bauchwanddysplasie, dysplastische Veränderungen der ableitenden Harnwege (z. B. vesikorenaler Reflux, dysplastische Nieren, Blasenhypotonie mit übergroßer Kapazität oder Prostata- und Harnröhrendysplasie) sowie einen bilateralen Kryptorchismus gekennzeichnet.

Zu (B): Die chromosomale X0-Konstellation mit Dysgenesie der Gonaden und weiblichem Phänotyp beschreibt das Turner-Syndrom.

Zu (C): Eine Gesichtsdysplasie mit z. B. Verformung des äußeren Ohres findet sich als so genannte „Potter-Fazies" bei beidseitiger Nierenagenesie.

Zu (D): Die polyzystische Nierendysplasie, oftmals verknüpft mit zystischen Gallengängen, findet sich bei der polyzystischen Nierendegeneration, Potter-Typ III.

Zu (E): Die seltene Missbildung eines Anti-Müller-Faktor Mangels führt bei normalem männlichen Genitale durch Ovidukt-Persistenz (→ mangelnde Unterbindung der Entwicklung des Müller-Ganges) zur zusätzlichen Ausbildung weiblicher Keimdrüsen. Tuben und Uterus werden hierbei nicht selten im Rahmen der Therapie einer klinisch manifesten Leistenhernie diagnostiziert (Hernia uteri inguinalis).

4.13 Lösung D

Unter einem Hutch-Divertikel versteht man eine angeborene Ausstülpung der kompletten Harnblasenwand (Blasendivertikel) durch eine isolierte Blasenwandschwäche. Am häufigsten liegt das „Hutch-Divertikel" im Bereich der Uretermündung, meist dorsal und lateral des Ureterostiums.

Zu (A): Das häufigste Ösophagus-Divertikel ist das Zenker-Divertikel im Bereich des Hypopharynx.

Zu (B): Eine Urachus-Zyste besitzt keinen Eigennamen.

Zu (C): Colon sigmoideum und rektosigmoidalen Übergang sind häufig divertikeltragende Darmabschnitte.

Zu (E): Die Hutchinson-Trias als eine typische Veränderung im Rahmen einer Syphilis connata beschreibt eine Tonnenform der oberen Schneidezähne, eine Hornhautentzündung sowie eine Innenohrschwerhörigkeit.

4.14 Lösung A

Der Patient schildert die typischen Spätsymptome der autosomal-dominanten polyzystischen Nierendegeneration (Potter-Typ III), die bei etwa 50% der Patienten in der 6.–7. Dekade in die dialysepflichtige Niereninsuffizienz führt.

Zu (B): Bei einer Markschwammniere kommt es zu einer zystischen Erweiterung der Sammelrohre in den Nierenpyramiden. Bei komplikationslosem Verlauf ist sie primär nicht therapiebedürftig und führt in der Regel nicht zur progredientem Niereninsuffizienz. Behandlungsbedürftige Komplikationen sind z. B. Infektionen, Makrohämaturie und Nephrolithiasis.

Zu (C): Eine obstruktive Nephropathie bei retrokaval gelegenem Ureter kann in seltenen Fällen die operative Verlagerung des Harnleiters vor die V. cava erforderlich machen. Symptome können sein: Dumpfer Flankenschmerz oder progredienter Funktionsverlust der betroffenen Niere.

Zu (D): Die autosomal-rezessive polyzystische Nierenerkrankung (Potter-Typ I) ist bereits bei der Geburt oder im frühen Säuglingsalter mit einer infausten Prognose verbunden. Durch die assoziierte Leberzirrhose und Lungenhypoplasie versterben die Säuglinge häufig direkt postnatal an respiratorischen Komplikationen.

Zu (E): Die membranöse Glomerulonephritis (MGN) ist die häufigste Ursache des nephrotischen Syndroms beim Erwachsenen. Sie äußert sich in einer raschen Gewichtszunahme mit Ödemen und massiver Proteinurie als Zeichen der Nierenschädigung.

4.15 Lösung B

Der Urachus verbindet während der Embryonalentwicklung die Allantois (aus ihr entsteht die Nabelschnur) mit der primären Harnblasenanlage. Später obliteriert er in der Regel zum Ligamentum umbilicale mediale, das zwischen Nabel und Blasendom verläuft. Bleibt diese Obliteration postnatal komplett bzw. partiell aus, entstehen Fehlbildungen des Urachus

Zu (A): Ein unvollständig zurückgebildeter Müller-Gang (z. B. bei Anti-Müller-Faktor Mangel) kann beim Mann zur Ovidukt-Persistenz mit zusätzlichen Ausbildung weiblicher Keimdrüsen führen.

Zu (C): Eine fehlerhaft zurückgebildete Kloakenmembran kann zur Entwicklung einer Blasenekstrophie führen.

Zu (D): Bei Pseudodivertikeln der Harnröhre handelt es sich um sehr seltene Fehlbildungen. Die Ursache ihrer Entstehung wird kontrovers diskutiert.

Zu (E): Eine subpelvine Ureterstenose ist eine eigenständige Fehlbildung des oberen Harntrakts. Sie hat mit einem Urachusdivertikel nichts zu tun.

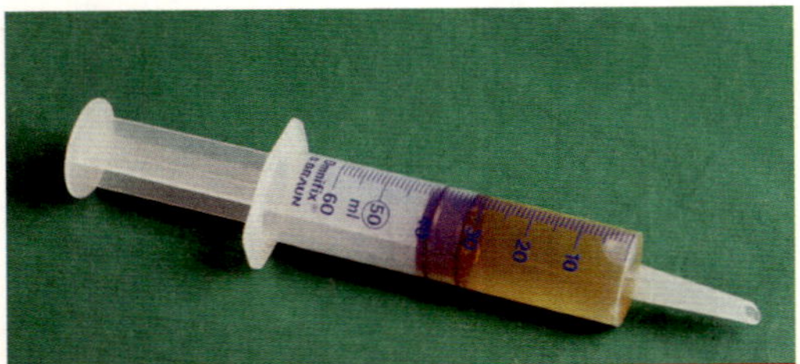

5 Entzündungen

Fälle

5.1.1 Die Diagnose „akute Pyelonephritis“ kann bereits jetzt sicher gestellt werden!
Die Anamnese („seit 2 Tagen dysurische Beschwerden“) zusammen mit dem Urinstatus („ausgeprägte Leukozyt- sowie mäßige Erythrozyturie bei gleichzeitiger signifikanter Bakteriurie“) belegen den Harnwegsinfekt. Die Diagnose einer akuten Pyelonephritis in Abgrenzung zur „einfachen“ Zystitis wird klinisch gestellt: Hohes Fieber und das druck- und klopfschmerzhafte Nierenlager sind beweisend für die Pyelonephritis!

5.1.2 Das Erregerspektrum der akuten Pyelonephritis umfasst v. a. E. coli (ca. 75%). Ferner können Proteus spp., Pseudomonas aeroginosa, Entero- und Staphylokokken und seltener z. B. Klebsiella spp. und Serratia spp. für eine akute Pyelonephritis verantwortlich sein.
Der Infektionsweg ist meist aszendierend (ca. 80%), weniger häufig hämatogen, iatrogen (z. B. nach Katheterisierungen, Endoskopien, Biopsien) oder direkt (z. B. bei vesikovaginaler Fistel).

5.1.3 Sonografisch wird sich die rechte Niere vergrößert, im Parenchym aufgelockert („Nierenschwellung“) und gut atemverschieblich zeigen. Im hochauflösenden Ultraschall kann eventuell eine Schwellung des Nierenbeckenurothels nachgewiesen werden.

5.1.4 Eine akute Pyelonephritis wird mit einer kalkulierten Antibiose therapiert, initial bis zur Fieberfreiheit meist intravenös. Die Therapiedauer beträgt in der Regel mindestens 14 Tage. Zum Einsatz kommen z. B. Cephalosporine der III. Generation (z. B. Ceftriaxon 2 g 1 × tgl. i. v.), ggf. in Kombination mit einem Aminoglykosid (z. B. Gentamicin 3–6 mg/kg KG/d i. v. in 3 Einzeldosen), Gyrasehemmer (z. B. Ciprofloxacin 250–500 mg 2 × tgl. oral) oder Breitspektrumpenicilline (z. B. Amoxicillin 500–1.000 mg 3 × tgl. oral).
Die supportive Therapie besteht im Einhalten von Bettruhe, körperlicher Schonung und reichlicher Flüssigkeitszufuhr. Bei Bedarf erfolgt zusätzlich eine antiemetische, antipyretische oder analgetische Therapie. Wichtig für den Therapieerfolg ist es, ein gegebenenfalls vorliegendes urologisches Grundleiden festzustellen und mitzutherapieren.

SAQ

5.2 Unter einem unkomplizierten HWI versteht man eine Infektion in einem unauffälligen Urogenitalsystem. Von einem komplizierten HWI spricht man, wenn die Infektion auf dem Boden eines anatomisch oder funktionell pathologischen Urogenitalsystems (z. B. Fehlbildungen, Reflux, Nephrolithiasis) entsteht.

5.3 Durch die hormonellen Veränderungen kommt es in der Schwangerschaft häufig zu einer Ektasie (Weitstellung) von Ureteren und Nierenbecken. Zusätzlich kann es zur Kompression der Ureteren durch den vergrößerten Uterus mit einer daraus resultierenden Harnstauungsniere ren kommen. Aus diesem Grund sollte in der Schwangerschaft entgegen der „normalen“ Vorgehensweise bereits die asymptomatische Bakteriurie zur Vermeidung von Komplikationen wie einer symptomatischen Infektion mittels Antibiose therapiert werden.

5.4 Rezidivierende HWI liegen definitionsgemäß vor bei über vier Neuinfektionen/Jahr nach zwischenzeitlich ausgeheiltem HWI. Da rezidivierende HWI Neuinfektionen sind, sind sie auch immer mit einem neuen Erreger verbunden. Persistierende HWI sind die Folge eines nicht sanierten Erregerherdes im Bereich des Harntrakts; sie werden daher immer wieder durch denselben Erreger ausgelöst.

5.5 Das Erregerspektrum der infektiösen Urethritis umfasst v. a. Gonokokken (Neisseria gonorrhoeae), Chlamydien (C. trachomatis), Mycoplasmen und Ureaplasmen.
Die Therapie der gonorrhoischen Urethritis besteht in der Gabe von Cephalosporinen der III. Generation (z. B. Ceftriaxon 250 mg i. m. als Einmaldosis) oder alternativ in der oralen Therapie mit Gyrasehemmern (z. B. Ofloxacin 200 mg 2 × tgl. für 7 Tage). Allerdings werden

bei Gyrasehemmern zunehmend Resistenzen beobachtet! Die Penicillinbehandlung der Gonorrhoe ist aufgrund vieler resistenter Keime obsolet! Die nichtgonorrhoische Urethritis wird mit einer Doxycyclin-Monotherapie (2 × 100mg tgl. oral für 7 Tage) oder einer Kombinationsbehandlung aus Doxycyclin und Ceftriaxon (250mg i. m. als Einmaldosis) therapiert. Alternativ ist auch eine Behandlung mit Gyrasehemmern (z. B. Ofloxacin 200mg oder Ciprofloxacin 500mg, jeweils 2 × tgl. für 7 Tage) möglich.

5.6 Als Prostatitissyndrom wird ein Symptomenkomplex unterschiedlicher Ätiologie bezeichnet, der sich durch Beschwerden und Schmerzen im Bereich des Beckens manifestiert. Zur Einteilung s. Tab.

Einteilung	Charakteristika
akute bakterielle Prostatitis	➜ entsteht v. a. aszendierend auf dem Boden einer obstruktiven Uropathie oder bei Immunsuppression ➜ typische Symptome: Dysurie, Pollakisurie, Algurie, Drangsymptomatik, perineale Schmerzen, hohes Fieber und Schüttelfrost; ggf. Übergang in einen Prostataabszess
chronische bakterielle Prostatitis	➜ Entstehung aus einer akuten Prostatitis oder auf dem Boden eines rezidivierenden HWI ➜ die klinischen Symptome sind weniger ausgeprägt als bei der akuten Prostatitis (uncharakteristische Miktions- und Beckenbeschwerden, Schmerzen beim Stuhlgang, Geschlechtsverkehr und am äußeren Genital)
➜ entzündlich ➜ nichtentzündlich („Prostatodynie“)	➜ Ätiologie unbekannt ➜ Symptome: s. chronische bakterielle Prostatitis ➜ Im Vergleich zur chronisch bakteriellen Prostatitis kein Erregernachweis!
aymptomatische entzündliche Prostatitis	➜ Ätiologie unbekannt ➜ In der Regel symptomfreie Patienten; die Diagnose wird meistens im Rahmen einer Prostatabiopsie aus anderem Grund gestellt

5.7 Zu den Differenzialdiagnosen der akuten Epididymitis gehören die Hodentorsion, der Hodentumor, die Hydrozele, Varikozele und Spermatozele.

5.8 Die Hauptmanifestationsorte der Urogenitaltuberkulose sind die Nierenbeckentuberkulose mit tuberkulöser Pyonephrose und „Kittniere“ im Endstadium. Von der Niere aus kommt es zu einer deszendierenden Erregerausbreitung in Richtung Harnwege, Prostata und Nebenhoden. So können eine Harnleitertuberkulose, eine tuberkulöse ulzerierende Zystitis mit Entwicklung einer Schrumpfblase, eine tuberkulöse Urethritis, eine Prostata- und Samenblasentuberkulose sowie eine Hoden- und Nebenhodentuberkulose entstehen.
Die Therapie besteht aus zwei Phasen: In der Initialphase (2 Monate) behandelt man mit einer Vierfach-Kombination aus Isoniazid (INH), Rifampicin (RMP), Pyrazinamid (PZA) und Ethambutol (EMB). In der anschließenden Stabilisierungsphase (4 Monate) kommen Isoniazid (INH) und Rifampicin (RMP) zum Einsatz. Eine operative Therapie kommt nur bei funktionsloser „Kittniere“ (Nephrektomie) sowie im Rahmen rekonstruktiver Eingriffe (z. B. bei Harnleiterstriktur) zum Einsatz. Eine tuberkulostatische Vorbehandlung ist Voraussetzung.

5.9 Beim M. Ormond (auch: Retroperitonealfibrose) kommt es zu einer zunehmenden Fibrosierung bzw. fibrotischen Umbau des Retroperitonealraumes mit Ummauerung und Stenosierung von Ureteren, Nerven und Gefäßen. Die Patienten sind in der Regel symptomfrei; im fortgeschrittenen Stadium kann es allerdings durch die zunehmende Medialverlagerung und Einengung der Harnleiter zu einer Harnstauungsniere kommen. Ein medikamentöser Therapieversuch mit Glucokortikoiden oder Tamoxifen ist gerechtfertigt. Oft ist jedoch die operative Therapie mit Lateralisierung und Intraperitonealverlagerung der Ureteren indiziert.

MC

5.10 Lösung C

Die Beschreibung spricht stark den Symptomen einer Urogenitaltuberkulose: Relativ uncharakteristisches Beschwerdebild mit subfebriler Körpertemperatur, Flankenschmerzen, Mikrohämaturie und starker BSG-Erhöhung. Typisch ist der Befund einer „sterilen Leukozyturie" im Urinstatus sowie der fehlende Erregernachweis auf der Agarplatte der Urinkultur (der kulturelle Erregernachweis von M. tuberculosis, bovis und africanum dauert 4–6 Wochen).

Zu (A): Eine Nephrokalzinose ohne assoziierten HWI geht nicht mit Fieber, Flankenschmerzen und stark erhöhten Entzündungswerten einher.

Zu (B), (D) und **(E):** Sowohl die akute Prostatitis als auch die Urethritis und Mumps-Orchitis sind akut entzündliche Prozesse. Alle drei sind jedoch mit einer entsprechenden lokalen Symptomatik verbunden, die in dem angegeben Beispielfall völlig fehlt. Darüber hinaus gelingt bei der akuten Prostatitis in der Regel ein Erregernachweis in der Urinkultur.

5.11 Lösung B

Escherichia coli sind für etwa ¾ aller unkomplizierten, ambulant erworbenen Zystitiden verantwortlich.

Zu (A), (C), (D) und **(E):** Auch alle anderen genannten Erreger können, wenn auch weitaus seltener, eine Zystitis verursachen.

5.12 Lösung B

Unter den genannten Medikamenten ist Ciprofloxacin am ehesten zur Therapie der nichtgonorrhoischen Urethritis angezeigt (z. B. Ofloxacin 200 mg oder Ciprofloxacin 500 mg, jeweils 2 × tgl. für 7 Tage). Mittel der Wahl ist allerdings eine Monotherapie mit Doxycyclin (2 × 100 mg tgl. oral für 7 Tage) oder eine Kombinationstherapie aus Doxycyclin und Ceftriaxon 250 mg einmalig i. m.

Zu (A): Außer bei der Therapie der Syphilis hat Penicillin G in der klinischen Urologie keinen großen Stellenwert mehr.

Zu (C): Sulfalen ist ein Sulfonamid und wurde früher in der Malariaprophylaxe sowie in der Prophylaxe von HWI eingesetzt, ist mittlerweile jedoch nicht mehr aktuell.

Zu (D): Gentamicin wird bei schweren systemischen bakteriellen Infektionen, auch Harnwegsinfektionen eingesetzt. In der Therapie der nichtgonorrhoischen Urethritis besitzt es jedoch keine Bedeutung.

Zu (E): Cefalexin ist ein orales Cephalosporin der ersten Generation. Es findet zwar teilweise noch Verwendung bei der Behandlung von HWI, ist jedoch kein probates Mittel zu Therapie der nichtgonorrhoischen Urethritis.

5.13 Lösung D

Die Beschreibung der Kasuistik korreliert am ehesten mit den Symptomen einer Urogenitaltuberkulose der Prostata. Neben den uncharakteristischen subfebrilen Temperaturen, einer Mikrohämaturie und starker BSG-Erhöhung deuten die Algurie und die prostatischen Beschwerden zusammen mit dem Röntgenbefund der Urethrografie und der typischen „sterilen Leukozyturie" im Urinstatus auf die Diagnose Prostatatuberkulose hin. Die ausgedehnten subvesikalen Kontrastmitteldepots sind Ausdruck der entzündlichen Kavernenbildung durch die tuberkulösen Herde.

Zu (A): Problematisch beim Prostatakarzinom ist, dass es lange Zeit völlig asymptomatisch bleibt. Es manifestiert sich typischerweise erst im Spätstadium bei lokal fortgeschrittenem Befund durch Miktionsbeschwerden (Mikro- oder Makrohämaturie, obstruktive Miktionsbeschwerden, Harnstauungsniere bei Blasenbodeninfiltration) oder symptomatische Knochenmetastasen. Entzündungszeichen finden sich nicht. Diagnostik der Wahl sind die digital rektale Untersuchung, der transrektale Ultraschall mit Biopsieentnahme und ggf. die Urethrozystoskopie.

Zu (B): Der Befund eines kavernösen Hämangioms am Harnblasengrund ist selten. Es stellt sich in der Urethrografie nicht als „ausgedehnte subvesikale Kontrastmitteldepots" dar, ist eher asymptomatisch und verursacht keine Entzündungsreaktion.

Zu (C) und **(E):** Die akute gonorrhoische Prostatitis und die akute Chlamydienprostatitis sind immer Folge einer aufsteigenden Infektion aus der Urethra. Der Urethralfluor und die urethrale Symptomatik sind hierbei diagnostisch richtungsweisend. Allerdings sollte bei einer aktiven Urethritis auf die Durchführung einer retrograden Urethrografie verzichtet werden, da es zur Einschwemmung der Keime in die Blase bzw. bei bestehenden Läsionen in der Urethraschleimhaut in den Kreislauf kommen kann.

5.14 Lösung C

Die Therapie der ersten Wahl eines paranephritischen Abszesses besteht in der primär retroperitonealen Drainage in Kombination mit einer Antibiotikagabe. Kleinere Abszesse können retroperitoneal punktiert und mittels Pigtail-Katheter abgeleitet werden. Bei größeren Abszedierungen erfolgt die retroperitoneale Entlastung und Drainageneinlage offen operativ.

Zu (A): Jede Form der Abszedierung Bedarf der Drainage („ubi pus, ibi evacua“). Die alleinige i. v.-Antibiose ist niemals ausreichend.

Zu (B): Der transperitoneale Zugang eignet sich nicht zur Punktion eines paranephritischen Abszesses und birgt bei offen operativen Verfahren die Gefahr der generalisierten Peritonitis durch Übergreifen der Infektion vom Retroperitonealraum auf den intraperitonealen Raum.

Zu (D) und (E): Sowohl die perkutane Nephrostomie als auch die endoureterale Schienung des Nierenbeckens stellen Verfahren zur Harnableitung dar, die in der Therapie der Harnstauung Anwendung finden. Eine Abszessentlastung erfolgt hierdurch allerdings nicht.

5.15 Lösung B

Die geschilderte Symptomatik spricht für das Vorliegen einer akuten Zystitis. Zur Diagnosesicherung erfolgt die Urinuntersuchung und die Verordnung eines Antibiotikums zur kalkulierten Antibiose.

Zu (A), (C), (D) und (E): Zur Diagnostik und Therapie einer unkomplizierten Zystitis sind keine der erwähnten Maßnahmen notwendig. Zudem sind invasive Untersuchungsverfahren wie die urodynamische Abklärung, das Miktionszystourethrogramm oder die Urethrozystoskopie im akuten Infekt kontraindiziert, da es zur Einschwemmung der Keime in die Blase bzw. bei bestehenden Läsionen in der Urethraschleimhaut in den Kreislauf kommen kann.

5.16 Lösung E

Ein Harnstau oder der vesikoureteraler Reflux sind Risikofaktoren, die die Ausbreitung (Aszension) einer Infektion (Blasenentzündung) fördern können. In diesem Fall spricht man dann von einem komplizierten Harnwegsinfekt.

Zu (A) und (B): Blasenentzündungen sind bei Männern weitaus weniger häufig als bei Frauen. Bei erwachsenen Männern sind sie selten und neigen ohne komplizierende Faktoren nicht zu Rezidiven.

Zu (C): Blasenentzündungen beim Erwachsenen werden üblicherweise durch die Untersuchung von Mittelstrahlurin diagnostiziert. Bei Säuglingen und Kleinkindern, bei denen die kontrollierte Gewinnung von Mittelstrahlurin nicht möglich ist, erfolgt ggf. die suprapubische Punktion der Blase zur Diagnosesicherung.

Zu (D): Fieber und Schüttelfrost sind Charakteristika einer akuten Pyelonephritis, also einer aufgestiegenen Blaseninfektion. Eine Zystitis ist per definitionem nicht mit fieberhaften Temperaturen verbunden.

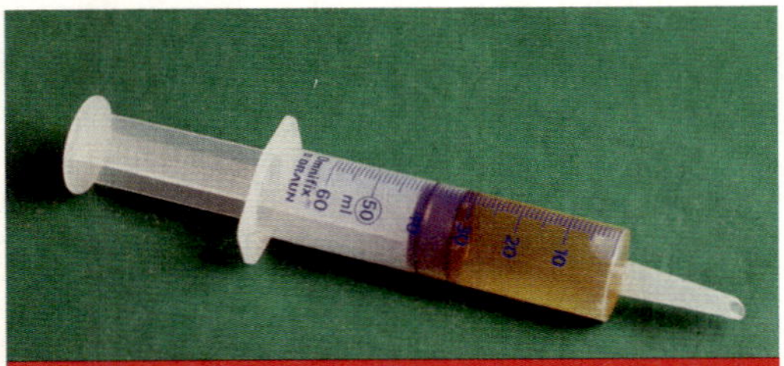

6 Gutartige und bösartige Tumoren

Fälle

6.1.1 Sämtliche Befunde sprechen für das Vorliegen eines Nierenzellkarzinoms der rechten Niere (solide, perfundierte, inhomogene Raumforderung mit hypodenser Binnenstruktur).
Die wichtigste Differenzialdiagnose ist das Onkozytom, ein benigner parenchymatöser Tumor der Niere. Da das Onkozytom sich mit bildgebenden Verfahren nicht sicher vom Nierenzellkarzinom unterscheiden lässt, muss es – obwohl prinzipiell benigne – wie ein solches behandelt werden. Ein weiterer benigner Tumor der Niere ist das Angiomyolipom; dieses lässt sich jedoch meistens mittels bildgebender Verfahren ausreichend sicher vom Nierenzellkarzinom abgrenzen.

6.1.2 Die Primärdiagnostik ist bei dieser eindeutigen Befundlage im Wesentlichen ausreichend. Zur Beurteilung der Lymphknoten und eventueller Fernmetastasen ist allerdings die Durchführung einer Thorax-CT obligat. Weitergehende abklärende Diagnostik (z. B. Skelettszintigramm oder Schädel-CT) sind fakultativ und in dieser eindeutigen Situation mit frühem Tumorstadium nicht zwingend erforderlich.

6.1.3 Bestätigt sich nach Abschluss der Diagnostik der Befund einer relativ kleinen, etwa 3 cm großen soliden Raumforderung der rechten Niere ohne Hinweise für eine lymphogene Metastasierung oder Fernmetastasierung, ist die Indikation zur Nierenteilresektion gegeben.

6.2.1 Jede schmerzlose Makrohämaturie ist bis zum Beweis des Gegenteils dringend verdächtig auf das Vorliegen eines Urothelkarzinoms im Bereich der ableitenden Harnwege!

6.2.2 Die wichtigsten Risikofaktoren für die Entstehung eines Urothelkarzinoms der ableitenden Harnwege sind in der Reihenfolge ihrer Bedeutung: Nikotinabusus und Exposition mit aromatischen Aminen (Farb- und Kunststoffindustrie). Die Bilharziose gilt als gesicherter Risikofaktor für die Entstehung eines Plattenepithelkarzinoms der Harnblase. Fremdkörper (z. B. Blasendauerkatheter, Blasensteine) stellen ebenfalls für die Entstehung eines Plattenepithelkarzinoms der Harnblase einen Risikofaktor dar.

6.2.3 Die Primärdiagnostik zur Abklärung einer schmerzlosen Makrohämaturie umfasst die Urindiagnostik (→ Urinzytologie, ggf. Spülzytologie aus dem Nierenbecken), die Röntgendiagnostik (i. v.-Urografie, ggf. retrograde Ureteropyelografie, CT oder MRT), die Sonografie (zur Darstellung einer Raumforderung im Bereich des Harnleiters/Nierenbeckens nur eingeschränkt geeignet) sowie die endoskopische Diagnostik (Urethrozystoskopie; ggf. mit PE-Entnahme).

6.3.1 Zunächst ist eine weitere Diagnostik zur Sicherung, Objektivierung und Quantifizierung der Miktionsbeschwerden notwendig. Diese umfasst neben einer standardisierten Anamnese (IPSS-Fragebögen mit Fragen zu Blasenentleerung, Miktionsfrequenz und -qualität) und der körperlichen Untersuchung (rektal digitale Untersuchung) Laboruntersuchungen (Blutbild, Gerinnung, Serumelektrolyte, Retentionswerte, Urinstatus und Urinkultur) und die Sonografie von Prostata und Harnwegen (Restharnbildung?). Darüber hinaus können ggf. ein transrektaler Ultraschall der Prostata sowie fakultative zusätzliche Untersuchungen (Urethrozystoskopie, i. v.-Urografie, urodynamische Untersuchungen oder CT bzw. MRT) durchgeführt werden.

6.3.2 Der Patient leidet an einer benignen Hyperplasie der Prostata, die zu den beschriebenen irritativen Miktionsbeschwerden (Pollakisurie, Nykturie) führt. Da in der Sonografie keine Restharnbildung nachgewiesen werden konnte, liegt bei ihm eine BPH im Stadium I vor (→ beginnende obstruktive oder irritative Symptome ohne Restharnbildung), die gut konservativ behandelt werden kann. Zum Einsatz kommen hierbei Phytotherapeutika (z. B. Sägepalmenxtrakt, Brennnesselwurzel, Kürbissamen), α-Rezeptorblocker (z. B. Alfuzosin, Tamsulosin) sowie die Therapie mit 5-α-Reduktasehemmer (z. B. Finasterid).
Grundsätzlich kommen bei der BPH abhängig vom Schweregrad der Erkrankung neben der konservativen Therapie auch operative sowie in Ausnahmesi-

tuationen verschiedene Alternativverfahren zur Anwendung. Zu den absoluten OP-Indikationen zählen rezidivierende Harnverhalte, chronisch erhöhte Restharnwerte, sekundäre Harnstauungsnieren und ein individuell starker Leidensdruck. Goldstandard der operativen Therapie bei einer Prostatagröße von 80–100 ml ist die Transurethrale Elektroresektion der Prostata (TUR-P); Patienten mit Gerinnungsstörungen (z. B. Antikoagulanzientherapie) oder multimorbide Patienten können alternativ mit verschiedenen Laserverfahren (z. B. Farbstofflaser (z. B. Greenlight-Laser), Holmium-Laser) behandelt werden.
Prostatavergrößerungen > 100 ml stellen eine Indikation für die offene Prostataadenomenukleation dar. Die wichtigsten alternativen Therapieverfahren umfassen die HIFU-Therapie (HochIntensiver Fokussierter Ultraschall), verschiedene Thermoverfahren (z. B. Mikrowellen, Wärmeapplikation über Nadelablation der Prostata) oder die TUVP (transurethrale Vaporisation („Verdampfung") der Prostata).

6.3.3 Diese Frage ist nicht einfach mit Ja oder Nein zu beantworten. Aus Sicht der Urologen ist der PSA-Wert hilfreich und wichtig, da eine nicht unerhebliche Anzahl an Karzinomen sich der Diagnose durch die rektal-digitale Untersuchung entzieht und damit im Frühstadium möglicherweise unentdeckt bliebe. Andererseits würde ein massenhaftes Screening mit Hilfe des unspezifischen PSA-Wertes wahrscheinlich viele Folgeuntersuchungen und unnötige Prostatabiopsien nach sich ziehen. Die Frage muss also mit dem Patienten in Kenntnis der Komorbiditäten, des Alters, der therapeutischen Konsequenz und letztlich auch des Patientenwillen entschieden werden. Übrigens: Die PSA-Wert-Bestimmung bei unauffälligem rektal-digitalen Tastbefund ist keine Leistung der gesetzlichen Krankenversicherung und muss privat gezahlt werden!

6.4.1 Um das genaue Stadium der Erkrankung festlegen zu können, ist eine Ausbreitungsdiagnostik erforderlich. Obligat gehört hierzu ein Skelettszintigramm zum Ausschluss eventueller Knochenmetastasen. Zu den fakultativen Untersuchungen gehören die Sonografie oder CT bzw. MRT zur Beurteilung der pelvinen und retroperitonealen Lymphknoten, die Urethrozystoskopie zur Beurteilung einer eventuellen Beckenboden bzw. Schließmuskel- oder Blasenbodeninfiltration sowie eine i. v.-Urografie zur Darstellung der Harnleiterverläufe. Letztere sind v. a. präoperativ von Interesse.

6.4.2 Stadienabhängig kommen folgende Therapien in Betracht: Für das lokal begrenzte, nicht metastasierte PC ist die radikale Prostatektomie der Goldstandard; bei Inoperabilität oder Patientenwunsch kann alternativ eine kurative Strahlentherapie (perkutan oder interstitiell), ggf. in Kombination mit einer Hormontherapie durchgeführt werden.
Das primär metastasierte PC wird mittels antiandrogener Hormontherapie therapiert. Dies erfolgt entweder im Sinne eines Androgenentzugs (subkapsuläre Orchiektomie bds., LHRH-Analoga [z. B. Goserelin, Buserelin] oder durch die Gabe von Antiandrogenen [z. B. Bicalutamid, Flutamid]).
Für das hormonrefraktäre PC kann eine Chemotherapie (z. B. Docetaxel) in Frage kommen.
Sonderfällen ist die „watchful-waiting" Strategie vorbehalten: Hierzu zählen z. B. sehr alte Patienten mit inzidentellem PC in der Histologie nach TUR-P, eine ausgeprägter Komorbididät bzw. Multimorbidität des Patienten mit inzidentellem Karzinom, ein PC mit niedrigem Gleason-Score oder das inzidentelle PC mit minimaler Tumorlast.
Im Stadium T3b (→ Befall der Samenblasen) wird nach radikaler Prostatektomie eine adjuvante Hormontherapie durchgeführt (→ Senkung des Rezidivrisikos).

6.5.1 Das weitere Vorgehen gliedert sich in zwei Schritte:
Zunächst erfolgt die Ausbreitungsdiagnostik mittels CT-Thorax und Abdomen zur Ermittlung der Lymphknoten- und Metastasierungssituation. Bei zusätzlichen Fragestellungen wird ggf. zusätzlich eine Sonografie des Retroperitoneums, eine MRT, Skelettszintigrafie oder Schädel-CT durchgeführt.
Anschließend erfolgt die hohe inguinale Ablatio testis mit kontralateraler Hodenbiopsie zum Ausschluss einer testikulären intraepithelialen Neoplasie (TIN) (Merke: Der letzte Schritt der Diagnostik ist zugleich der erste therapeutische Schritt!).

6.5.2 Der klinische Befund und der Ultraschall in Zusammenhang mit der Tumormarker sprechen mit allerhöchster Wahrscheinlichkeit für das Vorliegen eines Hodentumors. Die AFP-Erhöhung schließt ein Seminom definitiv aus. Es muss sich also um einen nichtseminomatösen Hodentumor handeln. Auch das Alter des Patienten (Altersgipfel bei Nichtseminom: 26 Jahre, bei Seminom: 36 Jahre) und die Beschreibung des Ultraschallbefundes sind eher nichtseminomtypisch (Seminome sind sonografisch eher homogen, Nichtseminone durch die verschiedenen Tumorentitäten heterogen).

6.5.3 In 5% der Fälle finden sich im kontralateralen Hoden Veränderungen im Sinne einer testikulären intraepithelialen Neoplasie (TIN), die als Carcinoma in situ des Hodens gilt.

6.5.4 Vor einer Hodentumortherapie sollte jedem Patienten die Möglichkeit einer Kryokonservierung von Spermatozoen angeboten werden, da die Infertilität eine mögliche Nebenwirkung sowohl der operativen als auch der Chemotherapie darstellt! Generell gilt: nach Durchführung einer ausschließlichen Semikastratio mit ggf. (nervschonender) retroperitoneale Lymphadenektomie (RLA) sind ca. 75–95% der Patienten potentiell fertil. Nach Chemotherapie kann es auch nach bis zu 2–5 Jahren noch zu einer Erholung der Fertilität kommen, ein gewisser Prozentsatz der Patienten bleibt allerdings irreversibel infertil. Eine alleinige paraaortale Radiatio führt in der Regel nicht zur Infertilität.

SAQ

6.6 Der Standardzugangsweg zu Niere und Nebenniere ist der Flankenschnitt mit retroperitonealer Präparation. Bei entsprechender Indikation (z. B. linksseitiger Nierentumor mit Tumorthrombus in der V. renalis) kann auch ein transperitonealer Zugang gewählt werden.

6.7 Neben der TUR-P als endourologischem Verfahren und Goldstandard zur Therapie der obstruktiven gutartigen Prostatavergrößerung existieren zwei weitere wichtige offen operative Verfahren zur Therapie des Prostataadenoms, die grundsätzlich bei großen Adenomen (>80–100 Gramm) indiziert sind. Bei der transvesikalen Prostataadenomenukleation nach Freyer wird das Prostataadenom nach Eröffnung der Harnblase (Sectio alta) digital über den Blasenhals ausmassiert und die Harnblase anschließend verschlossen. Im Rahmen der retropubischen Adenomenukleation nach Millin wird die Prostatakapsel retrosymphysär ohne Eröffnung der Harnblase dargestellt und quer inzidiert. Auch hier wird das Adenom digital ausmassiert und die Kapsel anschließend wieder vernäht. Zur alleinigen Adenomenukleation ist die OP nach Millin Methode der Wahl. Liegen weitere pathologische Befunde im Bereich der Harnblase vor (z. B. große Blasensteine, Blasendivertikel) können diese mit der Methode nach Freyer zusätzlich mitversorgt werden.

6.8 Der skrotale Zugang zur Hodenfreilegung dient zur Therapie der meisten benignen Erkrankungen von Hoden und Nebenhoden (z. B. Hydrozele, Spermatozele, Hodentorsion). Der inguinale Zugang dagegen ist neben der Kryptorchismus-Operation zur Funikulolyse und Orchidopexie zwingend für jede Operation einer Raumforderung mit Verdacht auf ein malignes Geschehen im Bereich des Hodens vorgeschrieben, da zur onkologisch korrekten Resektion eines malignen Hodentumors die Resektion von Hoden, Nebenhoden und Samenstrang mit hoch-inguinalem Absetzen desselben vorgeschrieben ist.

6.9 Das „Grading" eines Tumors beurteilt den Differenzierungsgrad der Tumorzellen. Zu den hierbei untersuchten zytologischen Malignitätskriterien gehören z. B. die Hyperzellularität, Zellpleomorphismus, ein verschobenes Kern-Plasma-Verhältnis zugunsten des Kerns, Kernatypien, große Nukleolen und eine erhöhte Mitoserate. Die gebräuchlichste Einteilung unterscheidet vier Differenzierungsgrade. Hierbei gilt generell: Je schlechter differenziert ein Tumor ist, desto größer seine Wachstumsgeschwindigkeit, Strahlenempfindlichkeit und Bösartigkeit!

Tumordifferenzierungsgrad	Zellcharakteristika
G1	gut differenziert
G2	mäßig differenziert
G3	schlecht differenziert
G4	undifferenziert

6.10 Das Phäochromozytom wird als „10%-Tumor" bezeichnet, da für ihn die sogenannte „10%-Regel" gilt:
- 10% der Fälle sind maligne
- in 10% der Fälle familiäre Häufung
- 10% der Fälle sind primär extraadrenal lokalisiert
- in 10% der Fälle bilaterales Auftreten

6.11 Tumore im Retroperitoneum sind insgesamt selten und daher vor allem von differenzialdiagnostischer Bedeutung. Die wichtigsten Tumorentitäten des Retroperitonealraumes sind:
- Sarkome (z. B. Fibrosarkom, Liposarkom, Osteosarkom, Rhabdomyosarkom oder undifferenziertes Sarkom)

- Lipom und Angiomyolipom
- Fibrom

6.12 Zur Therapie des muskelinvasiven Urothelkarzinoms im Stadium T2 G3 wird eine radikale Zystektomie durchgeführt. Hierbei werden neben der Harnblase auch die Prostata und Samenbläschen mitreseziert sowie eine regionärer Lymphadenektomie durchgeführt. Anschließend erfolgt eine entsprechende Harnableitung (z. B. Ileum-Neoblase, Ileum-Conduit oder Mainz-Pouch).

6.13 Eine weitere adjuvante Therapie ist in diesem Stadium nicht notwendig. Da Urotheltumoren, insbesondere auch die oberflächlichen, nicht invasiven Formen allerdings ein hohes Rezidivierungspotential besitzen, ist eine engmaschige Nachsorge zwingend erforderlich. Diese umfasst folgende Maßnahmen:

- Urethrozystoskopie, Urinzytologie, Sonografie (3–6 monatlich) und
- i. v. Urogramm (jährlich)

6.14 Die Therapie der Wahl besteht in dieser Situation in der radikalen linksseitigen Nephroureterektomie unter Mitnahme einer so genannten Blasenmanschette. Sinnvolle Alternativoptionen können dem Patienten nicht angeboten werden.

6.15 Das Carcinoma-in-situ muss bereits als hochaggressiver Tumor betrachtet werden. Nach der initialen TUR-B zur Tumorentfernung wird es mittels topischer Immuntherapie der Harnblase mit BCG-Instillationen über 3–6 Monate und anschließender re-Biopsie der Blasenschleimhaut behandelt. Bei persisitierendem Cis kann die Therapie wiederholt werden. Ist das Cis nach dem zweiten Behandlungszyklus erneut nachweisbar, ist die radikale Zystektomie indiziert!

MC

Niere:

6.16 Lösung A

Das Nierenzellkarzinom geht meistens vom Tubulusepithel aus und entspricht einem Adenokarzinom.

Zu (B): Plattenepithelkarzinome gehen typischerweise von der Haut und den Schleimhäuten – also auch vom Urothel – aus. Parenchymatöse Nierenkarzinome sind jedoch nicht plattenepithelialer Herkunft.

Zu (C): Mesenchymale Tumoren der Niere, z. B. Adenome, Angiomyolipome, Fibrome (benigne) bzw. Sarkome (maligne) sind eine Seltenheit.

Zu (D): Transitionalzellkarzinom ist ein anderer Ausdruck für Urothelkarzinom. Diese entstehen allenfalls im Nierenbecken, jedoch nicht im Nierenparenchym.

Zu (E): Keimzelltumoren kommen in Ovarien bzw. Hoden vor. Selten auch versprengt im Retroperitoneum, nicht aber in der Niere.

6.17 Lösung D

Die adäquate Therapie eines Nierenzellkarzinoms von > 5 cm Größe ohne nachweisbare Fernmetastasen besteht in der radikalen Tumornephrektomie (En-bloc-Entnahme von Niere und Fettkapsel; ggf. Adrenalektomie bei großem Tumor, Oberpoltumor oder Befall der Nebenniere) mit Lymphadenektomie und Thrombektomie.

Zu (A): Bei nicht resektablem Lokalbefund oder ausgeprägter disseminierter Metastasierung kommt eine Immuntherapie in Frage. Ggf. kann hier auch eine palliative Nephrektomie zur Reduktion der Tumorlast (z. B. bei Verdrängungssymptomatik, starker Beeinträchtigung durch paraneoplastische Symptome) durchgeführt werden.

Zu (B): Die palliative Embolisierung einer Nierenarterie kommt z. B. bei Inoperabilität und Tumorsymptomatik (z. B. rezidivierende Blutungen) in Frage.

Zu (C): Nierentumoren sind nicht strahlensensibel.

Zu (E): Bei der aktiven spezifischen Immuntherapie (ASI) wird aus entnommenem Tumorgewebe eine Autovaccine hergestellt („Herstellung eines Impfstoffes gegen das Tumorantigen"). Diese kann im Rahmen eines Therapieversuchs eingesetzt werden. Es handelt sich jedoch nicht um ein etabliertes Therapieverfahren.

6.18 Lösung B

Aufgrund des hohen Fettanteils ist der Tumor mittels bildgebender Verfahren meist mit ausreichender Sicherheit zu identifizieren. Bei kleinen Befunden ist daher die Verlaufskontrolle vertretbar.

Zu (A) und **(C):** Das Nierenzellkarzinom stellt sich im nativ-CT meist hypodens dar und zeigt eine deutliche KM-Anreicherung. Das Nebennierenkarzinom ist mit bildgebenden Verfahren vor allem im fortgeschrittenen Zustand nicht immer sicher vom Nierenzellkarzinom zu differenzieren.

Zu (D) und **(E):** Einfache Nierenzysten besitzen eine komplett echofreie Binnenstruktur. Der Nachweis von soliden und perfundierten Anteilen, meist in der Zystenwand, ist charakteristisch für das Vorliegen einer komplizierten, möglicherweise malignomsuspekten Zyste. Gegenüber dem Angiomyolipom können beide Formen gut abgegrenzt werden!

6.19 Lösung D

Zu (A), (C), (D) und **(E):** Nierenzellkarzinome sind die häufigsten malignen Primärtumoren im Bereich der Nieren beim Erwachsenen. Die anderen Entitäten unter den malignen Tumoren der Nieren (z. B. Sarkome, Lymphome oder Wilms-Tumoren des Erwachsenenalters) stellen demgegenüber absolute Raritäten dar.

Zu (B): Nierenbeckenkarzinome (meist Urothelkarzinome) machen nur etwa 10% der Malignome im Bereich der Nieren aus.

6.20 Lösung E

Eine erhöhte Echogenität des Binnenraumes spricht gegen das Vorliegen einer einfachen Nierenzyste, für die eine echofreie Binnenstruktur typisch ist.

Zu (A), (B), (C) und **(D):** Der typische sonografische Befund einer einfachen Nierenzyste zeigt eine rundliche bis ovale Form, eine glatte Begrenzung und gelegentlich auch eine dorsale (distale) Schallverstärkung. Auch die parapelvine Lage ist für einfache Nierenzysten typisch.

6.21 Lösung C

Der sonografische Befund einer ovalären, scharf begrenzten Raumforderung, die echofrei ist und eine dorsale Schallverstärkung zeigt, ist typisch für das Vorliegen einer einfachen Nierenzyste.

Zu (A), (B) und **(D):** Alle hier genannten Tumoren sind solide und daher eindeutig von der Nierenzyste abgrenzbar.

Zu (E): Der so genannte „Milzbuckel" ist ein sonografisches Artefakt, das durch den „Anschnitt" der Milz bei der Darstellung der linken Niere verursacht wird. Er stellt sich sonografisch ähnlich dem Nierenparenchym dar und kann daher nicht mit einer einfachen Zyste verwechselt werden.

6.22 Lösung A

Im fortgeschrittenen Stadium können Nierenzellkarzinome paraneoplastische Syndrome auslösen. Hierzu gehört das so genannte „Stauffer-Syndrom", bei dem es u.a zu Leberwerterhöhung (v. a. alkalische Phosphatase) und Gerinnungsstörungen kommt.

Zu (B), (C), (D) und **(E):** In etwa 5% der Fälle verursacht ein Nierenzellkarzinom paraneoplastische Syndrome. Diese umfassen neben dem Stauffer-Syndrom u. U. auch die Erhöhung von Parathormon (Hyperkalzämie), Renin (endokrine Paraneoplasie mit resultierendem Hypertonus), ACTH (ektopes Cushing-Syndrom) und Erythropoetin (hämatologische Paraneoplasie mit Polyglobulie).

Urothel:

6.23 Lösung A

Die klinische Situation des Patienten ist mit der Entwicklung einer akuten Blasentamponade eskaliert. In der Anamnese berichtet der Mann über rezidivierende schmerzlose Makrohämaturien in der Vergangenheit. Neben der sonografischen und röntgenologischen Diagnostik ist in dieser Situation die Urethrozystoskopie zum Blasentumorausschluss obligat.

Zu (B): Die Gabe von Alpha$_1$-Blockern wird zur Therapie der BPH eingesetzt.

Zu (C) und **(E):** Die Prostatastanzbiopsie und die Bestimmung von PSA im Serum sind Bestandteile der Prostatakarzinomdiagnostik.

Zu (D): Die CEA-Bestimmung im Serum erfolgt im Rahmen der Diagnostik und Verlaufskontrolle von gastrointestinalen Tumoren, Schilddrüsen- und Mamma-Karzinomen. Das Harnblasenkarzinom besitzt keinen gängigen Tumormarker.

6.24 Lösung C

Die Primärtherapie des Carcinoma-in-situ der Harnblase besteht in der lokalen Immuntherapie mittels BCG-Instillationen und der anschließenden Re-Biopsie der Harnblase.

Zu (A) und **(B):** Radiatio und systemische Chemotherapie mit einer Kombination aus Cyclophosphamid/Cisplatin kommen unter bestimmten Bedingungen bei der Therapie des metastasierten Urothelkarzinoms der Harnblase zum Einsatz, nicht jedoch bei der Behandlung des Carcinoma-in-situ.

Zu (D): Die systemische Immuntherapie mit Interferon wird bei der Therapie des metastasierten Nierenzellkarzinoms eingesetzt.

Zu (E): Eine radikale Zystektomie wird beim Carcinoma-in-situ erst nach zweifacher erfolgloser konservativer Therapie mit topischer BCG-Instillation der Harnblase durchgeführt!

6.25 Lösung E

Die Therapie eines unter topischer BCG-Behandlung der Blase entstandenen Carcinoma-in-situ der Harnblase erfordert als ultima ratio die radikale Zystektomie.

Zu (A), (B) und **(C):** Die Blasenteilresektion, die Laserbehandlung mit Denaturierung des Tumors oder eine Radiatio können in Ausnahmesituationen bei der Behandlung eines soliden Blasentumors Anwendung finden (z. B. bei multimorbidem, schwerkranken Patienten), nicht jedoch zur Therapie des Carcinoma-in-situ.

Zu (D): Zur Therapie des Carcinoma-in-situ der Harnblase existieren keine potenten topisch anwendbaren Chemotherapeutika (CAVE: leicht zu verwechseln mit topischer Immuntherapie mit BCG; sie gilt als Goldstandard der Cis-Behandlung nach initialer TUR-B).

6.26 Lösung E

Die Initialtherapie des Harnblasenkarzinoms ist gleichzeitig der letzte diagnostische Schritt: D. h. die Primärtherapie jedes Harnblasentumors besteht initial in der Durchführung einer TUR-B zur Tumorentfernung. Nach histologischer Diagnosesicherung und genauem Staging entscheidet sich dann ggf. die weitere Behandlung.

Zu (A): Die Indikation zur Zystektomie mit supravesikaler Harnableitung ergibt sich im Falle eines muskelinvasiven Karzinoms (z. B. T2 G3).

Zu (B) und (D): In Ausnahmesituationen (z. B. bei Inoperabilität oder Multimorbidität) kann die Primärtherapie eines nichtmetastasierten Harnblasenkarzinoms in einer Radiatio oder einer kombinierten Radio-Chemotherapie bestehen.

Zu (C): Eine systemische Chemotherapie ist als adjuvante Maßnahme bei metastasiertem Karzinom indiziert.

6.27 Lösung A

Die Diagnose eines Urothelkarzinoms wird durch Histologiegewinnung mittels transurethraler Resektion der Harnblase gesichert.

Zu (B): Eine Ischuria paradoxa (Überlaufblase) ist das klassische Primärsymptom einer benignen Prostatahyperplasie.

Zu (C): Es gibt eindeutig identifizierte Noxen, die ein Urothelkarzinom auslösen können. Allen voran Nikotin und aromatische Amine.

Zu (D): Das häufigste Manifestationsalter liegt im 6. und 7. Lebensjahrzehnt. Männer sind deutlich häufiger betroffen (m : w = 3 : 1)

Zu (E): Die Zytostatikainstillation in die Blase hat bei der Therapie des muskelinvasiven Karzinoms der Blase keine Bedeutung. Sie findet in der Therapie des nichtinvasiven Blasenkarzinoms Anwendung.

6.28 Lösung D

Zu (C) und (D): Das Urothelkarzinom ist eine panurotheliale Erkrankung, daher ist die alleinige Nephrektomie nicht ausreichend. Die Therapie besteht in der radikalen Nephroureterektomie unter Mitnahme einer Blasenmanschette.

Zu (A): Die Chemoinstillationstherapie des Nierenbeckens mit BCG über eine perkutane Nephrostomie beim exophytisch wachsenden Tumor ist nicht indiziert.

Zu (B): Eine Polychemotherapie ist im metastasierten Stadium als adjuvante Maßnahme indiziert. Eine primäre Polychemotherapie in dieser Situation ist nicht sinnvoll.

Zu (E): Für die Nierenbeckenteilresektion gibt es keinerlei Indikation.

6.29 Lösung B

Das muskelinvasive Urothelkarzinom bei der 64-jährigen Patientin in gutem AZ ist eine Indikation zur radikalen Zystektomie.

Zu (A): Die Blasenteilresektion ist seltenen Indikationen bei meist multimorbiden Patienten vorbehalten. Sie ist keine Standardtherapie des muskelinvasiven Urothelkarzinoms der Harnblase.

Zu (C): Die systemische Chemotherapie ist als adjuvante Therapiemaßnahme beim metastasierten Urothelkarzinom von Bedeutung. Sie dient nicht der Primärtherapie.

Zu (D): Eine lokale Chemotherapie ist beim muskelinvasiven Karzinom nicht sinnvoll. Sie wird beim nichtinvasiven Harnblasenkarzinom als adjuvante Maßnahme nach TUR-B als Frühinstillation zur Senkung des Rezidivrisikos angewendet.

Zu (E): Die Immuntherapie mittels BCG-Instillationen ist Mittel der Wahl zur Therapie des Carcinoma-in-situ der Harnblase.

6.30 Lösung A

Der maligne Urethratumor metastasiert frühzeitig lymphogen und nur selten hämatogen. Distale Harnröhrentumoren metastasieren primär in die oberflächlichen und tiefen inguinalen Lymphknoten.

Zu (B) und (C): Die malignen Tumoren der proximalen Harnröhre metastasieren primär in pelvine (obturatorische und iliakale) Lymphknoten.

Zu (D) und (E): Die parakavalen und paraaortalen Lymphknoten gehören nicht zu den ersten Lymphknotenstationen und werden erst mit Fortschreiten der Erkrankung befallen.

Prostata:

6.31 Lösung D

Die Ischuria paradoxa, oder Überlaufinkontinenz, ist ein typisches Symptom der obstruktiven Prostatavergrößerung. Sie ist durch unwillkürlichen Urinverlust bei passivem Überschreiten des Urethradruckes durch den intravesikalen Druck ohne nachweisbare Detrusoraktivität gekennzeichnet.

Zu (A): Ein Blasenstein kann eine mannigfaltige Symptomatik verursachen: Diese reicht z. B. von dysurischen Beschwerden über Mikro- und Makrohämaturie und rezidivierende Zystitiden bis hin zu rezidivierenden Harnverhaltungen. Eine Ischuria paradoxa ist nicht typisch.

Zu (B): Bilharziosesymptome sind nicht spezifisch urologisch (Dermatitis, Blasen- und Darmbeschwerden). Das chronische Stadium der Bilharziose ist ein Risikofaktor für die Entstehung eines Plattenepithelkarzinoms der Blase.

Zu (C): Bei der Hypospadie liegt der Harnröhrenmeatus auf der Ventralseite des Penis, das Glied ist meist verkürzt und nach ventral gekrümmt. Sie ist in der Regel asymptomatisch. Gegebenfalls kann es durch die ventrale Penisverkrümmung zu Erektionsstörungen kommen. Lediglich zusätzliche Pathologien (z. B. Meatusstenose) können Symptome verursachen.

Zu (E): Auch neurogene Blasenfunktionsstörungen können durch eine Ischuria paradoxa symptomatisch werden. Liegt die Läsion im Bereich des unteren motorischen Neurons (= unterhalb S2) kommt es zur areflexiven, schlaffen Blase mit Hyporeflexie des M. detrusor und Überlaufinkontinenz. Wenngleich es kein typisches Symptom einer neurogenen Inkontinenz ist, ist die Auswahl sicherlich unglücklich!

6.32 Lösung C

Zu (A), (C) und (E): Zur Entlastung des bereits gestauten oberen Hohlsystems ist zunächst die suprapubische Harnableitung und die antibiotische Therapie des HWI indiziert. Nach Rekompensation der Nierenfunktion und Ausbehandlung des Infektes ist dann im Intervall die kausale Therapie mittels TUR-P oder retropubischer Adenomenukleation (je nach Prostatagröße) angezeigt.

Zu (B) und (D): Bei dem Patienten liegt bereits ein fortgeschrittenes Stadium der BPH vor (→ Stadium III: Harnverhalt, Überlaufinkontinenz oder Harnstauungsnieren mit resultierender Niereninsuffizienz). Eine medikamentöse Therapie mit α-Blockern ist hier nicht Erfolg versprechend. Dies gilt natürlich auch für die Gabe von Phytotherapeutika, deren Nutzen und Wirkung ohnehin letztlich nicht bewiesen ist.

6.33 Lösung D

Zu (D) und (E): Die beschriebene Situation entspricht dem Stadium I der BHP (→ beginnende obstruktive oder irritative Symptome ohne Restharnbildung) und beschreibt demnach die klassische Indikation zur medikamentösen Therapie der Beschwerden mittels Phytotherapie, α-Blocker oder 5-α-Reduktasehemmer. Da die Symptomatik mit einem nicht unerheblichen Leidensdruck für den Patienten verbunden ist, sollte nicht länger zugewartet werden.

Zu (A) und (B): Die beiden genannten Verfahren sind invasiver Natur und kommen beim Auftreten von Komplikationen (z. B. rezidivierende Harnverhalte, chronisch erhöhte Retentionsparameter, sekundäre Harnstauungsniere)bzw. starkem Leidensdruck zum Einsatz. Die Wahl des Verfahrens richtet sich nach der Gesamtsituation (Prostatagröße?, Vorhandensein zusätzlicher Pathologien der Harnblase?).

Zu (C): Die transurethrale Lasertherapie der Prostata ist eine Alternative zur TUR-P, wird also auch in einem weiter fortgeschrittenen Stadium eingesetzt.

6.34 Lösung D

Zu (A), (B) und (E): Bei einer transurethralen Elektroresektion (der Prostata) kann es zum so genannten TUR-Syndrom kommen. Durch Einschwemmung von Spülflüssigkeit in die Kreislaufbahn kommt es zu Hypervolämie und Hyponatriämie mit der Gefahr der Entstehung eines Lungen- und/oder Hirnödems. Die Gefahr ist besonders groß, wenn nicht unter Niederdruckbedingungen reseziert wird und wenn es sich um größere Adenome handelt.

Zu (C): Die Nachblutung gehört bei einer TUR wie bei allen anderen Operationsverfahren zu den allgemeinen Operationsrisiken dazu.

Zu (D): Eine Hyperkaliämie wir im Rahmen einer TUR nicht beobachtet.

6.35 Lösung B

Zu (A) und (B): Die therapeutische Wirkung der verwendeten Alpharezeptorenblocker an der Harnblase wird in erster Linie auf eine Herabsetzung des Blasenauslasswiderstandes durch Tonussenkung der glatten Muskulatur am Blasenausgang zurückgeführt. Die Steigerung desselben wäre bei einer obstruktiven Blasenentleerungsstörung unsinnig und kontraproduktiv.

Zu (C): Die medikamentöse Steigerung der Detrusoraktivität (z. B. Distigmin = Cholinesterase-Hemmer)) ist bei einer Obstruktion der subvesikalen Harnwege kontraindiziert. Sie darf allenfalls unterstützend bei freiem Harnabfluss eingesetzt werden.

Zu (D): Die medikamentöse Verminderung der Detrusoraktivität (z. B. durch Parasympatholytika) macht in dieser Situation ebenfalls keinen Sinn. Resultat wären Restharnbildung und Harnverhalt.

Zu (E): Die Maturation der Harnwege bzw. der Koordination von Harnspeicher- und Entleerungsfunktion des Kindes findet in den ersten Lebensjahren statt.

6.36 Lösung A

Zu (A) und (B): Prinzipiell ist bei gesicherter BPH sowie rezidivierenden Harnverhalten und Infektionen die Indikation zur operativen Therapie gegeben. Ein Prostatavolumen in dieser Größenordnung eignet sich dabei eher zur offene chirurgischen Enukleation als zur TUR-P (Grenze je nach Lehrbuch ca. 80–100 g).

Zu (C), (D) und (E): Die verschiedenen medikamentösen Therapieverfahren sind im frühen Stadiums der BPH indiziert. Bei rezidivierenden Harnverhalten und Infektionen sind sie nicht mehr indiziert!

6.37 Lösung E

Die Kombination aus einer derben Prostatakonsistenz im Rahmen der digital rektalen Untersuchung und einem erhöhten PSA-Wert von 11,3 ng/ml macht das Vorliegen eines Prostatakarzinoms wahrscheinlich. CAVE: Durch die unterschiedlichen Entstehungsorte der BPH (Übergangszone) und des Prostatakarzinoms (v. a. periphere Zone) kann auch nach operativer Therapie einer BPH mit Elektroresektion des aus der Übergangszone entstandenen Prostataadenoms noch immer ein Prostatakarzinom entstehen!

Zu (A): Die ungestörte Miktion, die derbe Prostatakonsistenz und der PSA-Wert von 11,3 ng/ml schließen ein Rezidiv der BPH praktisch aus.

Zu (B), (C) und (D): Entzündliche Prozesse der Prostata gehen fast immer mit einer gestörten Miktion (Dysurie, Pollakisurie, Algurie, Drangsymptomatik) einher. Darüber hinaus haben Patienten mit akuter Prostatitis – insbesondere bei Entwicklung eines Prostataabszesses – hohes Fieber und schweres Krankheitsgefühl. Die rektale Untersuchung ist bei Vorliegen eines Prostataabszesses extrem schmerzhaft. Der Tastbefund bei einer granulomatösen Prostatitis ähnelt dem beim Karzinom der Prostata sehr. Die Urogenitaltuberkulose besitzt eine uncharakteristische klinische Symptomatik. Bei begründetem Verdacht (z. B. bekannte Lungen-Tbc in der Anamnese, Aussiedler) muss sie natürlich durch weitere Untersuchungen (Urindiagnostik, TRUS, retrograde Urethrografie) ausgeschlossen werden.

6.38 Lösung B

Ein isoliert betrachteter PSA-Serumwert von 6,5 ng/mL (6,5 µg/L) besitzt zunächst einmal überhaupt keine Aussagekraft, da das PSA zwar organspezifisch, aber nicht krankheitsspezifisch ist. Hauptursachen für PSA-Erhöhungen sind sicherlich Entzündungen und Karzinome der Prostata.

Zu (A), (C), (D) und (E): Das PSA (Prostataspezifisches Antigen) ist eine organspezifische Protease. Seine Bestimmung im Serum ist bei karzinomverdächtigem Palpationsbefund eine komplementäre diagnostische Maßnahme; das PSA ist allerdings nicht spezifisch für ein Prostatakarzinom. In der Regel fällt der Serumwert des PSA bei kurativer Operation postoperativ so weit ab, dass er unterhalb der Nachweisgrenze üblicher Labormethoden liegt.

6.39 Lösung C

Bei einem 48-Jährigen Mann mit einem stanzbioptisch gesicherten Karzinom der Prostata ohne Metastasen ist praktisch immer die radikale Prostatektomie (Totalentfernung von Prostata, Kapsel und Samenbläschen mit anschließender Anastomosierung von Harnblase und Harnröhrenstumpf) indiziert (Ausnahmen: Strahlentherapie bei Inoperabilität oder Patientenwunsch).

Zu (A): Die TUR-P ist die operative Therapie der Wahl für benigne obstruktive Prostatavergrößerungen. In bestimmten Situationen kann beim alten Mann mit Prostatakarzinom und obstruktiver Blasenentleerungsstörung die palliative TUR-P zur Verbesserung der Miktionssituation erfolgen. Eine kurative Therapie des Karzinoms stellt die TUR-P jedoch niemals dar.

Zu (B): Ein einmal nachgewiesenes Karzinom löst sich nicht in Luft auf! Die Diagnose steht und erfordert eine Therapie.

Zu (D): Die regionale Hyperthermie der Prostata gehört zu den alternativen Therapieverfahren bei BHP. Gelegentlich wird sie auch zur Therapie des Prostatakarzinoms vorgenommen, hier kann allerdings nicht von einem etablierten oder gar kurativen Verfahren die Rede sein.

Zu (E): Die Gabe von 5-alpha-Reduktasehemmern erfolgt im Rahmen der BPH-Therapie.

6.40 Lösung C

Der Befund eines höckerig, derben Knotens der Prostata im Rahmen der rektalen Palpation ist bei fehlender Infektkonstellation verdächtig auf das Vorliegen eines Prostatakarzinoms. Hier hilft auch kein PSA-Wert weiter. Die Abklärung mittels Stanz- oder Saugbiopsie der Prostata ist zwingend indiziert.

Zu (A) und (E): Die Bestimmung der Hodentumormarker Laktatdehydrogenase und Apha-Fetoprotein im Serum erfolgt im Rahmen von Hodentumordiagnostik, -staging und -nachsorge.

Zu (B): Eine Erhöhung der sauren Phosphatase findet sich u. a. bei Knochenmetastasen des Prostatakarzinoms. Im Rahmen der Karzinomprimärdiagnostik spielt der Wert keine Rolle.

Zu (D): Das Becken-CT dient im Rahmen des Karzinomstagings der Beurteilung der lokoregionären Lymphknoten. Es besitzt keinen Stellen wert in der Primärdiagnostik.

6.41 Lösung C

Das PSA ist hilfreich im Rahmen der Diagnostik und der Verlaufskontrolle nach Prostatakarzinom. Es ist organ- aber nicht krankheitsspezifisch und kann z. B. auch bei Entzündungen erhöht sein.

Zu (A) und **(B):** Laktatdehydrogenase und alpha-Fetoprotein gehören zu den Hodentumormarkern und besitzen keine Bedeutung bei der Prostatakarzinomdiagnostik oder -verlaufskontrolle.

Zu (D): Die alkalische Phosphatase ist bei ossärer Metastasierung des Prostatakarzinoms erhöht. In gewissem Umfang kann sie orientierend zur Beurteilung von Ausmaß und Verlauf der ossären Metastasierung herangezogen werden. Im Rahmen der Primärtherapie besitzt sie keine Bedeutung.

Zu (E): Der CEA-Wert ist ein Tumormarker für gastrointestinale Tumoren sowie Schildrüsen- und Mammakarzinome. Mit der Prostata hat er nichts zu tun.

Hoden:

6.42 Lösung B

90–95% der Hodentumoren sind germinale Tumoren, also Keimzelltumoren. Hierzu gehören Seminome und Nichtseminome. Zu der heterogenen Gruppe der Nichtseminome gehören Dottersacktumoren, Embryonalzell-Karzinome, Teratokarzinome und Chorionkarzinome.

Zu (A), (C) und **(D):** Leydig-Zell-Tumoren, Granulosazelltumoren und Sertoli-Zell-Tumoren sind zwar Hodentumoren, gehen jedoch nicht von den Keimzellen, sondern vom interstitiellen Stütz- und Bindegewebe aus (= nichtgerminale Hodentumoren).

Zu (E): Ein Hodenlymphom ist eine testikuläre Manifestation eines extratestikulären Tumors. Ausgangsherd sind Zellen des lymphatischen Systems und keine Keimzellen!

6.43 Lösung C

Der sonografische Befund zusammen mit dem klinischen Erscheinungsbild ist tumorsuspekt und muss daher über einen inguinalen Zugang freigelegt werden! Nach Anlegen der Blutsperre am proximalen Samenstrang wir der Befund zunächst makroskopisch inspiziert und ggf. einer histologischen Schnellschnittuntersuchung zugeführt. Wird der Hodentumorverdacht bestätigt, erfolgt die hohe inguinale Ablatio testis mit Biopsie des kontralateralen Hodens zum Ausschluss einer testikulären intraepithelialen Neoplasie (TIN).

Zu (A): Die transskrotale Biopsie des rechten Hodens und die skrotale Hodenfreilegung vor einer operativen Freilegung ist aus onkologischen Gründen obsolet. Darüber hinaus ist fraglich, ob mit einer Biopsie auch ein repräsentatives Ergebnis erzielt werden kann.

Zu (B): Die Entfernung des rechten Hodens über einen Skrotalschnitt bleibt nicht-onkologischen Indikationen vorbehalten (z. B. Hodenabszess, Hodentorsion). Eine skrotale Orchiektomie bei Hodentumor ist ein Behandlungsfehler.

Zu (D): Hodentumoren sind im Frühstadium nicht selten tumormarkernegativ, so dass dieses Vorgehen kontraindiziert ist.

Zu (E): Vor der Therapie muss zunächst die Diagnostik erfolgen: Ohne histologische Einordnung des Tumors nach erfolgter inguinaler Ablatio testis kann keine differenzierte Therapieplanung erfolgen.

6.44 Lösung A

Es handelt sich um ein weit fortgeschrittenes Tumorstadium III C nach UICC- bzw. AJCC-Klassifikation. Einzige kurative Option (ca. 50%iger Chance auf Heilung) besteht in der PEB-Polychemotherapie.

Zu (B) und **(C):** Die retroperitoneale Lymphadenektomie ist in frühen Stadien des Nichtseminoms eine sinnvolle Therapieoption. In der Seminomtherapie hat sie keinen Stellenwert.

Zu (D) und **(E):** In den frühen Stadien der Seminomtherapie erfolgt die adjuvante retroperitoneale Radiatio, auch der parakavalen Region. Im weit fortgeschrittenen Stadium ist die Chemotherapie Methode der Wahl. Eine Bestrahlung der supradiaphragmalen Lymphknotenstationen wird im Rahmen der Hodentumortherapie grundsätzlich nicht durchgeführt.

6.45 Lösung A

Die grenzstrangnahe retroperitoneale Lymphadenektomie bei Patienten mit Hodentumoren führte lange Zeit mit hoher Wahrscheinlichkeit zur retrograden Ejakulation, was besonders bei jungen Männern mit nicht abgeschlossener Familienplanung sehr problematisch ist. Neuere nervschonende Operationsverfahren dienen dem Ziel der Erhaltung der antegraden Ejakulation durch subtile Präparation der sympathischen retroperitonealen Nervenbahnen.

Zu (B), (C), (D) und (E): Die nervale Steuerung von Kontinenz, Erektion, Libido und Penissensibilität wird durch die retroperitoneale Lymphadenektomie nicht tangiert.

6.46 Lösung A

Die Befundkonstellation spricht für ein Nichtseminom Stadium I C nach UICC/AJCC-Klassifikation. Die Therapie der Wahl besteht in einer adjuvanten PEB-Chemotherapie oder der adjuvanten RLA.

Zu (B): Die Heilung der Tumorerkrankung ohne Normalisierung der Tumormarker ist nicht möglich.

Zu (C): Die Tumormarker AFP und β-HCG alleine sind nicht sensitiv für das Vorliegen einer Lebererkrankung.

Zu (D): Die Halbwertszeit für AFP im Serum beträgt ca. 6 Tage, für β-HCG ca. 2 Tage. Eine Woche post operationem muss also zumindest eine deutliche Rückbildungstendenz zu erkennen sein.

Zu (E): Eine Spina bifida occulta kann neurogene Blasenentleerungsstörungen verursachen, jedoch keine Hodentumormarkererhöhung.

6.47 Lösung E

Zu (A) und (E): Während Seminome durchaus eine moderate β-HCG-Erhöhung verursachen können, ist eine Erhöhung von AFP im Serum mit der Diagnose eines Seminoms nicht vereinbar!

Zu (B), (C) und (D): Ein reines Seminom metastasiert in der Regel primär lymphogen, auch retroperitoneal in die Nierenhiluslymphknoten. Im fortgeschrittenen Stadium sind Lungenmetastasen häufig.

Penis:

6.48 Lösung D

Der „sentinel-node" des distalen Peniskarzinoms liegt an der Einmündungsstelle der Vena epigastrica superficialis in die Vena saphena magna. Die klinische Bedeutung dieses Lymphknotens für Diagnostik und Therapie ist jedoch durchaus umstritten.

Zu (A), (B) und (C): Mit Fortschreiten der Erkrankung kann sich das Karzinom entlang der paraaortalen, parakavalen und weniger häufig auch entlang der pararenalen Lymphknoten ausbreiten. Letztere sind eher bei Hodentumoren befallen mitbetroffen.

Zu (E): Die Lymphknoten im Bereich der Vena testicularis in die Vena renalis sinister bzw. Vena cava inferior gehören zum primären Metastasierungsgebiet der Hodentumoren.

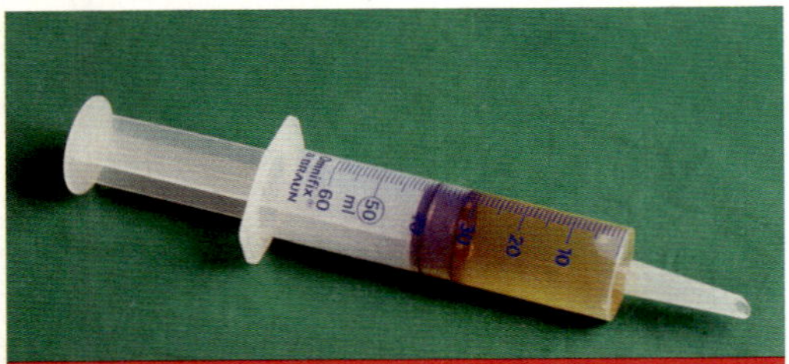

7 Steinleiden (Urolithiasis)

Fälle

7.1.1 An erster Stelle steht die symptomatische Therapie der Kolikschmerzen: Goldstandard hierbei ist die Kombination aus Metamizol (2 g i. v.) und Butylscopolamin (40 mg i. v.). Alternativ können Pethidin 50 mg i. v. oder Piritramid 7,5 mg i. v. zur Anwendung kommen. Bei Bedarf kann bei entsprechender vegetativer Begleitsymptomatik eine antiemetische Therapie mit einem Antihistaminikum (z. B. Dimenhydrinat (Vomex) 1 Amp. = 62 mg i. v.) erfolgen. Ist die Harnableitung aus dem oberen Harntrakt gestört, muss mithilfe einer inneren Harnleiterschiene oder eines Nierenfistelkatheters für einen ordentlichen Harnabfluss gesorgt werden.

7.1.2 Neben Anamnese und körperlicher Untersuchung (druckschmerzhaftes Nierenlager?) erfolgt zunächst die Untersuchung des Urinstatus (Leukozyturie?, Bakteriurie?, Mikrohämaturie?) sowie die laborchemische Untersuchung von Blutbild (Entzündungszeichen?), Retentionswerten (Niereninsuffizienz?), Elektrolyten und Gerinnungsparametern. Der Ultraschall ist das nächste diagnostische Verfahren (Steindarstellung möglich? Harnstauung?). Bestehen keine Kontraindikationen (KM-Allergie, Niereninsuffizienz) komplettiert anschließend die i. v.-Urografie die Diagnostik (Konkrementdarstellung in der Leeraufnahme?, Kontrastmittelabfluss?).

7.1.3 Neben den allgemeinen Empfehlungen (ausreichende Flüssigkeitszufuhr, richtige Ernährung) ist für speziellere Hinweise hinsichtlich der Metaphylaxe die genaue Kenntnis der Steinzusammensetzung erforderlich. Ein nicht röntgendichter Stein bei einem Patienten mit dem entsprechenden Habitus (Adipositas) ist hier auch ohne Steinanalyse hochverdächtig auf das Vorliegen eines Harnsäuresteins! Bezüglich Therapie und Metaphylaxe ergeben sich dabei folgende Empfehlungen: Zunächst sollte eine medikamentöse Chemolitholyse durch Therapie der relativen „Säurestarre" des Urins (Harnalkalisierung mit Alkalizitraten auf pH-Werte zwischen 6,2 und 6,8) erfolgen (MERKE: Begünstigender Faktor für die Kristallisation der Harnsäure ist ein saurer Urin-pH-Wert). Ggf. sollte zusätzlich eine medikamentöse Hemmung der Harnsäurebildung (z. B. Allopurinol) sowie die oben erwähnten diätetische Maßnahmen (ausgewogene Ernährung mit Vermeidung von purinreichen Nahrungsmitteln, Vermeidung harnansäuernder Lebensmittel, Reduzierung von Kaffee und schwarzem Tee, ausreichende Flüssigkeitsaufnahme) durchgeführt werden.

SAQ

7.2 Die Steinentstehung ist meist ein multifaktorielles Geschehen (Ausnahmen: Harnsäure- und Zystinsteine). Voraussetzung für die Harnsteinentstehung ist die Kristallisation des steinbildenden Salzes. Salze kristallisieren, wenn ihr Löslichkeitsprodukt überschritten ist, d. h. wenn eine übersättigte Lösung vorliegt. Darüber hinaus existieren eine Vielzahl von kristallisationshemmenden und -fördernden Einflüssen und Substanzen (s. Tab.) welche im Einzelfall über die Entstehung eines Harnsteins entscheiden. Allgemeine Risikofaktoren für die Harnsteinentstehung sind männliches Geschlecht und eine genetische Prädisposition.

Kristallisationsfördernde Einflüsse

- → vermehrte renale Elimination lithogener Substanzen(z. B. Hyperkalziurie, Hyperoxalurie, Hyperphosphaturie, Hyperurikosurie und Zystinurie)
- → Abweichungen des ph-Wertes in den alkalischen (Infektsteine) oder sauren Bereich (Harnsäuresteine, Kalziumphosphatsteine)
- → verminderte Harndilution (spezifisches Gewicht $\geq$ 1015 g/l)
- → Störung des Harnabflusses
- → verminderte renale Elimination antilithogener Substanzen (z. B. Hypozitraturie, Hypomagnesiurie)

7.3 Die wichtigsten Steinarten sind Kalziumoxalatsteine (75%), Harnsäuresteine (10–15%), Magnesium-Ammonium-Phosphat-Steine (Struvitsteine) (5%), Kalziumphosphatsteine (Karbonatapatit, Brushitsteine) (5%) und Zystinsteine (2%).

7.4 Während einer Nierenkolik kann es bei Durchführung einer i. v.-Urografie durch den Druckanstieg, der durch die diuretische Wirkung des Kontrastmittels verursacht wird, bei gleichzeitig vorliegender Abflussstörung zu einer Ruptur des Nierenbeckens (= Fornixruptur) kommen.

7.5 Bei kleinen Konkremente (bis etwa ≤ 5 mm Durchmesser) darf zunächst kontrolliert abgewartet werden, da ein solcher Stein in bis zu etwa 80–90% spontan abgeht. Eventuelle unterstützende Maßnahmen sind z. B. Goldrutenkrautgabe zur Steigerung der Harnleiterperistaltik oder Bromelain zur Schleimhautabschwellung. Eine ausreichende Flüssigkeitsaufnahme und ausreichend Bewegung sind ebenfalls von Vorteil.
Entwickelt der Patient Fieber ändert sich das Therapieregime, da von einer infizierten Harnstauungsniere ausgegangen werden muss. In diesem Fall ist die Harnableitung bzw. -drainage mittels DJ-Katheter oder perkutaner Nephrostomie unter gleichzeitiger antibiotischer Therapie indiziert. Die Steintherapie im engeren Sinne tritt in dieser Situation zunächst in den Hintergrund.

7.6 Diese Situation stellt eine Indikation zur extrakorporalen Stoßwellenlithotripsie (ESWL) dar. Sie stellt ein wenig invasives und komplikationsarmes Verfahren zur Steinentfernung bei Nierenbeckensteinen bis 2–3 cm und Steinen im oberen Harnleiterdrittel dar. Intrakorporale Verfahren zur Lithotripsie sind invasiver und kommen bei großen Steinen (> 2,5–3 cm) im Bereich des Nierenbeckens und Kelchsystems (perkutane Nephrolitholapaxie = PNL) oder bei Steinen des mittleren oder distalen Harnleiters (ureterorenoskopische Steintherapie = URS) zum Einsatz.

7.7 Zu den wichtigsten operativen Verfahren der Steintherapie gehören die perkutane Nephrolitholapaxie (PNL) und die ureterorenoskopische Steintherapie (URS). Bei der PNL wird nach einer perkutanen Nephrostomie der Arbeitskanal aufbougiert und dilatiert; anschließend wird das Nephroskop bis vor den im Nierenkelch oder im Nierenbecken gelegenen Stein eingeführt; es folgen die Lithotripsie und Bergung der Fragmente. Bei der URS werden Harnleiter und ggf. Nierenbecken ureterorenoskopisch gespiegelt; anschließend erfolgt die Lithotripsie und Bergung der Fragmente, meist mittels Drahtkörbchen. Ein weiteres invasives endoskopisches Verfahren stellt die Blasensteinlithotripsie dar. Hierbei folgt nach der Urethrozystoskopie die Desintegration und Bergung der Fragmente. Offene oder laparoskopische Verfahren zur operativen Steintherapie sind nur selten indiziert (Ausnahmen: z. B. Ausgusssteine bei Kindern, Nierenbeckenkonkremente bei gleichzeitig bestehender subpelviner Harnleiterenge (OP nach Anderson-Hynes mit gleichzeitiger Steinsanierung) oder große, die Blase komplett ausfüllende Blasensteine).

MC

7.8 Lösung B
Struvitsteine bestehen aus Magnesium-Ammonium-Phosphat und entstehen im Rahmen von Infektionen mit ureasebildenden (harnstoffspaltenden) Bakterien (z. B. Proteus, Klebsiella, Pseudomonas). Daher werden Struvitsteine auch als „Infektsteine" bezeichnet.
Zu (A): Harnsäure ist Endprodukt des Purinstoffwechsels und wird überwiegend über die Nieren ausgeschieden. Bei purin- und proteinreicher Ernährung, beim Fasten oder im Rahmen von Tumorerkrankungen (Zellzerfall) und nach Einnahme einiger Pharmaka (z. B. Probenecid, Thiaziddiuretika, NSAR, Zytostatika) kommt es zu einem erhöhten Anfall von Harnsäure. Voraussetzung für die Kristallisation der Harnsäure ist ein saurer Urin-pH-Wert („Säurestarre").
Zu (C): Zystinsteine entstehen aufgrund einer genetisch bedingten, verminderten Rückresorption von Zystin, Arginin, Ornithin und Lysin. Nur Zystin ist im Urin schwer löslich, so dass es zum Auftreten von Zystinsteinen kommen kann.
Zu (D): Die Entstehung von Kalziumoxalatsteinen, den häufigsten Harnsteinen (75%), unterliegt einer multifaktoriellen Genese. Risikofaktoren sind eine erhöhte Konzentration von Kalzium, Oxalat, Harnsäure und Phosphat im Urin sowie ein niedriger Zitratgehalt. Hauptauslöser können Stoffwechseldefekte (z. B. HPT, RTA) sein.
Zu (E): Die Entstehung des sehr seltenen Xanthinsteines beruht auf einem Defekt der Xanthinoxidase.

7.9 Lösung A
Bei dem Patienten handelt es sich am ehesten um Harnsäuresteine (röntgennegativer Stein). Die medikamentöse Therapie der „Säurestarre" durch Harnalkalisierung (Anhebung des Urin-pH-Wertes) ist der zentrale Punkt in der Therapie der Harnsäuresteine.
Zu (B): Die Einschränkung von kalziumreichen Milchprodukten kann bei der Metaphylaxe kalziumhaltiger Steine sinnvoll sein.
Zu (C): Urikosurika fördern die Harnsäureausscheidung über den Urin und können zur Harnsäuresteinbildung beitragen. Sie sind also bei Harnsäuresteindiathese kontraindiziert. Urikostatika (z. B. Allupurinol) hingegen stellen ggf. eine ergänzende Therapiemaßnahme dar, da sie die Harnsäurebildung hemmen.
Zu (D) und (E): Die Trinkmengenbeschränkung ist prinzipiell kontraproduktiv bei der Therapie und Metaphylaxe von Steinleiden. Auch die prophylaktische Antibiotikagabe besitzt keinen Stellenwert in der eigentlichen Steintherapie.

7.10 Lösung A
In dieser Situation kann unter Spasmoanalgesie und Flüssigkeitszufuhr der (sehr wahrscheinliche) Spontanabgang des Konkrementes abgewartet werden. Zwingende Indikationen zu Interventionen wären behandlungsresistente Schmerzen sowie die fieberhafte Harnstauung.
Zu (B) und (C): Die extrakorporale Stoßwellenlithotripsie (ESWL) ist selbst bei größeren Steinen im Bereich des prävesikalen Harnleiters durch die Knochenüberlagerungen des Beckens meistens nicht möglich. Bei einem größeren Konkrement (> 5 mm) wäre die ureterorenoskopische Steintherapie (URS) Mittel der Wahl.
Zu (D): Die perkutane Nephrolitholapaxie (PNL) kommt bei größeren (> 2,5–3 cm) Steinen des Nierenbeckens und der Nierenkelche zur Anwendung. Ein Stein im distalen Harnleiter ist mittels PNL nicht zu erreichen.
Zu (E): Allopurinol wird zur medikamentösen Hemmung der Harnsäurebildung eingesetzt und besitzt damit einen Stellenwert in der Metaphylaxe der Harnsäuresteinbildung.

7.11 Lösung B
Der Fall beschreibt die typische Befundkonstellation bei renaler tubulärer Azidose (RTA). Beweisend ist in diesem Fall der Ammoniumchloridbelastungstest: Normalerweise kommt es nach Gabe von Ammoniumchlorid (0,1 g/Kg KG) zu einem Absinken des Urin-pH-Wertes < 5,5. Gelingt dies nicht, ist die RTA bewiesen.
Zu (A): Der primäre HPT ist durch eine erhöhte Produktion von Parathormon (PTH) aufgrund eines Adenoms oder einer Hyperplasie der Epithelkörperchen gekennzeichnet. Es kommt zur verstärkten Mobilisierung von Kalzium aus dem Knochen, zur Erhöhung der Kalziumaufnahme aus dem Darm (Kalzium im Serum ist erhöht!) und zur Steigerung der Phosphatausscheidung im Urin. Die Folge ist die Entstehung von kalziumhaltigen Harnsteinen.
Zu (C): Die genetisch bedingte, verminderte Rückresorption von Zystin, Arginin, Ornithin und Lysin ist Auslöser der Zystinurie.
Zu (D): Die Hyperurikosurie beschreibt die vermehrte Ausscheidung von Harnsäure mit dem Urin. Meist liegt hier zusätzlich eine Hyperurikämie und eine Säurestarre des Urins (= pH-Werte dauerhaft < 6) vor.
Zu (E): Die primäre Hyperoxalurie beschreibt die angeborene und ständige exzessive Ausscheidung von Oxalat mit dem Urin. Folge kann die Bildung oxalathaltiger Steine sein.

7.12 Lösung D
Zum Maßnahmenspektrum bei der Metaphylaxe der Zystinsteine gehört neben den diätetischen und medikamentösen Empfehlungen auch die Harnalkalisierung auf pH-Werte zwischen 7,5 und 8,0.
Zu (A): Der häufigste Harnstein ist der Kalziumoxalatstein mit etwa 75 % aller Steine.
Zu (B): Der Zystinstein ist in der Röntgendiagnostik nur schwach schattengebend. Außer dem Harnsäurestein, der nicht röntgendicht ist, sind alle übrigen geläufigen Harnsteine (Kalziumoxalat-, Brushit- und Struvitsteine) in der Röntgendiagnostik stärker schattengebend als der Zystinstein.
Zu (C): Kontraindikationen zur ESWL ergeben sich aus der Situation heraus (z. B. Schwangerschaft oder gestörte Blutgerinnung), primär nicht jedoch aus der Steinart.
Zu (E): Die eiweißreiche Kost, insbesondere die methioninreiche Kost erhöht die Zystinausscheidung im Urin. Daher wird bei Zystinurie eine relativ proteinarme Mischkost empfohlen.

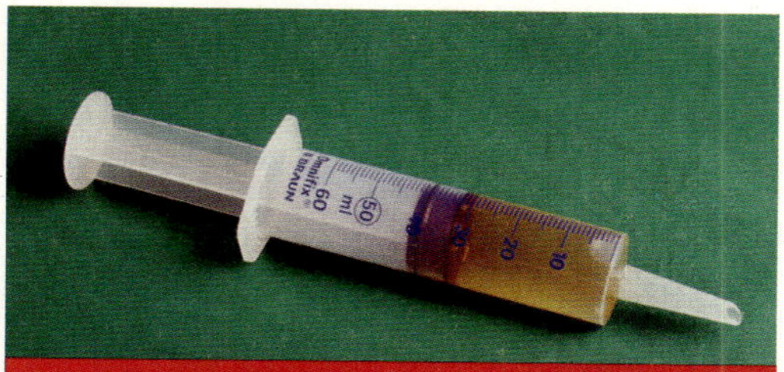

8 Erkrankungen der Nebenniere

SAQ

8.1 Unter einem Inzidentalom der Nebenniere versteht man den Zufallsbefund einer asymptomatischen Raumforderung der Nebenniere. Bei Durchmesser ≤ 4cm und fehlender Hormonaktivität wird zunächst ein zurückhaltendes Vorgehen mit Befundkontrollen empfohlen. Liegt die Tumorgröße > 4cm oder ist der Tumor endokrin aktiv, ist die Indikation zur operativen Intervention (meist laparoskopischen Adrenalektomie) gegeben.

8.2 Bei den Ursachen für den Hyperkortisolismus unterscheidet man eine endogene und eine exogene Genese. Unter die endogene Form fallen das zentrale Cushing-Syndrom (M. Cushing) als Folge einer ACTH-Überproduktion bei Hypophysenadenom (ca. 70%), das adrenale, ACTH-unabhängige Cushing-Syndrom bei Kortisol-produzierenden Nebennierentumoren (v.a. Adenome, selten Karzinome) (ca. 20%) und das paraneoplastische Cushing-Syndrom durch eine erhöhte ACTH-Konzentration, z.B. in Folge Bronchial-, Pankreas- oder Nierenzellkarzinomen (ca. 10%). Als exogene Form wird ein Hyperkortisolismus in Folge einer Langzeittherapie mit Glukokortikoiden oder ACTH bezeichnet.

8.3 Mit „AGS" bezeichnet man das adrenogenitale Syndrom. Ursache ist eine gestörte Kortisolsynthese in Folge verschiedener Enzymdefekte (in 95% 21-Hydroxylasedefekt). Es kommt zur erhöhten Produktion von ACTH mit Hyperplasie der Nebennieren sowie zu einer vermehrten Produktion von Kortisol- und Aldosteronvorstufen mit androgener Wirkung. In schweren Fällen findet sich zusätzlich ein Aldosteronmangel. Weibliche Patienten besitzen charakteristischerweise einen männlichen Phänotyp bei normalem weiblichen Karyotyp („Pseudohermaphroditismus femininus"), wobei das Ausmaß der Maskulinisierung vom Androgenspiegel abhängig ist. Bei männlichen Patienten kommt es zur Hodenatrophie, verstärkter Entwicklung der sekundären Geschlechtsmerkmale und Infertilität (Pseudopubertas praecox). Typisch für beide Geschlechter ist der Testosteron-induzierte Großwuchs (beschleunigte Knochenreifung) in der Kindheit und der Kleinwuchs im Erwachsenenalter (vorzeitiger Epiphysenschluss). Bei Aldosteronmangel findet sich evt. zusätzlich ein Salzverlustsyndrom mit Exsikkose und Erbrechen. Die Diagnostik gestaltet sich je nach Ausprägung des Defektes unter Umständen ausgesprochen schwierig und umfasst neben klinischer Untersuchung eine komplexe Hormon- und Stoffwechseldiagnostik sowie die Chromosomenanalyse. Die Therapie besteht in der operativen Korrektur mit plastischer Rekonstruktion des äußeren weiblichen Genitale sowie in der lebenslangen Hydrokortison- und ggf. Mineralkortikoidsubstitution.

MC

8.4 Lösung C

Das Fallbeispiel beschreibt die typische Symptomatik eines Conn-Syndroms (primärer Hyperaldosteronismus) mit Hypertonie, Hypokaliämie, Muskelschwäche, Obstipation, Polyurie und Polydipsie.

Zu (A): Der primäre Hyperparathyreoidismus ist vor allem durch die Symptomentrias „Stein-, Bein- und Magenpein", also Nephrolithiasis, Osteoporose und gastrointestinale Beschwerden und Ulzera charakterisiert.

Zu (B): Der Hypokortisolismus (M. Addison) ist durch Schwäche und rasche Ermüdbarkeit, verstärkte Hautpigmentierung, Gewichtsverlust und Hypotonie gekennzeichnet (CAVE: Zur akuten Addison-Krise kann es nach operativer Entfernung der Nebennieren kommen; daher muss bei dieser Operation bereits intraoperativ eine Glukokortikoidsubstitution erfolgen!)

Zu (D): Die charakteristische Symptomatik des Phäochromozytoms wird durch die tumorbedingte Hormonproduktion bestimmt (Adrenalin, Noradrenalin, ggf. Dopamin). Leitsymptome sind die arterielle Hypertonie (konstant oder im Rahmen von hypertensiven Krisen), Kopfschmerzen, Hyperhidrosis und Tachykardie. Allerdings gibt es auch viele Phäochromozytome, die sich symptomarm bis asymptomatisch präsentieren, so dass das klinische Bild nicht richtungsweisend sein muss.

Zu (E): Das AGS vereint verschiedene Enzymdefekte (in 95% 21-Hydroxylasedefekt) mit erniedrigter Cortisolsynthese und erhöhter Bildung von Androgenen, in schweren Fällen mit zusätzlichem Aldosteronmangel. Beim Mädchen kommt es in der Folge zu einem Pseudohermaphroditismus femininus, beim Jungen führt das AGS zur Pseudopubertas praecox.

8.5 Lösung A

Bei dieser Symptomatik und Anamnese handelt es sich am ehesten um ein Phäochromozytom. Das in der Ananmnese erwähnte C-Zellkarzinom der Schilddrüse weist dabei auf das Vorliegen einer multiplen endokrinen Neoplasie (MEN) hin.

Zu (B): Beim Prolaktinom findet sich als Leitsymptom bei der Frau eine sekundäre Amenorrhoe und beim Mann ein Libido- und Potenzverlust.

Zu (C): Als Morbus Basedow wird die immunogene Hyperthyreose, ausgelöst durch TSH-Rezeptorantikörper bezeichnet. Die typische klinische Symptomatik geht mit einer Struma, Tachykardie und endokriner Orbitopathie (Merseburg-Trias) einher.

Zu (D): Der M. Cushing ist durch einen Hyperkortisolismus gekennzeichnet. Es resultieren Fettstoffwechselstörungen (Vollmondgesicht, Stammfettsucht, Stiernacken), Hypertonie, Kohlenhydratstoffwechselstörungen (diabetogene Stoffwechsellage), Eiweißstoffwechselstörungen (Osteoporose, Myopathie, Muskelschwund, Adynamie), Hautveränderungen (Akneneigung und Hautatrophie („Pergamenthaut") sowie verschiedene psychische Störungen (Depression, Psychosen).

Zu (E): Das AGS vereint verschiedene Enzymdefekte (in 95% 21-Hydroxylasedefekt) mit erniedrigter Cortisolsynthese und erhöhter Bildung von Androgenen, in schweren Fällen mit zusätzlichem Aldosteronmangel. Beim Mädchen kommt es in der Folge zu einem Pseudohermaphroditismus femininus, beim Jungen führt das AGS zur Pseudopubertas praecox.

8.6 Lösung A

Mineralkortikoide (v. a. Aldosteron) werden in der Zona glomerulosa der Nebennierenrinde produziert. Das Conn-Syndrom entsteht daher bei Vorliegen eines Adenom in dieser Rindenschicht.

Zu (B): Die Zona fasciculata produziert in erster Linie Kortisol. Adenome in dieser Region manifestieren sich als adrenerges, ACTH-abhängiges Cushing-Syndrom.

Zu (C): In der Zona reticularis werden Androgene produziert.

Zu (D): Im Nebennieremark werden die Katecholamine synthetisiert. Das Nebennierenmark ist in 90% Entstehungsort der Phäochromozytome.

Zu (E): Extraadrenale sympathische Paraganglien können ebenfalls Katecholamine produzieren und stellen im Prinzip versprengtes extraadrenales Nebennierenmark dar. 10% der Phäochromozytome nehmen hier ihren Ursprung.

8.7 Lösung E

M. Addison bezeichnet eine Nebenniereninsuffizienz, welche zu Adynamie und Hypotonie führt.

Zu (A), (B), (C) und (D): Alle übrigen Krankheitsbilder können über verschiedene Pathomechanismen zu einer Hypertonie führen: Das Conn-Syndrom (primärer Hyperaldosteronismus) sowie die einseitige pyelonephritische Schrumpfniere über das Renin-Angiotensin-Aldosteron-System, das Nierenzellkarzinom über das Stauffer-Syndrom (paraneoplastisches Syndrom mit Hypalbuminämie, Hyperkalziämie, Hypertonie und Polyzytämie) und das Phäochromozytom über eine exzessive Katecholaminproduktion.

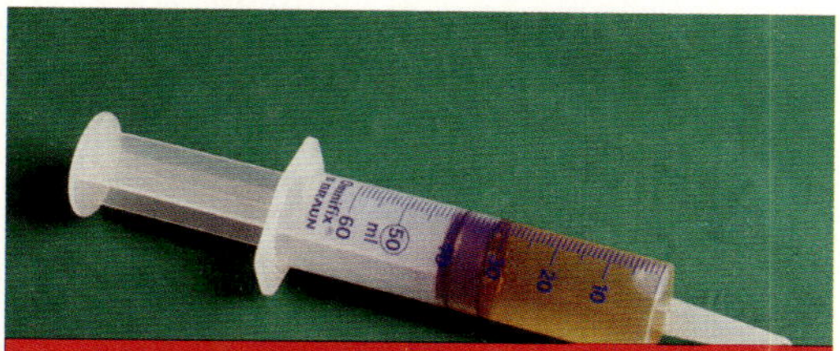

9 Blasenentleerungsstörungen des Erwachsenen

SAQ

9.1 Harnröhrenstrikturen entstehen meistens posttraumatisch oder iatrogen als Folge von Endoskopien oder Katheterisierungen. Seltener sind die Harnröhrenstrikturen postinfektiöser (z. B. nach Gonokokken-Urethritis) oder kongenitaler Natur.
Typisch ist ein abgeschwächter Harnstrahl und irritative Miktionsbeschwerden (z. B. Dysurie, Pollakisurie). Komplikationen sind die Entwicklung eines Harnverhalts, die Restharnbildung mit rezidivierenden Infektionen, eine Mikrohämaturie und in fortgeschrittenen Stadien die Ausbildung einer sekundären Harnstauungsniere mit resultierender Niereninsuffizienz. In der Uroflowmetrie präsentiert sich die Harnröhrenstriktur typischerweise als plateauförmiger Kurvenverlauf.

9.2 Die zentralen Pfeiler in der Röntgendiagnostik sind die Durchführung einer retrograden Urethrografie oder einer MCU. Komplettiert werden sie durch Anamnese, klinische Untersuchung, Uroflowmetrie, Sonografie sowie ggf. Urethrozystoskopie.
Zur Therapie stehen eine Vielzahl von operativen Verfahren zur Verfügung. Die wichtigsten endoskopischen Verfahren (v. a. bei kurzstreckigen Strikturen und Erstbefunden) sind die Urethrotomia interna nach Otis und die Urethrotomia interna nach Sachse. Unter den offen operativen Verfahren (v. a. bei Rezidiven und längerstreckigen Strikturen) sind die Resektion der Striktur mit End-zu-End Anastomose der Harnröhre sowie ein- und zweizeitige Verfahren mit Strikturresektion und plastischer Rekonstruktion der Harnröhre (z. B. mittels Mundschleimhautgraft, gestieltem Präputiallappen oder Meshgraft) von Bedeutung. Verfahren wie Harnröhrenstentimplantation (v. a. bei multimorbiden Patienten in Ausnahmesituationen) und Harnröhrenbougierung (niedrige Erfolgsrate bei hoher Komplikationsrate) haben keinen Stellenwert in der Routineerstbehandlung einer Harnröhrenstriktur.

9.3 Ursachen für neurogene Blasenentleerungsstörungen können sein: Fehlbildungen (z. B. Tethered-Cord-Syndrom, Spina Bifida), hirnorganische Erkrankungen (z. B. M. Parkinson, Multiple Sklerose, Demenz), Tumoren des ZNS, entzündliche Erkrankungen des ZNS (z. B. Myelitis), Stoffwechselerkrankungen (z. B. diabetische Nephropathie), Traumata des Rückenmarks sowie Gefäßkrankheiten. Auch die Einnahme bestimmter Medikamente (z. B. Akinetika, Narkotika, Antihypertonika, Psychopharmaka) kann zu einer neurogenen Blasenentleerungsstörung führen.

9.4 Das Prinzip der Harntraktinnervation besteht aus vier ineinander greifenden neurologischen Funktionsschleifen. Im einzelnen verbinden diese Schleifen die an der Miktionskontrolle beteiligten neurologischen Zentren: Detrusorreflexzentrum im Frontallappen, pontines Miktionszentrum in der Formatio reticularis des Hirnstamms, sakrales Miktionszentrum im Rückenmark S2–S4 sowie die Harnblase bzw. den Sphinkter externus urethrae.
Die autonome Kontrolle der Miktion erfolgt über das sympathische und parasympathische Nervensystem. Der parasympathische Anteil nimmt seinen Ursprung im sakralen Miktionszentrum S2–S4, verläuft im N. pelvicus und fördert über eine acetylcholinvermittelte Kontraktion des Detrusors bzw. eine Hemmung der glattmuskulären urethralen Muskulatur den Miktionsvorgang. Der sympathische Anteil entspringt auf Höhe Th10–12 bis L2 und verläuft im Nervus hypogastricus. Über seinen α-adrenergen Anteil führt er zur Kontraktion von urethraler Muskulatur und Blasenhals (α-adrenerger Anteil), die Hemmung des Detrusors erfolgt über α- und β-adrenerge Fasern. Folge ist eine Hemmung des Miktionsvorgangs.
Die willkürliche Kontrolle der Miktion erfolgt über den N. pudendus, der seinen Ursprung in den Vorderhornzellen des Sakralmarks (S2–S4) nimmt und die Innervation des quergestreiften M. sphinkter urethrae externus und der Beckenbodenmuskulatur vermittelt.

9.5 Neurogenen Blasenentleerungsstörungen lassen sich anhand des Schädigungsortes in Läsionen oberhalb und unterhalb des spinalen Miktionszentrums in Höhe S 2 einteilen.
Läsionen im Bereich des oberen motorischen Neurons (oberhalb S 2) führen zur sog. Reflexblase: Durch die unterbrochene Verbindung zum Großhirn kann der Miktionsvorgang nicht mehr willkürlich beeinflusst werden. Es kommt zu einer nicht aufeinander abgestimmten Hyperreflexie von Detrusor und Sphinkter (Detrusor-Sphinkter-Dyssynergie). Folge der Detrusorhyperreflexie mit hohen intravesikalen Drücken ist die Entwicklung einer Reflexinkontinenz sowie eine frühzeitige Schädigung des oberen Harntraktes über einen hochdruckinduzierten Reflux. Läsionen im Bereich des unteren motorischen Neurons (unterhalb S 2) führen zur areflexiven, schlaffen Blase. Durch die unterbrochene Verbindung zwischen den parasympathischen Afferenzen des M. detrusor und dem im sakralen Miktionszentrum gelegenen Ncl. pudendus (Innervation des externen Sphinkters) kommt es zu ausbleibenden Detrusorkontraktionen. Die Eigenkontraktionen des Detrusors bei starker Blasendehnung bleiben erhalten, reichen für eine suffiziente Blasenentleerung allerdings nicht aus. Durch die Detrusorhyporeflexie und die fehlende Sensibilität für die Blasenfüllung kommt es zur Restharnbildung und Überlaufinkontinenz. Durch die passive Überdehnung des Detrusormuskels mit deutlich langsamer fortschreitendem Reflux setzt die Schädigung des oberen Harntraktes deutlich später ein als bei der Reflexblase.
Hirnorganische Ursachen, „gemischte“ Läsionen und systemische Einflüsse besitzen eine sehr spezifische individuelle Symptomatik, welche Züge beider oben beschriebener Pathomechanismen tragen kann.

9.6 Oberstes Therapieziel bei der Behandlung der neurogenen Blasenfunktionsstörung ist der Schutz des oberen Harntraktes und die Erreichung einer möglichst vollständigen Kontinenz. Dies gilt insbesondere auch bei der Therapie der „Reflexblase“.
Die Therapie der Reflexblase erfolgt nach einem Stufenplan. An erster Stelle steht das sog. Blasentraining mittels „triggern“. Beim Mann ist die Verwendung eines Kondomurinal nützlich, da eine vollkommene Kontinenz meist nicht gegeben ist. Weil dies bei Frauen kaum möglich ist, ist dieses Verfahren für weibliche Patienten nur bedingt geeignet. Führt diese Therapie nicht zum Erfolg wird als nächster Schritt ein intermittierender Einmalkatheterismus (meist als Selbstkatheterismus) durchgeführt (Vorraussetzung: keine körperliche und kognitive Einschränkung beim Patienten). Oft wird diese Therapie in Kombination mit einer anticholinergen Medikation durchgeführt. Ist ein Einmalkatheterismus unmöglich, folgt die suprapubische oder transurethrale Katheterableitung (BEACHTE: beim sterilen Einmalkatheterismus besteht eine deutlich geringere Infektionsgefahr). Neben der anticholinergen Therapie steht mit der zystoskopischen Botulinum-A-Toxin-Injektion in den Detrusor ein weiteres medikamentöses Verfahren zur Therapie zur Verfügung. Die operative Therapie schwerer neurogener Blasenentleerungsstörungen umfasst die Sphinkterotomie, die Blasenaugmentation bei Schrumpfblase, die Implantation eines sakralen Blasenschrittmachers und die Implantation eines artifiziellen Sphinktersystems.

9.7 Die wichtigsten Pfeiler der Inkontinenzdiagnostik sind Anamnese (ggf. einschließlich Miktionsprotokoll), Urinstatus und Urinkultur (v. a. zum Infektausschluss), klinische Untersuchung (mit Inspektion des äußeren Genitale, neurourologischem Status, digital rektaler Untersuchung, vaginaler Einstellung mit Hustenprovokationstest und ggf. Bonney-Test), PAD-Test (Vorlagenwiegetest nach definierter körperlicher Belastung zur Objektivierung der Inkontinenz) sowie die urodynamische Untersuchung. Ergänzend ggf. i. v.-Urografie, MCU und Urethrozystoskopie.

9.8 Die wichtigsten Säulen der Therapie der Belastungsinkontinenz sind die konservative-, die medikamentöse- und die operative Behandlung.
Konservative Verfahren umfassen v. a. Beckenbodentraining und Elektrostimulation des Beckenbodens, ggf. ergänzt durch Gewichtsreduktion und Ernährungsberatung.
Die medikamentöse Therapie erfolgt in erster Linie mittels Duloxetin (Serotonin-Noradrenalin-Wiederaufnahmehemmer). Bei postmenopausalen Patientinnen ggf. zusätzlich lokale Östrogenapplikation.

Die operative Therapie gliedert sich im Wesentlichen in vaginale Methoden, wie z. B. TVT, TOT oder anteriore Kolporrhafie sowie abdominale Methoden wie z. B. Kolposuspension nach Burch oder abdominale Schlingenplastiken. Sonstige operative Verfahren (z. B. transurethrale Sphinkterunterspritzung oder Implantation eines künstlichen Sphinktersystems als ultima ratio der Belastungsinkontinenztherapie) stellen die Ausnahme dar.

MC

9.9 Lösung B
Die richtige Antwort lässt sich in diesem Fall leicht per Ausschlussdiagnose finden. Die Symptomatik ist allerdings auch charakteristisch (Traumaanamnese!).
Zu (A): Harnröhrenklappen sind die häufigste Ursache für eine fetale bzw. frühkindliche obstruktive Uropathie; ein Beginn der Symptomatik im 40. Lebensjahr schließt diese Antwortmöglichkeit daher aus.
Zu (C): Die Symptome einer Urethralstriktur und der BPH sind ähnlich (obstruktive Miktionsbeschwerden). Trauma und Alter des Patienten sprechen eindeutig für die Urethralstriktur.
Zu (D): Der M. Reiter ist durch die Trias Konjunktivitis, Urethritis und Arthritis gekennzeichnet.
Zu (E): Ein Fremdkörper in der Harnröhre (z. B. nach autoerotischer Manipulation) geht eher mit einer perakuten Symptomatik einher. Dazu ist der Patient hochgradig infektgefährdet. Im Zweifelsfall hilft die Urethrozystoskopie.

9.10 Lösung A
Die Reflexblase entsteht bei einer Läsion im Bereich des oberen motorischen Neurons, oberhalb von S 2. Die kortikalen, überwiegend hemmenden Einflüsse auf das sakrale Miktionszentrum sind unterbrochen, es resultiert eine Hyperreflexie des Detrusors. Die somatischen und parasympathischen Afferenzen, die für die Miktion verantwortlich sind, entspringen im Bereich der Vorderhornzellen von S 2 bis S 4 („sakrales Miktionszentrum").
Zu (B), (C) und (D): Im Bereich der Vorderwurzel Th 12 bis L 2 entspringen die sympathischen Efferenzen, die mit dem N. hypogastricus zur Urethra, Blasenhals (→ Kontraktion) und M. detrusor (→ Hemmung) führen. Eine Stimulation in diesem Bereich würde über einen erhöhten Tonus von Urethra und Sphinkter sowie einer verminderter Detrusokontraktion eher zu einer Hemmung der Miktion führen.
Zu (E): Der N. pudendus führt somatische Fasern zur willkürlichen Steuerung des M. sphinkter urethrae externus.

9.11 Lösung C
Die Symptomatik ist typisch für ein (akutes) Nierenversagen mit Urämie. Die Harnstauungsnieren und die volle Harnblase sprechen für ein postrenales Geschehen. Die infravesikale Obstruktion ist zudem ein häufiges Krankheitsbild beim 72-jährigen Mann (z. B. BPH).
Zu (A), (B), (D) und (E): Sollte eine dieser Erkrankungen zum Nierenversagen und in die Urämie führen, liegt dabei allerdings niemals eine voller Blase vor, da es sich um renale Formen des Nierenversagens handelt. Darüber hinaus fallen zystische Nephropathien sonografisch unmittelbar ins Auge.

9.12 Lösung B
Die normale Harnblasenkapazität umfasst maximal etwa 500 ml.
Zu (A): Eine maximale Kapazität von 100–200 ml ist eindeutig pathologisch; sie kann z. B. im Rahmen von Entzündungen oder auch als Folge von Bestrahlungen im kleinen Becken im Sinne einer Schrumpfblase vorkommen.
Zu (C), (D) und (E): Die Blasenkapazität kann durch dauerndes „Training" bei chronisch obstruktiver Miktionsstörung (z. B. bei BPH) die Kapazität von mehreren Litern erreichen. Physiologisch ist dies allerdings nicht.

9.13 Lösung A
Eine mehrmals transurethral voroperierte und bougierte Harnröhrenstriktur muss der offenen operativen Therapie zugeführt werden. Hierbei wird die Striktur reseziert; anschließend wird entweder end-zu-end anastomosiert oder eine plastische Rekonstruktion der Harnröhre mittels Mundschleimhautgraft, gestieltem Präputiallappen oder Meshgraft angestrebt.
Zu (B), (D): Weder die Akupunkturbehandlung im Meridian Du Mai noch das abenteuerliche Konzept der prästenotischen Fistelung der Harnröhre gehören zum Repertoire der Therapieverfahren bei Harnröhrenstriktur.
Zu (C): Die Dauerableitung mit einem suprapubischen Blasenkatheter ist bei Harnverhalt zur notfallmäßigen Entlastung geeignet, als Dauertherapie jedoch in der Regel nicht Mittel der Wahl. In seltenen

Fällen (multimorbide Patienten) kann sie jedoch eine dauerhafte Therapieoption darstellen.

Zu (E): Harnröhreninstillationen mit Kortison stellten eine adjuvante Maßnahme nach transurethraler Urethrotomie dar. Sie sind jedoch aufgrund wenig überzeugender Ergebnisse wieder weitestgehend verlassen worden. Als Primärtherapie sind sie ohnehin ungeeignet.

9.14 Lösung B

Charakteristisch für die Reflexblase ist der hyperreflexive Detrusor und nicht die schlaffe Blase.

Zu (A), (C), (D) und (E): Die Sensibilität der Harnblase für die Blasenfüllung kann bei der Reflexblase herabgesetzt oder aufgehoben sein. Da die kontrollierenden kortikalen Einflüsse durch die komplette Querschnittslähmung entfallen, läuft der Miktionsreflex ungehemmt über das Miktionszentrum im Sakralmark ab. Eine Detrusor-Sphinkter-Dyssynergie ist eine häufige Folge der Reflexblase. Anticholinergika gehören zur Standardtherapie des hyperreflexiven Detrusors.

9.15 Lösung A

Die Anamnese ist typisch für eine Belastungs-(Stress)inkontinenz. Die Therapie besteht zunächst aus konservativen Maßnahmen wie z. B. Beckenbodengymnastik, Elektrostimulation des Beckenbodens sowie ggf. lokaler Östrogensubstitution, Gewichtsreduktion und Ernährungsberatung. Bleibt dies wirkungslos, bestünde der nächste therapeutische Schritt in einer medikamentösen Therapie. Erst bei Versagen konservativer Maßnahmen kommen die operativen Verfahren zum Einsatz.

Zu (B): Anticholinergika dienen der Therapie der Drang- und Reflexinkontinenz.

Zu (C) und (D): Sowohl die Neuromodulation der Harnblase durch Implantation von Stimulationselektroden in die Sakralforamina S2–S4 als auch der sterile intermittierende Einmalkatheterismus dienen in erster Linie der Behandlung von neurogenen Blasenentleerungsstörungen.

Zu (E): α-Blocker senken den Tonus der glatten Muskulatur am Blasenausgang und dienen damit der symptomatischen Therapie einer obstruktiven Blasenentleerungsstörung bei Prostatavergrößerung.

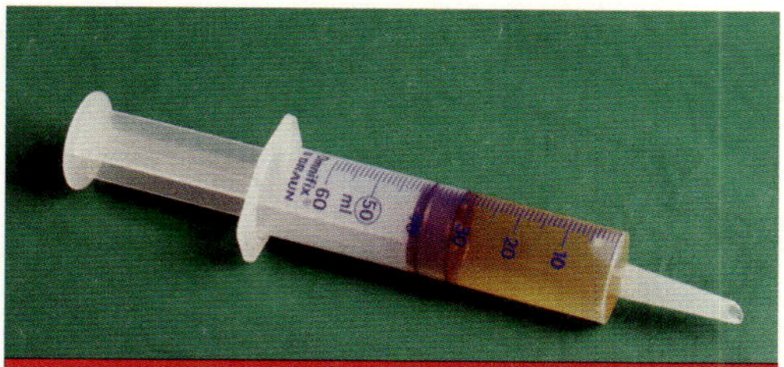

10 Andrologie

Fälle

10.1.1 Es handelt vermutlich um eine Induratio penis plastica (IPP) oder Peyronie's Disease, die durch eine Hypertrophie des Bindegewebes mit fibrotischem Umbau („Plaques") im Bereich des Penisschaftes gekennzeichnet ist. Die Ätiologie ist unbekannt, es besteht eine Assoziation zum M. Dupuytren (Kontraktur der Hohlhandfaszie).

10.1.2 Neben der meist charakteristischen Anamnese mit schubweiser Bildung peniler Plaques im Bereich der Tunica albuginea der Corpora cavernosa, Penisdeviation mit ggf. Kohabitationsbeschwerden, Schmerzen und ED ist die klinische Untersuchung mit Inspektion und Palpation der Schwellkörper richtungsweisend. Darüber hinaus können die Plaques sehr gut mittels Sonografie dargestellt werden.

10.1.3 Die konservativ-medikamentöse Therapie mit Kalium-Paraaminobenzoat (Potaba) ist oft unbefriedigend. Die extrakorporale Stoßwellentherapie (ESWT) kann zur symptomatischen Schmerztherapie hilfreich sein. Verschiedene Operationsverfahren zur Penisbegradigung und Plaqueexzision stellen in der Regel die beste Therapieoption dar. Hierbei ist wichtig, dass die operative Therapie erst nach 6-monatiger Schmerz- und Progressionsfreiheit durchgeführt wird, da ansonsten ein hohes Risiko für ein postoperatives Fortschreiten der Erkrankung besteht!

SAQ

10.2 Zu den wichtigsten Ursachen für eine ED gehören vaskuläre Veränderungen (insbesondere die Arteriosklerose), Stoffwechselerkrankungen (z. B. Diabetes mellitus, Hypercholesterinämie), endokrine Ursachen (z. B. Testosteronmangel, Hyperprolaktinämie), neurogene Ursachen (z. B. multiple Sklerose, M. Parkinson, Rückenmarksverletzungen) und medikamentöse Ursachen (z. B. β-Blocker, Kalziumkanalantagonisten, ACE-Hemmer). Auch Nikotin-, Alkohol und Drogenabusus, iatrogene Ursachen (z. B. nach radikaler Prostatektomie), das Vorliegen einer benignen Prostatahyperplasie und Störungen der Libido können für eine ED verantwortlich sein.
MERKE: Die wichtigsten Risikofaktoren der ED sind: KHK, Hypertonie, Diabetes mellitus, Hypercholesterinämie und Nikotinabusus

10.3 Als SKAT-Test bezeichnet man den Schwellkörperinjektionstest. Er stellt eine einfache Methode zur orientierenden Beurteilung der Globalfunktion der Schwellkörper im Hinblick auf arterielle Perfusion, kavernöses System mit kavernös-venösem Verschlussmechanismus und neurogene Versorgung dar. Zunächst werden 5–40 µg Prostaglandin E_1 (PGE_1) direkt in den Schwellkörper injiziert. Durch die vasoaktive Substanz kommt es zur Steigerung des arteriellen Einstroms und Relaxation der kavernösen Muskelzellen. Ein Ansprechen bei niedrigen Dosierungen (5–10 µg PGE_1) spricht für neurologische oder endokrinologische Ursache der ED, ein Ansprechen bei höheren Dosierungen (10–40 µg PGE_1) spricht eher für eine vaskuläre Genese der ED.
Das Prinzip des SKAT-Tests findet auch im therapeutischen Bereich als Schwellkörperautoinjektionstherapie Anwendung!

10.4 Die Therapie sollte den Bedürfnissen des Patienten sowie dessen Partnerin entsprechen. Da eine kausale Behandlung meist nicht möglich ist, steht mit der Gabe von PDE-5-Hemmer eine meist nebenwirkungsarme und sehr wirksame orale Therapie zur Verfügung. Mit Ansprechraten von bis zu 80% stellen sie für die meisten Patienten das Mittel der Wahl dar. Zugleich ist die invasive Spezialdiagnostik durch dieses „einfache" Behandlungsverfahren zunehmend in den Hintergrund getreten und einzelnen Sonderfällen vorbehalten.
Kontraindikationen für die Behandlung mit PDE-5-Hemmern sind schwere Herzinsuffizienz, Kardiomyopathie, instabile Angina pectoris, schwere Arterio- und Aortensklerose, Retinitis pigmentosa sowie ein Z.n. Herzinfarkt oder Apoplex innerhalb der letzten 6 Monaten. Eine absolute Kontraindikation besteht bei Einnahme von Nitratpräparaten oder NO-Do-

noren (z. B. Molsidomin), da hierunter letale Blutdruckabfälle dokumentiert sind.

10.5 Die wichtigste Ursache der Infertilität des Mannes ist die idiopathische männliche Infertilität (ca. 50% aller Betroffenen), bei der sich weder anamnestisch noch klinisch-diagnostisch eine Ursache ermitteln lässt.
Weitere Ursache für die männliche Infertilität sind primär testikuläre Erkrankungen (primärer Hypogonadismus), anatomische Ursachen (z. B. Kryptorchismus, Anorchie, Varikozele), entzündliche Erkrankungen (z. B. Epididymitis, Orchitis, Tuberkulose, Syphilis), endokrine Ursachen (z. B. Pseudohermaphroditismus masculinus) und iatrogene Ursachen (z. B. Chemotherapie oder Radiatio). Darüber hinaus sind Drogen-, Alkohol- oder Anabolikaabusus, Hodentumoren und Störungen des Spermientransportes (z. B. iatrogen nach geplanter Sterilitätsvasektomie) als Gründe zu nennen.
Genetische (z. B. Klinefelter-Syndrom, Prader-Labhart-Willi-Syndrom) oder immunologische Ursachen (Autoantikörpern gegen Spermatozoen) sind seltener.

10.6 Die wichtigsten endokrinologischen Funktionstests sind der Tamoxifentest, der LHRH-Test und der HCG-Test. Beim Tamoxifen-Test erhält der Patient über 7 Tage 40 mg Tamoxifen/Tag. Normalerweise führt die Blockade der hypothalamischen Östrogenrezeptoren dabei zur Steigerung der FSH/LH-Sekretion. Bei fehlendem Anstieg von FSH und LH liegt ein hypothalamischer Hypogonadismus vor. Beim LHRH-Test (synonym: GnRH-Test) werden die Konzentrationen von FSH und LH vor und 30 Minuten nach Gabe von 100µg LHRH i. v. bestimmt. Bei normaler Hypophysenfunktion kommt es zu einem adäquaten Anstieg von FSH und LH. Ein fehlender oder inadäquater Anstieg spricht für das Vorliegen einer Störung auf der Ebene der Hypophyse. Im Rahmen des HCG-Tests wird das Serum-Testosteron vor und nach Gabe von HCG bestimmt. HCG stimuliert normalerweise die Testosteron-Ausschüttung der Leydig-Zellen. Ein fehlender Anstieg des Serum-Testosterons spricht daher für das Vorliegen eines primären Hypogonadismus bzw. einer Anorchie.

10.7 Zu den wichtigsten reproduktionsmedizinischen Verfahren im Rahmen der Infertilitättherapie gehören die intrauterine Insemination, die In-vitro-Fertilisation (IVF) und die Intrazytoplasmatische Spermatozoeninjektion (ICSI). Bei der intrauterinen Insemination wird das Sperma mittels Inseminationskatheter in das Cavum uteri übertragen (homologe Insemination: Sperma des Partners, heterologe Insemination: Fremdsperma). Diese Methode ist v. a. bei Subfertilität (z. B. OAT-Syndrom) indiziert. Die Schwangerschaftsraten betragen 5–15%.
Bei der In-vitro-Fertilisation (IVF) wir die Follikelreifung zunächst hormonell stimuliert; anschließend erfolgt die Follikelpunktion. Oozyten und Spermatozoen werden im Brutschrank zur Induktion der Fertilisation inkubiert, ggf. mit anschließendem Embryotransfer in den Uterus. Die Indikation besteht v. a. bei Tubenverschluss und Tubenaplasie; die Schwangerschaftsraten liegen zwischen 15 und 20%. Bei der Intrazytoplasmatische Spermatozoeninjektion (ICSI) wird nach der hormonellen Follikelstimulation und -punktion ein einzelnes Spermatozoon in eine Oozyte injiziert. Die Schwangerschaftsraten liegen bei 20–30%.

MC

10.8 Lösung D

Zu (A) und (D): Symptomatik und Befund sprechen eindeutig für das Vorliegen einer Varikozele. Im fortgeschrittenen Erwachsenenalter handelt es sich dabei meistens um eine sogenannte symptomatische Varikozele in Folge retroperitonealer raumfordernder Prozesse (z. B. Lymphome oder Nierentumoren). Eine weiterführende Abklärung ist indiziert, zumal die idiopathischen Varikozelen des Kindesalters nahezu ausnahmslos links auftreten!

Zu (B): Bei der Nebenhodentuberkulose finden sich derbe, teils kalzifizierende Veränderungen des Nebenhodens und keine weiche Schwellung!

Zu (C): Für einen Hodentumor ist der Patient schon recht alt. Darüber hinaus ist der Hodentumor derb und nicht weich. Der Ultraschall bringt die sichere Unterscheidung.

Zu (E): Die Skrotalhernie ist klinisch in der Regel recht eindrucksvoll und leicht zu diagnostizieren. Im Ultraschall zeigen sich meist intraskrotal gelegene Darmschlingen.

10.9 Lösung A

Die Wirkung von Sildenafil (Viagra) bei der Therapie der erektilen Dysfunktion beruht auf einer Hemmung der intrazellulären Phosphodiesterase-5. Dies führt cGMP-vermittelt zur Relaxation der glatten Muskulatur der Schwellkörper.

Zu (B): Yohimbin ist ein zentral wirksamer α_2-Rezeptorantagonist, der die zentralen erektionshemmenden Efferenzen blockiert.

Zu (C): Bei erniedrigten Serumspiegeln kann der Testosteronspiegel durch Hormonsubstitution angehoben werden.

Zu (D): Es gibt keine Therapieform der ED, die auf einer Blutverdünnung mit konsekutiver Verbesserung der Mikrozirkulation im Penis beruht.

Zu (E): Die „Abdichtung der Tunica albuginea" ist Unsinn.

10.10 Lösung C

Zu (A), (B) und (C): Mittel der Wahl zur Refertilisierung in dieser Situation ist die mikrochirurgische Vasovasostomie. Hierbei werden beide Samenleiterenden direkt reanastomosiert. Die Erfolgschancen hängen von verschiedenen Faktoren ab (z. B. der Länge des resezierten Samenleiteranteils) und betragen über 70%. Die Vasektomie ist also nicht als generell irreversibel zu bezeichnen.

Zu (D) und (E): Die Unterbindung der Blutzufuhr zum Hoden mit anschließender Hodenatrophie bzw. die stauungsbedingte Nekrose von Hoden und Nebenhoden gehören nicht zu den üblichen Risiken dieser Operation.

10.11 Lösung E

Zu (E): Im Gegensatz zum Prolaktinmangel ist das Prolaktinom mit überschießender Prolaktinproduktion eine realistische Ursache für die Entstehung von ED und Infertilität beim Mann.

Zu (A), (B), (C) und (D): Sowohl Genussmittelabusus (Alkohol, Nikotin), als auch Stoffwechselerkrankungen wie Diabetes mellitus und Hyperlipidämie sind häufige Ursachen der ED.

10.12 Lösung E

Zu (E): Die Symptomatik ist typisch für die IPP, einer Erkrankung unbekannter Ätiologie mit Assoziation zum M. Dupuytren der Hohlhandfaszie. Die Erkrankung äußert sich in schubweiser Bildung peniler Plaques im Bereich der Tunica albuginea der Corpora cavernosa, Penisdeviation mit ggf. Kohabitationsbeschwerden, Schmerzen und ED.

Zu (A): Als M. Bowen (des Penis) bezeichnet man ein Carcinoma-in-situ mit rötlichen psoriasis-ähnlichen epidermalen Plaques.

Zu (B): M. Paget ist die Bezeichnung für die Osteodystrophia deformans. Darüber hinaus trägt ein sehr seltenes Karzinom der Brust diesen Eigennamen.

Zu (C): Zu dem Manifestationsspektrum des Peniskarzinoms gehören leichte Hautveränderungen, knotige oder ulzeröse Läsionen an der Glans bzw. Vorhaut bis hin zu stinkenden, nekrotisch zerfallenden und destruierenden Tumoren. Plaques oder eine Penisdeviation sind nicht typisch.

Zu (D): Condylomata acuminata sind exophytisch wachsende, papillomatöse Wucherungen v. a. im Bereich der Glans Penis, die auch disseminiert genital, perineal und im Meatusbereich bzw. in der Harnröhre auftreten können; extrem selten ist ein Befall der Harnblase.

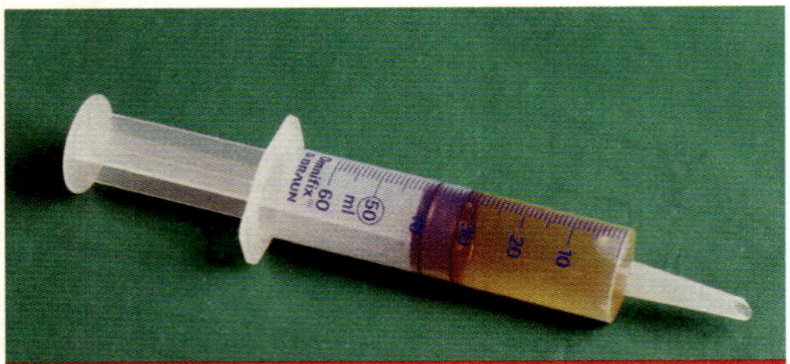

11 Gynäkologische Urologie

Fälle

11.1.1 Die beschriebenen zyklusabhängigen Beschwerden sind typisch für eine Endometriose. Die urologische Manifestation einer Endometriose ist charakterisiert durch ein Beschwerdebild mit zyklussynchroner Mikro- oder Makrohämaturie, Dysurie, Pollakisurie und imperativem Harndrang. Eine Beteiligung des Harnleiters kann evt. zur Harnstauungsniere mit Koliken führen.

11.1.2 Zur Diagnosesicherung dienen eine genaue Anamnese, die Sonografie des Harntrakts, die i.v.-Urografie sowie ggf. ein CT-Abdomen. Zur bioptischen Sicherung der Diagnose muss eine Urethrozystoskopie, ggf. mit Ureterorenoskopie durchgeführt werden. Bei V.a. intraperitoneale Endometrioseherde erfolgt die diagnostische Laparoskopie.

11.1.3. Die medikamentöse Therapie besteht in einer 6–12 monatigen Hormontherapie mit dem Antigonadotropin Danazol, einem Östrogen-Gestagen-Ovulationshemmer oder Gn-RH-Analoga (z.B. Goselerin [Zoladex]). Führt die konservative Therapie zu keiner Besserung, ist eine operative Intervention indiziert. Bei Befall der Harnblase eignet sich die TUR-B, beim Harnleiterbefall eine Harnleiterteilresektion mit End-zu-End-Anastomose oder Ureterozystoneostomie (Harnleiterneueinpflanzung in die Blase).

11.2.1 Der unkontrollierte Urinverlust über die Scheide ist das Leitsymptom einer vesikovaginalen oder einer ureterovaginalen Fistel.

11.2.2 Die Diagnosesicherung erfolgt durch Anamnese (Zeitpunkt des Auftretens? vorangegangene therapeutische Interventionen, z.B. OP oder Radiatio?), bildgebende Verfahren (i.v.-Urografie, Zystografie, ggf. mit intravesikaler Farbstoffgabe (z.B. Indigokarmin), MCU) sowie invasiven Verfahren (Urethrozystoskopie mit vaginaler Einstellung, Ureteropyelografie).

11.2.3 In der Regel ist der operative Fistelverschluss erforderlich. Bei Vesikovaginalfistel erfolgt dieser entweder transvaginal oder transperitoneal bzw. transvesikal. Bei Ureterovaginalfisteln kommt die Harnleiterteilresektion mit End-zu-End-Anastomose oder eine Ureterozystoneostomie (Harnleiterneueinpflanzung in die Blase) zum Einsatz. Bei Urethrovaginalfistel ist der vaginale Fistelverschluss Methode der Wahl; ist dies nicht möglich ist kann ggf. die plastische Rekonstruktion im Sinne einer Neourethra aus gestieltem Detrusor oder die supravesikale Harnableitung erfolgen.
Grundsätzlich gilt für die Fisteltherapie: Eine intraoperativ bemerkte Fistel wird sofort versorgt. Eine im Intervall Tage oder Wochen nach erfolgter Operation oder Radiatio aufgetretene Fistel wird erst dann operativ versorgt, wenn der Fistelkanal absolut reizlos und frei von begleitender Entzündungsreaktion abgeheilt ist. Dies ist meist frühestens nach 3 Monaten der Fall.

SAQ

11.3 Der Begriff Reizblase oder „overactive bladder" wird synonym verwandt mit Urethralsyndrom oder Frequency-urgency-Syndrom. Es handelt sich um ein symptomatisches (= Folge lokaler Reizzustände), psychosomatisches oder idiopathisches funktionelles Syndrom, das durch Pollakisurie („Frequency") und Harndrang („Urgency") charakterisiert ist. In den meisten Fällen sind Frauen betroffen.

11.4 Die Symptomatik der Reizblase lässt keine Differenzierung hinsichtlich ihrer Ätiologie zu. Die idiopathische Reizblase ist eine Ausschlussdiagnose. Zur Differenzierung zwischen idiopathischer, symptomatischer oder psychosomatischer Reizblase dienen Anamnese, klinische Untersuchung, Urinstatus, Urikult, Harnröhrenkalibrierung, ggf. Doppelballonurethrografie, Urethrozystoskopie, ggf. mit Biopsie sowie Urodynamik.

11.5 Die Therapieoptionen zur Behandlung der Reizblase richten sich nach der Ursache der Erkrankung. Symptomatische Formen werden soweit möglich kausal therapiert; psychosomatische Formen werden im Rahmen einer psychosomatischen Behandlung behandelt. Zu den Therapiemöglichkeiten der idiopathischen Formen gehören die Verhaltenstherapie und das Biofeedback, eine medikamentöse

Therapie (z. B. Anticholinergika, Botulinum-A-Toxin, Spasmolytika), die sakrale Neuromodulation (Blasenschrittmacher) sowie operative Verfahren (supravesikale Harnableitungen (z. B. Ileum Conduit) oder Blasenaugmentation).

11.6 Bei der interstitiellen Zystitis handelt es sich um eine chronische Form einer abakteriellen Blasenentzündung unklarer Ätiologie. Charakteristische klinische Symptome sind suprapubische, urethrale oder genitale Schmerzen, imperativer Harndrang, Pollakisurie und Nykturie. Typisch ist eine kleinkapazitäre Blase (< 300–400 ml) mit histologisch nachweisbarer verstärkter Mastzellinfiltration der Blasenwand.

11.7 Die interstitielle Zystitis wird rein symptomatisch behandelt. Eine kausale Therapie ist nicht möglich. Die orale medikamentöse Therapie besteht in der Gabe von Anticholinergika, Spasmolytika, Analgetika, Antidepressiva sowie Glucokortikoiden und Immunsuppressiva. Eine weitere Möglichkeit ist die medikamentöse Blaseninstillationsbehandlung bzw. Iontophorese mit Hyaluronsäure oder Pentosanpolysulvat bzw. Antihistaminka und Lokalanästhetika. Operative Verfahren sind ultima ratio; zum Einsatz kommen z. B. die Blasenteilresektion mit Blasenaugmentation und der Blasenersatz mit Harnableitung.

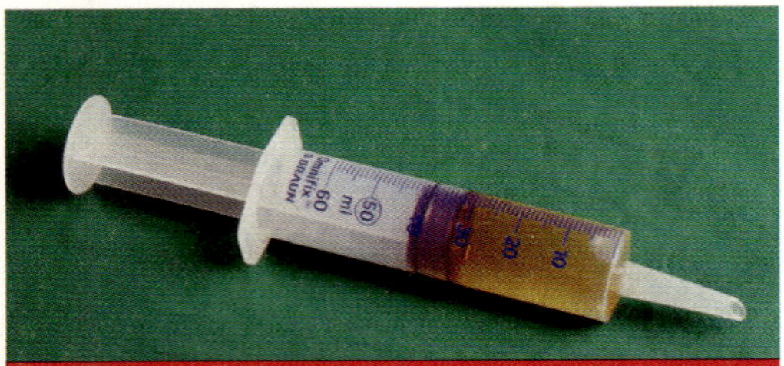

12 Kinderurologie

Fälle

12.1.1 Ist der Hoden weder inspektorisch noch palpatorisch im Liegen und im Stehen bzw. Hängen (bei Säuglingen) im Skrotalfach zu tasten, besteht der Verdacht auf einen Maldescensus testis. Durch eine Palpation der Leistenregion können die verschiedenen Formen des Maldescensus gegeneinander abgegrenzt werden (Ausnahme: hypotropher, kaum palpierbarer Hoden). Ein inguinal tastbarer Hoden spricht für das Vorliegen eines Leistenhodens, beim Gleithoden lässt sich der Hoden nach Manipulation ins Skotalfach verlagern und dort palpieren. Der Pendelhoden liegt in der Regel im Skrotalfach, nimmt aber gelegentlich (z.B. Kremasterreflex) eine hochinguinale Lage ein. Nur der Bauchhoden („echter Kryptorchismus") ist definitiv nicht zu tasten. Nach der klinischen Untersuchung erfolgt die Lokalisationsdiagnostik. Der erste Schritt besteht in der Sonografie der Leistenregion, da hypotrophe Hoden gelegentlich nicht tastbar sind. Damit sind mehr als 80% der nicht deszendierten Hoden nachweisbar. Ist nach der sonografischen Abklärung immer noch kein Hoden nachweisbar, besteht der hochgradige Verdacht auf das Vorliegen eines Bauchhodens; der nächste Schritt besteht in der laparoskopischen Bauchhodensuche. Dieser Eingriff kann bei Bedarf dann auch im Sinne einer therapeutischen Intervention zur Verlagerung des Hodens vor bzw. in den inneren Leistenring erweitert werden.

12.1.2 Der allgemeine Therapieablauf beim Hodenhochstand ist im Basler Konzept der Kryptorchismustherapie sehr gut wiedergegeben (s. Abb. 12.1).

12.1.3 Die Komplikationen des Maldescensus testis sind Folge der unphyiologisch hohen Tempertur, denen der dystope Hoden ausgesetzt ist. Kryptorche Hoden weisen häufig eine gestörte Spermiogenese mit erhöhtem Infertilitätsrisiko auf (ca. 40% bei unilateralem Kryptorchismus, ca. 70% bei bilateralem Kryptorchismus). Darüber hinaus besteht beim Hodenhochstand ein bis zu 40-fach erhöhtes Hodentumorrisiko im Vergleich zu einem zeitgerecht deszendierten und orthotop gelegenen Hoden. Hierbei muss unbedingt beachtet werden, dass dieses erhöhte Risiko auch nach rechtzeitiger Therapie bestehen bleibt! Durch die operative Skrotalverlagerung lässt sich der Hoden allerdings gut kontrollieren.

12.2.1 Die beschriebene Befundkonstellation spricht für das Vorliegen einer kindlichen Hydrozele testis.

12.2.2 Die wichtigsten Differenzialdiagnosen sind die Spermatozele und der Hodentumor. Da erstere vom Nebenhoden ausgeht, lässt sie sich durch Inspektion und Palpation in der Regel von einer Hydrozele abgrenzen. Der Hodentumor ist durch eine derbe Schwellung gekennzeichnet und lässt sich daher von der prallelastischen Schwellung der Hydrozele differenzieren. In seltenen Fällen können auch die Hodentorsion (hochakute Symptomatik mit Schmerzen und vegetativen Begleitsymptomen), die Varikozele sowie die Epididymitis (schmerzhafte Schwellung, Rötung und Überwärmung) eine Hydrozele vortäuschen.
Anamnese, klinischen Untersuchung und eine positive Diaphanoskopie bestätigen den Verdacht auf das Vorliegen einer Hydrozele. Zur Diagnosesicherung dient die Sonografie.

12.2.3 Im Alter von 8 Monaten ist nach Diagnosesicherung zunächst keine weitere Diagnostik und Therapie erforderlich, da sich Hydrozelen des Neugeborenen und Säuglings im ersten Lebensjahr häufig spontan zurückbilden. Eine Befundkontrolle zu diesem Zeitpunkt ist daher immer indiziert. Persistiert die Hydrozele über das erste Lebensjahr hinaus, sollte operiert werden. Therapeutisches Vorgehen der Wahl beim Kind ist die operative Abtragung über einen skrotalen Zugang.

SAQ

12.3 Unter einer Varikozele versteht man pathologisch erweiterte Venen des Plexus pampiniformis bei fehlenden oder insuffizienten Venenklappen. Aus anatomischen Gründen treten 90% der primären Varikozelen links auf, da hier die V. spermatika im rechten Winkel in die V. renalis mündet. Auf der rechten Seite mündet die V. spermatika im spitzen Winkel rheologisch günstiger in die V. cava.

12.4 Symptomatische oder sekundäre Varikozelen sind Folge einer Grunderkrankung. Sie entstehen z. B. bei einer retroperitonealen Raumforderung, die zu einem thrombotischen Verschluss des Plexus pampiniformis führen kann. Im Rahmen eines Nierenzellkarzinoms kann es zu Absiedlung von Tumorthromben in die Vena renalis kommen. Dies führt zu einem Einflussstau der V. spermatica, die links in die Vena renalis mündet.

12.5 Indikationen zur Therapie einer Varikozele sind ein pathologisches Spermiogramm (mit und ohne Kinderwunsch), das Vorliegen einer ausgeprägten Varikozele, die Varikozele bei gleichzeitig vorhandenem kleinen Hoden sowie die symptomatische Varikozele. Keine Therapie hingegen wird empfohlen bei kleiner Varikozele, unauffälligem Hoden und normalem Spermiogramm sowie bei Azoospermie.
Die Varikozele wird nach einem Stufenkonzept therapiert. Zunächst erfolgt der Versuch einer (wenig invasiven, komplikationsarmen) antegraden Varikozelensklerosierung. Bleibt diese erfolglos, können verschiedene operative Verfahren zur Anwendung kommen. Hierzu zählen z. B. die offene suprainguinale, retroperitoneale Resektion der V. spermatika mit (OP nach Palomo) und ohne (OP nach Bernardi) Resektion der A. spermatika sowie die laparoskopische Varikozelenresektion.

12.6 Die häufigste Ursache einer schweren fetalen, bzw. frühkindlichen obstruktiven Uropathie sind Harnröhrenklappen. Hierbei handelt es sich um eine angeborene Störung, die ausschließlich männliche Neugeborene betrifft. Harnröhrenklappen können bereits intrauterin mittels Sonografie (gehört zur Basisdiagnostik) diagnostiziert werden. Postnatal kommen Laborkontrolle (Ausmaß der Nierenfunktionsstörung?), Urinstatus und Urinkultur (infektiöse Harnstauungniere?), die Sonografie des Harntrakts (Ausmaß der Harnstauungsniere) und die Durchführung eines MCU (Darstellung des Abflusshindernisses) zum Einsatz. Ggf. kann zusätzlich eine i. v.-Urografie zur Ermittlung der Abflussverhältnisse und eine Nierenszintigrafie zur Ermittlung der Nierenfunktion durchgeführt werden.
Die postnatale Therapie erfordert unter Umständen die sofortige suprapubische Blasenkatheterableitung bis zur Erholung der Nierenfunktion. Bei Vorliegen eines sekundär obstruktiven Megaureter oder einer Persistenz der oberen Harnabflussstörung können sich hieran weitere Maßnahmen (z. B. die temporäre Ureterokutaneostomie) anschließen. Nach Rekompensation der Nierenfunktion erfolgt die kausale Therapie im Sinne einer transurethralen Harnröhrenklappenresektion. Eventuelle Sekundärschädigungen (z. B. Reflux oder Blasenfunktionsstörungen) müssen selbstverständlich einer eigenen Therapie zugeführt werden.

12.7 Als Enuresis bezeichnet man das alleinige Einnässen im Schlaf an mindestens 2 Nächten pro Monat nach dem 5. Lebensjahr **ohne** Tagessymptomatik oder Harnwegsinfekte. Jede andere Form des Einnässens, also auch das Einnässen tagsüber und nachts, wird als kindliche Inkontinenz bezeichnet! Man unterscheidet die primäre Enuresis (ca. 75 %), d. h. Einnässen ohne vorhergehende trockene Phasen, von der sekundären Enuresis (25 %). Letztere beschreibt ein erneutes Einnässen nach mindestens 6-monatiger Trockenphase.

12.8 Vor allem in den ersten beiden Lebensjahren ist der Harntrakt deutlich anfälliger für bleibende Schäden in Folge eines HWI („Parenchymnarben"). Daher ist eine rechtzeitige Diagnose zur Vermeidung von Spätfolgen (Niereninsuffizienz) essenziell. Erschwert wird dies allerdings durch die Tatsache, dass die Symptomatik eines HWI in den ersten beiden Lebensjahren oft uncharakteristisch ist.

12.9 Die weiterführende Diagnostik dient dem Nachweis bzw. Ausschluss eines komplizierten HWI (= HWI auf dem Boden eines pathologisch veränderten Harntrakts). Zum Einsatz kommen hierbei die Sonografie und MCU. Eine weiterführende Diagnostik sollte beim Jungen in den ersten beiden Lebensjahren bereits nach dem ersten stattgehabten HWI erfolgen. Beim Mädchen ist in den ersten beiden Lebensjahren das erste Rezidiv eines HWI weiter abklärungsbedürftig.

12.10 Das Nephroblastom (Wilms-Tumor; maligner embryonaler Mischtumor der Niere), ist der häufigste maligne Nierentumor des Kindsalters (Altersgipfel 2.–3. Lebensjahr). Das Rhabdomyosarkom, ein maligner mesenchymaler Tumor, ist der häufigste maligne Weichteiltumor des Kindsalters. Insgesamt sind ⅔ aller Weichteiltumoren Rhabdomyosarkome, ⅓ davon sind im Urogenitalbereich lokalisiert.

MC

12.11 Lösung D
Bei nächtlichem Einnässen im Alter von 3 ½ Jahren ist das Abwarten der Maturation bis zum Ende des 4. Lebensjahres angezeigt. Die Diagnostik und Therapie der Enuresis sollte erst ab dem Alter von 5 Jahren erfolgen.
Zu (A), (B) und (E): Zur den Therapieoptionen bei Enuresis gehören primär das Einleitung einer Verhaltenstherapie. Sie kann ggf. durch eine medikamentöse Therapie mit Desmopressin ergänzt werden. Anticholinergika kommen zum Einsatz, wenn die Blasenkapazität deutlich erniedrigt ist.
Zu (C): Bei unauffälliger Basisdiagnostik (Anamnese, Miktionsprotokoll, körperliche Untersuchung, Urinstatus und Urinkultur sowie Sonografie der Harnwege einschließlich Restharnsonografie) ist keine weitere abklärende Diagnostik der Enuresis indiziert. Erst bei Auffälligkeiten folgt die weiterführende Diagnostik, hierzu gehört auch die urodynamischen Untersuchung (inkl. Zystomanometrie und Elektromyografie).

12.12 Lösung B
Bei einer Phimose mit Komplikationen (rezidivierende Balanitiden) beim 5-jährigen Jungen ist im entzündungsfreien Intervall die Zirkumzision indiziert.
Zu (A): Die dorsale Inzision kommt v. a. als Notfallintervention bei Parafimose zum Einsatz. Im Falle rezidivierender Balanitiden sollte die verengte Vorhaut mittels Zirkumzision reseziert werden.
Zu (C): Die Lokalapplikation steroidhaltiger Salben für einen Zeitraum von etwa 4 Wochen kann im Falle unkomplizierter Phimosen eine wenig invasive therapeutische Alternative darstellen. Allerdings gilt auch hier: Bei rezidivierenden Balanitiden sollte die verengte Vorhaut mittels Zirkumzision reseziert werden.
Zu (D) und (E): Die Vorhautbougierung ist keine Erfolg versprechende Therapie der Phimose. Die Meatotomie ist Therapie der Wahl bei einer Meatusstenose, nicht jedoch bei einer Vorhautenge!

12.13 Lösung C
Die Beschreibung passt zu einem Pendelhoden, der prinzipiell skrotal gelegen und damit deszendiert ist. Durch äußere Reize (z. B. verstärkter Kremasterreflex) nimmt er gelegentlich eine hochskrotale oder inguinale Lage ein, deszendiert dann jedoch spontan zurück. Nach Herunterziehen verbleibt er skrotal.
Zu (A): Mit „Skrotalhoden" ist wohl der normal deszendierte, orthotop im Skrotum gelegene Hoden gemeint.
Zu (B): Beim Bauchhoden („echter Kryptochismus") liegt der Hoden abdominal; er ist werden skrotal noch inguinal palpabel und lässt sich nicht sonografisch im Leistenkanal darstellen.
Zu (D): Der Leistehoden liegt permanent im Leistenkanal und ist dort palpabel oder sonografisch darstellbar.
Zu (E): Der Gleithoden ist aus der Leiste heraus ins Skrotum mobilisierbar, nimmt jedoch nach Loslassen sofort wieder eine inguinale Position ein.

12.14 Lösung D
Die Symptomatik ist typisch für eine ausgeprägte infravesikale obstruktive Blasenentleerungsstörung des Neugeborenen. Häufigste Ursache hierfür sind Harnröhrenklappen.
Zu (A) und (C): Eine Uretermündungsstenose oder Ureterabgangsstenose geht mit einer einseitigen Abflussstörung einher. In beiden Fällen handelt es sich um supravesikale Störungen, der Harnstrahl ist also normal kräftig.
Zu (B): Bei einer Ureterozele handelt es sich um eine zystische Erweiterung des intravesikalen submukösen Harnleiteranteils: Abhängig von Lage und Größe reicht das Beschwerdebild von einem asymptomatischen Befund bis hin zu Harnstauung, vesikoureteralem- oder vesikorenalem Reflux, Nephrolithiasis oder rezidivierenden Infekten. Die Beschwerden sind meist einseitig und nur in seltenen Fällen einer beidseitigen Ureterozele beidseits ausgeprägt. Darüber hinaus gilt auch hier: Es handelt sich um eine supravesikale Störung mit normal kräftigem Harnstrahl.
Zu (E): Auch der primär vesikoureterorenale Reflux mit seinen unterschiedlichen Ausprägungsformen ist eine supravesikales Störung und daher nicht mit einem schwachen Harnstrahl und einer weit aufgetriebenen Pars prostatica der hinteren Harnröhre

verbunden. Die bei Reflux beschriebenen refluxiven Megaureteren sind sekundär!

12.15 Lösung E

Der Wilms Tumor oder Nephroblastom ist ein maligner embryonaler Mischtumor der Niere. Er ist der häufigste maligne Nierentumor des Kindsalters (Altersgipfel 2.–3. Lebensjahr).

Zu (A): Nierenmetastasen im Kindesalter sind eine Rarität.

Zu (B), (C) und (D): Nierenbeckenkarzinome, Angiomyolipome und Nierenzellkarzinome sind allesamt keine spezifischen Tumoren des Kindsalters. Mit Ausnahme des Angiomyolipoms, welches in Verbindung mit der tuberösen Sklerose gehäuft auftreten kann, sind die beiden anderen Entitäten absolute Raritäten im Kindesalter.

12.16 Lösung A

Der Wilms-Tumor wird meist als schmerzloser, palpabler Abdominaltumor oder sichtbare Abdominalschwellung symptomatisch. Seltener finden sich Schmerzen oder Hämaturie.

Zu (B), (C): Die arterielle Hypertonie tritt eher beim Neuroblastom auf, da dieser Tumor Katecholamine produzieren kann. Durch intraspinales Tumorwachstum kann es bei einem Neuroblastom des Grenzstrangs zu einer Rückenmarkskompression kommen. Ansonsten kann sie typischerweise Ausdruck einer Wirbelsäulenmetastasierung sein.

Zu (D): Eine symptomatische Varikozele gehört nicht zu den Kardinalsymptomen eines Wilms-Tumors. Bei entsprechender Tumorausdehnung kann sie jedoch begleitend vorkommen.

Zu (E): Uncharakteristische Abdominalbeschwerden, die auch Diarrhöen beinhalten können, begleiten viele kindliche Tumoren (z. B. auch das Neuroblastom). Als charakteristische Symptome kann man sie indes nicht bezeichnen.

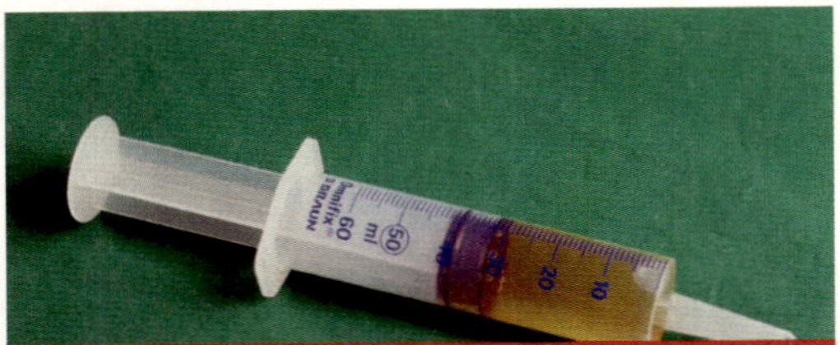

13 Nephrologische Erkrankungen in der Urologie

SAQ

13.1 Die Ursachen für ein akutes Nierenversagen können prärenal (70%–80%), renal (10%–20%) und postrenal (ca. 10%) liegen. Zu den prärenalen Ursachen gehört z. B. die Hypovolämie oder eine akute Herzinsuffizienz (z. B. Herzinfarkt). Ein renales Nierenversagen kann toxisch (z. B. Medikamente (z. B. Antibiotika), Röntgenkontrastmittel) bedingt sein oder durch akute Tubulusnekrose, interstitielle Nephritis, Glomerulonephritis, Hämolyse (Transfusionszwischenfall) oder Myolyse (z. B. Trauma, Hochspannungsunfall) verursacht werden. Das postrenale akute Nierenversagen wird typischerweise durch eine (beidseitige) Harnabflussstörung (z. B. Prostataadenom, Harnröhrenenge) bedingt (s. auch Tab. 13.1).

13.2 Die Inzidenz der terminalen Niereninsuffizienz in Deutschland beträgt etwa 15/100.000/Jahr. Etwa 87.000 Patienten mit terminaler Niereninsuffizienz unterziehen sich einer Nierenersatztherapie, davon sind etwa 63.000 Dialysepatienten (ca. 5% CAPD, 95% Hämodialyse) und 24.000 besitzen ein funktionierendes Nierentransplantat.
Die Anzahl der Nierentransplantationen pro Jahr in Deutschland beträgt über 2.000. Mehr als 15% davon sind Lebendspenden, knapp 85% Leichenspenden.

13.3 Die häufigsten Ursachen der terminalen Niereninsuffizienz in Deutschland sind in abnehmender Reihenfolge: diabetische Nephropathie (35%), vaskuläre Nephropathie (22,5%), Glomerulo- und interstitielle Nephritiden (21,5%) sowie sonstige und unbekannte Ursachen (17%). Zystennieren besitzen einen Anteil von etwa 4%.

13.4 Hämodialyse (95%) und CAPD (kontinuierliche ambulante Peritonealdialyse) (5%) stellen die wichtigsten Dialyseverfahren dar. Bei der Hämodialyse wird das Blut in einem externen Kreislauf über einen Dialyseshunt (direkte Verbindung von Arterie und Vene an der Unterarminnenseite (Ciminoshunt)) über eine Dialysemembran geleitet. Die harnpflichtigen Substanzen diffundieren entlang des Konzentrationsgefälles zwischen Blut und Dialyseflüssigkeit in das Dialysat. Für einen effektiven Diffusionsvorgang ist eine ausreichend lange Kontaktzeit über eine ausreichend große Oberfläche notwendig. Zur Volumenregulation wird ein physikalisches Druckgefälle zwischen Blut und Dialysat aufgebaut, so dass Wasser aus dem Körper in die Dialyseflüssigkeit abfließt. Bei der CAPD wird die Peritonealhöhle über einen intraperitoneal implantierten Dialysekatheter kontinuierlich mit der Dialysespüllösung gespült. Das Peritoneum übernimmt hierbei die Funktion der semipermeablen Dialysemembran und gibt die harnpflichtigen Substanzen aus dem Blut an die Spülflüssigkeit ab.

13.5 Die wichtigsten Transplantationsarten sind:
- Xenotransplantation: Transplantation zwischen artfremden Individuen (z. B. vom Schwein auf den Menschen)
- Allotransplantation: Transplantation zwischen artgleichen Individuen (z. B. von Mensch zu Mensch)
- Isotransplantation: Transplantation zwischen genetisch identischen Individuen (z. B. Transplantation zwischen Zwillingen)
- Autotransplantation: Transplantation innerhalb eines Individuums (z. B. Transplantation der Niere eines Menschen vom Retroperitoneum ins kleine Becken bei M. Ormond)

13.6 Die Indikationen für eine Nierentransplantation sind breit gefasst. Nahezu jeder terminal niereninsuffiziente Patient kommt prinzipiell in Frage. Die individuelle Entscheidung muss in Abhängigkeit von Operationsrisiko und in Kenntnis des Mangels an Spenderorganen getroffen werden. Es gibt mittlerweile keine festen oberen und unteren Altersgrenzen mehr!
Nach einer Stellungnahme der Bundesärztekammer gelten folgende Umstände als Kontraindikation für eine Nierentransplantation:

- nicht kurativ behandelte bösartige Erkrankungen
- klinisch manifeste Infektionserkrankungen
- schwer wiegende zusätzliche Erkrankungen (z. B. Herz- und Gefäßerkrankungen, Bronchial- und Lungenerkrankungen, Leberkrankungen), die entweder ein vitales Risiko bei der Transplantation darstellen oder den längerfristigen Transplantationserfolg in Frage stellen

13.7 Man unterscheidet drei Arten von Abstoßungsreaktionen (Rejektion):
Die hyperakute Rejektion setzt Minuten bis Stunden nach der Transplantation ein. Sie wird durch präformierte Antikörper des Empfängers, die sich gegen die Lymphozytenantigene des Spenders richten ausgelöst. Durch ein negatives Cross-match lässt sie sich weitestgehend ausschließen.
Die akute Rejektion findet Tage bis Wochen nach der Transplantation statt. Es handelt sich hierbei um eine T-Zell-vermittelte Rejektion. Grund ist eine unzureichende immunsuppressive Therapie. Sie ist häufig medikamentös gut zugänglich und zurückzudrängen.
Die chronische Rejektion beginnt Wochen bis Jahre nach der Transplantation. Ursache ist eine T-Zell- und Antikörper-vermittelte Rejektion. Diese ist häufig medikamentös nur schlecht zu behandeln und führt oft zum progredienten Funktionsverlust des Organs.

MC

13.8 Lösung B
Glomerulonephritiden stellen mit ca. 40% den Hauptgrund für die progrediente, chronische Niereninsuffizienz mit Folge der terminalen Niereninsuffizienz und Dialysepflichtigkeit dar.
Zu (A): Die chronische Pyelonephritis ist für ca. 15% der terminalen Niereninsuffizienzen verantwortlich.
Zu (C): Die Ureterabgangsstenose wird heute im Allgemeinen sonografisch früh diagnostiziert und kann gut operativ behandelt werden. Sie sollte kein Grund für eine terminale Niereninsuffizienz sein.
Zu (D): Die polyzystische Nierendegeneration ist in < 10% der Fälle für eine terminale Niereninsuffizienz verantwortlich.
Zu (E): Der chronische Analgetikamissbrauch (v. a. mit Phenazetin) führte früher häufiger zur terminalen Niereninsuffizienz („Phenazetinniere"). Heute ist Phenazetin aufgrund starker Nebenwirkungen verboten und der chronische Nierenschaden durch Analgetikamissbrauch von untergeordneter Bedeutung.

13.9 Lösung C
Eine Transplantation zwischen genetisch nicht identischem, aber artgleichem Spender und Empfänger wird als Allotransplantation bezeichnet.
Zu (A): Die Entnahme und Transplantation von Organen bei demselben Individuum bezeichnet man als Autotransplantation (z. B. Nierenverpflanzung vom Nierenlager ins kleinen Becken)
Zu (B): Bei der Isotransplantation sind Spender und Empfänger genetisch identisch (Zwillinge).
Zu (D): Als Xenotransplantation wird eine Transplantation zwischen Individuen verschiedener Spezies (z. B. Schwein zu Mensch) bezeichnet.
Zu (E): Der Ersatz eines funktionsuntüchtigen Organs durch Implantation eines Kunstproduktes ist keine Transplantation!

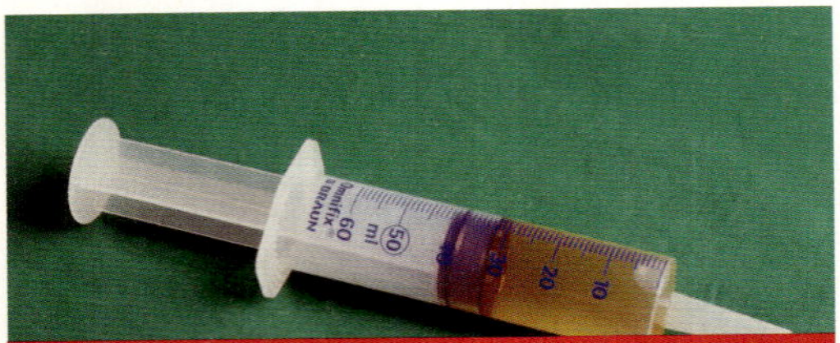

14 Urologische Notfälle und Traumatologie

Fälle

14.1.1 Die Symptomatik ist charakteristisch für eine akute Nierenkolik bei rechtsseitiger Nephrolithiasis.

14.1.2 Kolikschmerzen werden durch eine gestörte Peristaltik verschiedener abdomineller oder retroperitonealer Hohlorgane hervorgerufen. Daher muss in der Anamnese als Erstes eruiert werden, welches Organ(system) am wahrscheinlichsten betroffen ist. Anamnestische Angaben zu Vorerkrankungen oder Risikofaktoren sind hierbei hilfreich (z. B. bekannte Nephrolithiasis → Nierenkolik, bekannte Cholezystolithiasis → Choledocholithiasis).

14.1.3 Vor jeder weiteren Diagnostik und Therapie sollte zunächst die symptomatische Therapie erfolgen: Zur Behandlung der Schmerzen eignen sich z. B. Metamizol 2 g i. v. in Kombination mit Butylscopolamin 40 mg i. v. (erste Wahl): Alternativ können Pethidin 50 mg i. v. oder Piritramid 7,5 mg i. v. gegeben werden. Darüber hinaus sollte eine antiemetische Therapie mit einem Antihistaminikum (z. B. Dimenhydrinat (Vomex) 1 Amp. = 62 mg i. v.) erfolgen.

14.1.4 Die wichtigsten diagnostischen Mittel neben Anamnese (s. Antwort 14.1.2.) und klinischer Untersuchung (Druckschmerz im Nierenlager?) sind der Urinstatus (Mikrohämaturie?) und die Sonografie (Konkrement?, Ektasie der ableitenden Harnwege?). Eine i. v. Urografie sollte immer erst im beschwerdefreien Zustand erfolgen, da bei einer akuten Kolik die Gefahr der Fornixruptur besteht. Im Labor sollten folgende Parameter bestimmt werden: Blutbild, Blutgerinnung, CRP (Entzündung?), Kreatinin, Harnstoff (Gesamtnierenfunktion?). Ein CT-Abdomen kommt in der Regel erst in zweiter Linie bei unklaren Befunden zum Einsatz. Die retrograde Ureteropyelografie als invasives Verfahren bietet neben der diagnostischen Aussage die Möglichkeit der Einlage einer inneren Harnleiterschiene z. B. bei Harnstauungsnieren.

14.1.5 Nach der symptomatischen Therapie von Schmerzen und vegetativer Begleitsymptomatik (s. Antwort 14.1.3.) schließt sich die definitive „Steinsanierung" im beschwerdefreien Intervall an. Diese sollte ggf. unter antibiotischer Abdeckung (Chinolon oder Cephalosporin) erfolgen. Eine extrakorporale Stoßwellenlithotripsie (ESWL) ist bei Nierenbeckenkelchsteinen < 2–3 cm bzw. hohen Harnleitersteinen indiziert. Größere Konkrementen in diesem Bereich werden mithilfe der perkutanen Nephrolitholapaxie geborgen. Eine ureterorenoskopische Steinextraktion in Narkose wird vornehmlich bei kleineren Konkrementen im mittleren und distalen Harnleiter durchgeführt. Offen operative Verfahren sind heute in der Regel obsolet.

14.2.1 Die Befundkonstellation spricht für einen akuten Harnverhalt. Die erhöhten Retentionswerte zeigen an, dass neben dem akuten Bild des Harnverhaltes ein bereits seit einiger Zeit bestehende zugrundeliegende Störung vorliegt, die die Nierenfunktion einschränkt. Das Alter des Patienten lässt dabei an eine chronische Blasenentleerungsstörung bei benigner Prostatahyperplasie denken.

14.2.2 Im Rahmen der körperlichen Untersuchung kann die Harnblase als praller Unterbauchtumor suprasymphysär getastet werden. Die zweifelsfreie Sicherung der Diagnose „Harnverhalt" erfolgt sonografisch (große Harnblase mit echofrei zur Darstellung kommendem Lumen). Die Sonografie der Nieren zeigt in diesem Fall eine Ektasie beider oberer Hohlsysteme als Zeichen der chronischen Abflussstörung mit kompensierter Niereninsuffizienz.

14.2.3 Therapeutisch muss zunächst eine Ableitung der Harnblase über einen transurethralen oder suprapubischen Blasenkatheter erfolgen. Prinzipiell „komfortabler" für den Patienten ist der suprapubische Blasenkatheter. Vor Anlage sollte unbedingt nach einem Harnblasenkarzinom oder Gerinnungsstörungen gefragt werden, da die suprapubische Zystostomie in diesen Fällen kontraindiziert ist. Anschließend schließt sich die kausale Therapie der zugrunde liegenden Störung an.

14.3.1 Jede schmerzlose Makrohämaturie ist bis zum Beweis des Gegenteil dringend verdächtig auf das Vorliegen eines Blasentumors.

14.3.2 Da Rauchen der wichtigste Risikofaktor für die Entstehung eines Harnblasenkarzinoms darstellt, muss der Patient unbedingt nach seinem Nikotinkonsum befragt werden. Um andere Ursachen für die Makrohämaturie zu eruieren, sollte nach auslösenden Grunderkrankungen (z.B. Prostataadenom, Prostatakarzinom, Nephrolithiasis, Glomerulonephritis) bzw. nach der Einnahme von Antikoagulanzien (z.B. Marcumar) gefragt werden.

14.3.3 Neben dem Ausschluss einer nephrologischen Ursache der Blutungen (Blutbild, Urinstatus) muss unbedingt nach einem Tumor der ableitenden Harnwege gefahndet werden. Die wichtigsten Säulen hierbei sind die Sonografie der Harnwege, die i.v.-Urografie und die Urethrozystoskopie. Bei unklaren Befunden schließt sich ggf. die Ureteropyelografie und das CT-Abdomen an.

14.4.1 Es handelt sich um einen Priapismus.

14.4.2 In den meisten Fällen lässt sich keine Ursache eruieren („idiopathischer Priapismus"). Eine weitere häufige Ursache ist die SKAT-Therapie bei erektiler Dysfunktion. Seltenere Ursachen stellen neurologische Erkrankungen (z.B. Tumoren des ZNS, Entzündungen, Traumen), Gefäßerkrankungen oder hämatologische Erkrankungen (z.B. penile arteriovenöse Fisteln, Leukämie, Sichelzellanämie) dar. Auch Medikamente und Traumata (z.B. Drogen, Psychopharmaka, Querschnittsyndrom) können einen Priapismus auslösen.

14.4.3 Zur Therapie des Priapismus muss der Schwellkörper punktiert werden. Anschließend erfolgt eine (ggf. mehrmalige) Injektion von α-Sympathomimetika (z.B. 5mg Etilephrin [Effortil]). Zeigt sich auf diese Art kein Erfolg ist die operative Therapie mit Shuntanlage zwischen Corpus cavernosum und Glans Penis angezeigt.

14.4.4 Die Prognose bezüglich der erektilen Funktion ist vor allem abhängig von der Dauer der venösen Stase in den Corpora cavernosa. Bei schweren Verläufen, die über viele Stunden bestehen, muss mit einer irreversiblen Schädigung der Erektionsfähigkeit gerechnet werden.

SAQ

14.5 Als Anurie bezeichnet man die fehlende Urinproduktion (< 100ml/24h) mit fehlender Urinausscheidung. Der „echte" Harnverhalt beschreibt die Unfähigkeit, die Blase trotz praller Füllung spontan zu entleeren. Eine Differenzierung kann sonografisch erfolgen: Bei der Anurie ist die Harnblase in der Regel leer, beim Harnverhalt maximal gefüllt.

14.6 Die wichtigste Ursache für einen Harnverhalt ist die mechanische infravesikale Obstruktion. Besonders häufig wird diese durch die benigne oder maligne Prostatavergrößerung (Adenom oder Karzinom) und die Urethrastriktur ausgelöst. Weitere Ursachen einer infravesikalen Obstruktion sind die Blasenhalsenge, die Prostatitis, der Blasen- oder Urethrastein, das Harnröhrentrauma, die Meatusstenose oder die Phimose.
Seltener sind funktionelle Störungen für den Harnverhalt verantwortlich. Hier sind v.a. neurologische (z.B. Multiple Sklerose), medikamentöse (z.B. Anticholinergika, Psychopharmaka) oder psychogene Ursachen bzw. die Beckenbodenspastik zu nennen.

14.7 Die wichtigsten Differenzialdiagnosen sind die Hydatidentorsion und die Epididymitis. In Ausnahmefällen können auch der Hodentumor, die Hydrozele oder die Skrotalhernie eine ähnliche Symptomatik bieten.

14.8 Die Einteilung der Nierenverletzung erfolgt anhand des Ausmasses des Parenchymschadens (s. Tab. 14.5). Die Therapie richtet sich in erster Linie nach der Kreislaufsitutation des Patienten.
Bei stabiler hämodynamischer Situation wird konservativ unter engmaschiger Kontrolle und strenger Bettruhe therapiert. Bei kreislaufinstabilen Patienten steht die Blutstillung im Vordergrund (Gefäßembolisierung, operativer Parenchymverschluss, ggf. Nierenteilresektion bzw. Nephrektomie).

MC

14.9 Lösung D

Zu (A), (D): Die Symptomatik ist typisch für eine Hodentorsion: Diese stellt selbst bei nicht eindeutigem duplexsonografischen Befund eine Indikation zur operativen Hodenfreilegung dar.

Zu (B): Die Untersuchung ist zu aufwendig, im Notfall nachts nicht verfügbar, bei dieser Fragestellung nicht sicher in der Aussage und damit unbrauchbar.

Zu (C), (E): Beide Vorgehensweisen sind für den torquierten Hoden der sichere Untergang.

14.10 Lösung D
Ein Zustand nach beidseitiger Speicheldrüsenanschwellung mit nachfolgenden Hodenbeschwerden ist dringend verdächtig für eine so genannte Mumpsorchitis. Hierbie handelt es sich um eine virale Orchitis, die in der Regel symptomatisch therapiert wird.
Zu (A): Die akute bakterielle Epididymitis ist in der Regel eine absteigende Infektion der Harnwege mit einem entsprechenden Urinbefund (Bakteriennachweis, Mikro- oder Makrohämaturie, Leukozyturie, ggf. Nitritnachweis im Urinstatus) und nicht selten vorangehenden dysurischen Beschwerden.
Zu (B), (C): Hydatiden- und Hodentorsion gehen in der Regel nicht mit hohem Fieber einher. Darüber hinaus sind beide Ereignisse in diesem Alter absolute Raritäten!
Zu (E): Sehr seltenes Krankheitsbild, aufgrund der Anamnese zusätzlich unwahrscheinlich.

14.11 Lösung B
Zu (A), (B): Anamnese und Alter des Patienten sprechen eindeutig für eine akute Epididymoorchitis und gegen eine Hodentorsion. Der allmähliche Beginn und das Fieber sind typisch für eine Epididymitis.
Zu (C): Als Nephroptose wird das gelegentlich symptomatische Absinken der Niere beim Lagewechsel vom Sitzen zum Stehen um mehr als 2 Wirbelkörper nach kaudal bezeichnet.
Zu (D): Die Spermatozele ist in der Regel asymptomatisch; ggf. kann es durch die Größenzunahme zu einem leichten Druckgefühl kommen. Sie geht nicht mit Fieber einher und ist sonografisch meist eindeutig zu diagnostizieren.
Zu (E): Die Varikozele ist klinisch mittels Valsalva-Manöver während der Palpation des Samenstranges zu diagnostizieren. Die Duplexsonografie bringt letzte Klarheit.

14.12 Lösung B
Typisch sind neben Leukozytose und Leukozyturie eine BSG- und CRP-Erhöhung. Im Urin gelingt häufig der Bakteriennachweis.
Zu (A): ß-HCG und AFP sind Hodentumormarker und haben mit einer Epididymitis nichts zu tun.
Zu (C): Das PSA ist bei entzündlichen oder tumorösen Erkrankungen der Prostata erhöht.
Zu (D): Bei der Azoospermie finden sich keine Spermatozoen im Ejakulat, ein Befund, den man bei der akuten einseitigen Epididymitis sicher nicht erwarten kann.
Zu (E): Die Kristallurie ist ein typischer Urinbefund im Rahmen der Nephrolithiasis.

14.13 Lösung A
Die Symptomatik entspricht der eines Harnverhalts. Anamnese und Sonografie führen jedoch zweifelsfrei zur Diagnose Blasentamponade. Sie stellt eine Sonderform der Makrohämaturie dar, bei der es durch eine Austamponierung der Harnblase mit Blutkoageln zum Harnverhalt kommt. Nachblutungen mit Blasentamponaden nach transurethralen Resektionen können noch einige Wochen nach der Erstbehandlung entstehen.
Zu (B): Symptom einer BPH kann der akute Harnverhalt, nicht jedoch die Blasentamponade sein.
Zu (C): Eine Blasentamponade ist nicht typische Folge eines Prostatakarzinoms.
Zu (D), (E): Weder ein Blasenstein noch ein Blasentumorrezidiv können innerhalb von 2 Wochen nach initialer Resektion entstehen.

14.14 Lösung C
Der therapierefraktäre Priapismus wird nach erfolgloser medikamentöser Therapie in der Regel durch die Schaffung einer glandokavernösen Stanzanastomose (nach Winter) behandelt.
Zu (A), (B), (D) und (E): Eine Parafimose beruht auf der Behinderung des venösen Rückflusses distal eines Vorhautschürrings und verursacht in der Regel starke lokale Schmerzen. Sie sollte zunächst durch manuelle Reposition behandelt werden. Im fortgeschrittenen Stadium kann eine Gangrän im Bereich der Glans penis resultieren.

14.15 Lösung A
Anamnese und klinischer Befund sind dringend verdächtig auf das Vorliegen einer beginnenden Urosepsis bei akuter Nephrolithiasis, damit ist die Klinikeinweisung dringend geboten.
Zu (B): Diagnostisch ist die Sonografie zur Abklärung einer Harnstauung das wichtigste und vor allem schnellste Verfahren. Die Bestimmung der Leukozyten und der BSG geben Hinweise über das Ausmaß der Entzündung.
Zu (D): Eine i. v. Ausscheidungsurografie ist bei abgeklungener Kolik und normalen Nierenwerten nicht kontraindiziert. In Kombination mit der Sonografie stellt sie ein wichtiges diagnostisches Instrument dar.
Zu (C): Entzündungszeichen oder Fieber in Verbindung mit einer Harnstauung bei akuter Nephroli-

thiasis sind zwingende Indikationen zur Harnableitung und dulden kein zuwartendes Vorgehen.
Zu (E): Die perkutane Nierenbiopsie ist die diagnostische Methode der Wahl bei V. a. Vorliegen einer parenchymatösen Nierenerkrankung (z. B. Glomerulonephritis).

14.16 Lösung (E):
Wie jede Form der Sepsis ist auch die Urosepsis durch Fieber und Schüttelfrost gekennzeichnet. Darüber hinaus findet sich im fortgeschrittenen Stadium nicht selten eine arterielle Hypotonie im großen Kreislauf, eine Azidose, eine Thrombozytopenie sowie eine disseminierte intravasale Gerinnung (DIC). Alle Pathomechanismen zusammen können im Multiorganversagen mit infauster Prognose münden.

14.17 Lösung D
Die Kombination aus Harnstauungsniere und Sepsiszeichen erfordert neben der kausalen antibiotischen Therapie obligat die unverzügliche Harnableitung. Die Antibiose alleine ist nicht geeignet, um den fatalen Verlauf der Urosepsis aufzuhalten.
Zu (A), (E): Mechanische Manipulationen am Konkrement im septischen Schock sind kontraindiziert.
Zu (B): Die extrakorporale Stoßwellenlithotripsie (ESWL) stellt abhängig von Lage und Größe des Konkrements nach erfolgter Harnableitung und Konsolidierung des septischen Zustands eine Möglichkeit der Steinsanierung dar. Zur Akutbehandlung ist sie ungeeignet.
Zu (C): Eine forcierte lokale Chemolitholyse des Konkrementes über einen retrograden Ureterkatheter ist nicht üblich. Nach erfolgter Harnableitung und Konsolidierung des septischen Zustands kann die systemische Chemolitholyse in bestimmten Situationen (z. B. bei einem Harnsäurekonkrement) eine Möglichkeit der Steinsanierung darstellen.

14.18 Lösung A
Zu (1), (2): Sonografie (v. a. Nierenparenchym) und Infusionsurografie (v. a. Hohlsystem) stellen aussagekräftige, schnell verfügbare und wenig invasive Maßnahmen zur Diagnostik von Begleitverletzungen der Harnorgane dar.
Zu (3), (4): Die retrograde Pyelografie und die Urethrozystoskopie sind invasiver und stehen in der Rangfolge ihres Einsatzes eindeutig hinter Sonografie und Infusionsurografie.

14.19 Lösung C
Zu (1), (3): Im Urogramm zeigen sich links zarte und zeitgerechte Kontrastmittelabflussverhältnisse aus der Niere. Die Blase kommt ebenfalls unauffällig zur Darstellung. Rechts kommt es zu einer etwas verzögerten und nur flauen Anflutung des Kontrastmittels. In der Angiografie wir die Ursache ersichtlich: Es handelt sich um eine Nierenparenchymruptur mit einem größeren Defekt im Bereich des kranialen Nierenanteils.
Zu (2): Eine Kontusion der rechten Niere ohne Kontinuitätsdurchtrennung würde einen weitestgehend unauffälligen Befund in der Angiografie nach sich ziehen. Ein größerer Defekt würde hier nicht zur Darstellung kommen.
Zu (4): Im Falle einer Ureterruptur rechts würde die rechte Niere ebenfalls unauffällig zur Darstellung kommen. Darüber hinaus sollte ein Kontrastmittelextravasat im Rupturbereich sichtbar sein.

14.20 Lösung B
Die i. v. Urografie zeigt links eine deutliche, wolkige Kontrastmittelextravasation im Nierenbeckenbereich; dies entspricht einem rupturierten Nierenbecken mit Kontrastmittelaustritt.
Zu (A), (C), (D) und (E): Bei einer chronischen Pyelonephritis, einer angeborene Ektasie des Nierenbeckens, einer Nephrolithiasis oder einer polyzystischen Nierenerkrankung findet sich keine Extravasation von Kontrastmittel bzw. Urin im Bereich des Nierenbeckens.

14.21 Lösung C
Zu (3), (4): Das Urogramm zeigt eine unauffällige Harnblase im kaudalen Anteil, ein Blasenhalsabriss ist daher wenig wahrscheinlich (diagnostisch wertvoller wäre hierfür allerdings eine Aufnahme mit komplett dargestellter Harnblase). Im kranialen Anteil der Blase zeigt sich eine große Kontrastmittelextravasation mit Umfließung von Darmanteilen im Sinne einer großen intraperitonealen Harnblasenruptur. Der Pathomechanismus ist typisch für einen Autounfall eines Betrunkenen: Die Harnblase ist in der Regel prall gefüllt und rupturiert beim Anprall gegen den Sicherheitsgurt!
Zu (1): Eine extravesikale Kontrastmittelansammlung durch Ureterabriss rechts zeigt eine anders konfigurierte, meist kleinere Kontrastmittelextravasation ohne Umfließung von Darmanteilen, da diese extraperitoneal gelegen sind.

Zu (2): Ein großes Blasendivertikel zeigt keine Extravasation von Kontrastmittel, sondern eine glatt berandete Darstellung des Divertikels.

14.22 Lösung B

Die ausgedehnte intraperitoneale Blasenruptur erfordert eine offen operative Revision mit Blasenverschluss und Einlage eines transurethralen Katheters für einige (mindestens 8) Tage.

Zu (A), (D): Die perkutane Nephrostomie und die Harnleiterdarmimplantation sind ungeeignete Verfahren zur Therapie einer großen Blasenruptur.

Zu (C), (E): Bei einer kleineren extraperitonealen Läsion kann die Einlage eines Blasenkatheters (suprapubisch oder transurethral) mit anschließender Dauerableitung der Blase für einige Tage therapeutisch ausreichen. Ein Spontanverschluss ohne jede Therapie ist nicht zu erwarten.

14.23 Lösung E

Die sofortige transurethrale Katheterisierung ist aufgrund der Gefahr einer Via Valsa kontraindiziert.

Zu (A), (B), (C) und (D): Die Inspektion der Genitalregion auf Blutung bzw. Hämatom, die rektale Untersuchung, die Sonografie des Beckenraumes und ggf. das retrogrades Urethrogramm gehören in dieser Reihenfolge zum Untersuchungsalgorithmus bei V.a. Harnröhrenverletzung.

14.24 Lösung A

Zu (A), (B) und (C): Im Falle einer so genannten Penisfraktur kommt es zu einer Zerreißung der Tunica albuginea der Corpora cavernosa ohne Beteiligung des Corpus spongiosum. Das Hämatom entsteht dabei in den faszialen Kompartimenten (Colle'sche und Buck'sche Faszie) zwischen Haut und Tunica albuginea.

Zu (D): Ein blutender Frenulumeinriss entsteht bei einem zu kurzen Vorhautbändchen (Frenulum breve) und lässt sich notfallmäßig durch eine dünne Umstechung therapieren. Im Intervall ist die Frenulumplastik (plastische Verlängerung des Frenulums) indiziert.

Zu (E): Ein Einriss der V. dorsalis penis ist sehr selten und kann in der Regel konservativ versorgt werden.

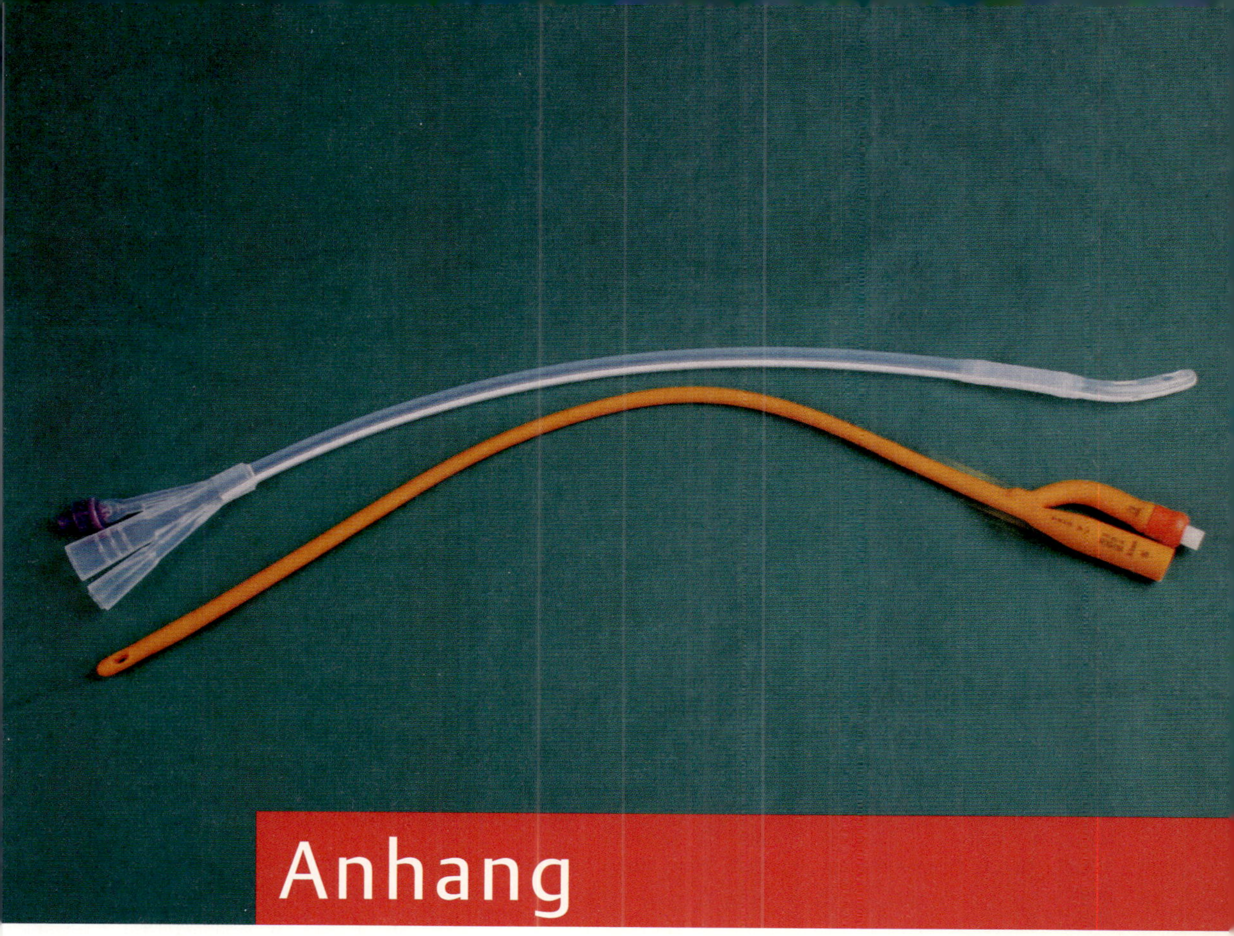

Anhang

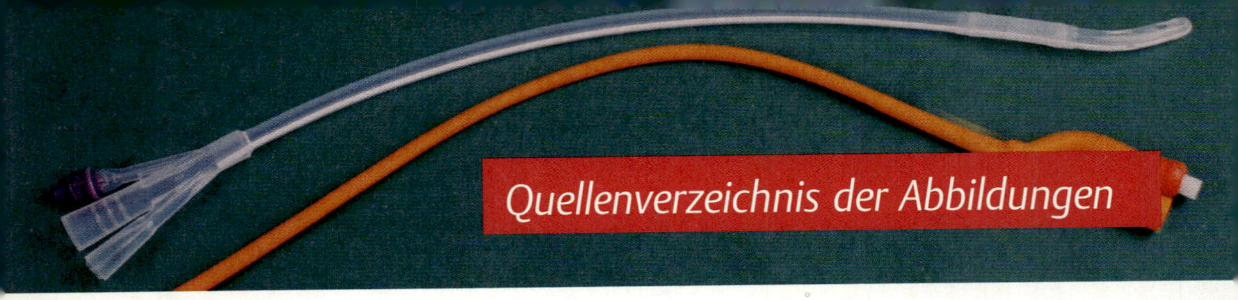

Quellenverzeichnis der Abbildungen

Albers P., Heidenreich A. (Hrsg.), Standardoperationen in der Urologie, 1.Aufl., Georg Thieme Verlag, Stuttgart, New York, 2006
Abb. 7.2 a–c

Ebert W., GK3 Urologie, 16. Aufl., Georg Thieme Verlag, Stuttgart, New York, 2003
Abb. 2 A–D, Abb. 4 A, 14 A–E

Füeßl H. S., Midekke M., Duale Reihe Anamnese und klinische Untersuchung, 3. Aufl., Georg Thieme Verlag, Stuttgart, New York, 2005
Abb. 2.2, Abb. 2.3 a–b, Abb. 5.1

Hauri D., Jaeger P., Checkliste Urologie, 4. Aufl., Georg Thieme Verlag, Stuttgart, New York, 2000
Abb. 2.5, Abb. 6.8, Abb. 7.1

Hirner A., Weise K., Chirurgie Schnitt für Schnitt, 1. Aufl., Georg Thieme Verlag, Stuttgart, New York, 2004
Abb. 14.6

Jocham D., Miller K., Praxis der Urologie, Band I, 2. Aufl., Georg Thieme Verlag, Stuttgart, New York, 2003
Abb. 2.4, Abb. 2.7, Abb. 3.1, Abb. 3.2 a–b

Jocham D., Miller K., Praxis der Urologie, Band II, 2. Aufl. , Georg Thieme Verlag, Stuttgart, New York, 2003
Abb. 9.4, Abb. 11.1

Lange S., Lehratlanten der radiologischen Diagnostik – Niere und ableitende Harnwege, 1. Aufl., Georg Thieme Verlag, Stuttgart, New York, 1993
Abb. 4.3, Abb. 4.4 a–b, Abb. 4.5, Abb. 14.3 a–c

Merkle W., Duale Reihe Urologie, 1. Aufl., Georg Thieme Verlag, Stuttgart, New York, 1997
Abb. 3.3, Abb. 3.4 a–b, Abb. 4.7, Abb. 4.10, Abb. 4.13, Abb. 7.3, Abb. 7.4, Abb. 12.3, Abb. 14.5 a–b

Neurath M., Lohse A., Checkliste Anamnese und klinische Untersuchung, 2. Aufl., Georg Thieme Verlag, Stuttgart, New York, 2006
Abb. 2.1 a–b

Petri E., Gynäkologische Urologie, 3. Aufl., Georg Thieme Verlag, Stuttgart, New York, 2001
Abb. 11.2

Rassweiler J., Merkle W., Ultraschall in der Urologie, 1. Aufl., Georg Thieme Verlag, Stuttgart, New York, 1997
Abb. 4.2, Abb. 6.5, Abb. 12.2, Abb. 14.2

Schreiter F., Plastisch-rekonstruktive Chirurgie in der Urologie, 1. Aufl., Georg Thieme Verlag, Stuttgart, New York, 1999
Abb. 3.5

Sökeland J., Schulze H., Rübben H., Urologie – Verstehen/Lernen/Anwenden, 13. Auflage, Georg Thieme Verlag, Stuttgart, New York, 2004
Abb. 2.6, Abb. 2.9 a–b, Abb. 4.9, Abb. 6.9

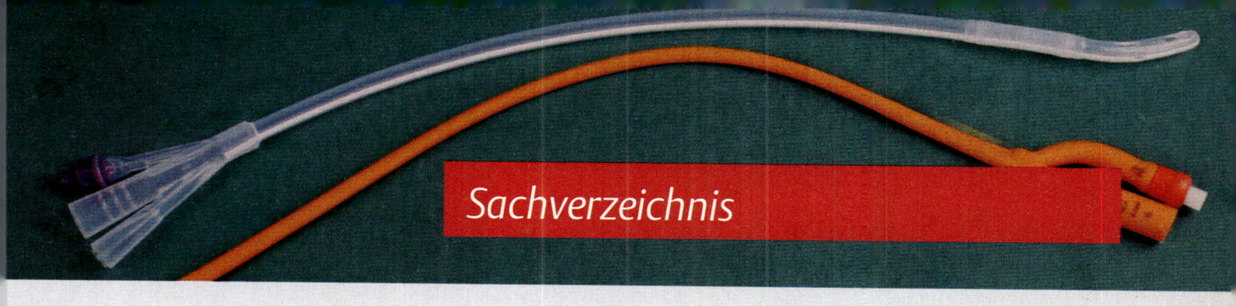

Sachverzeichnis

A

Abdominale Schlingenplastiken 104
Ablatio testis 83
Abstoßungsreaktionen 134
Addison-Krise 66, 95
Adrenalektomie 66, 95
Adrenogenitales Syndrom 48, 96
AFP 12
AGS 96
AJCC-Klassifikation 82
Akutes Skrotum 139
Algurie 2
Allotransplantation 132
Alpha-Fetoprotein 12
Anamnese 8
Angiomyolipom 62
Anticholinergika 102
Anurie 2
ANV 129
Areflexive Blase 101
Autotransplantation 132

B

Bakterien/Pilze 14
Bakteriurie 3
– asymptomatische 50
Bauchhoden 117
BCG 72
Benigne Prostatahyperplasie 74
Bilirubin 13
Blasenaugmentation 33, 102
Blasendivertikel 45
Blasenekstrophie 44
Blasenentleerung, Steuerung 99
Blasenentleerungsstörungen
– neurogene 99
– obstruktive 98
Blasensteinlithotripsie 91
Blasentamponade 141
Blasentraining 101
Bonney-Test 103, 189
Botulinum-A-Toxin 102
BPH 74

C

C-reaktives Protein 11
Chemotherapie, topisch 72
Chronisches Beckenschmerzsyndrom 56
Computertomografie 23
Conduit
– Ileum 31
– Kolon 31
Condylomata accuminata 84
Conn-Syndrom 95
CPPS 56
CRP 11
Cushing-Syndrom 94
– adrenales 94
– exogenes; iatrogenes 94
– paraneoplastisches 94
– zentrales 94

D

Darmersatzblase 32
Detrusorhyperreflexie 101
Detrusorhyporeflexie 101
Dexamethason-Kurztest 95
Dialyseverfahren
– Hämodialyse 131
– Peritonealdialyse 132
Doppelniere 38
Dysurie 2

E

Einmalkatheterismus 101
Ejakulatdiagnostik 15
Ektoper Harnleiter 39
Endometriose 115
Endoskopie 24
– flexible 24
– starre 24
Enuresis 103, 123
Epididymitis
– akute 57
– chronische 58
Epispadie 47
EPL 90
Erektile Dysfunktion 105
Erythrozyten 13–14
ESWL 90
Extrakorporale piezoeletrische Lithotripsie 90
Extrakorporelle Stoßwellenlithotripsie 90

F

Fibrom 67
Fistelbildung 116
Follikelstimulierendes Hormon 12
Fornixruptur 138
Fournier-Gangrän 144
Frequency-urgency-Syndrom 113
FSH 12
Funikulolyse 118

G

Gleason-Score 78
Gleithoden 117
Glucose 13
Glukokortikoid-Substitutionstherapie 95
Glukosurie 3
Gonorrhoe 59
Grading, WHO 62

H

Hämaturie 4
Harnableitung 30
– inkontinent 30–31
– kontinent 30, 32
Harnblasenelevationstest 189
Harnblasenkatheter 27
– Pflegehinweise 27
– suprapubischer 27
– transuretheraler 28
Harnblasenruptur 146
Harndrainage 27
– oberer Harntrakt 28
– unterer Harntrakt 27
Harninkontinenz 102
Harnleiterhautfistel 31
Harnleiterkatheter 29
Harnleitersatz 33
Harnleiterstenose, subpelvine 40
Harnleiterteilresektion 70
Harnleiterverletzung 146

Harnröhrenklappen 122
Harnröhrenstriktur 98
Harnröhrenverletzung 147
Harnsäuresteine 87
Harnstauungsniere, Schweregradeinteilung 5
Harnstoff 11
Harntransport, Störungen 4
Harnverhalt, akuter 2, 136
Harnwegsinfektion
– Kindesalter 124
– komplizierter 50
– persistierend 51
– rezidivierend 51
– Risikofaktoren 50
– Schwangerschaft 50
– spezifische 60
– unkomplizierter 50
– unspezifische 50
HCG-Stimulationstest 117
Hermaphroditismus, echter 48
HochIntensiver Fokussierter Ultraschall 77
Hodenektopie 119
Hodenhochstand 117
Hodentrauma 148
Hodentumor 117
Hodentumore 80
Hufeisenniere 35, 193
Hydrozele 120
Hyperaldosteronismus
– primärer 95
– sekundärer 96
Hyperkortisolismus 94
Hyperparathyreoidismus 86
Hypogonadismus
– primärer 109
– sekundärer 109
– tertiärer 109
Hypospadie 46

I

I. v. Urografie 21
Idiopathische Hyperkalzurie 87
IGCCCG-Klassifikation 81
Immunsuppression 134
Immuntherapie, topisch 72
In-vitro-Fertilisation 111
Induratio penis plastica 111
Infektsteine 88
Infertilität 108
– endokrinologische Funnktionstests 110
– Hormonanalyse 110
Inkontinenz 5
– Belastungsinkontinenz 5, 103
– Dranginkontinenz 6, 103
– Überlaufinkontinenz 6, 103
– extraurethrale 6, 103
– Mischinkontinenz 6, 103
– Reflexinkontinenz 6, 103
Intrauterine Insemination 111
Intrazytoplasmatische Spermatozoeninjektion 111
Inzidentalom 94
Ischuria paradoxa 6
Isotransplantation 132

K

Kalziumoxalatsteine 87
Kalziumphosphatsteine 88
Katheterurin 12
Keimzelltumore 80
Kelchdivertikel 39
Keton 13
Klinefelter-Syndrom 48
Knochenszintigrafie 24
Kolporrhaphie 104
Kolposuspension 104
Kontinentes supravesikales Stoma 32
Kontrastmittel, Kontraindikationen 138
Kreatinin 11
Kreatininclearance 11
Kristalle 14
Kryptorchismus 117

L

Laboruntersuchungen 11
– hämatologisches Labor 11
Laktat-Dehydrogenase 12
Lasixbelastungstest 24
LDH 12
Lebendspende 133
Leichenspende 132
Leistenhoden 117
Leukozyten 13–14
Leukozyturie 3
LH 12
Lipom 67
Lues 59
Lugano-Klassifikation 82
Luteinisierendes Hormon 12

M

Magnesium-Ammonium-Phosphat-Steine 88
Magnetresonanztomografie 23
Makrohämaturie 141
– schmerzlose 68
Maldeszensus testis 117
Malignitätskriterien, zytologische 62
Markschwammniere 37
Marschhämaturie 4
Meatusstenose 114
Megakaliose 39
Megaureter 41, 193
Meyer-Weigertsche Regel 38, 42
Miktionsfrequenz und -rhythmus 2
Miktionsstörungen 2
Miktionszystometrie 17
Miktionszystourethrografie 22
Mirkohämaturie 141
Mittelstrahlurin 12
Morbus Cushing 94
Morbus Ormond 61, 193
Multizystische Nierenerkrankungen 37

N

Nebennierenrindenkarzinom 66
Nekrotisierende Papillitis 54
Nephrektomie
– palliative 65
– radikale 65
Nephroblastom 125
Nephroptose 35
Nephrostomie, perkutane 29
Nephroureterektomie, radikale 70
Neuroblastom 126
nicht-germinale Tumore 80
Nichtseminom 80
Nierenabszess 54
Nierenagenesie 34
Nierenaplasie 34
Nierendysplasie 34
Nierendystopie 35
Nierenfehlbildungen 34
Nierenfistelkatheter 29
Nierenhypoplasie 34
Niereninsuffizienz
– akute 129
– chronische 130
Nierenkolik 137
– Therapie 139
Nierenszintigrafie 23
– dynamische 23
– statische 23
Nierenteilresektion 65
Nierentransplantation 132
– Nierenentnahme bei Lebendspende 133
– Nierenentnahme bei Leichenspende 133
– Transplantation 133

Nierentrauma 145
Nierentumore
– bösartige 63
– gutartige 62
Nierenzellkarzinom 63
– paraneoplastische Syndrome 63
Nierenzysten
– einfache 36
– multiple 36
Nitrit 13
Nykturie 2

O

β-HCG 12
OAT-Syndrom 109
Oligurie 2
Onkozytom 62
Orale Chemolitholyse 90
Orchidopexie 118
Orchiektomie 119
Orchitis, akute 58

P

Pad-Test 103
Papillennekrose 54
Paranephritischer Abszess 54
Paraphimose 143
PDE-5-Hemmer 107
Pendelhoden 117
Penisfraktur 148
Penisimplantat 108
Peniskarzinom 85
Penisteilresektion 74
Penistumore 84
Perkutane Nephrolitholapaxie 91
Perkutane Nephroskopie 26
PET 24
PET-CT 24
PET-MRT 24
pH-Wert 3, 13
Phäochromozytom 65
Phimose 119
PNL 91
Pollakisurie 2
Polyurie 2
Polyzystische Nierenerkrankungen 37
Positronenemissionstomografie 24
Potter, Einteilung 37
Potter-Fazies 34
Prader-Labhart-Willi-Syndrom 109
Prehn-Zeichen 140
Priapismus 142
Prostata, Anatomie 74
Prostataadenomenukleation 76
– nach Freyer 76
– nach Millin 76
Prostatahyperplasie, benigne 74
Prostatakarzinom 77
– Nichtseminombehandlung 83
– Seminonbehandlung 83
Prostatasekretdiagnostik 15
Prostataspezifisches Antigen 12
Prostatatumore 74
Prostatitis
– akute bakterielle 55
– asymptomatische entzündliche 56
– chronische bakterielle 56
Prostatitissyndrom 55
Prostatodynie 56
Protein 13
Proteinurie 3
Prune-Belly-Syndrom 47
PSA 12
PSA-Wert, Prostatakarzinom 79
Pseudohermaphroditismus femininus 48
Pseudohermaphroditismus masculinus 49
Pseudopubertas praecox 97
Punktionsurin 12
Pyelonephritis 52
– abszedierende 54
– akute 52
– chronische 53
– xanthogranulomatöse 53
Pyonephrose 54

R

Reflexblase 100
Reflux
– vesikorenaler 42
– vesikoureteraler 42
Reizblase 113
Renal tubuläre Azidose 87
Retrokavaler Ureter 40
Retroperitonealfibrose 61
Rhabdomyosarkom 128
Röntgendiagnostik 21

S

Sarkom 67
Schmerzen
– Dauerschmerz 6
– Kolikschmerz 6
– viszeral 6
Schmerztherapie
– Adjuvantien 7
– WHO-Schema 7
Schwellkörperautoinjektionstherapie, therapeutisch 107
Schwellkörperinjektionstest, diagnostisch 106
Seminom 80
Senkniere 35
SKAT
– diagnostisch 106
– therapeutisch 107
Sonografie 19
– Harnblase 20
– Harnleiter 20
– Hoch Intensiver Fokussierter Ultraschall 21
– Hoden 20
– Niere 19
– Prostata und Samenblase 20
– transrektaler 20
Spermatozele 120
Spermiogramm 15
Spezifisches Gewicht 2, 13
Sphinkterotomie 102
Stoßwellentherapie 90
Strangurie 2
Struvitsteine 88
Syphilis 59

T

Tension free vaginal tape 104
Testikuläre Intraepitheliale Neoplasie 82
Testosteron 12, 107
TIN 82
TNM-System 62
Transobturator tape 104
Transurethrale Elektroresektion
– Blase 72
– Prostata 76
Tripper 59
Tumoren des Retroperitoneums 67
Tumormarker 12
– Prostatakarzinom 81
TUR-B 72
TUR-P 76
TUR-Syndrom 76
Turner-Syndrom 48

U

Untersuchung
– digital rektal 9
– körperliche 8
– Leiste und äußeres Genital 9
– neurourologische 11
– Palpation 8
– urogynäkologische 11
Urachus, persistierender 45
Urachusdivertikel 45
Urachuskarzinom 45

Urachuszyste 45
Ureter duplex 38
Ureter fissus 38
Urethrogramm, retrogrades 188
Ureterokutaneostomie 31
Ureteropyelografie 25
Ureterorenoskopie 26
ureterorenoskopische Steintherapie 91
Ureterosigmoidostomie 32
Ureterovaginalfistel 116
Ureterozele 39
Ureterozystoneostomie 70
Urethra, maligne Tumore 73
Urethradivertikel 115
Urethradruckprofil 19
Urethralkarunkel 114
Urethralpolyp 114
Urethralprolaps 114
Urethrastenose, distale 114
Urethrateilresektion 74
Urethrektomie 74
Urethritis 51
Urethrografie, retrograd 22
Urethrotomia interna 98
Urethrovaginalfistel 116
Urethrozystoskopie 25
Urin-Teststreifen 13
Urindiagnostik 13
Uringewinnung 12
Urinsediment 14
Urinstatus 13
Urinzytologie 14
– Spülzytologie 14
Urobilinogen 13
Urodynamik 16
Uroflowmetrie 16
Urogenitaltuberkulose 60
Urolithiasis
– Epidemiologie und Pathogenese 86
– Klinik 89
– Metaphylaxe 92
– Steinarten und Steinlage 87
– Therapie, kausale 90
– Therapie, symptomatische 139
Urosepsis 143
Urotheltumore
– Grundlagen 67
– Harnblase 70
– Nierenbecken und Harnleiter 69
URS 91

V

Vakuumtherapie 108
Vaporisation, transurethrale 77
Varikozele 121
– Nierenzellkarzinom 63
Vena-ovarica-dextra-Syndrom 40
vesikorenaler Reflux 42
Vesikouereteraler Reflux 42
Vesikovaginalfistel 116
VUR 42

W

Wilmstumor 125

X

Xanthogranulomatöse Pyelonephritis 53
Xenotransplantation 132

Y

Yohimbin 107

Z

Zirkumzision 119
Zylinder 14
Zystektomie, radikale 73–74
Zystinsteine 88
Zystitis 51
– interstitielle 113
Zystografie 22
Zystometrie 17